2013 — 45

Wissen an der Grenze

Claudia Peter, Dr. phil., ist wissenschaftliche Mitarbeiterin am Institut für Sozialforschung der Universität Frankfurt. *Dorett Funcke*, Dr. phil., ist wissenschaftliche Mitarbeiterin an der Fakultät für Sozialwissenschaft der Universität Bochum.

Claudia Peter, Dorett Funcke (Hg.)

Wissen an der Grenze

Zum Umgang mit Ungewissheit und Unsicherheit
in der modernen Medizin

Campus Verlag
Frankfurt/New York

Bibliografische Information der Deutschen Nationalbibliothek:
Die Deutsche Nationalbibliothek verzeichnet diese Publikation in der Deutschen Nationalbibliografie.
Detaillierte bibliografische Daten sind im Internet unter http://dnb.d-nb.de abrufbar.

ISBN 978-3-593-39869-3

Umschlaggestaltung: Campus Verlag GmbH, Frankfurt am Main
Druck und Bindung: CPI buchbücher.de, Birkach
Gedruckt auf Papier aus zertifizierten Rohstoffen (FSC/PEFC).
Printed in Germany

Dieses Buch ist auch als E-Book erschienen.
www.campus.de

Man wird oft von einem Wort behext. Z.B. vom Wort »wissen«.
Ludwig Wittgenstein: Über Gewißheit

Inhalt

Einleitung

Disziplinäre Ansätze zum (Nicht-)Wissen

Soziologie

Philosophie

Rechtswissenschaft

Theologie

Medizintheorie

Felduntersuchungen zu neuen Medizintechnologien und -techniken

Einleitung

Das Vexierbild (Nicht-)Wissen: Eine epistemologische Herausforderung, der nicht beizukommen ist?

Dorett Funcke & Claudia Peter[1]

»Das Nichtwissen hat seine Karriere noch vor sich.«

Günter Abel

Im Oktober 2011 hörten wir einen Vortrag über die Zukunft des Kosmos: Wenn die aus kosmischer Sicht kurze Phase menschlichen Lebens auf der Erde vorüber und auch die Erde längst zerstört sein wird, löst sich das Universum gleichsam auf. Die Galaxien entfernen sich immer weiter voneinander, werden im Kosmos erst zu einsamen Inseln und dann von schwarzen Löchern geschluckt. Ursache dafür sei die beschleunigte Expansion des Universums. Der Kosmos dehne sich immer schneller aus, irgendetwas treibe ihn immer schneller auseinander.[2] Der Autor des Vortrages, ein Astrophysiker aus Aachen, berichtete, dass dafür eine rätselhafte Dunkle Energie verantwortlich gemacht werden kann, aus der das Universum zu 70 Prozent besteht. Was sich dahinter verbirgt, sei bislang völlig unklar. Weitere 25 Prozent fallen auf die so genannte Dunkle Materie und etwa 5 Prozent mache die uns vertraute Materie, also Atome, aus. Hans-Joachim Blome, der diesen Vortrag auf der interdisziplinären Tagung »Exploring Uncertainty« in Aachen mit dem Titel »Gewiss ist nur das Ungewisse« hielt, beschloss seinen Vortrag mit den Worten, dass das, was wir nicht sehen, verantwortlich ist für die Expansion des Kosmos: »Es gibt eben kosmische Horizonte, hinter die man nicht kommt«.[3]

---

1 Wir danken Ina Walter sehr, ohne deren bemerkenswert geschultes Auge, umfangreiches Erfahrungswissen und stete Hilfsbereitschaft uns so mancher Fehler durchgegangen wäre und das Buch nicht diese Form erhalten hätte.

2 Für ihre Entdeckung, dass sich das Universum beschleunigt ausdehnt, erhielten 2011 die US-amerikanischen Forscher Saul Perlmutter, Brian P. Schmidt und Adam G. Riess den Nobelpreis der Physik.

3 Wenn wir im Folgenden aus den Vorträgen dieser Konferenz zitieren, so beruhen diese Zitate auf unseren Aufzeichnungen während dieser Veranstaltung. Wir möchten die Leser_innen aber darauf hinweisen, dass die Veranstalterinnen dieser Konferenz planen, die

Als wir uns entschieden, zu dieser disziplinübergreifenden Konferenz nach Aachen zu fahren, auf der Physiker, Mediziner, Informatiker, Mathematiker, Philosophen, Psychologen, Soziologen, Ingenieure, Meeres- und Klimaforscher, Sprach- und Literaturwissenschaftler und Künstler zusammenkamen, waren wir schon mittendrin in den Überlegungen zu diesem Rahmentext unseres Sammelbandes. Interessant fanden wir an diesem Konferenzvorhaben das Unternehmen, aus einer multiperspektivischen Sicht ein Wissensphänomen ins Zentrum zu stellen, das – wie Günter Abel sagte – »seine Karriere noch vor sich hat«. Hatten doch auch wir zu unserem Band Vertreter verschiedener Disziplinen eingeladen, um über die Bedeutung und den Umgang mit Ungewissheit und Nichtwissen aus ihrer (disziplinären) Sicht zu schreiben. Herausgekommen ist dabei ein Sammelband, der eine Art Podium darstellt, auf der verschiedene Stimmen versammelt sind. Es handelt sich bei diesen Stimmen nicht um einen Chor, der zu einem gemeinsamen Werk anstimmt, sondern um einzelne Stimmen, die für einzelne Standpunkte (für sich) und Standorte (eben Disziplinen) stehen, da – das hat auch die Aachener Konferenz gezeigt – gerade bei diesem Thema in absehbarer Zeit und eventuell konstitutiv bedingt keine geteilten Meinungen und schon gar kein Konsens zu erwarten ist.

1. Aktuelle Forschungsinitiativen und Debatten um das Phänomen Nichtwissen und Ungewissheit

Dass wir als Soziologinnen nicht die Einzigen waren, die über Ungewissheits- und Nichtwissensphänomene nachdachten, uns austauschten und publizierten, war von Anfang an offensichtlich. Während unser Sammelband im Verlauf der Zeit Kontur gewann, zeichnete sich mehr und mehr ab, dass fachdisziplinübergreifend eine Vielzahl an Forschern zur wissenschaftlichen Erkundung des Nichtwissens angetreten war.[4] Nur ein paar Beispiele: Eine Gruppe von Erziehungswissenschaftlern bot 2003 in einem Sammelband einen variantenreichen Zugang zum Thema Ungewissheit im

---

Beiträge in Form eines Sammelbandes beim Springer Verlag zu veröffentlichen, 10.11.2011, www.exploringuncertainty.de

4 Beispielsweise hat der Wissenschaftshistoriker Robert Proctor 2005 die »Agnology«, die Lehre vom Nichtwissen, ins Leben gerufen, die die kulturelle Erschaffung und Aufrechterhaltung von Unwissen untersucht.

Kontext erziehungswissenschaftlicher Fragestellungen (Helsper u.a. 2003).
Im Anschluss an eine transdisziplinäre Konferenz zum Thema »Formen
des Nichtwissens der Aufklärung«, auf der Literaturwissenschaftler eine
Antwort auf die Frage suchten, wie (Nicht-)Wissen strategisch, poetisch,
poetologisch oder psychologisch zum Einsatz kommt, ist ein Sammelband
publiziert worden, der darauf abzielt, über die explizite Frage nach dem
Nichtwissen den Epochenbegriff der Aufklärung zu schärfen (Adler/Go-
del 2010). Auch im außerwissenschaftlichen Bereich steigt die Aufmerksamkeit: In einem Fachverlag für systemische Therapie, Beratung und sys-
temisches Management hat 2011 ein Herausgeber Beiträge versammelt, in
dem sich neben Wissenschaftlern Manager großer Unternehmen und Unter-
nehmensberater zum Thema Management von Nichtwissen in Unternehmen
und Organisationen äußern (Zeuch 2011). Auch gab und gibt es an verschiedenen Universitäten wie der LMU München, der TU Berlin und der TU
Darmstadt Projekte, deren Bezugspunkt – um Entwicklungsdynamiken
(post-)moderner Gesellschaften zu erklären –, Ungewissheits- und Nichtwissensphänomene sind.[5] In dem Teilprojekt »Politische Epistemologie der
Ungewissheit: Wissen, Nicht-Wissen, Uneindeutigkeit« des SFB 536 »Reflexive Modernisierung« an der LMU München ging es darum, was passiert, wenn in krisenhaften Situationen die Wissenschaft »sich selbst zu
einer Quelle von Ungewissheit, Nicht-Wissen und kategorialer Uneindeutigkeit entwickelt«?[6] Verhandelt wurde in diesem Zusammenhang auch das
Problem der Moderne, angesichts der Erfahrungen von Kontingenz und
Nebenfolgen uneindeutiger und unsicherer zu werden: Wie gehen Akteure,
Institutionen und Organisationen damit um, dass nicht intendierte Nebenfolgen die intendierten Absichten nicht selten in einer Weise konterka-
rieren, so »dass die Bearbeitung der Nebenfolgen mehr Aufmerksamkeit
und Aufwand erfordert als das ursprüngliche Handlungsprogramm?«[7] In
den Projekten der TU Berlin und TU Darmstadt geht es zentral um die
Bestimmung und Vermittlung von Wissensgrenzen beziehungsweise -lüc-

---

5 Vgl. der SFB 536 »Reflexive Modernisierung« der LMU München (www.sfb536. mwn.de/),
das Projekt der TU Berlin »Landkarten des Ungewissen« (www.tu-berlin.de/ztg/menue/
forschung/projekte_-_laufend/landkarten_des_ungewissen/), das Projekt der TU Darmstadt »Nichtwissenskommunikation« (www.wissenschaft-im-dialog.de/wissenschaftskom-
munikation/forum/forum-2009/dokumentation/zum-mehrwert-des-nichtwissens.html).
6 Vgl.: 15.01.2012, http://www.sfb536.mwn.de/broschuere-2008-all.pdf
7 Vgl.: 15.01.2012, http://www.sfb536.mwn.de/sfb_forschprog.html. Wir möchten an
dieser Stelle auf die beiden zentralen Sammelbände dieses SFB verweisen: Beck/Lau
2004 und Beck/Bonß 2001.

ken. Im erstgenannten sind es Extremereignisse wie die katastrophalen Ereignisse anlässlich der Duisburger Loveparade, in dem zweitgenannten das Beispiel der Umweltwissenschaften, an denen verdeutlicht wird, dass es nicht mehr (nur) darum geht, neue Forschungsfragen zu entwickeln, um besseres Wissen zu generieren. Sondern ein Ziel moderner Gesellschaften muss auch sein, unter Einbezug des Nichtwissens und der Anerkennung unüberwindbarer Wissens- und Komplexitätsgrenzen weniger gebannt auf die Wissenschaften zu starren und »neue Formen des umsichtig-produktiven Umgangs mit Nichtwissen zu entwickeln«.

Auf der Aachener Konferenz war die Rede davon, den »produktiven Charme der Ungewissheit« zu nutzen. Wenn wir gezwungen sind, unter den Bedingungen von Ungewissheit zu handeln, dann komme es darauf an, »die Modelle, Methoden und Simulationen zu verbessern, um Ungewissheit produktiv zu machen«. Betont wurde, dass Modelle, die Erklärungen und Vorhersagen von Extremereignissen machen sollen, mehr dem Beachtung zu schenken haben, was sie nicht in ihrer Modellierung berücksichtigen können: Aber wie modelliert man das Nichtgewusste und damit (noch) Nichtmodellierbare? Es gehe darum, die Begrenztheit eines Erkenntnisstandes auszuloten und dabei gleichsam »das Meer des Unwissens zu kartieren«. Bei uns hat sich durch diese Art, in der die Debatte über Nichtwissen und Ungewissheit geführt wird, folgender Eindruck eingestellt. Zwar geht es nicht mehr darum, ganz im Sinne eines Programmes moderner Gesellschaften Ungewissheiten und Nichtwissen zu überwinden, um so (Handlungs-)Sicherheit herzustellen, aber an der Fiktion, Sicherheit erreichen zu können, wird weiter festgehalten. Nur eben ist der Weg ein anderer: Es geht um die bessere Kontrolle des Nicht-Gewussten. Das Neue, das Ungewisse und Unbekannte, dessen Konturen wir noch nicht kennen, soll durch Bestimmung der Erkenntnisgrenzen und -lücken eingehegt, besser habhaft gemacht werden. Dahinter steckt aber immer noch ein positiv bestimmter Begriff von Nichtwissen, der durch forscherische Erkundungen genauer bestimmt werden kann.

Im Kontrast zu den Projekten der TU Darmstadt und der TU Berlin lag unserer Beschäftigung mit dem Phänomen des Nichtwissens und der Ungewissheit ein konkretes Feld zugrunde: das der neuen Medizintechnologien und -techniken. Warum diese Eingrenzung?

2. Erkenntnisinteresse und Fragestellung des Sammelbandes

Wir, die Herausgeberinnen des Sammelbandes, kannten uns aus unserer gemeinsamen Studien- und Promotionszeit in Jena. Durch unsere Einsozialisierung in einem Arbeitsbereich, an dem wir lernten, auf spezifischen methodischen Wegen soziale Wirklichkeit theoretisch zu erschließen, hatten wir eine gemeinsame Grundlage, die unser Denken prägte. Zwar kamen wir aus unterschiedlichen Fachdisziplinen wie die der Literaturwissenschaft beziehungsweise der Mathematik und Ernährungswissenschaft, doch waren wir beide über ein paar Seitenwege schließlich in den sozialwissenschaftlichen Bereich gewechselt. Einige Jahre später – nun in verschiedenen wissenschaftlichen Kontexten arbeitend – stellten wir in einem Gespräch fest, dass wir beide an Forschungsthemen arbeiteten (Familienbildung mit einer Fremdsamenspende, Umgang mit Ungewissheit in der Neonatologie), in denen es jeweils um die Frage ging: Welche Folgen entfalten die neuen Medizintechniken in der Lebenspraxis der Patienten/Klienten, in den sie umgebenden Sozialsystemen wie Familie, Partnerschaft, Verwandtschaft und in der professionellen Praxis (zum Beispiel der Mediziner)? Es interessierte uns die rasante Entwicklung des medizinischen Fortschritts, der routinierte und bisher bewährte Handlungsoptionen obsolet werden liess. Was noch vor wenigen Jahren eher utopisch erschien, war unversehens Realität geworden: Elternschaft, die aus fünf Elternteilen bestehen kann, die Ausreizung der fötalen extrauterinen Lebensfähigkeit bis tief in die mittlere Schwangerschaftszeit hinein, die Vorhersagbarkeit von Krankheiten anhand von Genanalysen, die Bildung von Chimären und Hybriden zu Zwecken der Erforschung und Behandlung von Krankheiten, die auf verschiedenartigen Wegen erfolgte Herstellung von Stammzellen, der Einsatz von so genannten intelligenten Implantaten in das Gehirn (»Gehirnschrittmacher«) und vieles mehr. Unser gemeinsamer (neuer) Interessenschwerpunkt lag also bei den neueren Technologien im Bereich der Medizin, die riskante Handlungschancen im Umgang mit Gesundheit und Krankheit vorgeben und gleichsam mit ihrem Durchgriff auf basale Lebensprozesse im gesellschaftlichen, sozialen, politischen und psychischen Bereich einen tiefgreifenden Wandel in Gang setzen, der an den Kern bisheriger Menschen- und Weltbilder rührt. Uns beschäftigen in diesem Zusammenhang vor allem folgende Fragen: Vor welche Herausforderungen, die bisher nicht im Bereich menschlicher Entscheidungen lagen, stellt ein derartiger medizinischer Fortschritt die Akteure (die ›Betroffenen‹, die Professionellen)? Wie wird durch den Einsatz moderner Techniken in Sozialisationsprozesse und Identitätskonzepte mit (noch) unabsehbaren Folgen eingegriffen? Wie gehen sowohl die ›Betroffenen‹, als auch die Professionellen (zum Beispiel die Mediziner) mit den Themen »Nichtwissen« und »Ungewissheit« um?

3. Das Originäre des Sammelbandes innerhalb der Forschung und Publikationen zu Nichtwissen und Ungewissheit

Das nicht zu Wissende sowie der Umgang mit Ungewissheit und Unsicherheit kamen durch die Risikoforschung und die *science studies* in die soziologische Aufmerksamkeit. Inzwischen sind sowohl die Risikoforschung, als auch die dazugehörige Technik-Folgenabschätzung im deutschsprachigen und internationalen Raum etablierte Forschungsfelder mit breiten Themenspektren. Es liegen hierzu zahlreiche empirische Arbeiten und unterschiedliche theoretische Ansätze vor. Allerdings hat sich das wissenschaftliche Interesse bisher eher auf technische Risiken oder Umweltrisiken gerichtet, die systemischen Charakters sind. Risiken, die von der Chemieindustrie, von Atomkraftwerken, gentechnisch veränderten Pflanzen, hochfrequenter Strahlung usw. ausgehen oder von BSE induziert werden könnten und somit große Bevölkerungsgruppen oder ganze Regionen im Schadensfall betreffen würden, standen in bevorzugter Wahrnehmung von Politik und Wissenschaft. Demgegenüber ist zu konstatieren, dass Risiken, die eher individualisiert erfahren werden und damit möglicherweise weniger schnell in die öffentliche Wahrnehmung gelangen, bisher weniger im soziologischen Forschungsinteresse standen. Ganz besonders trifft das für Gestaltungsfelder zu, die eben durch die uns interessierende Weiterentwicklung von Medizintechniken und die Eroberung damit zusammenhängender neuer Interventionsfelder möglich geworden sind. Dieser Fakt ist nicht nur damit zu erklären, dass die Feldzugänge für Nichtmediziner nicht immer einfach sind und dass komplexes medizinisches Wissen für Soziologen beziehungsweise Sozialwissenschaftler nicht ganz leicht erschließbar ist. Auch andere Tücken treten im Forschungsprozess auf: Will man die Folgen von riskanten Interventionen auf der Individualebene und in Intimgruppen, wie Familien es sind, rekonstruieren, so braucht man komplexe metatheoretische Konzepte, die notwendige methodische Puzzlearbeit ist ebenfalls aufwendig und erfordert Akribie. Es summieren sich also Aspekte der mehr oder weniger vorhandenen Unterschätzung beziehungsweise des Desinteresses an der Thematik innerhalb der Soziologie mit vielfältigen methodischen Problemen und hohem Arbeitsaufwand. So entstand die Idee, die Plattform eines Sammelbandes zu nutzen, um erstmals überblicksartig die Beiträge zusammenzuführen, die sich den Folgen neuer Medizintechniken widmen und auf empirischer Grundlage untersuchen, welche Chancen und Probleme bei der Umsetzung dieser Techniken entstehen. Unser Ziel war es, Forschungsarbeiten zu sammeln beziehungsweise anzuregen, die neuere Medizintechniken wie zum Beispiel Pränataldiagnostik, Nabelschnurblutspende, reproduktionsmedizinische Techniken, Neonatologie und Neurointerventionen daraufhin diskutieren, wie soziale Ordnung unter der Bedingung von Nichtwissen und Ungewissheit hergestellt wird.

Herausgekommen ist ein interdisziplinärer Sammelband, in dem Autorinnen und Autoren das Nichtwissen in den Fokus nehmen und als wirklichkeitsrelevantes Faktum innerhalb und außerhalb der Wissenschaft diskutieren. Der Sammelband gewährt vor allem Einblicke in empirische Studien, in denen es um einige neue Medizintechniken geht. Mit dem ersten Teil des Sammelbandes wollen wir zu einem neugierigen Blick über den Tellerrand des Soziologen auffordern und einen interdisziplinären Dialog um die inzwischen vielfältigen, aber durchaus auch verschiedenen Konzeptionen des Nichtwissens anregen. Andererseits möchten wir die Diskussion um die neuen Medizintechniken aus der Nische der rein dogmatisch-theoretischen Erörterung herausführen und sie mit empirischen Studien konfrontieren, die es bereits gibt und die meist von Nachwuchswissenschaftler_innen durchgeführt wurden. In dieser Kombination der beiden Themen sehen wir das Originäre des Buches und kennen auf dem deutschsprachigen Markt bisher keine vergleichbare Publikation. Wir nehmen an, dass dieser Sammelband für mehrere Gruppen von Leser_innen interessant ist: Zum einen für diejenigen, die zum Thema Nichtwissen forschen und an einem interdisziplinären Austausch zu diesem Phänomen interessiert sind, zum anderen für diejenigen, die auf empirische Studien zu den neuen Medizintechniken warten und postulierte Thesen mit beobachtbaren Effekten konfrontiert sehen wollen, kurz: an empirischer Forschung zu den neuen Medizintechniken interessiert sind.

4. Aufklärung über die trügerische Suggestion von Sicherheit durch Wissen: Nichtwissen als epistemologische Herausforderung

Doch bevor wir einige Erkenntnisse des Sammelbandes näher erläutern und über die Beobachtungen berichten wollen, die wir im Durchgang und im Vergleich der hier versammelten Texte gemacht haben, wollen wir – wenn auch nur in grober Linienführung – eine kleine zeitdiagnostische Skizze zum Thema des Sammelbandes zeichnen und ihm damit in der Forschungslandschaft, in der Fragen nach dem Wissen und Nichtwissen in Zusammenhang mit gesellschaftlichen Entwicklungsdynamiken gebracht werden, einen Platz geben.

In einem lesenswerten Essay unterscheidet der Historiker Frank Rexroth (2012) zwei Haltungen zu Experten und ihrem Wissen, die sich in der bereits seit 1100 andauernden Geschichte der Binnendifferenzierung des Wissens parallel herausgebildet haben: die »aufklärerische« und die »romantische« Haltung. Während die erste die »epistemische Komplexität des Wissens« befürwortet, fordert die zweite »eine epistemische Vereinfachung der Welt« (ebd.: 906). Wir können uns sicherlich insofern als Anhängerinnen der »aufklärerischen« Haltung verstehen, als dass auch wir nicht die Kultivierung und weitgehende Hinnahme von Nichtwissen – im Sinne einer gleichgültigen Einstellung dem Wissen und dem Selbstdenken gegenüber – betreiben. Der Wert von Wissen bleibt auch in unserer heutigen Gesellschaft unbestritten. Das Unmögliche möglich zu machen, das forschende Entdecken von Neuem, das ist etwas, was Wissenschaften und Wissenschaftler_innen antreibt. Um neue Erkenntnisse zu gewinnen, um noch nicht Gewusstes zu entdecken, werden Vorkehrungen getroffen, Bedingungen geschaffen und Experimentalsysteme erfunden, die scheinbar feste Wissensgrenzen zu überwinden ermöglichen. Seit der Epoche der Aufklärung haben wir aber dazugelernt, dass die Zunahme an Wissen in keinem Kausalzusammenhang zur Verbesserung der Bedingungen menschlicher Existenz steht. Eine schrittweise Vermessung der Welt inklusive des Menschen, durch die mit entsprechendem Zeit- und Energieaufwand das Nichtwissen reduziert und die Menge an Wissen vermehrt werden kann, erhöht keineswegs die Sicherheit. Im Gegenteil. Im Zuge der gesellschaftlichen Entwicklung zeichnet sich ein gemeinsamer Bezugspunkt aller Veränderungen ab: Unübersehbar wurde, dass die gesellschaftliche Entwicklung nicht mehr als stetiger Zuwachs an technischer, ökonomischer, sozialer und politischer Sicherheit begriffen werden kann. Es erwies sich als Illusion, dass durch die Wissenserschließung die gesellschaftliche Strukturierung immer eindeutiger und sicherer wird. Stattdessen haben wir die Erfahrung gemacht, dass die Moderne durch Kontingenzen und Nebenfolgen eher uneindeutig und unsicher geworden ist. Man denke nur an den 11. September 2001, an Fukushima oder an die Finanzmarktkrise. Kurz, zurückgekehrt ist in unsere Gesellschaft die Unsicherheit. Handlungssicherheiten sind abhanden gekommen, Gewissheitsansprüche sind verloren gegangen und wir haben Bekanntschaft mit einem erfahrungsinduzierten Problembewusstsein gemacht, das beinhaltet, mit Handlungsfolgen rechnen zu müssen, die in ihrer Eigenart nicht absehbar sind. So trat aus dem »Schatten des Wissens« (Wehling 2006) nach und nach das Nichtwissen – ein Nichtwissen, dem nicht mehr mit sukzessiver Schließung von Wissenslücken beizukommen war. Immer deutlicher wurde, dass Wissen ohne Nichtwissen nicht zu haben ist. Das zeichnet sich schon in der Wortbildung »Nichtwissen« ab. Denn das Präfix »Nicht-« schließt explizit das Ausgeschlossene mit ein, da die Negation von der Position ausgeht. Das Negierte ist qua Negation anwesend, Wissen ist mit dem Wort Nichtwissen – und nicht nur mit dem Wort – ko-präsent, so dass Nichtwissen als abhängig vom Wissen erscheint. Es wird ein doppelter Charakter im Begriff »Nichtwissen« deutlich, vergleichbar einem Vexierbild, das in einem zwei Bilder beziehungsweise Figuren enthält.

Heute, lange nach der »wissbegierigen« Epoche der Aufklärung, haben wir das Nichtwissen als selbstverständlichen Gegenpart zum Wissen erkannt, aber noch nicht gänzlich anerkannt. Es wäre allerdings naiv, anzunehmen, in der Zeit der Aufklärung sei es allein darum gegangen, das Wissen durch Auslöschung des noch Ungewussten systematisch zu bestimmen, um dann – nachdem man alle weißen Flecken der Landkarte bestimmt hat – zu meinen, »Herr im eigenen Haus« zu sein. Doch erst allmählich, im Zuge der Erfahrung, dass Wissen Nichtwissen gleichzeitig mit produziert – nicht zuletzt auch deshalb, da jedes Ergebnis neue Zweifel schürt und Fragen aufwirft –, kommt es zu einer Wende. Die Wende besteht darin, anstatt ein vollständiges positives Wissen anstreben zu wollen, nun die Grenzen menschlichen Wissens zu bestimmen. Es handelt sich dabei um ein anderes Verständnis menschlichen Wissens. Es geht nicht mehr vom weitgehend neutralisierten Wissensobjekt aus, sondern von einem Wissenssubjekt, dessen Wissensproduktion sich unter den Bedingungen menschlichen Erkennens und Erfahrens vollzieht. Im Zuge dieser erkenntnistheoretischen Wende, in der sich das Erkenntnisverständnis verändert, bekommt das Nichtwissen ein neues Profil. Entrückt aus der »Schattenseite des Wissens« (Wehling 2006) geht es jetzt darum, das »Nichtwissen karthographisch zu vermessen« (TU Berlin), die Wissenslücken zu bestimmen, um »nicht handhabbare Kontingenzen in handhabbare Komplexitäten« (LMU München) zu überführen, darum, das Nichtwissen einzuhegen, so dass es Kontur erhält. Hinter dieser Denkfigur steckt, auch wenn es in der (Post-)Moderne nicht mehr darum geht, Nichtwissen in Wissen zu verwandeln, weiterhin die Illusion, dass Sicherheit machbar wäre. In der (alltäglichen) Kommunikation begegnet uns oft eine derartige epistemische Betrachtungsweise. Diese Auffassung, dass Nichtwissen ein vorläufiges Problem ist, dass es etwas ist, was quantitativ gesehen reduziert werden kann, kommt beispielsweise in folgenden Redeformulierungen zum Ausdruck: »noch ein kleiner unsicherer Rest«, »irgendwann schaffen wir das schon«, »menschliches Versagen«. Selbst ein Satz wie: »Das weiß ich nicht« bezieht sich auf einen klar benennbaren Sachverhalt. Nichtwissen als klar benennbares Nichtwissen, als erkanntes Nichtwissen wird häufig als ein prinzipiell behebbarer Mangel angesehen, der auch als Unwissen oder Unwissenheit bezeichnet wird. Klar davon zu unterscheiden ist allerdings ein Nichtwissen verstanden als Bewusstsein der Grenze menschlicher Wissensfähigkeit. Es handelt sich dabei um ein ›Problem‹, dem mit einfachem Weitermachen nicht abzuhelfen ist und das man auch nicht in den Griff bekommt, indem über Einhegungsprozesse das noch Unbestimmte beschrieben wird, eben »Landkarten des Ungewissen« (TU Darmstadt) erstellt werden. Letzteres schafft auch wieder Gewissheit, zwar nicht durch eine Bewegung, die zur Ausweitung des Wissens führt, sondern durch das Anfertigen einer »Karthographie des Nichtwissens« (TU Darmstadt), durch die die Grenzen des Erkennens zwar bestimmt werden, indem die Wissenslücken vermessen werden, aber sie nicht in ihrem Charakter reflektiert werden. Davon zu unterscheiden ist eine Betrachtungsweise, die in den Beiträgen unseres Sammelbandes zum Tragen kommt, die Nichtwissen vielmehr als eine epistemologische Herausforderung begreift, da es konstitutiv für den Vorgang ist, den wir »wissen« nennen. Nichtwissen wird hier verstanden nicht als etwas, was wir noch nicht haben, sondern als etwas, was uns vor Augen führt, worin ›wissen‹ prinzipiell begrenzt ist, was mit ›wissen‹ nicht erschließbar sein wird: Wissen als ein Raster, durch das einiges fällt und nicht auffangbar ist. Sich des Nichtwissens bewusst zu werden, klärt über die falsche Sicherheit zu glauben, mit Wissen etwas sicher erkannt zu haben, auf. Nichtwissen ist in dieser Hinsicht kein quantitativer Begriff. Sondern als epistemologischer Grenzbegriff ist er ein qualitativ irreduzibler Begriff, dem durch Erweiterung qua Wissensgenerierung und auch durch ein karthographisches Vermessen des Ungewussten nicht beizukommen ist. Augsberg (in diesem Band) formuliert als Konsequenz infolge einer Betrachtungsweise, die Nichtwissen als epistemologisches Problem anerkennt, für eine gesellschaftliche Wissensgenerierung, »dass Rationalität unter den Bedingungen der (Post-)Moderne nicht länger Beseitigung von Ungewissheit und Gewährleistung sicherer Gründe, sondern umgekehrt ›vor allem ein kritisches Denken ist, das eine permanente Dekonstruktion bestehender Gewissheiten zur Folge hat‹ (Kaufmann 2010: 92)«.

5. Rationalität durch Dekonstruktion bestehender Gewissheiten? Irritationen tradierter Rationalitätsvorstellungen in der gegenwärtigen Medizin

Das aktuelle medizintheoretische Wissen versteht pathogene Vorgänge heute wesentlich komplexer, weshalb sich aus deren Sicht die disjunkten kategorialen Zuordnungen ›gesund‹ oder ›krank‹ inzwischen als zu einfach erweisen. Neuere Begriffe wie beispielsweise »Multimorbidität« verweisen nicht nur darauf, dass man heute mit mehreren abhängig oder unabhängig voneinander entstandenen Erkrankungen leben kann, sondern vor allem auch darauf, dass sie sich in ihren jeweiligen Stadien und eingeschlagenen Behandlungswegen gegenseitig positiv oder negativ beeinflussen können und dies reflektiert werden muss. Mit der Identifizierung von immer mehr Einflussfaktoren bis in die molekulare Ebene hinein und komplexen Wechselwirkungen werden Krankheiten und Abweichungen immer detaillierter beschreibbar, was das diagnostische, therapeutische und prognostische Verständnis verändert. Mit der Unterteilung in akute, chronische und prädiktive Krankheiten zum einen und einer Vervielfältigung von Handlungsoptionen in der Behandlung der meisten Krankheiten zum anderen sind auch die Patienten herausgefordert, diese Wissensentwicklung grundsätzlich mitzuvollziehen. Da unterschiedliche Behandlungsoptionen unterschiedliche Folgen nach sich ziehen, quasi unterschiedliche Gesundheiten mit jeweils spezifischen Teilsicherheiten und Teilunsicherheiten produzieren, muss der Patient vom Arzt in die Überlegungen eingeschlossen werden und entscheiden, welche der Optionen für ihn am ehesten mit seinen Lebensvorstellungen vereinbar ist. Da diese Entscheidungen im Wesentlichen Wertentscheidungen sind, kann der Arzt sie nicht allein treffen, er braucht den mitdenkenden und mitentscheidenden Patienten. So entstehen gegenwärtig neue Konstellationen und neue Handlungsprobleme für die Patienten wie für die Mediziner.

Die Beiträge zeigen die Dynamik der neuen Entwicklungen in der Medizin auf, in denen die Kontingenzen zunehmen. Traditionell etablierte Selbstverständlichkeiten erscheinen nicht mehr als fest und unhinterfragbar, sondern werden auch als anders möglich, veränderbar und zunehmend begründungspflichtig erfahren. Zu beobachten ist eine Krise von Rationalitätsunterstellungen und Rationalisierbarkeitserwartungen, die auf der Handlungsebene dazu führen, dass Akteure, Institutionen und Organisationen sich mit neuen Entscheidungssituationen, Dilemmata und Ambivalenzen konfrontiert sehen. Konflikte lassen sich zum Beispiel nicht mehr mit Rekurs auf tradierte Konzepte oder Experten auflösen. Bekannte Hierarchien von Experten und Laien, die auf professionell hergestellten und kontrollierten Wissensmonopolen begründet sind, fallen als Orientierungsregel weg. Die Verwissenschaftlichung und Technisierung der Medizin führt dazu, dass das tradierte Kategoriensystem gesund/krank obsolet wird und dass Fragen berührt werden, die gesellschaftlich so bedeutend sind, dass sie die Mediziner nicht mehr stellvertretend lösen können, sondern auf eine Verständigung mit allen und aller untereinander angewiesen sind. Die Probleme sind – professionssoziologisch besehen – nicht mehr gänzlich an die Medizin delegierbar und sie sind auch nicht mehr als rein medizinisch begrenzte Probleme beschreibbar (unter anderem auch, weil sie medizinisch uneindeutig sind). Expertenwissen reicht nicht mehr als alleinige Legitimationsquelle für derartige Entscheidungen. Durch die Auflösung der traditionellen Grenzsetzungen und Basisunterscheidungen ist (wieder) eine verstärkte Explikation des Normativen und das Einholen verschiedener Meinungen nötig. Werden dann allerdings Entscheidungen (Entlastungskonstruktionen) getroffen, sind sie auch außerhalb des Medizinsystems beziehungsweise des wissenschaftlich-technischen Risikoregimes verankert und dadurch wohlmöglich mehr stabilisiert.

6. Jenseits des rationalen Wissens: Weitere Wissens- und Erfahrungsformen

Wie die empirischen Beiträgen in diesem Band verdeutlichen, gewinnen neben dem wissenschaftlichen oder rationalen Wissen, um unter der Bedingung des Nichtwissens handeln zu können, andere Formen von Wissen wie alltägliches Erfahrungswissen, implizites Wissen (*tacit knowledge*), verkörpertes Wissen (*embodied knowledge*), Überzeugungen und Glaube unübersehbar an Bedeutung. Denn in dem Maße, wie Gewissheiten erodieren und bisherige Rationalitätserwartungen schwinden, kommen alternative Wissensformen ins Spiel, die möglicherweise immer schon latent Handlungen und Entscheidungen zugrunde lagen, aber als illegitim – weil unvereinbar mit dem geltenden Rationalitätsmodell – galten. Wenn die Entscheidung zwischen alternativen Lösungsmöglichkeiten nicht mehr auf der Basis bisheriger Normen und Regeln sowie gültiger Wissensbestände begründet werden kann, dann erfolgt sie nach Maßgabe zum Beispiel persönlicher Erfahrung, partizipativ-deliberativer Verfahren oder anderer nicht-wissenschaftlicher Kriterien. So kommt es angesichts neuer Unsicherheiten infolge von Nichtwissen und Ungewissheit zur Aufwertung beziehungsweise Rehabilitierung von Wissensformen, die im Prozess der Verwissenschaftlichung als Begründungsressourcen zwar immer implizit genutzt, jedoch an den Rand gedrängt wurden (vgl. Arntz und Hausladen in diesem Band). Eine Ahnung, dass Strukturveränderungen im Gang sind, die auf die Erosion von basalen Selbstverständlichkeiten verweisen, vermitteln zum einen neu auftauchende Phänomene und zum anderen neue Begriffe. Zwar gibt es bisher noch keine Theorie, geschweige denn Verfahren und Routinen, die anzeigen, wie gehandelt werden kann, wenn das Nichtwissen zum Bestandteil der Entscheidung wird, aber Begriffe wie »Gewissheitsäquivalenz«, »Prozeduralisierung«, »Deliberation«, »Ambiguitätstoleranz«, »Ungewissheitskompetenz« oder »Inkompetenzkompensationskompetenz« geben einen Eindruck davon, was es heißt, wenn Nichtwissen plötzlich zur ausschlaggebenden Variable bei Entscheidungen wird.

7. Regulierungsmöglichkeiten und -grenzen durch das Recht

Der Sammelband schärft den Blick für die weiteren Entwicklungen in Gesellschaft und Wissenschaft insbesondere vor dem Hintergrund, dass gegenwärtig das Nichtwissen methodologisch stärker reflektiert wird, wie nun weiter zu verfahren sei. Es geht in diesem Zusammenhang um die Frage der Steuerung und Regulierung von sozialer Ordnung, die in Anbetracht der medizintechnischen Möglichkeiten aus den Fugen zu geraten droht. Der Verweis auf die Praxis des Rechts und der Ethik ist *eine* Antwort auf die Frage nach der möglichen Regulierbarkeit von (Nicht-)Wissen bei neueren Medizintechniken. Gedankenexperimentell dazu wäre auch ein ganz anderer, aus heutiger Sicht aber eher kindlich anmutender, naiver Weg der Kanalisierung von neuen Erfindungen denkbar: nämlich – wie Werner Sombart unter der Überschrift »Zähmung der Technik« beschreibt (Sombart 1934: 264–267) – die Erfindung gleich ins Museum abwandern zu lassen. So könne man verhindern, das Mach- und Ausführbare in die Tat umzusetzen und man gewänne den Vorteil, dass man im Alltag nicht mit den durch die Erfindung verbundenen Unzuträglichkeiten konfrontiert wäre. Dieses Verfahren ist aber eher Ausdruck eines dumpfen antimodernistischen Widerstandes und eignet sich kaum für die gegenwärtigen Entdeckungen in der Medizintechnik, die sich nicht wie Exponate in einem Museum abstellen lassen und darüber hinaus eine erschreckende Gleichgültigkeit den Leiden der Patienten gegenüber erkennen ließe.

Der Versuch, mit juristischen und ethischen Mitteln auf die neuen medizintechnischen Erfindungen zu reagieren, stellt das Recht als auch die Ethik allerdings vor große Herausforderungen. Eine der wichtigen Aufgaben des Rechts ist es, die Einführung neuer Medizintechnologien und -techniken gestaltend zu begleiten und sie in Einklang mit der menschlichen Existenz zu bringen. Um dieser Aufgabe gerecht werden zu können, steht das Recht vor der Notwendigkeit, neue Phänomene zu definieren und ihren Platz in der Gesellschaft zu bestimmen: für Embryonen, Chimären oder hybride Gebilde, Gene und Gensequenzen, aber auch für Verfahren, durch die Artefakte verändert werden, neue erfunden und hergestellt werden. Dazu ein Beispiel, das verdeutlichen soll, wie bei der Bewältigung dieser Aufgabe das Recht an seine Grenze der Regulierbarkeit kommt. Es entsteht momentan eine neue Technologie, die ANT (Altered Nuclear Transfer), deren Ziel es ist, moralisch neutrale embryonale Stammzellen herzustellen und dabei die gültigen ethischen Standards nicht zu verletzen. Hier kommt die Koexistenz verschiedener Interessen zum Tragen: Was der Staat aus ethischen Gründen untersagt, wird auf andere Weise und an anderen Orten durchgeführt. Das Recht trifft hier zusammen mit einer Forschung, die offen ist, rechtliche wie ethische Einschränkungen von Anfang an mit zu berücksichtigen beziehungsweise durch Anpassung an vorgegebene Regeln diese zu unterlaufen (Augsberg in diesem Band).

Eine weitere Aufgabe des Rechts ist, Abwägungsentscheidungen zu treffen. Denn es gibt medizintechnische Entwicklungen, die ein Risiko des Scheiterns ins sich tragen, wie beispielsweise die im vorliegenden Band vorgestellten Neurointerventionen (Brukamp in diesem Band). Angesichts dieser Lage lautet eine der zentralen Fragen, ob sich die Beteiligten auf so ein Verfahren mit möglicherweise irreversiblen Folgen überhaupt einlassen (wollen). Deshalb müssen im Sinne eines Vorsorgeprinzips die Alternativen zu Handlungen, deren Folgen nicht einzuschätzen und möglicherweise irreversibel sind, erwogen werden (können), um sich für eine »begründete Enthaltsamkeit« (Habermas 2001: 9) entscheiden zu können. In diesen Abwägungsprozessen spielen Überlegungen eine Rolle derart, dass es noch zu früh sei, um mit regulativen Maßnahmen auf eine Entwicklung in diese Richtung zu agieren. Andererseits ist ein Nichthandeln, das auf diesen Einwand (der zu zeitigen Regulierung) eingeht, möglicherweise ursächlich mit verantwortlich dafür, dass Möglichkeiten realisiert werden, deren Folgenschäden größer als deren Nutzen sind. Augsberg (in diesem Band) zeigt am Beispiel der Arzneimittelforschung, dass »sowohl zu spätes als auch zu zeitiges Zulassen [...] für bestimmte Patientengruppen spezifische Gesundheitsrisiken« birgt. Scherzberg (in diesem Band) formuliert die Abwägungsfrage wie folgt: »Welche Folgen würden eintreten, wenn ein Verbot erlassen wird, das sich im Nachhinein als unnötig erweist – und wie sind demgegenüber die Folgen zu bewerten, die sich ergeben, wenn ein sich späterhin als notwendig erweisendes Einschreiten unterlassen würde. Die hier durchzuführende Abwägung zielt auf die Vermeidung des Eintretens vollendeter Tatsachen vor der endgültigen Klärung der Streitfrage, mithin auf die Vermeidung irreversibler Folgen.«

Aus diesem Abwägungsproblem resultiert für das Recht die Herausforderung, eine Lösung zu finden, um angemessen mit sozialen Situationen, die durch Uneindeutigkeit bestimmt sind, umgehen zu können. Kurz gesagt, es ist der Umbau des Rechts selbst erforderlich, da die neu aufgetretenen Ungewissheitsphänomene mit den bisherigen Formen rechtlicher Regularien nicht mehr oder nur genügend steuerbar sind. Das Ende eines

Traums von unveränderlichen und daher unverhandelbaren Normen erzwingt eine Zäsur, die den Wandel zu einem »lernfähigen Recht« einleitet. Dieses lernfähige Recht zeichnet sich durch drei Merkmale aus: Zum einen durch die Implementierung von prozeduralen Verfahren, die es ermöglichen, neue Entwicklungen zuzulassen, die die Zulassung aber nur temporär gewähren und somit jederzeit ermöglichen, korrekturfähig zu bleiben. Werden also Regulierungen mit eingebauter Reversibilität zum erstrebenswerten Prinzip, folgt daraus, dass eine Stabilisierung, wie vorläufig und prekär sie auch sein mag, nur durch ein flexibles, eben lernfähiges Recht erreicht werden kann. Das Prinzip der Vorläufigkeit rüstet so für zukünftige nicht vorhersehbare Unwegsamkeiten und entschärft negative Folgen durch eine Verrechtlichung von Konflikten. Zum zweiten ist das lernfähige Recht reflexiv, das heißt es reflektiert die Bedingungen seiner begrenzten Regelungswirkungen, da mit der Erkenntnis, Entscheidungen nur mit begrenztem unvollständigen Wissen treffen zu können, die Möglichkeit von Irrtümern, Fehlentscheidungen beziehungsweise -regulierungen gesehen wird. Das Recht verhält sich so selbst experimentell gegenüber seiner eigenen Steuerungsfähigkeit, was einschließt – wie Scherzberg es formuliert – dass der Gesetzgeber »mögliche Irrtumskosten seines eigenen Handelns in die Abwägungen (mit) einzubeziehen hat«. Drittens ist das lernfähige Recht aber auch durch eine Fürsorgepflicht charakterisiert, Freiräume zu schaffen, um Entscheidungen in angemessenen Verfahren und auf informierter Grundlage zu treffen.

»Die staatliche Regelbildung« – so Augsberg in diesem Band – »muss sich darauf einstellen, ›die Flexibilität und Varietät der gesellschaftlichen Ideenpopulation zu schützen und die Zufuhr von neuen Impulsen zu steigern‹ (Ladeur 1995b: 55). Als ›grundlegendes materielles Prinzip‹ des lernfähigen Rechts wird die Ermöglichung ›gesellschaftlichen Alternativreichtums‹ bestimmt (Preuß 1996: 546). Negativ formuliert besteht die Aufgabe damit nicht nur darin, Schäden an einzelnen Rechtsgütern, sondern auch Pfadabhängigkeiten, die die Vielfalt sozialer Entwicklungsmöglichkeiten begrenzen, zu verhindern. ›Ein komplexes Ziel zweiter Ordnung könnte [...] darin gesehen werden, nicht die bekannten Möglichkeiten auf den eingefahrenen Trajektoren maximal auszuschöpfen, sondern Flexibilität und Diversivität für Wandel und damit für unterschiedliche Möglichkeiten zu erhalten‹ (Ladeur 1995a: 88)«.

Das heißt auch, »dass die objektiv-grundrechtlichen Fürsorgepflichten auch die Förderung ungewisser und möglicherweise auch künftig erst entstehender Nutzen- und Heilungspotenziale umfassen kann« (Scherzberg in diesem Band). »Für eine gesellschaftsbezogene Lesart würde dies bedeuten, dass die Erhaltung von Ungleichgewicht und Wandlungsfähigkeit einen höheren Wert hat als Gleichgewicht und Ordnung« (Ladeur 1995a: 88)« (Augsberg in diesem Band).

8. Regulierungsmöglichkeiten und -grenzen durch die Ethik

Gibt es neben dem lernfähigen Recht noch andere Steuerungs- und Regulierungsmaßnahmen, um Handlungsfähigkeit in uneindeutigen, von Ungewissheit und Nichtwissen bestimmten Situationen zu sichern? Ethikkommissionen sind – wie Atzeni und Wagner in diesem Band zeigen – derartige neue Gebilde, die zum Ziel haben, Lösungen für riskante Entscheidungslagen zu finden. Ethikkommissionen sind dabei einer Pragmatik verpflichtet, die von der Annahme ausgeht, dass die Einbindung vieler der Interessen einzelner dient. Herrschaftspolitische Aspekte haben darin keinen Platz. Macht wird ausgeblendet. Der Entscheidungsprozess wird zu einem iterativen, offenen Abwägen und Koordinieren, zu einem ständig fluktuierenden Verhandeln und Adjustieren, in dem Kompromisse entstehen und Interessen aufeinander abgestimmt werden. Das Treffen von Entscheidungen erfolgt nicht durch die Abstimmung nach der Mehrheitsregel, sondern elementar für Ethikkommissionen ist das Argumentieren in deliberativen Prozessen und das Aushandeln von Kompromissen zur weitgehenden Verwirklichung der Interessen der Beteiligten. Bedeutsam ist – wie Horst Dreier es ausdrückt – ein »intensiver Dialog und ein vorurteilsfreier Austausch von Argumenten« (Dreier 2011). Dabei ist es legitim, nicht einer Meinung zu sein. Was gefordert ist, ist nicht »einen substanziellen Konsens zu erzielen, sondern den Dissens und seine tieferliegenden Gründe so klar und so sachlich wie möglich zu formulieren. Der Dissens wird festgehalten, aber als ›rationaler Dissens‹ (Wolfgang von Daele) verständlich und mit einem gewissen Grundrespekt vor den Überzeugungen [der anderen] präsentiert.« (Ebd.) Sowohl Offenheit der Diskussion als auch Anschlussfähigkeit im Sinne verbindlicher Entscheidungen sind als zwei zusammenhängende Seiten nötig, um heute riskante Entscheidungslagen in der klinischen Forschung und in der klinischen Praxis abzusichern. Deshalb braucht es ethische *und* rechtliche Kommunikationsprozesse mit je spezifischen Funktionen für die Entscheidungsfindung. Ethische Diskussionen integrieren alle Beteiligten, halten die Meinungspluralität am Leben und vermögen durch den Vollzug von Aushandlungsketten, die Teilnehmer zu sensibilisieren beziehungsweise zu sozialisieren. Entscheidungen können des Weiteren auf mehr Schultern verteilt werden. Die verstärkt geforderte Transparenz und Nachvollziehbarkeit von Entscheidungen in Ethikkommissionen wird dadurch gewährleistet und die Entscheidung wird aus der Medizin ausgelagert. Alles auszusprechen ist erlaubt, nur eines nicht: Routine und Gewohnheit beziehungsweise Denkentlastung oder das Berufen auf rein verfahrenshaft gestützte Abläufe. In der Konsequenz bedingt dies ein anderes Selbstverständnis, weshalb auch alle von Atzeni und Wagner (siehe dieser Band) interviewten Vertreter dieser Gremien auch von Gewissensentscheidungen sprechen, in dem Sinne, dass das Gewissen immer dabei wach zu sein hat. Allerdings geht es nicht um das Gewissen des einzelnen,»sondern nur eine interdisziplinär ausgeweitete rationalisierte Form der Gewissensentscheidung wird der Verantwortung gegenüber den Probanden aber auch der medizinischen Forschung gerecht« (Atzeni und Wagner in diesem Band).

9. Welche sozialen Wirkungen gehen von den neuen Medizintechnologien und -techniken aus?

In der Zusammenschau der Beiträge kommt der Eindruck verschiedener gesellschaftlicher und sozialer Tendenzen und Trends auf, die am Umgang mit den neuen medizintechnischen Möglichkeiten sichtbar werden, deren generelle Richtung der Entwicklung aber noch nicht absehbar ist. Weder stehen sie als Einzelphänomene beziehungsweise -analysen für sich, noch kann man ihre gegenseitigen Verflechtungen schon richtig und endgültig erkennen. Offen ist, ob einige Trends und Tendenzen dominanter als andere sein werden und diese mitziehen und wenn ja, welche dies sein werden.

Mit der sukzessiven Technisierung der Medizin seit Mitte des 20. Jahrhunderts wurde parallel eine medizinkritische Haltung artikuliert, die befürchtete, dass diese technischen Möglichkeiten Verlockungen entfalten, die im Ergebnis einen Zugzwang provozieren, immer neue medizinische Prozeduren und technische Manipulationen über sich ergehen lassen zu müssen, ohne letztendlich eine wirkliche Verbesserung zu bringen. Es wurde angesichts solcher Szenarien sogar eine Entfremdung – des Patienten von sich selbst, von seinen Mitmenschen und seinem Umfeld – und eine Veränderung der zwischenmenschlichen Beziehungen für möglich gehalten.

Zu welchem Ergebnis kommen die hier im Band vorliegenden empirischen Studien? Verselbstständigt sich der medizinische Fortschritt in einem Maße, dass alle sich daraus ergebenden Fragen immer erst im Nachhinein geregelt werden? Werden die anderen (Lebens-)Bereiche quasi zu reaktiven Anhängseln? Oder tritt eine ganz andere viel grundsätzlichere Tendenz ein, bei der durch die Beachtung von Nichtwissen und Ungewissheit in fast allen gesellschaftlichen Bereichen (Wirtschaft, Arbeitswelt, Medizin, Recht, Ökonomie) dies die eigentlich entscheidende Veränderung ist, die zu neuen Formen des Denkens, Aushandelns und Entscheidens führt? Steckt in der medizintechnischen und -technologischen Entwicklung vielleicht sogar ein bisher unerhörtes Potenzial derart, dass wieder Fragen aufgeworfen werden, die durch die moderne Haltung der Machbarkeit im 20. Jahrhundert gleichsam verdrängt erschienen, nämlich sich elementarer Sozialformen wie Leiblichkeit, Existenzialität, soziale Verbundenheit und solidarische Verantwortung wieder stärker vergewissern zu müssen? Tritt gar der gegensätzliche Trend ein, dass eine hochtechnisierte Medizin letztendlich zu einer stärkeren Selbstvergewisserung und ernsthafteren Auseinandersetzung mit den Bedingungen menschlicher Existenz führt? Auf die Spitze getrieben: Gehen von einer derartigen Medizin gar aufklärerische Impulse aus, ähnlich dem aufklärerischen Potenzial, welches sie mit der »Geburt der Klinik« (Foucault 1973) bereits schon einmal im 18. und 19. Jahrhundert erkennen ließ?

Unser Sammelband möchte die Aufmerksamkeit auf die sozialen Wirkungen von Ungewissheit und Nichtwissen in den lebensweltlichen Bezügen einzelner Akteure und Institutionen richten. Nachlesen kann man im empirischen Block des Sammelbandes, was Akteure und Institutionen daraus machen, wenn biomedizinische Nebenfolgen zur Konsequenz haben, dass Handlungssicherheiten, Konflikte und Herausforderungen sich nicht mehr mit Rekurs auf bisherige basale Selbstverständlichkeiten und traditionale Konzepte gewinnen beziehungsweise lösen lassen. Wir haben in diesem Teil des Sammelbandes Beiträge zusammengeführt, die anhand so unterschiedlicher Beispiele wie die Pränataldiagnostik, der Nabelschnurblutspende, der Familiengründung mit Hilfe der Reproduktionsmedizin und der Lebenssicherung von Frühgeborenen durch Intensivmedizin folgender Frage nachgehen: Wie können unter der Bedingung von Unsicherheit und Uneindeutigkeit – verursacht durch Formen des Nichtwissens – überhaupt Entscheidungen getroffen werden? Und weiter: Wie reflektieren die Akteure die Unsicherheiten und Ungewissheiten, werden sie als überfordernd oder als herausfordernd, als be- oder als entlastend wahrgenommen?

10. Warum ein empirisch-qualitativer Zugang für medizintechnische Analysen?

Die empirischen Beiträge, in denen die Autorinnen und Autoren auf der Grundlage ganz unterschiedlicher Phänomene eine Antwort auf die oben gestellten Fragen suchen, berühren dabei alle gleichermaßen die alte soziologische Frage, wie soziale Ordnung hergestellt wird. Die Akteure werden dabei als Konstrukteure von Sinnzusammenhängen ihres Handelns durch das Brennglas medizintechnischer Neuerungen beobachtet, die durch ihr irritierendes Potenzial wie Sand im Getriebe von herkömmlichen Entscheidungsverfahren wirken. Akteure und Institutionen werden nicht als bloße Vollzugsinstanzen von Regeln und Normen angesehen, sondern als Urheber von – wenn auch manchmal nur prekären und kurzfristigen – Stabilität schaffenden Ordnungsstrukturen. Die empirischen Beiträge zielen darauf ab, nun auf empirischer Grundlage die im Entstehen begriffenen Regeln des neuen Gesellschaftsspiels jenseits der alten Sicherheiten, Grenzen und Dichotomien zu erkunden und konzeptionell zu beschreiben. Sie setzen damit den bisherigen theoretischen Entwürfen und Annahmen eine eigene gültige Beschreibung entgegen. Ein derart analytisches Forschen, in dem es darum geht, in Situationen, die durch Ambivalenz, Brüche und Kontingenz bestimmt sind, die ordnenden und regulierenden Konstruktionen von Wirklichkeit zu erfassen – und dass dabei immer von der Idee ausgeht, dass Handeln auf eine Sinnstruktur oder Sinngebung des Handelns zurückgreift –, kann die Fallstricke der Subjektlosigkeit und vorschnellen Hypostasierung scheinbarer allgemeiner Gesetzmäßigkeiten vermeiden. Akteure werden als Handlungssubjekte genannt, Interessen und Verantwortlichkeiten werden identifiziert und die wechselseitige Beziehungsdynamik des Handelns einschließlich ihrer beabsichtigten und unabsichtlichen (Neben-)Folgen können entschlüsselt werden. Allgemein gilt dabei immer: Die Akteure sind eingebettet in Strukturen und Kontexte, die ihre Wahrnehmung kanalisieren und auch die Handlungsfreiheit begrenzen. Und doch geschieht die Reproduktion und ebenso die Veränderung von Strukturen immer nur im Medium konkreter Interaktionen von Individuen, die bestimmte Ziele verfolgen, Entscheidungen treffen müssen und sich in ihrem Verhalten wechselseitig aufeinander beziehen.

Alle Autorinnen und Autoren, die neue medizintechnische Phänomene im Kontext ihrer Entscheidungs- und Handlungsmöglichkeiten auf der Akteursebene untersuchen, haben nicht nur eigene Daten erhoben, sondern in der Regel dafür auch ein qualitatives methodisches Vorgehen gewählt. Angewendet wurden unterschiedliche Verfahren, zum Beispiel teilnehmende Beobachtung, Befragung und Interviews sowie Aktenanalysen. Diese auf qualitativen Untersuchungsdesigns beruhenden Beschreibungen sind nicht in einem statistischen, wohl aber in einem exemplarischen Sinne repräsentativ. So gelingt es den Autorinnen und Autoren, soziale Strukturen und Konstellationen anhand von Einzelfällen freizulegen. Dass durch dieses Verfahren identifizierte Neue gilt nicht erst dann als zentrales und theoretisch relevantes Phänomen, wenn es quantitativ dominant geworden ist. Sondern an kleinen Ausschnitten sozialer Wirklichkeit können über qualitative Verfahrensschritte neue Denk- und Aushandlungsfiguren bezüglich von Nichtwissensphänomenen ersichtlich werden.

Wir wollen an dieser Stelle, ohne den Beiträgen vorzugreifen, durch ein paar Ausführungen zum einen die Lust am Weiterlesen und Durchstöbern des Sammelbandes wecken, der keineswegs im Ganzen gelesen werden muss. Zum anderen wollen wir von unserem Eindruck berichten, dass es gerade die empirischen Beiträge sind, denen es gelingt – weil sie über Detailanalysen bisher unbekannte ›Wahrheiten‹ zutage fördern – zu weiterführenden spannenden Fragen anzuregen. Wir möchten das an drei in den empirischen Beiträgen beschriebenen Phänomenen illustrieren. Bei den ersten beiden, dem Phänomen der so genannten Nabelschnurblutspende (Appleby-Arnold) und dem der künstlichen Befruchtung (Funcke), handelt es sich um soziale Zusammenhänge, bei denen es um Fragen geht, die das Thema Identität, Eigentum und Zugehörigkeit betreffen. Es geht also um Problematiken, die sich quer durch alle Begegnungen mit der Biotechnologie ziehen und dort auftauchen, wo zuvor Nichtverfügbares durch biomedizinische Entwicklungen in Entscheidungsspielräume von konkreten Akteuren gerät und sie mit neuen Optionen konfrontiert sind. Mit dem dritten Phänomen, der Pränataldiagnostik (Bogner), werden Fragen berührt, die um das Konzept eines modernen Beratungsideals kreisen, in dem das dichotome Kategoriensystem krank/gesund an Gültigkeit eingebüßt hat.

11. Spendersamenkinder, *biological citizenship* und deliberative Medizin

In dem Beitrag von Dorett Funcke wird zum einen deutlich, dass nicht nur das Verhältnis des einzelnen zu seinem je eigenen Leben, sondern auch die zwischenmenschlichen Beziehungen den weitreichenden Konsequenzen des biomedizinischen Fortschritts unterliegen. Verhandelt wird das am Beispiel der Reproduktionsmedizin, die – einmal ganz allgemein formuliert – den Eindruck erweckt, dass durch die Ausweitung der Möglichkeiten, Kinder zu zeugen, in der Reproduktion des Lebens eine auffallende Diskontinuität eingetreten ist. Gleichgeschlechtliche Partner, Frauen nach der Menopause, Alleinstehende und eben auch unfruchtbare heterosexuelle Partner sind Beispiele, wie plötzlich auch für diese Personen die Zeugung von Nachkommen möglich ist, die zuvor nicht zur Diskussion stand. Eine Wirkung zeitigen diese neuen Möglichkeiten hinsichtlich der Strukturierung von Verwandtschafts- und Familienbeziehungen. Um es in den Worten von Marilyn Strathern zu sagen: Verwandte können manchmal eine Überraschung sein (Strathern 2005). Das gilt insbesondere für das über eine heterologe Insemination entstandene Kind, das zum Beispiel erst im Erwachsenenalter davon erfährt, dass der Vater nicht der biologische Vater ist, oder anders gesagt, dass das eigene Genom mit bestimmt ist durch einen fremden Mann. Über die Detailanalyse eines Falles, die auf dem Material einer Homepage eines »Spendersamenkindes« aufruht, wird im Beitrag von Funcke Folgendes deutlich: Von nicht zu unterschätzender Bedeutung für den Identitätsbildungsprozess ist zum einen die Erfahrung, von den Eltern durch das Zurückhalten von Informationen, also durch bewusste Geheimhaltung, getäuscht worden zu sein und zum anderen, aufgrund fehlender Daten über den biologischen Vater nur ein relativ begrenztes, hypothetisches und unsicheres Wissen zur Verfügung zu haben. Was dabei im Beitrag über die Auslegung einer Selbstpräsentation eines Ereigniszusammenhanges nachvollziehbar wird, ist die Transformation einer Nichtwissensform in eine andere Nichtwissensform, konkret: Nach der Aufklärung des Spendersamenkindes durch die Eltern, denen über den Spender keine Daten bekannt und auch nicht mehr eruierbar sind, wandelt sich – aus der Perspektive des Spendersamenkindes – nicht-gewusstes, unerkanntes Nichtwissen in gewusstes und erkanntes Nichtwissen. Insgesamt betrachtet macht der Beitrag auf die möglichen negativen Folgen dieser medizinischen Reproduktionstechnik aufmerksam. Besonders deutlich wird das bei der Frage nach dem richtigen Aufklärungszeitpunkt. Mit Rückblick auf die erste Generation, die diese Technik genutzt hat, kann festgehalten werden, dass es dieser Generation nicht gelungen ist, über sozial verträgliche Handlungsweisen negative Implikationen dieser Technik abzufedern beziehungsweise negative Folgen zu vermeiden. Aber unabhängig von solchen Variablen wie eine frühe kindgemäße Aufklärung und die Einbettung in sozial stabile Familienverhältnisse zeigen neue Erkenntnisse, dass, auch wenn derart günstige Einflussfaktoren vorhanden sind, das nicht stillstellbare Problem die »Leerstelle« vom Wissen über die eigene Herkunft ist. Es ist nicht die technische Prozedur selbst oder das Aufwachsen in einer Familie, in der soziale und biologische Elternschaft auseinanderfallen, die als Bedingungsumstände Identitätsbildungsprozesse erschweren. Sondern es ist das Nichtwissen um die biologische Herkunft, das unter Umständen zu einer sozial höchst problematischen Erfahrung werden kann, die die gesamte Lebensausrichtung prägt. Zwei Fragen wirft dieses Phänomen der Spendersamenkinder auf. Während eine Antwort auf die erste Frage weiterer empirischer Analysen bedarf, unterliegt das Finden der Antwort auf die zweite Frage der Kategorie Zeit, bedeutet also zu warten und zu beobachten. Zur ersten Frage: Welche verschiedenen Bedingungen sind es genau, die die negativen Folgen, die durch eine künstliche Befruchtung mit gespendeten Fremdsamen entstehen können, auf ein den Betroffenen zumutbares Maß an Herausforderungen einzudämmen vermögen? Und damit zusammenhängend: Welche Bedingungsfaktoren müssen zusammenkommen, damit der medizinische Vorgang der Fremdsamenspende zu einer Einflussgröße im Identitätsbildungsprozess wird? Zur zweiten Frage: Was muss sich ereignen, damit neue tragfähige Deutungen für Fortpflanzung entstehen, die es ermöglichen, wieder unterschiedliche Faktoren miteinander zu verbinden? Es muss ja nicht gleich der Deutungsraum der Götter, der der unbefleckten Empfängnis oder der der multiplen Vaterschaft sein, aber einer, in dem nicht – wie heute – eine genetische Sicht auf die Dinge vorherrscht.

Die Kulturanthropologin Sandra Appleby-Arnold untersucht in ihrem Beitrag basierend auf einer ethnographischen Untersuchung die biomedizinische Dienstleistung der Nabelschnurblutspende beziehungsweise Nabelschnurbluteinlagerung. Es handelt sich dabei um eine Technik, bei der bisher noch offen ist, ob sie sich als erfolgreich und nützlich erweisen wird. Die Untersuchung basiert auf einem qualitativ-empirischen Vergleich zwischen Deutschland und Großbritannien. Grundlage der Analyse sind Interviews mit einer Vielzahl an verschiedenen Akteuren wie Hebammen,

Eltern, Gynäkologen und Mitgliedern von öffentlichen und privaten Nabelschnurblutbanken, die die Autorin geführt hat. Welche Ergebnisse hat die Studie zutage gefördert und zu welchen weiterführenden Fragen gibt sie Anlass? In einem theoretischen Einführungsteil arbeitet die Autorin heraus, dass Experten hinsichtlich der Frage, ob die Nabelschnurblutspende eine zu befürwortende Dienstleistung ist, verschiedene Standpunkte vertreten. Während für den Stammzellforscher Peter Hollands gerade die Ungewissheit des Entwicklungspotenzials dieser regenerativen Medizintechnik ein Grund ist, die private Einlagerung von Nabelschnurblut zu fördern, verweist die Autorin darauf, dass sich die deutsche Forscherin Gesine Kögler mit dem Bezug auf den gleichen Sachverhalt dagegen ausspricht. Was hier deutlich wird, ist, dass nicht nur ›Laien‹ aufgrund von verschiedenen Wissens- und Nichtwissenszuschreibungen im Kontext der Nabelschnurblutspende herausgefordert sind, sich mit Unschärfen und unsicherem Wissen auseinanderzusetzen, sondern auch Experten widersprechen einander, da kein eindeutiges und unangefochtenes Wissen vorhanden ist. Wenn nun zum einen konkurrierende Expertenmeinungen vorhanden sind und zum anderen im Zuge der Wissensakkumulation im Bereich der Technik der Nabelschnurblutspende kognitive Gewissheiten als Grundlage für Entscheidungen fraglich sind, stellt sich die Frage: In welcher Weise nehmen die verschiedenen Akteure, die von dem Phänomen der Nabelschnurblutspende betroffen sind, diese kognitiven Ungewissheiten wahr und wie gehen sie mit den damit verbundenen Unsicherheiten um? Appleby-Arnold hat über die Interviews, die sie mit Hebammen, Eltern, Frauenärzten und Nabelschnurblutbankmitarbeitern geführt hat, herausgefunden, dass die Eltern, wenn sie über die »Einlagerungsbedingungen für medizinische oder Forschungszwecke informiert werden und auch detailliert über wissenschaftliche Ziele aufgeklärt werden«, diejenigen sind, die gegenüber den Hebammen und mit noch größerem Abstand gegenüber den Gynäkologen und Mitarbeitern der Nabelschnurblutbanken die Aufgeschlossensten sind, wenn es darum geht, mit »einer Vielzahl an ›Wahrheiten‹« umzugehen und sich komplexe Wissensbausteine anzueignen. Die Sogwirkung »offener Fragen« scheint ein Beispiel zu sein, dass die Akteure, hier die Eltern, mit der Technik zurechtzukommen scheinen und eben nicht überfordert sind, sondern in der Auseinandersetzung mit der Technik wachsen. Was sich abzeichnet, ist eine aufgeklärte Haltung individueller biopolitischer Verantwortlichkeit. Zu beobachten ist eine Emanzipation bei den Eltern durch die Mitteilung von unsicherem Wissen. Die Konfrontation mit Unsicherheit führt zu einer Haltung der Aufgeschlossenheit gegenüber Neuem und zu Selbstaufklärung und Selbststudium. Appleby-Arnold formuliert es so: Es »findet eine Biomedikalisierung des Alltags werdender Eltern statt. Diese mündet in Verantwortungsübernahmen im Sinne einer *biological citizenship*, welche allerdings nicht nur die Verantwortlichkeit für das biologische Selbst umfasst und das Bewusstsein für eine neue Form des biologischen »Selbstbesitzes« repräsentiert, der sich auch an der »biologischen Zukunft« orientiert (vgl. Waldby 2006), sondern verbindet dies mit kollektiver gesellschaftlicher Verantwortung«. Eine weiterführende Frage, zu der der Beitrag durch das Ergebnis der Autorin Anlass gibt, dass Eltern aus Ostdeutschland sich besonders »wissensschaftsaffin« beschreiben und dies mit ihrer Erfahrung einer historischen Vergangenheit begründen, in der eine starke Reglementierung und Informationskontrolle eine Identitätsbildung manchmal nur auf einer fragmentierten Wissensgrundlage ermöglichte, ist folgende: Wovon ist denn das Maß an Offenheit, das neueren Medizintechniken gegenüber erbracht werden kann, abhängig? Welches sind die entscheidenden Rahmenbedingungen (zum Beispiel lebensgeschichtliche Sozialisation, kulturell-historische Identität, regionalspezifische Mentalitätsstrukturen)? Handelt es sich bei diesen Einflussfaktoren um Analyseebenen, die bei der Frage nach der Einstellung gegenüber Medizintechniken von empirischer Relevanz sein können? Welche Rolle spielt bei der Herausbildung einer »biological citizenship« die Art der Medizintechnik? Gibt es je nach den Implikationen, die mit einer Medizintechnik verbunden sind (Eingriff in den Körper; Körperflüssigkeiten, mit denen außerhalb des Körpers gearbeitet wird; Anschaulichkeit beziehungsweise Abstraktheit des Verfahrens) Unterschiede hinsichtlich spezifischer Variablen (zum Beispiel im Grad der Ablehnung beziehungsweise Befürwortung oder hinsichtlich des Detailwissens beziehungsweise gewollten Nichtwissens), die genaueren Aufschluss darüber geben, wie Entscheidungen unter spezifischen Nichtwissensformen getroffen werden?

Beispielhaft für das zuletzt Genannte, das bewusste Nichtwissen, erscheinen die gegenwärtigen Entwicklungen in der Humangenetik beziehungsweise Pränataldiagnostik. Die auf diesem Gebiet sich äußernde Zunahme des gewollten und befürworteten Nichtwissens – Stichwort: Recht auf Nichtwissen – steht quer zu der epistemologischen Erkenntnis, dass Nichtwissen nicht nur ein Mangel an Wissen ist, und geht dabei von nicht irritierten oder irritierbaren Rationalitätserwartungen aus, die als stabil und zweifellos angenommen werden. Die Zunahme wissenschaftlichen Wissens und damit verbunden auch medizinisch uneindeutiger Phänomene erzwingt vielmehr normative Entscheidungen, also den Rückgriff auf andere Kriterien als die des wissenschaftlichen Expertenwissens, das ebenfalls durch Unsicherheiten geprägt ist. Anders gesagt: Weil die Unsicherheiten nicht in unbeschränktem Umfang auszuhalten sind, müssen sie in neue Sicherheiten oder zumindest in Sicherheitsfiktionen auf Zeit transformiert werden. Alexander Bogner erkundet auf der Grundlage von Interviews mit Pränataldiagnostikern deren Beschreibungen und Verständnis von Beratungsprozessen. Deutlich wird an diesen Gesprächen, dass ein Entscheiden unter Ungewissheit durch die Herstellung von Gewissheitsäquivalenten erfolgt. Es handelt sich dabei um »Entlastungskonstruktionen«, zu denen verschiedene Mechanismen der Informationsschließung wie zum Beispiel der Reflexionsabbruch gehören. Der medizinische Experte, so wird deutlich, kann nicht mehr von einem stabilen und eindeutigen Wissenstransfer ausgehen, in dem die Fragen des Klienten von ihm eindeutig und vollständig gelöst werden könnten. Er »kann und will nicht über alles informieren, was prinzipiell untersuch- und mitteilbar wäre«. Für den Patienten bedeutet das im Umkehrschluss, dass das unsichere Wissen des Experten auch ihn mit einer neuen Herausforderung konfrontiert. Die Reflexion auf die Grenzen des Wissens und seiner Folgen avanciert zu einem wesentlichen Moment humangenetischer Professionalität, in deren Folge sich die Beziehung zwischen Arzt und Patient grundlegend zu verändern beginnt. Aus einem hierarchischen Arzt-Patienten-Verhältnis wird eine nicht-hierarchische Kommunikationsstruktur, in der die Rolle des Arztes als Gesprächspartner in einem nicht-direktiven Beratungsgespräch neu definiert wird. Bogner spricht in diesem Zusammenhang von einer »modernen Beratungsmedizin«. Das ist eine interessante Neubeschreibung. Statt ›hochtechnisierter Medizin‹ und anderen eher älteren Titulierungen der Medizinkritik der vergangenen Dekaden kommt hier ein neues Stichwort zum Tragen, das der »deliberativen Medizin«. Der Experte wirkt im Entscheidungsprozess unterstützend, bestimmt aber nicht mehr auf direktive beziehungsweise paternalistische Weise. Vielmehr zielt das moderne Beratungsmodell darauf ab, unter Berücksichtigung der »Laienperspektive und Wertstandpunkte« eine individuelle Entscheidungshilfe zu sein. Dieses von Bogner als »dialogisches Beratungsideal« bezeichnete moderne Beratungsmodell, das er als ein »soziologisches Deutungsangebot« verstanden wissen möchte, geht von einer sehr voraussetzungsvollen Prämisse aus, nämlich von einem bereits mündigen, emanzipierten Patienten. Aus empirischer Perspektive schließt sich hier die weiterführende Frage an: Welche sozialen Mindestkriterien muss ein Patient/Klient erfüllen beziehungsweise welche Dispositionen sind hinreichend, damit im Rahmen eines deliberativen Entscheidungsfindungsprozesses »Autonomiezuwächse« möglich werden? Und umgekehrt wäre sicherlich auch eine weitere Frage mit Blick auf den medizinischen Experten interessant: Welche biographischen und berufsbiographischen Erfahrungen ermöglichen es dem Experten, unter Rückgriff auf alternative Wissensformen Entlastungskonstruktionen herzustellen, um – wenn manchmal auch nur vorübergehende, fiktive beziehungsweise prekäre – Handlungssicherheiten zu erzeugen?

12. Nach der Lektüre dieses Buches (nicht)wissend

Nichtwissen wird erkennbar, wenn Forschungen alte Fragen beantwortet haben und sich neue Fragen daraus ergeben. Nichtwissen wird aber auch erkennbar, wenn sich plausible Zweifel entwickeln und begründen lassen. Nichtwissen ist zudem überall dort präsent, wo Widersprüche, Ambivalenzen und Mehrdeutigkeiten auftreten. Möglicherweise keimt mit diesen neueren Studien zum Einsatz von Medizin(techniken) die Erkenntnis, dass auch diese Medizin weder das Schicksal abschafft noch es vorschreibt, dass Tragik mit ihr weder aus dem menschlichen Leben eliminiert werden kann noch durch sie gestiftet wird. Überblickt man die Beiträge dieses Bandes, dann werden Ambivalenzen, Widersprüchlichkeiten und die Unmöglichkeit, endgültige Analyseergebnisse, Entscheidungen und Urteile im Umgang mit den neuen Medizintechniken zu schaffen, offensichtlich. Die untersuchten Akteure können – je nach Wahrnehmung, nach Gewohnheitserfahrung von (Un-)Sicherheit, nach Mentalität, Generationenlage und Biographie – diesen neuen Konstellationen unterschiedlich viel Gefallen und Reiz abgewinnen. Aber auch die Analysen und Einschätzungen der Autor_innen sind ambivalent und divers. Während die einen das Chancenreiche sehen, richten die anderen den Lichtkegel auf die andere Seite und thematisieren das Gefährliche, Überfordernde und Verunsichernde. Dabei besteht das Typische des (Nicht-)Wissens gerade darin, dass es sich nicht nach einer Seite auflösen lässt. Es lässt sich heute schon erahnen, dass vergleichbare empirische Untersuchungen der gleichen Techniken in wenigen

Jahren (oder Jahrzehnten) zu anderen Ergebnissen kommen werden. Grund für diese Vermutung ist die Annahme, dass nicht nur mehr Erfahrungen mit den Techniken gesammelt werden konnten und die (eingetretenen oder ausgebliebenen) medizinischen Erfolge und (nicht)intendierten sozialen Folgen offen zutage getreten sein werden. Es werden sich wahrscheinlich die Wissensbestände mehrfach überholt haben und vor allem – so ist anzunehmen – wird sich aufgrund der Erkenntnis dieser immer wieder umwälzenden Wissensdynamik ein anderer, vielleicht gelassenerer Umgang mit dem Nicht-Feststellbaren eingerichtet haben. Extrempositionen, wie die von Sombart, erscheinen uns heute nur noch als kurios. Aber ebensowenig wird sich weder ein Warnen im kassandrischen Stil vor ewig währender Überforderung noch eine enthusiastische Erwartung neuartiger Rationalitätsformen in einer superreflexiven Gesellschaft aus allesamt aufgeklärt-ethiksensiblen Menschen auf Dauer halten lassen. Wir vermuten, dass die Entwicklung irgendwo dazwischen weiter verlaufen wird. Wenn wir einmal diese gesellschaftliche Entwicklung ohne jene starken Ambitionen weiterdenken, dann treten eher Fragen und Überlegungen wie folgende auf den Plan:

Menschen sind, auch durch ihre verschiedenen psychischen Verfasstheiten, darin ungleich, mit Unsicherheit umzugehen. Patienten in ihren Situationen der gesundheitlichen Gefährdung sind es nicht weniger. Wie geht ein Patient, der mit den neuen medizintechnischen Möglichkeiten konfrontiert ist, mit den damit in einem gesteigerten Maß verbundenen Ambivalenzen und Widersprüchlichkeiten um? Welche Lösung findet ein Patient für das Problem, zwischen nie ganz falschen, aber auch nie (mehr) ganz richtigen Entscheidungen wählen zu können? Offensichtlich ist schon heute die Beobachtung, dass jüngere Menschen beziehungsweise Patienten das oft besser vermögen als ältere. Es scheint Bedingungen und Ressourcen zu geben, die auf dieses Vermögen starken Einfluss haben. Welche soziale Verantwortung ergibt sich daraus bei der Anerkennung des einzelnen in seinen ihm je möglichen Grenzen des Vermögens?

Einmal vorausgesetzt man will gemeinschaftlich und gesellschaftlich diese Offenheit, das heißt eine Kultur, die Ambivalenzen und Widersprüchlichkeiten bewahrt und wertschätzt, dann stellen sich folgende Fraugen: Wie lässt sich ein Zwang zum Wissen des Nichtwissens und zum übermäßigen Aushalten von Ungewissheit vermeiden, der unweigerlich auch einen Teil der Menschen überfordern wird? Wie kann vermieden werden, dass hier neue Formen sozialer Ungleichheit entstehen, bei der die risikoliebenden

Jongleure, die hochgradig Unsicherheit auszuhalten vermögen und sich deren positive Risiken zunutze machen können, übervorteilt werden? Wie geht man mit denen um, deren Sicherheitsbedürfnis nicht still zu stellen ist, die durch die andauernde Reflexionsbereitschaft überfordert und erschöpft sind und die so nicht an den riskanten Chancen teilhaben können? Muss man diese Menschen schützen? Und wie sollte man das tun? Wie viel Auseinandersetzungen über legitime Erwartungen, Ambivalenz auszuhalten, sind zumutbar, zum Beispiel in der konkreten Situation eines Patienten zum Beispiel vor einer schwierigen Therapieentscheidung? Wie wertvoll sind dissente Meinungen? Ist eine Kultur der Wertschätzung des Dissenses anzustreben oder gar das zukünftige Ideal? Wie experimentell sollte jeder sich selbst gegenüber stehen? Wie viel Lerneffekte darf man vom anderen erwarten, wie sehr darf man den anderen im Zustand der Krise herauslocken, um neue Denk- und Erkenntnisprozesse zu provozieren? Augsbergs reizvolles Argument, dass »Prävention [...] nicht Risikoprophylaxe [meint], sondern eine veränderte Einstellung zur Zeitdimension«, ist nicht viel weniger als die Forderung einer veränderten lebensweltlichen Einstellung des Menschen zu sich selbst und seiner Lebenszeit.

Die Fragen machen deutlich, dass sowohl auf der Ebene des einzelnen Individuums, auf der Ebene der Kultur und Gemeinschaft als auch auf der Ebene der Gesellschaft Konsequenzen und Veränderungen zu erwarten sind. Dabei bleibt aber bei all dem die Frage, ob eine stärkere Reflexion des Nichtwissens zu einer Avantgarde moderner (Wissens-)Kulturen führen wird? Wird Nichtwissen diskursfähig werden? Wird sich eine höhere Sensibilität für die Widersprüche, Ambivalenzen und Mehrdeutigkeiten entwickeln und jener Kultur der Gewissheitsbehauptungen einen ernstzunehmenden Widerstand entgegensetzen?

Literatur

Adler, Hans/Godel, Rainer (Hg.) (2010), *Formen des Nichtwissens der Aufklärung*. Reihe: Laboratorium Aufklärung, Bd. 4, München.

Beck, Ulrich/Bonß, Wolfgang (Hg.) (2001), *Die Modernisierung der Moderne*, Frankfurt a. M.

Beck, Ulrich/Lau, Christoph (Hg.) (2004), *Entgrenzung und Entscheidung: Was ist neu an der Theorie reflexiver Modernisierung?*, Frankfurt a. M.

Dreier, Horst (2011),»Wozu taugen Ethikräte?«, in: *Frankfurter Allgemeine Zeitung*, 17.08.2011, Nr. 190, S. N5.

Foucault, Michel (1973), *Die Geburt der Klinik. Eine Archäologie des ärztlichen Blicks*, München.

Habermas, Jürgen (2001), *Die Zukunft der menschlichen Natur. Auf dem Weg zu einer liberalen Eugenik?*, Frankfurt a. M.

Helsper, Werner/Hörster, Reinhard/Kade, Jochen (Hg.) (2003), *Ungewissheit. Pädagogische Felder im Modernisierungsprozess*, Weilerswist-Metternich.

Rexroth, Frank (2012),»Warum Nichtwissen unzufrieden und Spezialwissen unbeliebt macht. Vormoderne Spuren moderner Expertenkritik«, *Merkur. Deutsche Zeitschrift für europäisches Denken*, 9/10, S. 896–906.

Sombart, Werner (1934), *Deutscher Sozialismus*, Berlin-Charlottenburg.

Strathern, Marilyn (2005), *Kinship, law and the unexpected: Relatives are always a surprise*, Cambridge.

Wehling, Peter (2006), *Im Schatten des Wissens? Perspektiven der Soziologie des Nichtwissens*, Konstanz.

Zeuch, Andreas (Hg.) (2011), *Management von Nichtwissen in Unternehmen*, Heidelberg.

Disziplinäre Ansätze zum (Nicht-)Wissen

Soziologie

Die Vielfalt und Ambivalenz des Nicht-Gewussten: Fragestellungen und theoretische Konturen der Soziologie des Nichtwissens

Peter Wehling

1. Einleitung: Die Ambivalenz des Nichtwissens in medizinischen Kontexten

Im Jahr 1938 wurde von einem britischen Wissenschaftler das synthetische Hormon Diethylstilboestrol (DES) entwickelt. Es war nicht nur hoch wirksam, sondern auch billig und einfach herzustellen. Die pharmazeutische Industrie begann daher sehr rasch mit der Vermarktung des Mittels, das eine Vielzahl von medizinischen Verwendungen fand. In erster Linie wurde es schwangeren Frauen zur Verhinderung von Fehlgeburten verschrieben, eingesetzt wurde es aber auch, um die Milchproduktion nach der Geburt zu unterbinden, zur Behandlung von Menopausen-Symptomen und Prostata-Karzinomen sowie als »Pille danach« (Ibarreta/Swan 2001: 84). Erst im Jahr 1971 gelang Ärzten in den USA der Nachweis, dass die Einnahme von DES durch schwangere Frauen etwa 15 bis 20 Jahre später bei deren inzwischen fast erwachsenen Töchtern zu signifikant erhöhten Erkrankungen an einem äußerst seltenen Vaginalkarzinom führte. Allein deshalb, weil diese Krebsart bis dahin nur in sehr wenigen Fällen beobachtet worden war, konnte eine – in absoluten Zahlen gering erscheinende – Häufung der Erkrankungen als auffällig und erklärungsbedürftig registriert werden: Zwischen 1966 und 1969 hatten die Ärzte an einer Klinik in Boston sieben Fälle dieser Krebsart bei jungen Frauen zwischen 15 und 22 Jahren behandelt, nachdem bis dahin in der medizinischen Literatur weltweit nur über vier Fälle bei unter 30jährigen Frauen berichtet worden war. Erst nachdem die Mutter einer der Patientinnen nach einem möglichen Zusammenhang mit DES gefragt hatte, kamen die Ärzte schließlich auf die richtige Spur (Colborn u.a. 1996: 86f.; Orenberg 1981: 34ff.). In der Folgezeit stellte sich heraus, dass die Einnahme von DES während der Schwangerschaft nicht nur eine stark verzögerte kanzerogene Wirkung bei

den Ungeborenen hatte wirkte, sondern auch für eine Reihe von Fehlbildungen des Genitaltrakts besonders bei weiblichen, aber auch bei männ-
lichen Kindern verantwortlich war (Ibarreta/Swan 2001: 86).[1]
DES ist nur eines von vielen Beispielen, in denen Medizin und Phar-
mazie gravierende Nebenwirkungen von Medikamenten nicht vorhergese-
hen haben. Bekannter und noch folgenschwerer ist der Fall des Schlafmittels Contergan (mit dem Wirkstoff Thalidomid), das in den Jahren 1957 bis
1961 zu schweren Fehlbildungen bei Föten führte, wenn die Frauen während der Schwangerschaft Contergan eingenommen hatten.[2] Auch in diesem Fall war das Hersteller-Unternehmen, die deutsche Firma Grünenthal,
anscheinend vollkommen »ahnungslos«, welche fatalen Nebenwirkungen
sein als besonders sicher vermarktetes Mittel aufwies (Kirk 1999). Dass
solche »Arzneimittel-Skandale« auch in jüngster Zeit vorkommen, verdeutlicht beispielhaft der Fall des Schmerzmittels Vioxx, das im Jahr 2004, fünf
Jahre nach der Markteinführung, vom Hersteller-Unternehmen Merck zu-
rückgezogen wurde, da es offenbar das Risiko für Herzinfarkt und Schlaganfall erhöht. Allein in den USA wurden bis zu 140.000 teilweise tödliche
Herzinfarkte mit diesem Medikament in Verbindung gebracht.

Die genannten Beispiele lassen zwei charakteristische Aspekte der
Problematik des Nichtwissens erkennen: *Erstens* taucht die Frage auf, was
man in den jeweiligen Fällen hätte wissen können, wenn nicht sogar wissen
müssen. Waren die gefährlichen Nebenwirkungen tatsächlich völlig unvorhersehbar und das Nichtwissen dementsprechend unvermeidbar? Oder
wären mit Hilfe sorgfältigerer und umfangreicherer Tests zumindest Vermutungen und Hypothesen über die fatalen Konsequenzen möglich gewesen? Sind entsprechende Untersuchungsergebnisse und warnende Hinweise übersehen, nicht ernst genommen und heruntergespielt worden, wie
es im Fall Vioxx von Kritikern behauptet wird (Biddle 2007)? Wo die
Gründe für Nichtwissen jeweils zu suchen sind, liegt also keineswegs immer auf der Hand, sondern kann selbst zum Gegenstand intensiver wissenschaftlicher, rechtlicher oder politischer Auseinandersetzungen werden.
Darauf komme ich unten in Kap. 3.2 ausführlicher zurück. *Zweitens* ver-

---

1 Der Vollständigkeit halber ist zu erwähnen, dass die Verschreibung von DES während
der Schwangerschaft in den USA im Herbst 1971 verboten wurde, in anderen Ländern
aber zum Teil noch für mehrere Jahre praktiziert wurde, in der Bundesrepublik
Deutschland beispielsweise bis 1977 (Ibarreta/Swan 2001: 86f.).

2 Allein in Deutschland waren bis 1961 etwa 5.000 Neugeborene betroffen; etwa 40
Prozent von ihnen starben bald nach der Geburt (H.-J. Luhmann 2001: 64).

deutlicht vor allem das Beispiel DES, dass nicht nur die Antizipation möglicher negativer Effekte, sondern auch die kausale Zurechnung und Erklärung bereits eingetretener Ereignisse erhebliche Probleme bereiten und wissenschaftliche Kontroversen auslösen kann. Als schwierig erweist es sich sowohl, verstreute Einzelereignisse (bestimmte Krebserkrankungen bei jungen Frauen) überhaupt als auffällig wahrzunehmen und miteinander in Beziehung zu setzen, als auch, diese Ereignisse auf eine bestimmte Ursache zurückzuführen, zumal wenn zwischen Ursache und Wirkung ein Zeitraum von rund 20 Jahren liegt. Der Fall DES macht nachdrücklich darauf aufmerksam, dass hierbei nicht selten »glückliche« Zufälle eine Rolle spielen und entscheidend zur Aufdeckung der Zusammenhänge beitragen.

Eine fast völlig entgegengesetzte Bedeutung und Bewertung erhält Nichtwissen in einem anderen medizinischen Kontext, nämlich dem der prädiktiven genetischen Diagnostik. Bereits die Formulierung von einem individuellen Recht auf Nichtwissen (Damm 1999) lässt erkennen, dass dem Nichtwissen in diesem Zusammenhang eine wesentlich positivere Rolle zuerkannt wird. Prädiktive genetische Diagnostik trifft auf der Grundlage von Erkenntnissen über genetische Besonderheiten, die bei aktuell gesunden Personen festgestellt werden, Aussagen über Risiken dieser Menschen für zukünftige Erkrankungen. Dabei können deterministische und probabilistische Diagnosen unterschieden werden (Kollek/Lemke 2008: 42). Im ersten Fall, für den etwa die Huntington-Krankheit steht, führen bestimmte Gen-Veränderungen mit einer Wahrscheinlichkeit von fast 100 Prozent zum Ausbruch der Krankheit, wenngleich der genaue Zeitpunkt nicht vorhergesagt werden kann. Der so genannte erbliche Brustkrebs stellt ein Beispiel für eine probabilistische prädiktive Diagnose dar: wenn bestimmte genetische Abweichungen vorliegen, steigt die Wahrscheinlichkeit, dass die Erkrankung bis zum Alter von 70 Jahren tatsächlich auftritt, auf etwa 40 bis 80 Prozent. Gleichwohl bedeutet dies, dass nur ein Teil der Frauen, bei denen die entsprechenden genetischen Variationen festgestellt werden, auch tatsächlich erkranken wird, weil hierbei offensichtlich auch nicht-genetische Faktoren (Umwelteinflüsse, Lebensstil u.Ä.) eine Rolle spielen. Hinzu kommt: In vielen Fällen, in denen genetische Krankheitsdispositionen diagnostiziert werden, existieren bisher keine wirksamen Präventionsmaßnahmen und häufig auch keinerlei Therapie, so beispielsweise auch bei der Huntington-Krankheit.

Die Kenntnis der eigenen genetischen Dispositionen erweist sich damit als eine höchst ambivalente Angelegenheit. Denn in vielen Fällen bleibt unklar, ob und wann das betreffende Leiden tatsächlich eintreten wird; zudem eröffnet das prädiktive Wissen häufig keine Möglichkeit, sich gegen die Krankheit zu schützen, auch dann nicht, wenn sie mit sehr hoher Wahrscheinlichkeit ausbrechen wird.[3] Es ist offensichtlich, dass mit solchem Wissen nur schwer umzugehen ist. Es kann Verunsicherung und Ängste auslösen, ohne jedoch neue Handlungsoptionen zu begründen, überdies könnte das Wissen um erhöhte Krankheitsrisiken einzelner Personen in den Händen Dritter (etwa Arbeitgeber oder Versicherungsunternehmen) äußerst problematische Wirkungen entfalten. Die Gefahr einer genetischen Diskriminierung, das heißt der Benachteiligung von Personen mit »ungünstigen« Risikoprofilen auf dem Arbeitsmarkt oder im Versicherungswesen, ist jedenfalls nicht von der Hand zu weisen (Lemke 2006). In Reaktion auf diese Ambivalenzen des prädiktiven genetischen Wissens wird in vielen Ländern inzwischen ein Recht auf Nichtwissen zumindest grundsätzlich anerkannt, wenngleich seine faktische Reichweite begrenzt sein mag (Damm 1999). Das Recht auf Nichtwissen soll verhindern, dass eine Person direkt oder indirekt genötigt wird, sich Wissen über ihre genetischen Dispositionen und Krankheitsrisiken zu verschaffen. Dies setzt der Nutzung prädiktiver Gendiagnosen durch Versicherungsunternehmen und Arbeitgeber gewisse Grenzen, die allerdings in unterschiedlichen Staaten unterschiedlich weit gezogen werden. Unabhängig davon wird jedoch durch die Schutzwürdigkeit des Rechts auf Nichtwissen prinzipiell anerkannt, dass Nichtwissen auch positive, die Autonomie und Handlungsfähigkeit von Personen schützende Wirkungen haben kann (Damm 2009).

Ebenfalls ein positiver Effekt wird dem Nichtwissen in so genannten randomisierten doppelblinden Medikamententests zuerkannt. Darunter werden solche Versuche verstanden, bei denen weder die Probanden noch das behandelnde medizinische Personal wissen, welche Studienteilnehmer den zu testenden Wirkstoff und welche ein Placebo oder ein anderes Medikament erhalten. Offenbar wird hierbei davon ausgegangen, dass es die Testergebnisse erheblich beeinflussen und verzerren würde, wenn die Beteiligten dies wüssten, weshalb nur allseitiges Nichtwissen die Objektivität

---

3 Im Fall von genetisch mitbedingtem Brustkrebs besteht zwar eine Möglichkeit zur Prävention durch die prophylaktische Amputation der Brust und der Eierstöcke. Es ist aber offensichtlich, dass dies ein äußerst belastender und schwerwiegender Eingriff ist, der zudem bei all den Frauen völlig unnötig ist, die trotz des Vorliegens der entsprechenden genetischen Variationen nicht an Brust- der Eierstockkrebs erkranken würden. Die Entscheidung für die Amputation verschiebt somit nur das Nichtwissen.

der Resultate gewährleisten könne. Wesentlich umstrittener ist die Rolle des Nichtwissens, der Anonymität, bei der so genannten heterologen Samenspende (hierzu der Beitrag von Funcke in diesem Band); der Samen zur künstlichen Befruchtung stammt hierbei nicht vom Ehemann oder Lebensgefährten der Frau, sondern wird von einem Dritten gespendet, so dass soziale und biologische Vaterschaft auseinanderfallen. Einerseits scheint Anonymität die Spender vor Unterhaltsansprüchen und möglichen familiären Verpflichtungen zu bewahren. Sie erhöht aus diesem Grund offenbar die Bereitschaft zur Samenspende und dient damit nicht zuletzt auch den Interessen der Reproduktionsmediziner. Auch die Eltern des durch künstliche Befruchtung erzeugten Kindes könnten Vorteile darin sehen, dass die Identität des Spenders unbekannt bleibt. Denn dadurch werden »fremde« Personen aus dem familiären Beziehungsgeflecht herausgehalten und der Anschein von »Normalität« nach außen wie gegenüber dem Kind aufrechterhalten. Andererseits wird die Anonymität der Samenspende von verschiedenen Seiten scharf kritisiert, weil dadurch das unter anderem vom Bundesverfassungsgericht anerkannte Recht des Kindes auf Kenntnis seiner biologischen Herkunft verletzt werde. Die Unkenntnis der eigenen genetischen Abstammung wird hierbei als problematisch oder sogar traumatisierend für Kinder und Jugendliche angesehen. Beide Positionen finden vehemente Fürsprecher, die Rechtslage ist häufig uneindeutig und variiert in Europa von Land zu Land (Revermann 2011).

Diese hier nur knapp skizzierten Beispiele bieten eine Fülle von Anknüpfungspunkten für die sowohl empirisch als auch (gesellschafts-)theoretisch orientierte Soziologie des Nichtwissens, die sich in den letzten rund drei Jahrzehnten allmählich herausgebildet hat.[4] Unter theoretischen Aspekten ist hierbei unter anderem von Interesse, welche unterschiedlichen Formen und Dimensionen des Nichtwissens sich erkennen lassen und welche gesellschaftlichen Entwicklungen hinter der in den letzten Jahren zunehmenden Aufmerksamkeit für Nichtwissen stehen. Empirische Analysen beschäftigen sich mit Fragen wie den folgenden: Wie wird Nichtwissen in bestimmten sozialen Kontexten und von unterschiedlichen sozialen Akteuren und Gruppen bewertet und wie gehen sie damit um? Welche sozialen Folgen hat Nichtwissen beziehungsweise welche Wirkungen werden ihm zuerkannt? Wem wird Nichtwissen zugeschrieben und wem wird die Verantwortung für seine Konsequenzen zugewiesen? Was sind die Gründe

---

4 Vgl. zum Beispiel Weinstein/Weinstein (1978); Smithson (1985); Luhmann (1992); Beck (1996); Stocking (1998); Wehling (2006a); Gross (2010).

für Nichtwissen in bestimmten Situationen, warum wissen gesellschaftliche Akteure nicht, was sie (nach Auffassung anderer) »eigentlich« wissen könnten oder müssten? Werden Grenzen des Wissens (auch des wissenschaftlichen und medizinischen Wissens) grundsätzlich anerkannt und reflektiert oder werden sie bestritten und mehr oder weniger bewusst verdrängt? Das Ziel des folgenden Beitrags ist es, die theoretischen Konturen, empirischen Fragestellungen und Forschungsthemen der Soziologie des Nichtwissens darzustellen und exemplarisch zu illustrieren. Zunächst wird in aller Kürze erläutert, wie und weshalb in den letzten rund 30 Jahren das Nichtwissen wachsende gesellschaftliche und (sozial-)wissenschaftliche Aufmerksamkeit gewonnen hat. Anschließend werden einige theoretische Präzisierungen des schwer fassbaren Negativbegriffs »Nichtwissen« vorgeschlagen und wichtige Unterscheidungen und Unterscheidungsdimensionen des Nicht-Gewussten vorgestellt. Sodann versuche ich zu begründen, dass für die Soziologie neben der Erfassung unterschiedlicher Phänomene und Kontexte des Nichtwissens vor allem die gesellschaftlichen, politischen Auseinandersetzungen um die Definition, Zuschreibung und Bewertung des Nicht-Gewussten sowie seiner Gründe und Folgen von Interesse sind. Abschließend möchte ich verdeutlichen, dass es angesichts der Vielfalt von Interpretationen, Formen und Wirkungen des Nichtwissens kein »Patentrezept« für den individuellen wie gesellschaftlichen Umgang mit der Problematik geben kann. Gerade für so genannte »Wissensgesellschaften« ist es jedoch von entscheidender Bedeutung, die Pluralität von Wahrnehmungen und Deutungen des Nicht-Gewussten anzuerkennen und dessen noch immer verbreitete Abwertung als defizitäre »Unwissenheit« reflexiv in Frage zu stellen.

2. Das wissenschaftliche und gesellschaftliche Interesse am Nichtwissen

Das Nichtwissen erfreut sich seit einigen Jahren einer wachsenden wissenschaftlichen Aufmerksamkeit, wie eine Reihe aktueller Publikationen beispielhaft unterstreicht.[5] Es ist sicherlich kein Zufall, dass gerade in selbster-

---

5 Die Wissenschaftshistoriker Robert Proctor und Londa Schiebinger (2008) haben kürzlich unter dem Titel »Agnotologie« sogar eine eigene Forschungsrichtung zur Analyse des Nichtwissens und seiner kulturellen Hintergründe vorgeschlagen. Vgl. aktuell außer-

nannten »Wissensgesellschaften« die Kehrseite des Wissens an Bedeutung gewinnt (Wehling 2010). Dennoch reichen die Gründe für das gegenwärtige Interesse am Nicht-Gewussten weiter zurück als der aktuelle Diskurs der Wissensgesellschaft. Bereits seit den 1980er Jahren ist das Nichtwissen in der öffentlichen und sozialwissenschaftlichen Diskussion allmählich aus dem »Schatten des Wissens« (Wehling 2006a) herausgetreten und zunehmend als ein relevantes und eigenständiges soziales Phänomen wahrgenommen worden (Weinstein/Weinstein 1978; Collingridge 1980; Smithson 1985; Tietzel 1985; Ravetz 1986). Nichtwissen, so wurde erkannt, tritt in den verschiedensten Kontexten auf, es kann vielfältige Formen annehmen, es wird sehr unterschiedlich wahrgenommen und kann sowohl positive als auch negative Wirkungen haben.[6] Aus Gründen, die ich noch näher erläutern werde, konzentrierte sich die sozialwissenschaftliche Aufmerksamkeit in den 1980er und 90er Jahren zunächst auf das Nichtwissen der (Natur)-Wissenschaften; dabei wurden allerdings auch die Medizin und die Rolle des Nichtwissens in der Medizin schon früh thematisiert (Kerwin 1993; Proctor 1995 sowie zusammenfassend Wehling 2006b). Erst in neuerer Zeit kommen, ausgelöst beispielsweise durch die oben geschilderten Debatten um das Recht auf Nichtwissen, die Bedeutung des Nichtwissens und der schwierige Umgang damit auch in alltäglichen Lebenszusammenhängen (wieder) schärfer in den Blick.

Die wichtigsten Gründe für das keineswegs selbstverständliche Interesse am *wissenschaftlichen* Nichtwissen sind in zwei zeitlich parallelen und teilweise auch thematisch miteinander verknüpften Entwicklungen zu sehen. Zum einen haben die seit den 1970er Jahren virulent gewordene »ökologische Krise« sowie die dabei aufbrechenden Auseinandersetzungen um technologische Risiken einem größeren Publikum vor Augen geführt, dass die Wissenschaft bei der Bearbeitung komplexer Problemlagen (Wir-

---

dem Rescher 2009 sowie die Themenschwerpunkte der Zeitschriften »Erwägen – Wissen – Ethik« (Heft 1/2009) und »Nach Feierabend« (Nr. 5, 2009). Eine erste Bilanz der einschlägigen Diskussionen in verschiedenen Disziplinen versucht Wehling (2009a) zu ziehen.

6 Frühere soziologische Thematisierungen (zum Beispiel Moore/Tumin 1949; Schneider 1962; Popitz 1968) waren hingegen stark von einer selektiven, funktionalistischen Sichtweise geprägt und schrieben dem Nichtwissen überwiegend positive, »eufunktionale« gesellschaftliche Wirkungen zu (dazu Wehling 2006a: 64–68). Zurückverfolgen lässt sich diese positive Wahrnehmung des Nicht-Gewussten und seiner sozialen Folgen bis zu Georg Simmel (1992), der sich in seiner 1908 veröffentlichten »Soziologie« wohl als erster Vertreter der Disziplin systematisch mit dem Nichtwissen beschäftigt hat.

kungen von radioaktiver Niedrigstrahlung oder Mobilfunkstrahlung, ökologische Folgen genetisch veränderter Organismen u.ä.) an Grenzen ihrer Erkenntnisfähigkeit stößt (Wehling 2011). Hinzu kommt die Einsicht, dass viele dieser Problemlagen erst durch Wissenschaft und verwissenschaftlichte Technik erzeugt worden sind – *ohne* dass die Wissenschaft sie hätte vorhersehen oder gar vermeiden können. Paradigmatisch hierfür ist nach wie vor das so genannte »Ozonloch«, die Schädigung der Ozonschicht in der oberen Erdatmosphäre durch aufsteigende Fluor-Chlor-Kohlenwasserstoffe (FCKW) (Böschen 2000; Farman 2001). Dieser weiträumige und langfristige Wirkungszusammenhang blieb nach dem Einstieg in die industrielle Herstellung und Nutzung von FCKW als Kühl- und Triebmittel um 1930 über Jahrzehnte hinweg gänzlich außerhalb des wissenschaftlichen Wahrnehmungshorizonts. Erst 1974, mehr als 40 Jahre später, wurde von den Atmosphärenchemikern Sherwood Rowland und Mario Molina eine entsprechende Hypothese formuliert, die Mitte der 1980er Jahre durch Messungen in ihren Grundannahmen bestätigt wurde. Allerdings hatte sich das Ozonloch über der Antarktis noch stärker ausgedünnt, als von Rowland und Molina erwartet worden war.

Vor dem Hintergrund dieses und ähnlicher Fälle prägte der britische Wissenschaftstheoretiker Jerry Ravetz 1990 den Begriff »science-based ignorance«. Er machte damit darauf aufmerksam, dass mangelndes Wissen nicht lediglich der vorgefundene Ausgangspunkt wissenschaftlicher Forschung ist, sondern Nichtwissen auch das *Ergebnis* von Forschung sein kann.[7] Dies gilt vor allem dann, wenn wissenschaftlich-technische Eingriffe in die Umwelt, wie im FCKW-Fall, Wirkungen hervorrufen, die von der Wissenschaft nicht antizipiert worden sind und die unter Umständen sogar *nach* ihrem Eintreten nicht entdeckt oder deren Ursachen nicht erkannt werden. Ravetz charakterisierte »science-based ignorance« dementsprechend als einen Mangel an Wissen über diejenigen Zusammenhänge in der natürlichen Welt, die nur aufgrund wissenschaftsbasierter menschlicher Intervention existieren. Daher sei dieses »beklagenswerte und gefährliche« Nichtwissen ebenso menschengemacht wie jene Wirkungszusammenhänge selbst (Ravetz 1990: 217).

---

7 In der Selbstwahrnehmung moderner Gesellschaften und im Selbstverständnis der Wissenschaften gilt Nichtwissen in der Regel aber weiterhin als ein »noch nicht erobertes Gebiet«, wie Zygmunt Bauman (1992: 295) dies genannt hat, ein Gebiet, das durch methodisch kontrollierte Wissensbemühungen gleichsam besiedelt und urbar gemacht wird.

Der zweite Grund, weshalb das wissenschaftliche Nichtwissen in den letzten rund drei Jahrzehnten wachsende Aufmerksamkeit gefunden hat, liegt in konzeptionellen Weiterentwicklungen der Wissenschaftsphilosophie, -geschichtsschreibung und -soziologie. Zum einen machten die in den 1970er Jahren aufkommenden konstruktivistischen Perspektiven in der Wissenschaftssoziologie deutlich, dass wissenschaftliche Erkenntnis eine von sozialen und kulturellen Kontexten geprägte Praxis ist. Zum anderen verlagerte sich das Interesse der Wissenschaftsgeschichte und -philosophie weg von der idealisierenden Rekonstruktion einer vermeintlich rationalen, universell gültigen »wissenschaftlichen Methode« und hin zu den tatsächlichen Erkenntnispraktiken, zu Experimenten und Experimentalsystemen, Mess- und Beobachtungsinstrumenten sowie Visualisierungs- und Aufzeichnungstechniken (Gooding u.a. 1989; Pickering 1995; Rheinberger 2001). Etwas vereinfacht kann man sagen, dass Wissenschaft hierbei immer weniger als rein sprachlich-theoretische oder mathematische *Repräsentation* einer vermeintlich unabhängigen Wirklichkeit begriffen wird, sondern als materiale Forschungspraxis, die mittels technischer Apparaturen in die Wirklichkeit *interveniert* (Hacking 1983). Diese Praxis ist nicht nur notwendigerweise selektiv (da nicht alles gleichzeitig in methodisch kontrollierter Weise beobachtet werden kann), sondern beinhaltet zugleich eine aktive Umformung der Realität, mit dem Ziel, einzelne Realitätsbereiche überhaupt erst *beobachtbar* zu machen. Unter dieser Perspektive wurde allmählich erkennbar, dass Wissenschaft, gerade *indem* sie Wissen produziert, zugleich Nichtwissen hervorbringt, nämlich Nichtwissen der aktuell unbeobachteten, nicht beobachtbar gemachten Aspekte ihrer Erkenntnisobjekte. Die grundlegenden Einsichten hierzu hatte bereits in den 1930er Jahren der Mediziner und Wissenschaftssoziologe Ludwik Fleck formuliert, indem er auf den unlösbaren Zusammenhang von Erkennen und Verkennen hinwies: »um eine Beziehung zu erkennen, muß man manche andere Beziehung verkennen, verleugnen, übersehen« (Fleck 1993: 44). Offensichtlich haben solche Überlegungen jedoch erst in den letzten Jahrzehnten, im Kontext von Umweltproblemen und Technologiekonflikten, wieder größere Resonanz finden können.[8] Jerry Ravetz (1986: 423) und

---

8 Niklas Luhmann formuliert beispielsweise in seinem Aufsatz »Ökologie des Nichtwissens« ähnliche Überlegungen wie Fleck, allerdings ohne auf diesen Bezug zu nehmen: »Jede Beobachtung bewirkt, daß die eine Seite einer Unterscheidung bezeichnet wird und die andere folglich unmarkiert bleibt.« (Luhmann 1992: 155) Nichtwissen erscheint damit als

später auch Niklas Luhmann (1997: 1106) haben die Erkenntnis der gleichzeitigen Produktion von Wissen und Nichtwissen schließlich zu der These zugespitzt, mit wachsender Komplexität des Wissens nehme das Nichtwissen sogar überproportional zu.

Genauer betrachtet sind drei (nur analytisch klar abgrenzbare) epistemische Faktoren wesentlich dafür verantwortlich, dass in der Wissenschaft gleichzeitig Wissen und Nichtwissen erzeugt werden.

– Der erste dieser Faktoren liegt in der Selektivität und Perspektivität wissenschaftlicher Theorien, Denkmodelle, Metaphoriken und Semantiken, die die Aufmerksamkeit strukturieren und die Erkenntnisgegenstände in einer spezifischen Weise konturieren. Dies darf nicht im Sinn eines schlichten Übersehens »eigentlich« sichtbarer Phänomene missverstanden werden; vielmehr geht es um die jeweils spezifische theoretische Konstitution und Modellierung von epistemischen Objekten, wodurch andere Wege und Möglichkeiten der Erkenntnis eingeengt, verdeckt oder ausgeschlossen werden.[9] Verschärfend tritt hinzu, was Fleck (1993: 40) als die »Beharrungstendenz« etablierter Wissenssysteme bezeichnet hat. Er verstand darunter keineswegs eine nur passive Trägheit, sondern ein durchaus aktives Element, das darauf hinausläuft, »unpassende« Phänomene entweder nicht wahrzunehmen oder umzuinterpretieren, bis sie in das existierende Wissensgebäude integriert werden können.

– Die »Dekontextualisierung« (Bonß u.a. 1993) oder »Rekonfiguration« (Knorr-Cetina 1995) der Forschungsgegenstände bei ihrem Eintritt in den Laborkontext ist der zweite Faktor, der wesentlich zur Erzeugung von Nichtwissen durch die Wissenschaft beiträgt. Als »experimentelle Dekontextualisierung der Phänomene« bezeichnen Bonß, Hohlfeld und Kollek (1993: 181) die »Definition und Installation reproduzierbarer Anfangsbedingungen und das Herauspräparieren des Objektes aus sei-

---

»die andere Seite der Form des Wissens«, als eine »Grenze« des Wissens (ebd.: 159), die durch die Beobachtung selbst notwendigerweise mitproduziert wird.

9 So schreibt Lily Kay (2001: 19) in ihrem Buch über die Durchsetzung der Informationsmetaphorik in der Genetik und Molekularbiologie, es erscheine uns »inzwischen unvorstellbar, daß Gene nicht schon immer Information übertrugen oder daß die Beziehung zwischen DNA und Protein in etwas anderem bestehen könnte als in einem Code. Dennoch gab es (und vermutlich gibt es) andere mögliche Wege des Wissens«. Mittlerweile ist der Begriff »des Gens« allerdings so weitgehend »dekonstruiert« worden, dass andere Sichtweisen zumindest nicht mehr unvorstellbar sind (Müller-Wille/ Rheinberger 2009).

nem konkreten, singulären Situationszusammenhang«. Dies wirft die Frage auf, inwieweit das an manipulierten und kontrollierten Laborartefakten gewonnene Wissen auf die Phänomene und Gegenstände übertragbar und anwendbar ist, die sich in komplexen und kaum vorhersehbaren Wirkungszusammenhängen außerhalb des Labors befinden (Köchy/ Schiemann 2006; Tetens 2006). Muss man dann nicht geradezu mit unerwarteten und möglicherweise auch schwer zu entdeckenden Effekten rechnen? Holm Tetens bezeichnet das Labor vor diesem Hintergrund sogar als »Grenze« der exakten Naturforschung und vermutet, dass gerade *aufgrund* der Erfolge der experimentellen Laborwissenschaften »die Wissenslücken der Wissenschaften für Dinge außerhalb der Labore« sprunghaft zunehmen (Tetens 2006: 44).

– Der dritte Faktor, der zu wachsendem Nichtwissen beiträgt, beinhaltet weniger die »Ausblendung« existierender Kontexte als vielmehr die Konstitution neuartiger, unerwarteter Wirkungshorizonte und -zusammenhänge durch die Produkte von Wissenschaft und Technik. Das »Paradebeispiel« sind auch hier die FCKW, deren unvorhergesehene Eigendynamik die obere Erdatmosphäre zu einem Wirkungsraum menschlichen, wissenschaftlich-technischen Handelns werden ließ, ohne dass dies zuvor auch nur annäherungsweise antizipiert worden wäre. Gesellschaft und natürliche Umwelt werden auf diese Weise de facto mehr und mehr zu einem Raum der Gewinnung und Erprobung ungewissen wissenschaftlichen Wissens. Wie eine im Labor gentechnisch veränderte Pflanze sich unter Umweltbedingungen verhält, wird man letztlich nur erfahren können, wenn man sie »freisetzt«, wobei jedoch berücksichtigt werden muss, dass man vorab gar nicht weiß, wann, wo und wie sich mögliche Folgen der Freisetzung zeigen könnten. Ein drittes Beispiel aus dem medizinischen Kontext sind die extremen Frühgeborenen, deren Überleben erst seit wenigen Jahren aufgrund intensivmedizinischer Behandlung möglich ist. Inwieweit es später gesundheitliche, psychische oder soziale Folgen für diese Menschen haben wird, dass die fötale Entwicklung im Mutterleib bei ihnen auf bis zu 60 Prozent der normalen Dauer verringert war, lässt sich beim gegenwärtigen Wissensstand nicht beantworten (dazu Peter in diesem Band).

Hinzu kommen eher »wissenschaftsexterne« Einflüsse, die zur Erzeugung von Wissenslücken und Nichtwissen beitragen. So können bestimmte Forschungen unterbleiben, weil sie wirtschaftlich als nicht lukrativ erscheinen (etwa die Erforschung von Erkrankungen, von denen vorwiegend Menschen in armen Ländern betroffen sind), weil sie als politisch nicht opportun gelten, aber auch weil sie dem *Mainstream* der Forschung als irrelevant und unattraktiv erscheinen.[10] In besonders aufschlussreicher Weise greifen diese Faktoren ineinander bei der nicht zuletzt durch zahlreiche Stör- und Ablenkungsmanöver der Tabakindustrie verzögerten Untersuchung und Anerkennung der Zusammenhänge zwischen Rauchen und Krebserkrankungen (Proctor 1995; 2008). Ähnliches gilt für die eher geringe Aufmerksamkeit, die den Verbindungen zwischen industriell bedingten Umweltbelastungen und der Zunahme von Brustkrebs seitens der etablierten biomedizinischen Forschung geschenkt wird (Proctor 1995: 265–271; McCormick 2009). Scott Frickel u.a. (2010) haben für solche Phänomene das Konzept der »undone science« vorgeschlagen, und der Medizin- und Wissenschaftshistoriker Robert Proctor hat, ausgehend vom Beispiel des Kampfes der Tabakindustrie gegen die Erforschung der kanzerogenen Wirkungen des Rauchens, das bereits erwähnte Forschungsprogramm der »agnotology« skizziert. Deren Ziel sei es, »to think about the conscious and unconscious, structural production of ignorance, its diverse causes and conformations, whether brought about by neglect, forgetfulness, myopia, extinction, secrecy, or suppression. The point is to question the *naturalness* of ignorance, its causes and its distribution« (Proctor 2008: 3, Hervorh.i.O.).

Zunächst begannen sich vorwiegend die »Reflexionsdisziplinen« Wissenschaftsphilosophie, -geschichte und -soziologie für das selbsterzeugte oder durch externe Faktoren (mit-)bedingte Nichtwissen der Wissenschaft zu interessieren. Doch auch die gesellschaftliche Öffentlichkeit wurde im Horizont von Konflikten um riskante Technologien (Kernenergie, Großchemie, Gentechnik, Nanotechnologie etc.) oder um vernachlässigte Krankheiten und möglicherweise ausgeblendete Krankheitsursachen (Brown 2007) zunehmend auf die Problematik aufmerksam. Damit stellen sich eine Reihe von gleichermaßen politisch bedeutsamen wie soziologisch aufschlussreichen Fragestellungen: Wie wird das wissenschaftliche Nichtwissen von unterschiedlichen sozialen Akteuren beobachtet, bewertet und kommuniziert, welche Gründe werden dafür verantwortlich gemacht, welche Bedeutung wird ihm beigemessen, und wie kann mit der Problematik »rational« umgegangen werden? In jüngster Zeit kommt ein weiterer Aspekt hinzu, der das

---

10 An dieser Stelle verschränken und verstärken sich »interne« und »externe« Faktoren der Nichtwissensproduktion, denn die Gründe für die wahrgenommene Unattraktivität bestimmter Fragestellungen können auch darin liegen, dass sie keine Forschungsgelder oder keine mediale (und damit indirekt auch akademische) Anerkennung versprechen.

Nichtwissen, und sogar das bewusste »Nicht-Wissen-Wollen«, in den Mittelpunkt rückt: die enorme Zunahme der (prinzipiell) verfügbaren, speicherbaren und transportierbaren Menge an Wissen und Informationen in so genannten »Wissensgesellschaften«. Denn mit der Menge an Wissen scheint gleichzeitig das Nichtwissen, von Individuen ebenso wie von Organisationen, zu wachsen, da deren Kapazitäten zur Aufnahme und Verarbeitung von Wissen nicht beliebig gesteigert werden können.[11] In dieser Situation wird das aktive und bewusste Nicht-Wissen-Wollen unter Stichworten wie »schützende Ignoranz« (Schneider 2006) oder »intelligente Wissensabwehr« (Howaldt u.a. 2004: 115) zunehmend positiv bewertet (Siehe Kap. 3.2).

3. Unterscheidungen des Nichtwissens

Alle diese Entwicklungen haben in Gesellschaft und Wissenschaft nicht nur die Aufmerksamkeit für das Nichtwissen geweckt, sondern zugleich deutlich gemacht, dass das Nicht-Gewusste gesellschaftlich in sehr unterschiedlicher Weise wahrgenommen und bewertet wird. Nichtwissen stellt daher keineswegs nur den amorphen, rein negativen Gegenbegriff zum (wahren) Wissen dar, sondern kann selbst in vielfältiger Weise bestimmt und differenziert werden. Wichtig ist hierbei, »Nichtwissen« (fehlendes Wissen) vom »Irrtum« (falsches, unwahres Wissen) abzugrenzen, auch wenn diese Unterscheidung gelegentlich kontra-intuitiv erscheinen mag (hierzu ausführlicher Wehling 2006a: 113ff.; Wehling 2009a; 2009b). Im ersten Fall verfügen wir über *kein* Wissen, im Fall des Irrtums besitzen wir hingegen durchaus Überzeugungen und Gewissheiten, die wir für wahr halten, die sich jedoch zu einem späteren Zeitpunkt als falsch herausstellen oder die von anderen für unwahr erklärt werden – wobei es häufig genug äußerst umstritten ist, was wahr und was falsch ist. Der Begriff »Wissen« steht im Folgenden daher nicht für (überzeitliche) Wahrheit, sondern für Überzeugungen, die in einem bestimmten sozialen Kontext für (mehr oder weniger) wahr *gehalten* werden und er schließt, im Sinne des Wissens *von* etwas, auch Vermutungen oder »bloße« Ahnungen mit ein. Nichtwissen bezeichnet dementsprechend nicht nur das Fehlen wahrer Überzeugungen, sondern auch die Abwesenheit von Vermutungen, Hypothesen und Ahnungen.

---

11 Sheldon Ungar (2008) spricht mit Blick auf diese Entwicklung von einem »knowledge-ignorance paradox«.

Schon zu Beginn der sozialwissenschaftlichen Beschäftigung mit der Thematik sind verschiedene Klassifikationen und Taxonomien des Nichtwissens entwickelt worden (Smithson 1989; Faber u.a. 1990; Kerr 1993; Beck 1996). Im Unterschied zu diesen Konzeptionen schlage ich im Folgenden vor, Nichtwissen nicht anhand einzelner idealtypischer Formen (zum Beispiel grundsätzlich unauflösbares Nichtwissen oder bewusstes »Nicht-Wissen-Wollen«), sondern anhand von drei wichtigen Unterscheidungs-*Dimensionen* zu differenzieren. Dies hat den Vorteil, einerseits Zwischen- und Übergangsformen erfassen zu können, andererseits dem ebenso fließenden wie sozial umstrittenen, »umkämpften« Charakter von Nichtwissens-Definitionen Rechnung zu tragen: Ist unsere Unkenntnis von bestimmten Geschehnissen und Zusammenhängen (Wirkungen niedriger radioaktiver Strahlung o.Ä.) tatsächlich prinzipiell unüberwindlich, oder ist nicht doch vorstellbar, irgendwann Genaueres darüber zu wissen? Die im Folgenden entlang der drei Dimensionen *Wissen, Intentionalität* und *zeitliche Stabilität* des Nichtwissens vorgestellten Nichtwissens-Unterscheidungen stellen dementsprechend keine objektiven Eigenschaften von Gegenständen des (Nicht)Wissens dar, sondern sind kontingente und häufig kontroverse soziale Deutungen unbekannter, unerkannter, möglicherweise unerkennbarer oder nur vermuteter, aber möglicherweise überhaupt nicht existierender Phänomene und Zusammenhänge.[12]

3.1 Das Wissen des Nichtwissens

Häufig haben wir eine ziemlich genaue Kenntnis davon, was wir nicht wissen, zum Beispiel wie das Wetter in der nächsten Woche sein wird oder was unsere besten Freunde am letzten Wochenende unternommen haben. Dagegen haben wir in anderen Situationen gar keine »Ahnung«, was unserer Aufmerksamkeit entgeht und uns unerkannt bleibt; und weil das unerkannte Geschehen ganz außerhalb unseres Wahrnehmungshorizonts liegt, können wir auch nicht gezielt danach fragen oder suchen. Prägnante Beispiele hierfür sind die anfänglich komplette Unkenntnis, dass FCKW die Ozonschicht zerstören oder dass Thalidomid schwere Fehlbildungen bei menschlichen Föten auslösen kann. Nichtwissen kann somit danach unterschieden werden, bis zu welchem Grad es von den beteiligten sozialen

---

Akteuren gewusst wird oder ihnen bewusst ist.[13] Idealtypisch stehen sich in dieser Dimension des Nichtwissens ausdrücklich gewusste, exakt spezifizierbare Wissenslücken auf der einen Seite, gänzlich unerkanntes Nichtwissen im Sinne völliger »Ahnungslosigkeit« auf der anderen Seite gegenüber. Dazwischen liegen Übergangsformen wie bloß vermutetes, »geahntes« oder nicht genau bestimmbares Nichtwissen. Während man im Fall spezifizierter Wissenslücken mehr oder weniger gezielt nachforschen kann, bleibt bei Ahnungslosigkeit sowohl unerkannt, *was* man nicht weiß, als auch, *dass* man etwas nicht weiß. Jegliche Nachforschung muss daher ins Leere laufen, solange man nicht zumindest eine grobe Vorstellung davon hat, wonach man suchen muss. Damit schwindet zugleich die in modernen Gesellschaften eingespielte Zuversicht, die unvorhergesehenen Effekte technischer Innovationen oder unerwünschte Nebenwirkungen von Medikamenten würden schon »rechtzeitig« genug erkennbar, um noch korrigierend eingreifen zu können. Fälle wie DES, Contergan oder das »Ozonloch« haben vielmehr verdeutlicht, dass selbst die nachträgliche Entdeckung und kausale Zurechnung bereits eingetretener Schäden äußerst voraussetzungsreich ist und häufig nur aufgrund günstiger Umstände gelingt.

Vor diesem Hintergrund sind es vor allem Kontroversen um mögliches unerkanntes, nicht-gewusstes Nichtwissen, um so genannte *unknown unknowns* (Grove-White 2001), die in den sozialen Konflikten um wissenschaftlich-technische oder medizinisch-pharmazeutische Risiken besondere Sprengkraft entfalten. Denn in Situationen »negativer Evidenz« (Walton 1996), in denen Erkenntnisse nur aus dem *Fehlen* empirischer Befunde gewonnen werden können,[14] sind positives Wissen und unerkanntes Nichtwissen letztlich nicht voneinander zu unterscheiden: Wissen wir, dass eine neue Technologie (etwa die genetische Modifikation von Organismen) oder ein neues Medikament keine unerwünschten Folgen haben, weil wir (bisher) keine Schäden und Nebenwirkungen entdeckt haben? Oder bedeutet dies lediglich, dass wir die Suche zu früh abgebrochen haben, an der falschen Stelle suchen und »ahnungslos« sind, wo, in welchen Zeiträumen

---

13 Das Wissen unseres Nichtwissens ist uns natürlich nicht immer präsent. Unbewusstes Nichtwissen wird situativ jedoch sehr schnell bewusst; wenn ich nach der Telefon-nummer einer bestimmten Person gefragt werde, werde ich sofort merken, dass ich sie gar nicht weiß, und kann dann versuchen sie herauszufinden. Ungewusstes, unerkanntes Nichtwissen (man weiß nicht, was man nicht weiß) ist dagegen sehr viel schwerer in gewusstes Nichtwissen und in Wissen aufzulösen, weil nicht danach gefragt werden kann.
14 Weil ich in einem Haus, das ich betrete, keinerlei Geräusche, Gespräche u.Ä. höre, folgere ich, dass niemand zu Hause ist.

und in welcher Form sich negative Konsequenzen gezeigt haben oder noch zeigen könnten – falls sie nicht sogar schon wahrgenommen worden, aber noch nicht mit der strittigen Technologie, dem fraglichen Medikament in einen kausalen Zusammenhang worden sind? »The more thorough the search has been, the more we can say that the outcome is no longer just ignorance, but positive knowledge that the thing does not exist. But in many cases, in the middle regions, it could be hard to say whether what we have is ignorance or (positive) knowledge.« (Walton 1996: 140) Es kann demnach gleichermaßen gerechtfertigt und rational sein, in solchen »mittleren Regionen« von Wissen wie von Nichtwissen auszugehen, und es existiert keine empirische, rationale Grundlage, um definitiv und autoritativ für die eine oder andere Deutung zu entscheiden. Die vermeintlich rein wissenschaftlich zu beantwortende Frage, ob die Risiken und Nebenwirkungen einer bestimmten Technologie beherrschbar sind und wir letztere daher verantwortbar nutzen können, wird damit wieder zu einer primär politischen und normativen Frage. Deren Kern besteht in der wissenschaftlich nicht definitiv auflösbaren Unklarheit, ob das Fehlen empirischer Schadenshinweise einen hinreichenden Beleg für die Harmlosigkeit der Technologie bietet oder ob dies lediglich darauf hindeutet, dass wir nicht ausreichend gesucht und beobachtet haben und weiterhin mit *unknown unknowns* jenseits unserer bisherigen Wahrnehmungs- und Beobachtungshorizonte rechnen müssen.[15]

3.2 Die Intentionalität des Nichtwissens

In dieser Dimension wird Nichtwissen unterschieden nach dem Ausmaß, in dem es als zurechenbar auf das Handeln oder Unterlassen sozialer Akteure angesehen wird. Idealtypisch kontrastiert hier die ausdrückliche, bewusste Zurückweisung mehr oder weniger gut bekannter Wissensinhalte (»Nicht-Wissen-Wollen«) durch Individuen, Gruppen oder Organisationen auf der einen Seite mit einem vollkommen unbeabsichtigten und insofern »unvermeidbar« erscheinenden Nichtwissen auf der anderen Seite. Inten-

---

15 Dass dies nicht bloß eine akademische Spitzfindigkeit ist, verdeutlicht die zumindest in Europa äußerst heftige Kontroverse um gentechnisch veränderte Nahrungsmittel. Denn der Hinweis der Kritiker auf mögliche unknown unknowns, das heißt auf bisher unbekannte und unvorhersehbare negative Effekte, spielt in diesem Konflikt eine entscheidende Rolle.

diertes Nichtwissen kann weiter differenziert werden in gewollte *eigene* Unkenntnis (etwa Desinteresse oder selbstauferlegte Tabus) und in das Bestreben, *andere* unwissend zu halten, etwa durch Geheimhaltung, Zensur, selektive Informationsweitergabe, Verschleierungstechniken etc. Nichtwissen als »an actively engineered part of a deliberate plan« bestimmter Akteure (Proctor 2008: 9) kommt vermutlich häufiger vor, als man in modernen, »offenen« Gesellschaften vermuten würde,[16] stellt aber dennoch nur einen Teil des Geschehens dar. Zwischen den Idealtypen des beabsichtigten und des unvermeidbaren Nichtwissen spielen verschiedene Formen des fahrlässigen, durch Zeitdruck, mangelnde Aufmerksamkeit oder zu geringes Erkenntnisinteresse bedingten, aber eben nicht bewusst gewollten oder gezielt erzeugten Nichtwissens eine wichtige Rolle. Intentionalität ist somit nicht beschränkt auf die ausdrückliche *Absicht* von Personen oder Gruppen, dieses zu tun und jenes zu lassen, sondern steht weiter gefasst für die – im jeweiligen Fall immer bestreitbare und häufig tatsächlich höchst umstrittene – *Zurechenbarkeit* der Gründe für Nichtwissen auf das Handeln oder Unterlassen sozialer Akteure.

Es ist nicht überraschend, dass dabei unterschiedliche Interpretationen darüber auftreten, was soziale Akteure in einer gegebenen Situation hätten wissen können oder wissen müssen: War der »Contergan-Skandal« in der Mitte des 20. Jahrhunderts »unvermeidbar« oder hätte der Hersteller des Schlafmittels mit Hilfe umfangreicherer Tests erkennen können, dass der vermeintlich unbedenkliche Wirkstoff Thalidomid schwere Fehlbildungen bei menschlichen Föten auslöst (dazu Kirk 1999)? Ludger Heidbrink (in diesem Band) nimmt in diesem Zusammenhang eine wichtige Differenzierung vor, indem er darauf verweist, dass es für die rechtliche, politische oder moralische Zurechenbarkeit von Nichtwissen und dessen negativen Folgen entscheidend ist, inwieweit hinreichender Wissensgewinn als *zumutbar* für die betreffenden Akteure erscheint. Hinsichtlich der Intentionalität und Zurechenbarkeit von Nichtwissen müssen jedoch zwei Aspekte unterschieden werden: Zum einen stellt sich die Frage, ob Nichtwissen, zum Beispiel über die Nebenwirkungen von Contergan, bei Nutzung aller zum gegebenen Zeitpunkt verfügbaren Wissensquellen und Erkenntnismöglichkeiten vermeidbar gewesen wäre und sich zumindest ein

---

16 Die von Proctor entworfene agnotology beschäftigt sich vor allem mit diesem Aspekt der Thematik; neben militärischer Geheimhaltung interessiert sie sich, wie erwähnt, besonders für die langjährige gezielte Produktion von Ungewissheit und Nichtwissen über die Folgen des Rauchens durch die Tabakindustrie (Proctor 1995, 2008: 11ff.).

begründeter Verdacht auf mögliche unverantwortbare Folgen ergeben hätte. Wenn (und nur wenn) diese Frage bejaht wird – wie es Beate Kirk (1999) bezüglich Contergan tut –, kann das Nichtwissen überhaupt auf das Handeln/Unterlassen sozialer Akteure zugerechnet und insofern als *prinzipiell* vermeidbar betrachtet werden. Daraus ergibt sich eine zweite, enger gefasste Frage: Inwieweit wäre der (zeitliche, finanzielle und sonstige) Aufwand für entsprechenden Wissensgewinn (zusätzliche Tierversuche o.Ä.) für bestimmte soziale Akteure, in diesem Fall vor allem die Firma Grünenthal als Hersteller des Schlafmittels, unter den damals gegebenen Bedingungen auch zumutbar gewesen – und erst damit rechtlich und/oder moralisch als Unterlassung zurechenbar.[17] Zu erwarten ist allerdings, dass nicht nur die prinzipielle Vermeidbarkeit von Nichtwissen (Hätte man überhaupt etwas wissen oder ahnen können?), sondern auch die Zumutbarkeit von geeigneten Wissensbemühungen für einen Akteur X (Hätte man die erforderlichen Aktivitäten von X legitimerweise verlangen können?) in der Gesellschaft immer wieder höchst kontrovers bewertet werden. Auch wenn grundsätzlich unstrittig ist, dass der Erwerb von Wissen mit hohen Kosten und zeitlichem Aufwand verbunden sein kann, wird sich schwerlich ein gesellschaftlicher Konsens darüber einstellen, inwieweit und ab welcher »Schwelle« sich daraus die Unzumutbarkeit von Wissensbemühungen ergibt. Rechtliche Vorgaben, etwa bei der Arzneimittelzulassung (vorgeschriebene Zahl von präklinischen und klinischen Studien etc.), können zwar zu einer Vereinheitlichung beitragen, werden aber selbst teilweise kritisch bewertet, zum einen weil sie immer wieder von Pharmaunternehmen unterlaufen werden (zum Beispiel durch die Zurückhaltung negativer, unpassender Testergebnisse), zum anderen weil sie nur einen begrenzten Ausschnitt möglicher Nebenwirkungen zu erfassen vermögen.[18]

---

17 Zu den damaligen Rahmenbedingungen gehört auch das fast völlige Fehlen einer staatlich regulierten Arzneimittelzulassung in der Bundesrepublik Deutschland, so dass man argumentieren könnte, das Nichtwissen um die Wirkungen von Contergan müsse zumindest teilweise auch der staatlichen Politik zugerechnet werden. Zu einer ernst zu nehmenden Arzneimittel-Gesetzgebung ist es in Deutschland erst im Gefolge der »Contergan-Affäre« gekommen.

18 Klinische Tests können aufgrund der begrenzten Zahl von Teilnehmern in der Regel keine Nebenwirkungen aufdecken, die nur selten oder sehr selten auftreten; auch bleiben unerwünschte Folgen, die sich erst nach längerer Zeit manifestieren, im Rahmen zeitlich befristeter Studien häufig unerkannt. Die Problematik verschiebt sich dann zu der Frage, wie aufwändig die Nebenwirkungen von Medikamenten nach ihrer Zulassung und Markteinführung beobachtet und ausgewertet werden (die so genannte Pharmako-Vigilanz), um Hinweise auf zuvor unerkannte Gesundheitsgefährdungen zu bekommen.

Deshalb wird die »Verrechtlichung von Ungewissheit«, die Heidbrink vorschlägt, divergierende Auffassungen sowohl von der (prinzipiellen) Vermeidbarkeit folgenreichen Nichtwissens als auch von der Zumutbarkeit angemessener Wissensbemühungen für die handelnden Akteure nicht gänzlich beseitigen können. Entsprechende Konflikte können vielmehr immer wieder aufbrechen, und dabei werden unter Umständen auch die bestehenden rechtlichen Regelungen (Haftungsrecht etc.) als zu »lasch« oder zu »rigide« in Frage gestellt werden.

Konträr zu der Frage, was man in einer bestimmten Situation hätte wissen können und müssen, stehen Überlegungen in einigen gesellschaftlichen Handlungsbereichen: dort wird in öffentlichen Auseinandersetzungen thematisiert, wie viel man überhaupt wissen soll und was man *nicht* wissen muss oder sogar nicht wissen darf. Dabei lässt sich, wie bereits erwähnt, eine partielle Aufwertung und Neubewertung des Nicht-Wissen-Wollens beobachten, die dem modernen »Willen zum Wissen« (Michel Foucault) diametral entgegenzustehen scheint. Ihren wohl auffälligsten Ausdruck findet diese Neubewertung in dem schon angesprochenen »Recht auf Nichtwissen« in der prädiktiven genetischen Diagnostik. Doch sogar im Wissensmanagement in Organisationen, einem der Kernbereiche einer vermeintlich wissensbasierten Ökonomie, sind Tendenzen zu einer Aufwertung des gewollten Nichtwissens festzustellen. Angesichts einer nur schwer zu bewältigenden Informationsfülle erscheint bewusste Ignoranz manchen Beobachtern als geeignete Strategie, um handlungs- und entscheidungsfähig zu bleiben, so dass Nichtwissen sogar zum »Erfolgsfaktor« (Schneider 2006) zu avancieren scheint. Während es im Kontext des Rechts auf Nichtwissen jedoch eher die spezifische *Qualität* des prädiktiven genetischen Wissens ist (sein ungewisser, probabilistischer Charakter, die unklaren Handlungsperspektiven, die Gefahr genetischer Diskriminierung etc.), die das Nicht-Wissen-Wollen zu einer Option werden lässt, ist es in der Debatte um »schützende Ignoranz« vor allem die schiere Quantität von Informationen, die nicht mehr verarbeitet werden können und deshalb Strategien der »Wissensabwehr« auf den Plan rufen.

3.3 Die zeitliche Stabilität des Nichtwissens

Die Dimension der *zeitlichen Stabilität des Nichtwissens* schließlich erfasst die Möglichkeit oder Unmöglichkeit, Nichtwissen in Wissen zu überführen.

Idealtypisch steht hier ein als grundsätzlich unüberwindbar angesehenes »Nicht-Wissen-Können« (oder »Niemals-Wissen-Können«) einem als immer nur vorläufig und kurzfristig erscheinenden »Noch-Nicht-Wissen« kontrastierend gegenüber. Zwischenformen ergeben sich aus der mutmaßlichen Zeitdauer, innerhalb derer man Nicht-Gewusstes in Wissen verwandeln zu können glaubt. Moderne Gesellschaften und die neuzeitliche Wissenschaft nehmen Nichtwissen primär in der temporalisierten Form des Noch-Nicht-Wissens wahr: Das Nicht-Gewusste gilt als ein lediglich »noch nicht erobertes Gebiet« (Zygmunt Bauman), während Vorstellungen eines grundsätzlich unauflösbaren Nichtwissens häufig noch immer als metaphysische oder religiöse Restbestände angesehen werden. Im berühmten »Manifest« des Wiener Kreises aus dem Jahr 1929 war die Überzeugung von der Überwindbarkeit jeglichen Nichtwissens in radikaler Weise formuliert worden: »Alles ist dem Menschen zugänglich; und der Mensch ist das Maß aller Dinge. [...] Die wissenschaftliche Weltauffassung kennt *keine unlösbaren Rätsel*.« (Zit. nach: Neurath 1979, S. 87, Hervorh.i.O.). Zwar mag diese These in einer derart zugespitzten Form heute kaum noch Anhänger finden; gleichwohl gehört es nach wie vor zu den Gewissheiten der westlichen Moderne, dass wissenschaftlicher Fortschritt letztlich keine Grenzen habe.

Gleichwohl lässt sich auch hinsichtlich der Reduzierbarkeit des Nichtwissens eine partielle Pluralisierung der Deutungen und Bewertungen beobachten. Eingewandt wird beispielsweise, das Verhalten ökologischer und technischer Systeme sei aufgrund ihrer Dynamik und Komplexität prinzipiell nicht vorhersehbar und steuerbar. Aber auch da, wo nicht von *grundsätzlicher* Unerkennbarkeit ausgegangen, sondern im Horizont eines temporalisierten Nichtwissens argumentiert wird, gewinnt die Frage an Bedeutung, ob und wie Wissen über unvorhergesehene Effekte wissenschaftlich-technischer Innovationen denn »rechtzeitig«, das heißt *vor* dem Eintreten gravierender und möglicherweise nicht mehr korrigierbarer Schäden, gewonnen werden kann. Dass die Wissenschaft dies nicht garantieren kann, haben Fälle wie das »Ozonloch« oder der »Contergan-Skandal« sichtbar gemacht. Letztlich erweist sich die Annahme eines immer nur vorläufigen Noch-Nicht-Wissens als eine spezifische kulturelle Prämisse und Programmatik. Diese lässt sich nicht generell und gleichsam *vor* aller Erkenntnis begründen und kann daher immer durch die Gegenbehauptung eines »Ignorabimus«, eines irreduziblen Nichtwissens, in Frage gestellt werden. Dennoch hat sich die Auflösbarkeit des Nichtwissens kulturell und institutionell so fest als »normale« Erwartung etabliert, dass die Beweislast in der Regel bei denen liegt, die von unüberwindlichen Erkenntnisbarrieren ausgehen.

Auch im Bereich der medizinischen Forschung spielt die Frage nach der Dauerhaftigkeit des Nichtwissens eine nicht unwichtige Rolle. Die gegenwärtige, verwissenschaftlichte Biomedizin teilt sicherlich weitgehend die moderne Überzeugung, es sei nur eine Frage der Zeit, bis Nichtwissen durch sicheres Wissen ersetzt werden könne. Besonderen Aufschwung erhielt diese Auffassung durch die Sequenzierung des menschlichen Genoms sowie durch neue Forschungs- und Therapieperspektiven wie die Arbeit an und mit embryonalen oder »reprogrammierten« Stammzellen. Prognostiziert wurde lange Zeit, für viele bislang als unheilbar geltende Krankheiten würden in überschaubaren Zeiträumen erfolgreiche neue Behandlungsmöglichkeiten zur Verfügung stehen. Skeptiker und Kritiker warnten allerdings, auf diese Weise würden bei den betroffenen Patienten weitreichende Hoffnungen geweckt, die sich als letztlich doch unerfüllbar herausstellen könnten (Langstrup 2011), und in der Tat wird in jüngster Zeit auch in der biomedizinischen Forschung die rasche Realisierbarkeit neuer therapeutischer Möglichkeiten wesentlich zurückhaltender beurteilt.

Exemplarisch lässt sich das Spannungsfeld, das durch unterschiedliche Auffassungen von der Dauerhaftigkeit des Nichtwissens entstehen kann, am Bereich der so genannten »Seltenen Erkrankungen« verdeutlichen.[19] Viele dieser Leiden sind bisher kaum erforscht und galten lange Zeit als unheilbar. Im Zuge der Genom-Forschung der 1990er Jahre konnten für nicht wenige dieser Krankheiten die beteiligten Gene und Genmutationen identifiziert werden, und häufig war dies mit sehr optimistischen Erwartungen verbunden, die Krankheit schon bald vollständig heilen zu können, vor allem durch Gentherapien (Stockdale 1999). Dies hat bei vielen Patientenorganisationen Hoffnung auf neue Therapien geweckt und sie dazu motiviert, entsprechende biomedizinische Grundlagenforschung zu unterstützen. Bislang haben sich die entsprechenden Erwartungen allerdings kaum erfüllt, und dies hat den Blick dafür geschärft, dass mit der Ausrichtung auf (vollständige) Heilung unter Umständen andere wichtige Zielset-

---

19 Als »Seltene Krankheiten« gelten in der Europäischen Union solche Erkrankungen, von denen statistisch höchstens 5 von 10.000 Menschen betroffen sind. Im Prinzip haben diese Krankheiten außer ihrer »Seltenheit« wenig gemeinsam, wenngleich viele von ihnen genetisch (mit-)bedingt sind, bereits im Kindheitsalter auftreten und häufig tödlich verlaufen, da bisher keine Heilungschancen bestehen. Der Begriff »Seltene Krankheiten« sollte indes nicht darüber hinwegtäuschen, dass bei einer geschätzten Zahl von 5.000 bis 7.000 solcher Leiden allein in der EU rund 30 Millionen Menschen betroffen sind.

zungen in den Hintergrund geraten sind, wie die Verbesserung symptomatischer Therapien oder Erleichterungen im Alltag für die bereits erkrankten Menschen und ihre Angehörigen (Stockdale/Terry 2002; Wailoo/ Pemberton 2006). Seitdem sich die Hoffnungen auf schnell erzielbare medizinische »Durchbrüche« relativiert haben, plädieren viele Patientenorganisationen inzwischen für ein ausgewogeneres Verhältnis von biomedizinischer Grundlagenforschung einerseits und solchen Forschungsbemühungen andererseits, die auf wissenschaftlich weniger spektakuläre, aber dafür kurz- und mittelfristig erreichbare Fortschritte für die Patienten zielen (Terry u.a. 2007). Offensichtlich unterliegen die Bewertungen, ob und in welchen Zeiträumen die Wissenschaft ihr Nichtwissen über die Entstehung und wirksame Behandlung bestimmter Krankheiten überwinden kann, starken Schwankungen.

4. Die Politisierung des Nichtwissens

Aus den bisherigen Überlegungen ist bereits deutlich geworden, dass Nichtwissen in den drei Dimensionen des Wissens, der Intentionalität und der zeitlichen Stabilität unterschiedlich wahrgenommen werden kann – und in den heutigen Gesellschaften tatsächlich auch höchst gegensätzlich und damit potenziell konfliktträchtig bewertet wird. Neben die lange Zeit dominierende Deutung des Nichtwissens im Sinne begrenzter und begrenzbarer Wissenslücken sowie eines temporalisierten »Noch-Nicht-Wissens« treten neue, konkurrierende Interpretationen, die vor allem auf unerkanntes Nichtwissen oder grundsätzliches Nicht-Wissen-Können verweisen. Auch bei der Bewertung des intentionalen Nichtwissens werden divergierende Perspektiven sichtbar, sowohl was die Vermeidbarkeit und Zurechenbarkeit von Nichtwissen betrifft, als auch was die Rolle und normative Bewertung gewollten Nichtwissens (Recht auf Nichtwissen, »intelligente Wissensabwehr«, anonyme Samenspende etc.) angeht. Einerseits wird die Behauptung, dieses oder jenes Nichtwissen sei »unvermeidbar« gewesen, man habe vorher einfach nicht wissen können, welche unerwünschten Wirkungen eine Technologie oder ein neues Medikament haben würde, nicht mehr ohne Weiteres akzeptiert und nicht selten als Ablenkung von Fehlverhalten der Verursacher gewertet. Auf der anderen Seite wird, vor allem im Umgang mit prädiktiver Diagnostik, aber auch die verbreitete Annahme zurückgewiesen, rationales, selbstbestimmtes und verantwortliches Handeln sei nur auf der Grundlage von Wissen möglich und setze die ständige Bereitschaft voraus, neues, zusätzliches Wissen zu erwerben (Wehling 2002; Damm 2009; Raspberry/Skinner 2011). Die Debatte um das Recht auf Nichtwissen hat vielmehr deutlich gemacht, dass Autonomie und autonomes Handeln auch durch den Verzicht auf Wissen befördert werden können.

Vor dem Hintergrund solcher Entwicklungen kann mit guten Gründen von einem Prozess der Pluralisierung und Politisierung des Nichtwissens in den gegenwärtigen »Wissensgesellschaften« gesprochen werden (Stocking/ Holstein 1993; Wehling 2007, 2010). *Politisierung des Nichtwissens* bezeichnet eine vielschichtige Dynamik, wobei vor allem drei Aspekte besondere Beachtung verdienen:

Erstens wird das Nichtwissen, nicht zuletzt das Nichtwissen der Wissenschaft, zu einem Thema politischer Aufmerksamkeit, und zwar sowohl in öffentlichen Debatten und Konflikten (um Gentechnik, Nanotechnologie etc.) als auch innerhalb der Forschungs-, Technologie- und Risikopolitik. Die Hintergründe und Ursachen von Nichtwissen, sein potenzielles Ausmaß, seine Folgen und die Möglichkeiten, mit der Problematik angemessen umzugehen, werden zum Gegenstand politischer Auseinandersetzungen und institutioneller Regulierungen (dazu auch Kap. 5).

Zweitens entfalten Prozesse der Selbst- und Fremdzuschreibung von Nichtwissen hierbei eine besondere Dynamik (Gill 2004). Grundsätzlich stellt die Behauptung, etwas werde von einem bestimmten Akteur (einer Person, einer Gruppe, Organisation oder staatlichen Institution, einer *scientific community* etc.) nicht gewusst, eine *Zuschreibung* dar. Dies gilt auch und sogar besonders dann, wenn es sich um »eigenes« Nichtwissen handelt. Die Selbstzuschreibung von Nichtwissen kann häufig äußerst vorteilhaft sein, etwa wenn sie davor schützt, für Fehler und Probleme moralisch, politisch oder rechtlich verantwortlich gemacht zu werden. Nichts gewusst zu haben, ist deshalb eine der beliebtesten Aussagen von Politikern, die verhindern wollen, mit Skandalen in ihrem Machtbereich in Verbindung gebracht zu werden (Luhmann 2000: 187).»Davon haben wir nichts gewusst«, ist, so der Historiker Peter Longerich (2007: 7), aber auch die Antwort,»die man wohl am häufigsten hört«, wenn man ältere Deutsche danach fragt, welche Kenntnis sie von der Judenvernichtung im Nationalsozialismus gehabt hätten. Wie diese beiden Beispiele verdeutlichen, tut man gut daran, derartige Selbstzuschreibungen von Wissenslücken nicht von vornherein für bare

Münze zu nehmen. Häufig folgt die Thematisierung von Nichtwissen aber auch einer Logik der Fremdzuschreibung, so wenn man anderen unterstellt, ihr vermeintliches Wissen sei gar keines, sie befänden sich im Irrtum oder seien schlicht uninformiert und könnten deshalb »überhaupt nicht mitreden«. Oder es wird behauptet, bestimmte Akteure (etwa Protagonisten der Gentechnik) seien nicht in der Lage, die Konsequenzen ihres Handelns auch nur annähernd zu überschauen, sie wüssten also gar nicht, was sie tun. Es ist nicht zuletzt eine politische Frage der diskursiven und medialen Deutungshoheit, wessen Zuschreibung von Nichtwissen sich gesellschaftlich durchsetzt und wer dementsprechend als »nichtwissend« gilt.

Drittens schließlich haben sich in zahllosen öffentlichen Auseinandersetzungen die Wahrnehmungen und Bewertungen des Nichtwissens entlang der oben dargestellten Unterscheidungsdimensionen pluralisiert und gesellschaftlich polarisiert. Es wird immer wieder zum ausdrücklichen Thema politischer Konflikte, wie das Nicht-Gewusste aufgefasst, bewertet und bearbeitet werden soll: als eng begrenzte, temporäre Wissenslücken oder als unvorhersehbare *unknown unknowns*, als unvermeidbares Nichtwissen oder als sozial zurechenbare Folge unzulänglicher Erkenntnisbemühungen, als Autonomie fördernde Abwehr belastenden Wissens oder als unverantwortlicher Verzicht auf lebenswichtige Erkenntnisse?

Zusätzliche Brisanz gewinnt diese Politisierung des Nichtwissens dadurch, dass die Konflikte um die »richtige« Deutung des Nicht-Gewussten sich nicht definitiv und konsensuell auf der Grundlage wissenschaftlicher Argumente und empirischer Evidenzen beilegen lassen. Oben (Kap. 3.1) habe ich bereits dargelegt, dass in Situationen so genannter »negativer Evidenz« nicht eindeutig zwischen (relativ) sicherem Wissen und unerkanntem Nichtwissen zu unterscheiden ist. Es kann lediglich mit mehr oder weniger plausiblen Argumenten darüber gestritten werden kann, inwieweit die verfügbare Wissensgrundlage als vollständig und ausreichend oder aber als lückenhaft und unzureichend anzusehen sei. Ebenso ist es in vielen Fällen nicht abschließend entscheidbar, was man in einer konkreten Situation hätte wissen können und müssen, und selbst vermeintlich unstrittige Fälle unvermeidlichen Nichtwissens erweisen sich bei näherem Hinsehen als keineswegs so eindeutig (vgl. zu FCKW: Böschen 2000; zu DES: Ibarreta/ Swan 2001). Die Deutung und Interpretation des Nichtwissens kann, anders als Wolfgang van den Daele (1993) annimmt, nicht autoritativ durch eine eindeutige und überlegene wissenschaftliche Rationalität vorgegeben werden, sondern wird zum Gegenstand politisierter Deutungskonflikte und Aushandlungsprozesse.[20] Die jüngsten Debatten um die Risiken der Atomenergie nach dem schweren Unfall im japanischen Reaktor Fukushima liefern für diese Pluralisierung von Nichtwissens-Wahrnehmungen ebenso reiches Anschauungsmaterial wie der Konflikt um die landwirtschaftliche Gentechnik in Europa seit Mitte der 1990er Jahre. In kaum einer anderen Kontroverse dürfte es zu einer ähnlich starken Politisierung des Nicht-Gewussten gekommen sein wie im anhaltenden Streit über genetisch modifizierte Lebensmittel. Dabei ist die öffentliche Definitionshoheit über Art, Ausmaß und mögliche Folgen des Nicht-Gewussten (unbekannte Langfristfolgen der Freisetzung von gentechnisch modifizierten Pflanzen, unvorhergesehene Wirkungen auf »Nicht-Ziel-Organismen« u.Ä.) in erstaunlichem Ausmaß von der einschlägig tätigen Forschung und Industrie zu den Kritikern der Gentechnik übergegangen. Wohl nicht ganz zu Unrecht wird von den Förderern und Protagonisten der Nanotechnologie befürchtet, hier könnte sich eine ähnliche Entwicklung vollziehen.

Ein weiterer Grund, weshalb Kontroversen um die Deutung und Bewertung des Nicht-Gewussten kaum noch durch die Autorität der Wissenschaft beigelegt werden können, ist darin begründet, dass die Problematik des Nichtwissens in verschiedenen Wissenschaftsbereichen oder (Teil-) Disziplinen unterschiedlich wahrgenommen und gehandhabt wird. Epistemische Kulturen in der Wissenschaft lassen sich nicht nur danach unterscheiden, wie sie Wissen produzieren, bewerten und validieren (Knorr-Cetina 2002), sondern auch nach der Art und Weise, wie sie Nichtwissen erzeugen, wie sie dieses wahrnehmen, definieren, bearbeiten und kommunizieren. Epistemische Kulturen sind, kurz gesagt, nicht allein Wissenskulturen, sondern gleichzeitig auch »Nichtwissenskulturen« (hierzu ausführlicher Böschen u.a. 2006, 2008, 2010). In der Debatte um die »grüne Gentechnik« beispielsweise stehen sich eine kontrollorientierte und eine komplexitätsorientierte Nichtwissenskultur gegenüber. Die erstere führt unerklärbare Versuchsergebnisse hauptsächlich auf die unzureichende Beherrschung des experimentellen Ablaufs zurück und variiert diesen, bis er brauchbare, interpretierbare Resultate liefert. Demgegenüber begreift eine komplexitätsorientierte Nichtwissenskultur unerwartete Beobachtungen in erster Linie als problematischen Ausdruck mangelhaften theoretischen

---

20 Auch in der Philosophie und Ethik gelten die lange Zeit vorherrschende Abwertung des Nichtwissens als moralisch fragwürdig sowie die Bindung von Rationalität, Selbstbestimmung und Verantwortlichkeit an Wissen nicht mehr uneingeschränkt (vgl. hierzu Wehling 2002 sowie die Beiträge von Arntz und Hausladen in diesem Band).

Verständnisses der Zusammenhänge und versucht, den eigenen Wahrnehmungshorizont zu erweitern, um die Gefahr unliebsamer Überraschungen zu verringern. Wenn also die Wissenschaften selbst die Problematik des Nichtwissens und seiner möglichen Folgen nicht eindeutig und übereinstimmend bewerten, kann der Rückgriff auf wissenschaftliche Argumentationen gesellschaftliche Konflikte nicht mehr ohne Weiteres beilegen, sondern wird diese unter Umständen sogar intensivieren. Denn es stehen sich dann nicht eine vermeintlich rationale, wissenschaftliche Auffassung und die »irrationale Hysterie« der Laien gegenüber, sondern auf beiden Seiten wird mit wissenschaftlich unterstützten Einschätzungen vom »Risiko des Nichtwissens« (Krohn 2003) argumentiert. Zumindest teilweise ist es dann von den jeweiligen Interessen, Zielen und politischen Bewertungen abhängig, auf welche epistemischen Kulturen man sich beim Umgang mit Nichtwissen stützen will.

5. Ohne »Patentrezept«: Der Umgang mit Nichtwissen

Die Problematik des Nichtwissens stellt offensichtlich sowohl auf individueller, mikrosozialer als auch auf politisch-kollektiver Ebene hohe Anforderungen an die Reflexivität von Entscheidungen. Soll eine junge Frau, bei deren Vater die tödlich verlaufende Huntington-Krankheit ausgebrochen ist und die dementsprechend ein 50prozentiges Risiko trägt, in den nächsten Jahrzehnten selbst an dem bisher unheilbaren Leiden zu erkranken, einen DNA-Test vornehmen lassen? Der Test würde ihr zwar die Ungewissheit nehmen, ob sie tatsächlich erkranken wird, ein positiver Befund würde ihr allerdings auch die Hoffnung rauben, von der Krankheit verschont zu bleiben. Hinzu kommt, dass von einem positiven Testergebnis auch andere Personen ganz erheblich betroffen wären, vor allem Kinder der Frau (die dann selbst jeweils ein 50prozentiges Erkrankungsrisiko hätten), aber auch ihr Lebenspartner und andere Angehörige. Die psychischen und sozialen Folgen einer so oder so getroffenen Entscheidung sind in dieser Situation kaum vorhersehbar. Offensichtlich gibt es in derartigen Dilemma-Situationen keine »Regel«, keine verallgemeinerbaren Kriterien, was eine »richtige« oder »falsche« Entscheidung wäre (Kollek/Lemke 2008; Rehmann-Sutter/Müller 2009). Es ist vor diesem Hintergrund auch nicht völlig überraschend, dass sich bei der Huntington-Krankheit zumindest bisher offenbar eine Mehrheit der so genannten »Risikopersonen« *gegen* einen Test entscheidet (Lemke 2004: 36–48).

Auch auf politisch-öffentlicher Ebene erweisen sich Entscheidungen unter Bedingungen des Nichtwissens als ein sperriges, schwer zu handhabendes Problem: Zum einen müssen politische Entscheidungen, zum Beispiel über die Nutzung einer bestimmten Technologie, dann auch sachlich begründet getroffen werden, wenn deren Konsequenzen unvorhersehbar sind und unerwünschte Folgen vermieden werden sollen, die man noch gar nicht kennt.[21] Zum anderen müssen solche Entscheidungen gleichzeitig den pluralen, kontrastierenden Wahrnehmungen und Bewertungen des Nicht-Gewussten Rechnung tragen, ohne dass dabei auf *eine* verallgemeinerbare, wissenschaftliche autorisierte Deutung zurückgegriffen werden könnte. Wissenschaftlich oder politisch vorgegebene Nichtwissens-Deutungen, etwa dass man es bei einer bestimmten Technologie nur mit temporären und handhabbaren Informationslücken zu tun habe und *nicht* mit unkontrollierbaren Konsequenzen rechnen müsse, werden jedenfalls nicht mehr von allen Akteuren akzeptiert. Die in den meisten Ländern der Europäischen Union verbreitete Ablehnung gentechnisch veränderter Lebensmittel beispielsweise hat, wie schon erwähnt, eine ihrer Wurzeln in einer von der »offiziellen« Lesart abweichenden Bewertung des Nichtwissens über die Folgen dieser Technologie (Böschen u.a. 2010).

Wie kann unter diesen Bedingungen dennoch rational und legitim entschieden werden? Der Philosoph David Collingridge hat bereits 1980 in seinem mittlerweile klassischen Buch *The Social Control of Technology* wichtige Impulse zur Beantwortung dieser Frage gegeben. Nach seiner Auffassung sind Entscheidungen unter Nichtwissen dann (und nur dann) rational, wenn sie ohne große Schwierigkeiten »falsifizierbar« sind, das heißt wenn sie schnell und problemlos als falsch erkannt und entsprechend korrigiert werden können (Collingridge 1980: 31). Collingridge hob hervor, dass ein wichtiger Bestandteil rationalen Entscheidens darin bestehen muss, *aktiv* nach Hinweisen zu suchen, die geeignet seien, die entsprechende Entscheidung zu falsifizieren (ebd.: 30). Diese Forderung hat bis heute nichts von ihrer Aktualität eingebüßt, denn in vielen politischen Handlungsfeldern herrscht nach wie vor eine Haltung des passiven Abwartens vor, ob sich negative Konsequenzen gleichsam »von selbst« zeigen – und solange

---

21 Auf die Paradoxie dieser Erwartung macht der Bericht »Late lessons from early warnings« der Europäischen Umweltagentur EEA aufmerksam: »How can strategies be devised to prevent outcomes, which, by definition, are not known?« (Editorial Team 2001: 170).

dies nicht der Fall ist, gilt der Einsatz einer neuen Technologie als gerecht-fertigt. Doch trotz vieler weiterführender Überlegungen weist Collingridges Argumentation eine wesentliche Schwäche auf: Sie unterschätzt die Schwie-rigkeiten, die es unter Bedingungen des Nichtwissens bereitet, »falsifizie-rende« Erkenntnisse zu gewinnen und kausal auf die strittige Technologie zuzurechnen, wenn noch nicht einmal bekannt ist, wann, wo und in welcher Form sich die Folgen manifestieren könnten. Hinsichtlich der sozialen Legitimität und Akzeptanz von Entscheidungen unter Nichtwis-sen rückt somit die Frage in den Vordergrund, inwieweit man *vorab* sicher sein kann, dass die beiden von Collingridge genannten Voraussetzungen für Rationalität: schnelle Erkennbarkeit negativer Entscheidungsfolgen sowie die Möglichkeit zur Korrektur, im jeweils konkreten Fall erfüllt sein werden. Fälle wie FCKW/Ozonloch und das synthetische Hormon DES unterstreichen, dass es hierfür unter Bedingungen des Nichtwissens keine generelle Gewähr geben kann. Zudem lässt sich bei vielen umstrittenen Technologien auch kein gesellschaftlicher Konsens über die Bewertung der Wissensdefizite erzielen.

Das Konzept der *Realexperimente* oder des *public experiment* (Krohn 1997, 2007; Groß u.a. 2003, 2005; Gross 2010) folgt zwar teilweise ähnlichen Überlegungen wie Collingridge, bettet diese aber in einen breiteren kon-zeptionellen Rahmen »rekursiven Lernens« aus Überraschungen ein. Das Ziel besteht in der Entwicklung sowohl sozial wie epistemisch tragfähiger Strategien des Umgangs mit Nichtwissen in experimentellen Prozessen, vorwiegend in ökologischen Gestaltungsprozessen. Den Ausgangspunkt bildet die Annahme, dass nicht nur das erforderliche Wissen, sondern vor allem das relevante Nichtwissen im Laufe des Realexperiments (mit einer Technologie, einer neuen Problemlösung, einer Medizintechnik etc.) erst erarbeitet werden muss. Man weiß, mit anderen Worten, zu Beginn eines Experiments noch gar nicht, was man alles nicht weiß. Deshalb kommt dem Begriff der »Überraschung« in diesen Überlegungen eine Schlüssel-rolle zu; denn es sind Überraschungen, also unerwartet eintretende Ereig-nisse, die zutage fördern, was man bisher nicht gewusst und noch nicht einmal geahnt hatte. In überraschungsoffenen experimentellen Settings, so die Vermutung, können unerwartete Ereignisse zu kontinuierlichen Lern-prozessen genutzt werden, zur beständigen Überprüfung und Erweiterung der bisherigen Wissensbasis. Diese Lernprozesse haben nicht nur eine kognitive, sondern auch eine soziale und politische Seite: Nach dem Auf-treten unvorhergesehener Ereignisse ist auch eine erneute Verständigung unter den beteiligten Akteuren darüber erforderlich, ob und unter welchen Bedingungen sie zu einer Fortführung des begonnenen experimentellen Gestaltungsprozesses bereit sind. So soll nicht nur die epistemische, sondern auch die soziale »Robustheit« des Realexperiments gesichert werden. Das Modell der Realexperimente geht in seiner Zielsetzung deutlich über Collingridges Falsifikationismus hinaus: Angestrebt wird weniger die »Widerlegung« einer einmal gefällten Entscheidung durch neue, entgegenstehende Fakten, um dann eine »bessere« Entscheidung treffen zu können. Das Ziel ist vielmehr, gesellschaftliche, technische Gestaltungsprozesse als rekursive, ihre eigenen Folgen beobachtende und sich dadurch immer wieder korrigierende, experimentelle Lernprozesse anzulegen. Dabei wird anfänglich unerkanntes Nichtwissen zunächst in gewusstes Nichtwissen verwandelt und dann im Idealfall in erweitertes Wissen und vorläufige Problemlösungen überführt – wobei jedoch wiederum Nichtwissen erzeugt wird, so dass der Lernzyklus erneut beginnt. Allerdings ist auch diese Strategie des Umgangs mit Nichtwissen nicht ganz ohne Probleme: Denn Lernen aus (negativen) Überraschungen kann nur dann als legitim und akzeptabel angesehen werden, wenn die Folgen dieser Überraschungen gesellschaftlich tolerierbar und kontrollierbar sind. Doch gerade dies kann man bei großräumigen Realexperimenten (Kernenergie, landwirtschaftliche Gentechnik, Nanotechnologie u.Ä.) im Voraus nicht wissen und nicht garantieren.[22] Und wenn sogar die räumliche und zeitliche »Streuung« möglicher negativer Folgen unbekannt ist, erweist es sich unter Umständen als schwierig, sich überhaupt überraschen zu lassen. Denn, wie Groß u.a. (2003: 248) zu Recht hervorheben, sind Überraschungen (als Abweichungen von bestehenden Erwartungen) nichts einfach Vorgefundenes, vielmehr könne »ohne eine mehr oder weniger explizite Beschreibung eines Erwartungswertes keine Überraschung registriert werden«. Wenn wir aber nicht wissen, welche Ereignisse im Laufe eines Realexperiments eintreten könnten, kann kein hinreichender Erwartungshorizont gebildet werden, innerhalb dessen Überraschungen als solche wahrgenommen werden können. Manche Ereignisse werden dann entweder *gar nicht* registriert (wie die Ozonschädigung durch FCKW), weil ein bestimmter Realitätsbereich nicht beobachtet wird (oder mangels geeigneter Messtechnik gar nicht beobachtet werden kann); oder sie werden zwar registriert, aber nicht *als Überra-*

---

22 Auch die Markteinführung eines neuen Medikaments stellt letztlich ein »Realexperiment« dar, dessen Folgen trotz entsprechender Tests vorab nicht vollständig antizipiert werden können (vgl. Abschn. 3.2).

schungen wahrgenommen, weil sie nicht mit dem laufenden Experiment in einen kausalen Zusammenhang gebracht werden. Es gibt somit nicht nur keine Gewähr dafür, dass die Überraschungen mild ausfallen; darüber hinaus ist auch nicht gesichert, dass sie frühzeitig als solche registriert werden können, was die Chancen, korrigierend einzugreifen, natürlich erheblich verschlechtern würde.

Damit rückt die Frage nach der gesellschaftlichen Legitimität und Tolerierbarkeit solcher Realexperimente in den Vordergrund. Hierbei wird deutlich, dass vor dem Einstieg zumindest in großtechnische Experimente mit Natur und Gesellschaft eine offene, politische Auseinandersetzung darüber stehen muss, ob die Bedingungen für Lernen aus Überraschungen gegeben sind (oder geschaffen werden können) oder ob der »Preis« für solche Lernprozesse zu hoch sein könnte. Eine entscheidende Voraussetzung für einen offenen Klärungsprozess bestünde darin, die unterschiedlichen Wahrnehmungen und -bewertungen des Nichtwissens zunächst als prinzipiell gleichermaßen legitim und begründet anzuerkennen. Auf dieser Grundlage muss dann im jeweils spezifischen Einzelfall eine argumentative Auseinandersetzung geführt werden, ob man eher von temporärem oder dauerhaftem Nichtwissen, von überschaubaren Wissenslücken oder von fundamentaler Ahnungslosigkeit über die möglichen Effekte ausgehen sollte. Offenheit des Entscheidungsprozesses würde zwingend auch mit einschließen, ein Realexperiment abzubrechen oder gar nicht erst zu beginnen, weil das Ausmaß und Gefährdungspotenzial des damit verbundenen Nichtwissens als zu groß erscheinen, während die Chancen, negative Folgen frühzeitig zu entdecken, als zu gering erachtet werden. Diese weitreichende, nahezu »revolutionär« erscheinende Konsequenz zieht der so genannte Reichweiten- oder Gefährdungsansatz in der Chemikalienbewertung und -politik (Scheringer u.a. 1998; Scheringer 2002).[23] Nach dieser Konzeption besitzen chemische Substanzen, die lange Zeit in der Umwelt verbleiben und sich darin weiträumig verteilen, ein unvertretbar hohes, wenngleich im Detail unbekannt bleibendes Gefährdungspotenzial. Denn es müsse mit einer Vielzahl unbekannter, unvorhersehbarer und möglicherweise auch retrospektiv schwer erkennbarer Schadenseffekte gerechnet werden. Gefordert wird deshalb, solche Stoffe grundsätzlich nicht in die Umwelt freizusetzen, selbst

---

23 Den Hintergrund bildet der Umstand, dass es faktisch unmöglich ist, die möglichen Schadenswirkungen aller rund 100.000 gegenwärtig in der Umwelt befindlicher Chemikalien unter höchst unterschiedlichen und wechselnden Umweltbedingungen detailliert zu erforschen und zur Grundlage politischer Regulierung zu machen.

wenn keine konkreten Hypothesen über Schädigungen der natürlichen Umwelt oder der menschlichen Gesundheit vorliegen.

Lenkt man den Blick abschließend nochmals auf die Medizin, lassen sich auch hier schwer auflösbare Dilemmata des Umgangs mit Nichtwissen beobachten (hierzu Wehling 2006b): Wie soll die Medizin reagieren, wenn zwar erste vage Hinweise, aber noch keine gesicherten Erkenntnisse über Gesundheitsschädigungen beispielsweise durch bestimmte chemische Substanzen oder durch Mobilfunkstrahlung vorliegen, wenn man also (noch) nicht weiß, ob davon tatsächlich eine Gefährdung ausgeht oder nicht? Soll sie sich am Vorsorgeprinzip orientieren und dafür plädieren, die verdächtigen Substanzen aus dem Verkehr zu ziehen oder gar die Nutzung von Mobiltelefonen einzuschränken? Oder soll sie von möglicherweise übereilten, »alarmistischen« Warnungen Abstand nehmen und sich zunächst bemühen, die noch unsicheren Gefährdungshinweise entweder zu bestätigen oder zu entkräften? Robert Proctor (1995: 264) kritisiert, dass weite Teile der Medizin in diesem Dilemma zu einem »scientific conservatism« neigen, dem es in erster Linie darum zu tun sei, »falsch positive« Befunde zu vermeiden, das heißt nicht fälschlich und vorschnell ein Gesundheitsrisiko zu behaupten, das sich nicht bestätigen lässt.[24] Proctor plädiert demgegenüber für einen »public health conservatism« der (Umwelt)Medizin, dessen Ziel in erster Linie der Schutz der öffentlichen Gesundheit sein müsse und der deshalb auch in Situationen der Ungewissheit und des Nichtwissens nachdrücklich auf potenzielle Gefährdungen hinweisen müsse. Letztlich handele es sich, so Proctor, bei der Wahl zwischen diesen beiden »Konservatismen« um eine normativ begründete Entscheidung, die erhebliche politische Konsequenzen haben könne.

In anderen medizinischen Kontexten stellen sich durchaus ähnliche Fragen: Wie viel muss die Medizin über Wirksamkeit und Nebenwirkungen neuartiger therapeutischer Techniken wissen, um deren Einsatz empfehlen und ausweiten zu können? Kann sie beispielsweise »guten Gewissens« die so genannte »Tiefe Hirnstimulation«, das heißt die Implantation elek-

---

24 Wie Proctor im Anschluss an Überlegungen von David Ozonoff und Leslie Boden (1987) erläutert, ist es gerade die Anlehnung an die epistemische Kultur (oder Nichtwissenskultur) der experimentellen Laborwissenschaften, die in der Medizin fragwürdige Konsequenzen haben kann. Denn während es im Labor gerechtfertigt sei, einer neuen Hypothese erst dann Glauben zu schenken, wenn es dafür sehr starke, signifikante Belege gebe, sei diese Haltung in Bezug auf Gefährdungen für die menschliche Gesundheit fragwürdig. »Scientific conservatism« laufe in diesem Fall Gefahr, in »public health recklessness« überzugehen (Proctor 1995: 264f.).

trischer Impulsgeber (»Hirnschrittmacher«) in das Gehirn, zur Behandlung unter anderem der Parkinson-Krankheit oder von Depressionen befürworten (Dazu auch Brukamp in diesem Band)? Zwar lassen sich mit dieser Technik offenbar gute Therapieerfolge erzielen, allerdings weiß man bisher gar nicht genau, wie diese Elektroden im Gehirn wirken, zudem wird zunehmend auch von teilweise schweren Nebenwirkungen (von Hirnblutungen bis zu möglicherweise irreversiblen Persönlichkeitsveränderungen) berichtet. Muss die Medizin deshalb warten, bis sie die Funktionsweise und möglichen Risiken der »Hirnschrittmacher« vollständig aufgeklärt hat (falls dies überhaupt möglich ist), und darf sie den Patienten eine erfolgreiche Behandlungsmethode so lange vorenthalten? Wie kann in diesem Fall die normative Entscheidung zwischen wissenschaftlichem und gesundheitsorientiertem »Konservatismus« getroffen und begründet werden?

Der Umgang mit dem, was wir nicht wissen oder nicht zu wissen glauben, ist offensichtlich ein ebenso komplexes wie konfliktträchtiges Unterfangen, für das kein »Patentrezept«, keine einfachen, standardisierbaren und ohne Weiteres verallgemeinerbaren Strategien zur Verfügung stehen. Eine soziologische Perspektive kann vor diesem Hintergrund wesentlich dazu beitragen, für die Vielschichtigkeit sowie für die Deutungs- und Kontextabhängigkeit des Nichtwissens zu sensibilisieren. Sie macht auf die Pluralität und prinzipielle Gleichrangigkeit unterschiedlicher Interpretationen des Nicht-Gewussten aufmerksam und widerspricht zugleich fragwürdigen, vorschnellen Vereinseitigungen: Weder kann Nichtwissen in modernistischer Manier weiterhin nur als schädliches Informationsdefizit begriffen werden, das schnellstmöglich zu beheben sei; noch lässt es sich generell als Chance und Ressource charakterisieren, die wir umstandslos für einen unvoreingenommenen und kreativen Umgang mit der Welt nutzen könnten.

Literatur

Bauman, Zygmunt (1992), *Moderne und Ambivalenz. Das Ende der Eindeutigkeit*, Frankfurt a. M.

Beck, Ulrich (1996), »Wissen oder Nicht-Wissen? Zwei Perspektiven reflexiver Modernisierung«, in: Beck, Ulrich u.a., *Reflexive Modernisierung. Eine Kontroverse*, Frankfurt a. M., S. 289–315.

Biddle, Justin (2007), »Lessons from the Vioxx Debacle: What the Privatization of Science Can Teach Us About Social Epistemology«, *Social Epistemology* 21 (1), S. 21–39.

Paradigma der Wissenschaftsanalyse«, in: dies. (Hg.), *Wissenschaft als Kontext – Kontexte der Wissenschaft*, Hamburg, S. 171–191.

Böschen, Stefan (2000), *Risikogenese. Prozesse wissenschaftlicher Gefahrenwahrnehmung: FCKW, DDT, Dioxin und Ökologische Chemie*, Opladen.

– /Kastenhofer, Karen/Rust, Ina/Soentgen, Jens/Wehling, Peter (2006), »Scientific Cultures of Non-Knowledge in the Controversy over Genetically Modified Organisms (GMO). The Cases of Molecular Biology and Ecology«, *GAIA* 15, S. 294–301.

– /Kastenhofer, Karen/Rust, Ina/Soentgen, Jens/Wehling, Peter (2008), »Entscheidungen unter Bedingungen pluraler Nichtwissenskulturen«, in: Mayntz, Renate u.a. (Hg.), *Wissensproduktion und Wissenstransfer*, Bielefeld, S. 197–220.

– /Kastenhofer, Karen/Rust, Ina/Soentgen, Jens/Wehling, Peter (2010), »Scientific Non-Knowledge and Its Political Dynamics. The Cases of Agri-Biotechnology and Mobile Phoning«, *Science, Technology and Human Values* 35 (6), S. 783–811.

Brown, Phil (2007), *Toxic Exposures. Contested Illnesses and the Environmental Health Movement*, New York u.a.

Colborn, Theo/Dumanoski, Dianne/Myers, John P. (1996), *Die bedrohte Zukunft*, München.

Collingridge, David (1980), *The Social Control of Technology*, New York.

Daele, Wolfgang van den (1993), »Zwanzig Jahre politische Kritik an den Experten. Wissenschaftliche Experten in der Regulierung technischer Risiken: die aktuelle Erfahrung«, in: Huber, Joseph/Thurn, Georg (Hg.), *Wissenschaftsmilieus. Wissenschaftskontroversen und sozio-kulturelle Konflikte*, Berlin, S. 173–194.

Damm, Reinhard (1999), »Recht auf Nichtwissen? Patientenautonomie in der prädiktiven Medizin«, *Universitas* 54, S. 433–447.

– (2009), »Normbezüge und Rechtsstrukturen des Nichtwissens«, *Erwägen Wissen Ethik* 20, S. 113–116.

Editorial Team (2001), »Twelve late lessons«, in: European Environment Agency, EEA (Hg.), *Late Lessons from Early Warnings: the Precautionary Principle 1896–2000*. (Environmental issue report, No 22), Copenhagen, S. 168–191.

Faber, Malte u.a. (1990), *Humankind and the World: An Anatomy of Surprise and Ignorance*, Diskussionsschriften 159, Alfred-Weber-Institut, Universität Heidelberg.

Farman, Joe (2001), Halocarbons, the Ozone Layer and the Precautionary Principle, in: EEA (Hg.), *Late Lessons from Early Warnings: the Precautionary Principle 1896–2000*. (Environmental Issue Report, No 22), Copenhagen. S. 76–83.

Fleck, Ludwik (1993), *Entstehung und Entwicklung einer wissenschaftlichen Tatsache. Einführung in die Lehre vom Denkstil und Denkkollektiv*, Frankfurt a. M.

Frickel, Scott u.a. (2010), »Undone Science: Charting Social Movement and Civil Society Challenges to Research Agenda Setting«, *Science, Technology, and Human Values* 35 (4), S. 444–473.

Gill, Bernhard (2004), »Nichtwissen in der postsäkularen Wissensgesellschaft – der Zuwachs an selbst- und fremddefiniertem Nichtwissen«, in: Böschen, Stefan u.a. (Hg.), *Handeln trotz Nichtwissen*, Frank-furt a. M., S. 19–36.

Gooding, David u.a. (Hg.) (1989), *The Uses of Experiment*, Cambridge.

Gross, Matthias (2010), *Ignorance and Surprise: Science, Society and Ecological Design*, Cambridge, MA.

– /Hoffmann-Riem, Holger/Krohn, Wolfgang (2003), »Realexperimente: Robustheit und Dynamik ökologischer Gestaltungen in der Wissensgesellschaft«, *Soziale Welt* 54, S. 241–258.

– /Hoffmann-Riem, Holger/Krohn, Wolfgang (2005), *Realexperimente: Ökologische Gestaltungsprozesse in der Wissensgesellschaft*, Bielefeld.

Grove-White, Robin (2001), »New Wine, Old Bottles. Personal Reflections on the New Biotechnology Commissions«, *Political Quarterly*, 72, S. 466–472.

Hacking, Ian (1983), *Representing and Intervening: Introductory Topics in the Philosophy of Natural Science*, Cambridge.

Ibarreta, Dolores/Swan, Shanna (2001), »The DES story: long-term consequences of prenatal exposure«, in: EEA (Hg.), *Late Lessons from Early Warnings: the Precautionary Principle 1896 – 2000*. (Environmental Issue Report, No 22), Copenhagen, S. 84–92.

Kay, Lily (2001), *Das Buch des Lebens. Wer schrieb den genetischen Code?*, München/Wien.

Kerwin, Ann (1993), »None Too Solid: Medical Ignorance«. Knowledge: Creation, Diffusion, *Utilization* 15, S. 166–185.

Kirk, Beate (1999), *Der Contergan-Fall: eine unvermeidbare Arzneimittelkatastrophe?*, Stuttgart.

Knorr-Cetina, Karin (1995), »Laborstudien. Der kultursoziologische Ansatz in der Wissenschaftsforschung«, in: Martinsen, Renate (Hg.), *Das Auge der Wissenschaft*. Baden-Baden, S. 101–139.

– (2002), *Wissenskulturen*, Frankfurt a. M.

Köchy, Kristian/Schiemann, Gregor (2006), »Natur im Labor. Einleitung«, *Philosophia Naturalis* 43 (1), S. 1–9.

Kollek, Regine/Lemke, Thomas (2008), *Der medizinische Blick in die Zukunft*, Frankfurt a. M.

Krohn, Wolfgang (1997), »Rekursive Lernprozesse: Experimentelle Praktiken in der Gesellschaft. Das Beispiel der Abfallwirtschaft«, in: Rammert, Werner/Bechmann, Gotthard (Hg.), *Technik und Gesellschaft*, Jahrbuch 9, Frankfurt a. M./New York, S. 65–89.

– (2003), »Das Risiko des (Nicht-)Wissens. Zum Funktionswandel der Wissenschaft in der Wissensgesellschaft«, in: Böschen, Stefan/Schulz-Schaeffer, Ingo (Hg.), *Wissenschaft in der Wissensgesellschaft*, Wiesbaden, S. 97–118.

– (2007), »Realexperimente: Die Modernisierung der ›offenen Gesellschaft‹ durch experimentelle Forschung«, *Erwägen Wissen Ethik* 18, S. 343–356.

Langstrup, Henriette (2011), »Interpellating Patients as Users: Patient Associations and the Project-Ness of Stem Cell Research«, *Science, Technology and Human Values* 36, S. 573–594.

Lemke, Thomas (2004), *Veranlagung und Verantwortung. Genetische Diagnosen zwischen Selbstbestimmung und Schicksal*, Bielefeld.

– (2006), *Die Polizei der Gene. Formen und Felder genetischer Diskriminierung*, Frankfurt a. M.

Longerich, Peter (2007), *»Davon haben wir nichts gewusst!«. Die Deutschen und die Judenverfolgung 1933–1945*, München.

Luhmann, Hans-Jochen (2001), *Die Blindheit der Gesellschaft. Filter der Risikowahrnehmung*, München.

Luhmann, Niklas (1992), Ökologie des Nichtwissens, in: ders., *Beobachtungen der Moderne*, Opladen, S. 149–220.

– (1997), *Die Gesellschaft der Gesellschaft*, 2 Bde, Frankfurt a. M.

– (2000), *Organisation und Entscheidung*, Opladen/Wiesbaden.

McCormick, Sabrina (2009), *No Family History: The Environmental Links to Breast Cancer*, Lanham, MD.

Moore, Wilbert/Tumin, Melvin (1949), »Some Social Functions of Ignorance«, *American Sociological Review* 14, S. 787–796.

Müller-Wille, Staffan/Rheinberger, Hans-Jörg (2009), *Das Gen im Zeitalter der Postgenomik*, Frankfurt a. M.

Neurath, Otto (1979), *Wissenschaftliche Weltauffassung. Sozialismus und Logischer Empirismus*, Frankfurt a. M.

Orenberg, Cynthia L. (1981), *DES: The Complete Story*, New York.

Ozonoff, David/Boden, Leslie (1987), »Truth and Consequences: Health Agency Responses to Environmental Health Problems«, *Science, Technology, and Human Values* 12(3–4), S. 70–77.

Pickering, Andrew (1995), *The Mangle of Practice. Time, Agency and Science*, Chicago/London.

Popitz, Heinrich (1968), *Über die Präventivwirkung des Nichtwissens*, Tübingen.

Proctor, Robert N. (1995), *Cancer Wars. How Politics Shapes What We Know and Don't Know about Cancer*, New York.

– (2008), »Agnotology: A Missing Term to Describe the Cultural Production of Ignorance (and its study)« in: Proctor, Robert, N./Schiebinger, Londa (Hg.), *Agnotology. The Making and Unmaking of Ignorance*, Stanford, CA, S. 1–33.

– /Schiebinger, Londa (Hg.) (2008), *Agnotology. The Making and Unmaking of Ignorance*, Stanford, CA.

Raspberry, Kelly/Skinner, Debra (2010), »Enacting Genetic Responsibility: Experiences of Mothers Who Carry the Fragile X Gene«, *Sociology of Health and Illness* 33, S. 420–433.

Ravetz, Jerome (1986), Usable Knowledge, Usable Ignorance, in: Clark, William C./Munn, Robert E. (Hg.), *Sustainable Development of the Biosphere*, Cambridge, S. 415–432.

– (1990), *The Merger of Knowledge with Power. Essays in Critical Science*, London/New York.

Rehmann-Sutter, Christoph/Müller, Hans-Jakob (Hg.) (2009), *Disclosure Dilemmas. Ethics of Genetic Prognosis After the ›Right to Know/Not to Know‹ Debate*, Farnham/Burlington.

Rescher, Nicholas (2009), *Ignorance. On the wider implications of deficient knowledge*, Pittsburgh.

Revermann, Christoph (2011), *Reproduktionsmedizin im europäischen Rechtsvergleich*, TAB-Brief, Nr. 38. Berlin: Büro für Technikfolgenabschätzung beim Deutschen Bundestag, S. 21–28.

Rheinberger, Hans-Jörg (2001), *Experimentalsysteme und epistemische Dinge. Eine Geschichte der Proteinsynthese im Reagenzglas*, Göttingen.

Scheringer, Martin (2002), *Persistence and Spatial Range of Environmental Chemicals*, Weinheim.

– /Mathes, Karin/Weidemann, Gerd/Winter, Gerd (1998), »Für einen Paradigmenwechsel bei der Bewertung ökologischer Risiken durch Chemikalien im Rahmen der staatlichen Chemikalienregulierung«, *Zeitschrift für angewandte Umweltforschung* 11, S. 227–239.

Schneider, Louis (1962), »The role of the category of ignorance in sociological theory: an explanatory statement«, *American Sociological Review* 27, S. 492–508.

Schneider, Ursula (2006), *Das Management der Ignoranz. Nichtwissen als Erfolgsfaktor*, Wiesbaden.

Simmel, Georg (1908/1992), *Soziologie. Untersuchungen über die Formen der Vergesellschaftung*, Gesamtausgabe, Bd. 11, Frankfurt a. M.

Smithson, Michael (1985), »Toward a Social Theory of Ignorance«, *Journal for the Theory of Social Behaviour* 15, S. 151–172.

– (1989), *Ignorance and Uncertainty. Emerging Paradigms*, New York/Berlin etc.

Stockdale, Alan (1999), »Waiting for the Cure: Mapping the Social Relations of Human Gene Therapy Research«, *Sociology of Health and Illness* 21 (5), S. 579–596.

– /Terry, Sharon F. (2002), »Advocacy Groups and the New Genetics«, in: Alper, Joseph u.a. (Hg.), *The Double-Edged Helix. Social Implications of Genetics in a Diverse Society*, Baltimore/London, S. 80–101.

Stocking, S. Holly (1998), »On Drawing Attention to Ignorance«, *Science Communication* 20, S. 165–178.

– /Holstein, Lisa W. (1993), »Constructing and Reconstructing Scientific Ignorance: Ignorance Claims in Science and Journalism.« *Knowledge: Creation, Diffusion, Utilization* 15, S. 186–210.

Terry, Sharon F. u.a. (2007), »Advocacy Groups as research organizations: The PXE International example«, *Nature Reviews Genetics* 8 (2), S. 157–164.

Tetens, Holm (2006), »Das Labor als Grenze der exakten Naturforschung«, *Philosophia Naturalis* 43 (1), S. 31–48.

Tietzel, Manfred (1985), *Wirtschaftstheorie und Unwissen. Überlegungen zur Wirtschaftstheorie jenseits von Risiko und Unsicherheit*, Tübingen.

Ungar, Sheldon (2008), »Ignorance as an Under-Identified Social Problem«, *British Journal of Sociology* 59, S. 301–326.

Wailoo, Keith/Pemberton, Stephen (2006), *The Troubled Dream of Genetic Medicine*, Baltimore.

Walton, Douglas (1996), *Arguments from Ignorance*, University Park, PA.

Wehling, Peter (2002),»Rationalität und Nichtwissen. (Um-)Brüche gesellschaftlicher Rationalisierung«, in: Karafyllis, Nicole/Schmidt, Jan (Hg.), *Zugänge zur Rationalität der Zukunft*, Stuttgart/Weimar, S. 255–276.

–   (2006a), *Im Schatten des Wissens? Perspektiven der Soziologie des Nichtwissens*, Konstanz.

–   (2006b),»Der Umgang mit Nichtwissen«, in: Wichmann, H.-Erich u.a. (Hg.), *Handbuch der Umweltmedizin*, Landsberg, 34. Ergänzungslieferung, August, S. 1–18.

–   (2007),»Die Politisierung des Nichtwissens – Vorläufer einer reflexiven Wissensgesellschaft?«, in: Ammon, Sabine u.a.(Hg.), *Wissen in Bewegung. Vielfalt und Hegemonie in der Wissensgesellschaft*, Bielefeld, S. 221–240.

–   (2009a),»Nichtwissen: Bestimmungen, Abgrenzungen, Bewertungen« (Hauptartikel), *Erwägen Wissen Ethik* 20, S. 95–106.

–   (2009b),»Replik: Wie halten wir es mit dem Nichtwissen? Eine ebenso kontroverse wie notwendige Debatte«, *Erwägen Wissen Ethik* 20, S. 163–175.

–   (2010),»Nichtwissen in der Wissensgesellschaft: Entstehungskontexte, Pluralisierung und Politisierung«, in: Engelhardt, Anina/Kajetzke, Laura (Hg.), *Handbuch Wissensgesellschaft. Theorien, Themen und Probleme*, Bielefeld, S. 259–270.

–   (2011),»Vom Risikokalkül zur Governance des Nichtwissens: Öffentliche Wahrnehmung und soziologische Deutung von Umweltgefährdungen«, in: Groß, Matthias (Hg.), *Handbuch Umweltsoziologie*, Wiesbaden, S. 529–548.

Weinstein, Deena/Weinstein, Michael (1978),»The Sociology of Nonknowledge: A Paradigm«, in: Jones, Robert A. (Hg.), *Research in the Sociology of Knowledge, Sciences and Art*, 1, New York, S. 151–166.

Von der Bastelbiographie zur Bastelbiologie: Neue Handlungsräume und -zwänge im Gefolge der Medizintechnologie

Elisabeth Beck-Gernsheim

1. Einleitung

Die amerikanische Medizinstudentin Deborah Lindner wusste, dass viele Frauen in ihrer Familie – darunter auch ihre eigene Mutter – an Brustkrebs erkrankt waren. Und sie kannte die einschlägigen Statistiken. Demnach stand ihr wahrscheinlich dasselbe Schicksal bevor, falls sie die entsprechende genetische Veranlagung geerbt hatte. Schließlich, nach Jahren der inneren Unruhe und wiederholten Mammographien, entschloss sie sich zu einem DNA-Test. Bald darauf erfuhr sie, dass sie das Erkrankungsrisiko mit ihrer genetischen Anlage geerbt hatte.

Damit war die Zeit der Ungewissheit vorbei. Aber gleichzeitig begann eine Phase anderer Unsicherheit, verbunden mit quälenden Fragen. Durch den genetischen Befund war die junge Medizinerin vor eine Entscheidung gestellt, die in jedem Fall konfliktreich war, angesichts ihrer persönlichen Situation – sie war gerade am Beginn einer neuen Partnerschaft, bislang unverheiratet und kinderlos – besondere Schärfe gewann. Auf der einen Seite die Möglichkeit der Prävention: Eine operative Entfernung der Brüste konnte das Krankheitsrisiko erheblich reduzieren. Auf der anderen Seite steht der Preis einer solchen Prävention: Wie würde sich ein so drastischer Eingriff auf ihr Selbstbewusstsein und die neue Liebesbeziehung auswirken, würde ihr Partner, ja überhaupt irgendein Mann, sie noch attraktiv finden, müsste sie vielleicht auf Partnerschaft und Kinder ganz verzichten? Was also tun: Sollte sie, um das Krebs-Risiko zu reduzieren, andere Lebensziele aufgeben – und dies, obwohl sie vielleicht auch ohne Operation nicht erkranken würde? Oder sollte sie sich gegen die Operation entscheiden, dann aber in späteren Jahren möglicherweise von der Krankheit eingeholt werden – und dies, obwohl der genetische Befund doch eine klare Vorwarnung war (Harmon 2007)?

Mit solchen und ähnlichen Fragen werden in Zukunft immer mehr Menschen konfrontiert sein. Mit dem Aufstieg der neuen Biotechnologien, die in den letzten Jahren enorme Dynamik entfaltet haben, hat die Gestaltbarkeit der menschlichen Natur enorm an Reichweite und Schubkraft gewonnen. In der Verbindung von Medizin, Biologie und Genetik eröffnen sich ganz neue Formen des Eingriffs in die Substanz menschlichen Lebens. Zur Verhandlung steht an, was der Mensch ist, sein soll, werden kann: Die neuen Biotechnologien machen »Eigenschaften der menschlichen Natur, die bislang Grenzen und Bezugspunkte menschlichen Handelns waren, nunmehr selbst zu Objektbereichen dieses Handelns. Der Mensch kann sich in einem neuen Sinne selber machen.« (Daele 1985: 11)

Die Handlungschancen, die sich hier eröffnen, können von verschiedenen Akteuren genutzt und für die unterschiedlichsten Interessen und Zwecke eingesetzt werden. Sie können in Diktaturen wie in Demokratien zur Anwendung kommen, unter der Regie des Staates oder einzelner Gruppen, in den Wohlstandsländern wie in den Armutsregionen der Welt, im Kontext verschiedener Kulturen und Religionen, nicht zuletzt auch im Kontext der je spezifischen Lebenspläne von Männern wie Frauen. Es liegt auf der Hand, dass hier nicht nur Fragen von Gesundheit und Krankheit angerührt werden, vielmehr das Potenzial eines grundlegenden gesellschaftlichen Wandels angelegt ist.

1.1 Auf dem Weg in die Bastelbiologie

Ziel des folgenden Beitrags ist es, zentrale Dimensionen dieses Wandels ins Bewusstsein zu rücken. Dabei wird der Blick bewusst auf eine so genannte »Nebenfolge« gelenkt, die in der bisherigen Diskussion kaum Beachtung fand und doch eine wesentliche Schubkraft des Wandels darstellt. Der Grundgedanke lautet, vorweg knapp zusammengefasst: Mit der schnellen Expansion der Medizintechnologie werden nicht nur Bereiche der menschlichen Biologie, die in der langen Geschichte der Menschheit als Naturkonstanten und damit als unveränderbar galten, in bislang unvorstellbarem Ausmaß dem menschlichen Zugriff geöffnet. Im Gefolge dieser Expansion werden zugleich auch die normativen und kognitiven Prämissen zerrieben, die bislang für unseren Umgang mit der menschlichen Natur die Grundlagen vorgaben.[1] Dies gilt in doppelter Hinsicht: Zum einen unterlaufen die neuen medizintechnischen Angebote die bislang gültigen Leitlinien

---

1 Zum Grundlagenwandel der Moderne siehe die Theorie Reflexiver Modernisierung, insbesondere: Beck 1986; Beck u.a. 1996; Beck/Lau 2004.

moralischen Handelns; zum anderen setzen sie die bislang selbstverständlich vorausgesetzte Unterscheidung zwischen Gesundheit und Krankheit außer Kraft. Auf der einen Seite gewinnen wir also immer mehr Möglichkeiten, unsere Biologie selbst zu gestalten. Doch auf der anderen Seite können wir immer weniger auf ein Gerüst selbstverständlicher Regeln zurückgreifen, das uns bei den Fragen nach dem Wie und Wozu der Gestaltung anleitet und damit entlastet.

Es ist das Zusammentreffen dieser beiden Bedingungen – immer weiter reichende Eingriffsmöglichkeiten, immer weniger stabile Orientierungsgrundlagen –, aus dem sich die besondere Brisanz der gegenwärtigen Situation erklärt. Indem die Handlungsräume, die sich mit der Medizintechnologie eröffnen, nur partiell gesellschaftlich aufgefangen und durch institutionelle Regelungen abgefedert werden, entsteht ein Individualisierungsschub eigener Art: In den neuen Handlungsräumen sind die Individuen zunehmend auf sich selbst gestellt. Sie erfahren zum einen die Attraktion neuer Optionen und Wahlfreiheiten, zum anderen die Schwerkraft neuer Dilemmata und unentscheidbarer Entscheidungen. In diesem Sinne kann man sagen, dass im Gefolge der expandierenden Medizintechnologie ein neues Stadium von Individualisierung beginnt – eine Freisetzung nicht mehr nur aus den Vorgaben und Zwängen von Stand, Klasse, Familie, Geschlechterverhältnissen und so weiter, sondern jetzt auch aus den Vorgaben und Zwängen der Biologie. Immer mehr Männer und Frauen werden – ganz direkt und persönlich – konfrontiert mit existenziellen Entscheidungen, mit Fragen, die das Wann und Wie von Leben, Sterben und Tod, von Kinderwunsch, Zeugung und Schwangerschaft betreffen. Darauf dürfen/können/müssen die Individuen heute zunehmend eigene Antworten finden. Verhütung, künstliche Befruchtung, Patientenverfügung und so weiter: Wir leben nicht nur in Zeiten der »Bastelbiographie« (Hitzler/Honer 1994), sondern auch in Zeiten der Bastelmoral und der Bastelbiologie.

Soweit der Grundgedanke, der im Folgenden genauer entfaltet wird, und zwar vor allem mit Blick auf Reproduktionsmedizin, Pränataldiagnostik und Gendiagnostik. Dabei werde ich in zwei Schritten vorgehen. Ich werde zwei für die moderne Medizintechnik typische Konstellationen skizzieren – Ethikdiskussion ohne Konsens, Diagnose ohne Therapie – und jeweils fragen, welche Folgen für die Patient(inn)en beziehungsweise Klient(inn)en darin angelegt sind. Vor diesem Hintergrund wird sichtbar werden, wie die Klient(inn)en beziehungsweise Patient(inn)en keineswegs nur passive Abnehmer der Technikentwicklung sind, aber eben so wenig nur deren autonome Akteure; wie die Angebote der Medizintechnologie vielmehr beides bewirken können, einerseits den Klient(inn)en enorme Handlungsmacht zuspielen, andererseits sie mit der Erfahrung existenzieller Ohnmacht konfrontieren. In diesem Sinne hat die Medizintechnologie ein eigenartiges Doppelgesicht: Sie erzeugt neue Formen sowohl der Entscheidungsmacht wie der Entscheidungsohnmacht der Individuen.

1.2 Zum Forschungsstand

Angesichts des enormen gesellschaftsverändernden Potenzials, das in der Medizintechnologie angelegt ist, ist es erstaunlich, wie wenig sich die Soziologie bislang mit dieser Thematik befasst hat. Während andere Disziplinen – zum Beispiel Jura, Philosophie, Theologie, Anthropologie – die Brisanz der neuen Handlungschancen bald erkannt haben, hat die soziologische Profession dieses Thema nur selten aufgegriffen. Das muss man wissen, um den Stellenwert der folgenden Überlegungen einordnen zu können. Weil bislang wenig konzeptionelle Analysen existieren, auf die sich aufbauen ließe, kann dieser Beitrag kein fertiges Wissen darbieten, sondern ist eher als »Reflexionswissen« (Klaus Mollenhauer) zu verstehen, als Entwurf möglicher Entwicklungslinien. Weil bislang wenig empirische Studien mit verlässlichen Daten existieren, wird der folgende Beitrag oft auf andere Quellen zurückgreifen, vor allem auf Befunde aus anderen Disziplinen, dann auch auf internationale Medienberichte, nicht zuletzt auch auf eigene Internet-Recherchen in Bezug auf Kliniken, die im Bereich des Kinderwunsch-Tourismus ihre Dienste anbieten.

2. Ethikdiskussion ohne Konsens

Wenn die biologischen Grundlagen des Menschen zunehmend machbar werden, entsteht eine Situation neuer Offenheit: Wo der existenzielle Bauplan des Menschen vorher durch die Vorgaben, Grenzen und Zwänge der Biologie bestimmt war, wird er nun zum ersten Mal in der Menschheitsgeschichte gezielten Eingriffen zugänglich. Wo vorher Schicksal war, das eherne Gehäuse biologischer Notwendigkeit, können wir nun immer mehr gestalten, auswählen, entscheiden, welche Anlagen wir für uns selbst und für unsere Nachkommen wollen. Aber mit der Einsicht in den Bauplan werden auch Fragen nach den Bauzielen und dem Bauherren akut. Welche Anlagen sind wünschenswert und für wen, wessen Interessen werden damit möglicherweise verletzt, wie können wir Nutzen und Risiken verschiedener Art gegeneinander abwägen, nach welchen Maßstäben sollen wir auswählen, und wer soll das Wahlrecht erhalten? Was ist überhaupt menschliches Leben, wie lassen sich sein Anfang und Ende definieren? Was meint Würde des menschlichen Lebens, und welche Eingriffe sind mit diesem Begriff vereinbar, welche nicht?

Weil solche Fragen die Zukunft der Gesellschaft wie die Interessen, Hoffnungen, Ängste der Menschen betreffen, sind sie schnell zu einer *contested area* geworden, zu einem umkämpften Bereich, wo Gruppen verschiedenster Art ihre Weltanschauungen und Normen einzubringen versuchen.

So haben viele Staaten Gesetze entwickelt, um die mit Reproduktionsmedizin, Pränataldiagnostik und Gendiagnostik sich eröffnenden Handlungsmöglichkeiten zu steuern. In ähnlicher Weise haben Vertreter der großen Religionen – Katholizismus und Protestantismus, Islam und Judentum – zu den Angeboten der Medizintechnologie Stellung genommen und Gebote beziehungsweise Verbote in Bezug auf deren Nutzung erlassen. Darüber hinaus haben auch weitere Gruppen in die Diskussion eingegriffen, in unterschiedlicher Form je nach Land und Kultur, von Vertretern der Wissenschaft (insbesondere Medizin, Jura, Philosophie) bis hin zu Interessenverbänden und Betroffenengruppen (zum Beispiel Versicherungsverbände, Grundlagenforscher oder auch Frauen, Behinderte).

2.1 Normative Lücken

Wenn man die entsprechenden Plädoyers und ihre Argumentationsmuster analysiert, wird jedoch schnell ein Grundproblem solcher Diskurse erkennbar. Weil die Medizintechnologie in einen Raum bislang ungeahnter und unvorstellbarer Möglichkeiten vorstößt, sind die etablierten Grundwerte und Normen, auf die sich die verschiedenen Gruppen berufen, nur bedingt anwendbar. Stets bleibt eine Kluft, die sich nur durch mehr oder minder schlüssige, mehr oder minder gewagte Interpretationen überbrücken lässt. Dies zeigt sich besonders deutlich im Feld der Reproduktionsmedizin:

Ist die In-vitro-Fertilisation, ein Verfahren, mit dem Leben geschaffen wird und dem Leid der ungewollt Kinderlosen begegnet wird, der gesellschaftlichen Unterstützung, Zustimmung, Förderung würdig? Oder ist sie ein Verfahren, das gegen die Menschenwürde verstößt und gefährliche Manipulationen erlaubt, die mit weitreichenden, noch völlig unabsehbaren Folgen verknüpft sind? Ist die Präimplantationsdiagnostik als Form der Eugenik zu betrachten oder ein legitimes und effektives Verfahren, um schwere Erbkrankheiten zu verhindern beziehungsweise um Paaren, die von einer schweren Erbkrankheit betroffen sind, zu lebensfähigen Nachkommen zu verhelfen? Oder ist sie unter bestimmten Bedingungen zulässig, unter anderen nicht, und wie sind gegebenenfalls die Bedingungen zu definieren? Ist sie vereinbar mit der Aufgabe des Arztes, Leben zu erhalten, die Gesundheit zu schützen und wiederherzustellen? Oder ist sie eine Form der Instrumentalisierung, ja der Vernichtung menschlichen Lebens? Und grundsätzlicher noch, was ist überhaupt Gesundheit, was nicht? Ist ungewollte Kinderlosigkeit eine Art Krankheit, und der Arzt zum Helfen verpflichtet? Und gilt dies nur im Fall physischer Ursachen, oder auch dann, wenn der Kinderwunsch aus anderen Gründen unerfüllt bleibt, wie etwa bei Alleinstehenden oder bei schwulen und lesbischen Paaren?

Ob Koran, die Zehn Gebote oder das Grundgesetz der Bundesrepublik Deutschland, nie wird man darin die eine und eindeutige Antwort finden. Stets bleibt eine Lücke, ein Zwischenraum, der nur auf dem Weg der Auslegungen gefüllt werden kann. In der Folge finden wir in den Stellungnahmen zur Reproduktionsmedizin komplizierte Argumentationsketten, ja zum Teil eine Akrobatik des Auslegens mit bizarren Sprüngen und Schlussfolgerungen. Und vielfach kommt es zu voneinander abweichenden, ja gegensätzlichen Antworten, innerhalb wie zwischen verschiedenen Kulturen und Religionen, innerhalb wie zwischen verschiedenen Gesellschaften und Wissenschaftsdisziplinen. Da steht Überzeugung gegen Überzeugung, vehemente Zustimmung gegen radikale Ablehnung, und zwischen den Extrempositionen gibt es vielerlei Varianten und Mischformen.

Unter der Hypothek solcher Kontroversen stehen alle Gebote und Verbote. Im Chor dissonanter Stimmen, in der Konkurrenz gegensätzlicher Auslegungen erscheinen Tabuschranken beliebig und willkürlich. Wenn in Fragen von Genforschung und Embryonenschutz der deutsche ehemalige Bundeskanzler Gerhard Schröder (2000) engagiert werbend argumentierte[2],

---

2 Siehe auch die Debatte zwischen Gerhard Schröder und Michael Naumann in der ZEIT 31/2001.

Jürgen Habermas als der weltweit anerkannteste Philosoph des Landes dagegen warnend (Habermas 2001); wenn die Bundestagsabgeordneten in den Fragen der Zulässigkeit oder Nichtzulässigkeit der embryonalen Stammzellforschung in konträre Lager gespalten sind, dabei die unterschiedlichen Auffassungen quer zu den Parteifronten verlaufen; wenn Fortpflanzungsmediziner eine Lockerung der Gesetzgebung fordern, der damalige Präsident der Bundesärztekammer diese Forderungen umgehend und öffentlich kritisierte (Spiegel 26/2001); wenn der ehemalige britische Premierminister Gordon Brown bestimmte Verfahren der biomedizinischen Forschung und Praxis als heilbringend und unverzichtbar pries, die nach dem deutschen Embryonenschutzgesetz strikt verboten sind (Brown 2008); oder wenn führende Vertreter des schiitischen Islam die Eizellenspende für zulässig erklären, führende Vertreter des sunnitischen Islam dagegen als nicht zulässig (Inhorn 2006) – wenn derart die Experten und Autoritäten so unterschiedliche Positionen vertreten, wird eine Situation der öffentlichen Verunsicherung erzeugt. Im Wechselspiel von Rede und Gegenrede werden alle Positionen relativiert, unterhöhlen sich wechselseitig. Für viele Bürger bleibt als Fazit der Eindruck zurück, die Materie sei verwirrend und niemand habe die sichere Wahrheit. Ein Eindruck, der schnell in die Frage hineinführt: Wenn es gute Gründe für diese wie jene Position gibt, wie kann man dann alle Menschen auf denselben Kurs festlegen wollen? Warum dann nicht die Freiheit und das Gewissen des Einzelnen respektieren und die Entscheidung ihm überlassen? So fehlt allen Geboten und Verboten die selbstverständliche Überzeugungskraft, aus der sich normative Bindekraft entwickeln kann. Weil der Legitimitätsanspruch der Gesetze entwertet ist, fühlen sich die Bürger und Bürgerinnen wenig daran gebunden.

2.2 Entwicklungstempo

Die Verunsicherung wird weiter verschärft durch das enorme Tempo, in dem die Entwicklung der Medizintechnologie voranschreitet. Schon die einschlägig tätigen Mediziner, so wird berichtet, können oft nicht mehr mithalten und fühlen sich überfordert (Baitsch/Sponholz 1994). Umso mehr dürfte bei den Nicht-Medizinern die Ratlosigkeit zunehmen. Wie sollen Normalbürger noch verstehen, was die diversen Angebote der Medizintechnologie je beinhalten, was die Unterschiede oder Gemeinsamkeiten zwischen IVF und ICSI, Eizellenspende und Leihmutterschaft, Pränataldiagnostik und Präimplantationsdiagnostik sind und wie statistische Wahrscheinlichkeitswerte richtig eingeschätzt werden können? Wie sollen Männer und Frauen dies können, die nur die Hauptschule besucht haben, vielleicht auch gar keinen Schulabschluss haben, oder die Ausländer, die vor kurzen erst zugewandert sind und deshalb bei komplexeren Sachverhalten schon an der Sprachhürde scheitern?

Hinzu kommt die schnelle Ausweitung der medizinischen Indikationen. Das Grundmuster ist aus vielen Bereichen der Medizin bekannt: Bei Verfahren, die zunächst für eng umrissene Problemlagen entwickelt wurden, wird später entdeckt, dass sie auch in ganz anders gelagerten Situationen einsetzbar sind. Während dieser Prozess aber meist in allmählichen Schritten abläuft, vollzieht er sich in Reproduktionsmedizin, Pränatal- und Gendiagnostik innerhalb weniger Jahre. Ein einschlägiges Beispiel ist die Invitro-Fertilisation. Was anfangs als Verfahren für Frauen entwickelt wurde, die aufgrund eines Eileiter-Verschlusses unfruchtbar waren, und was im Jahr 1978 zum ersten Mal mit Erfolg praktiziert wurde, wird inzwischen weltweit bei einem breiten Spektrum unterschiedlichster medizinischer Indikationen angewandt: so etwa, wenn die Ursachen der Kinderlosigkeit beim Mann liegen (mangelnde Quantität beziehungsweise Qualität des Spermas); bei Paaren, bei denen die Ursachen der Infertilität unklar sind; bei Paaren, die ein erhöhtes genetisches Risiko aufweisen, um (in Kombination mit der Präimplantationsdiagnostik) Embryonen auszuwählen, die die entsprechende genetische Disposition nicht aufweisen; bei Paaren, die ein erkranktes Kind haben, um (wiederum in Kombination mit der Präimplantationsdiagnostik) ein genetisch passendes Geschwister-Kind zu zeugen und darüber das für Therapiezwecke benötigte Zellmaterial zu gewinnen.

Je schneller aber das Tempo der Ausweitung, desto weniger Zeit bleibt, um zu prüfen, wo möglicherweise Grenzen gesetzt werden müssen. Soll man In-vitro-Fertilisation überhaupt zulassen, ist sie vereinbar mit unserem Begriff von der Würde menschlichen Lebens? Ist die Anwendung nur bei Paaren gerechtfertigt, die auf natürlichem Weg keine Kinder bekommen können, nicht dagegen bei denen, die ein genetisches Risiko ausschließen wollen? Und wenn morgen ein weiteres Anwendungsgebiet sichtbar wird, zum Beispiel das Einfrieren von Eizellen und Sperma als Prophylaxe für jeden/jede, einsetzbar bei späteren Beeinträchtigungen der entsprechenden Reproduktionsorgane – ist das ein Exzess in Vorsorgedenken oder ein sinnvolles und rationales Verhalten? Welche Form der Anwendung wollen wir zulassen, welche nicht? Wenn ein Anwendungsbereich eng an den anderen anschließt, wie kann man da zwischen »zulässig« und »nicht zulässig« noch unterscheiden – und wie kann man das, wenn innerhalb kürzester Zeit ein Schritt auf den anderen folgt?

2.3 Politik der Vagheit

Sprachliche Unschärfen kommen hinzu und verstärken die normative Unsicherheit. Wo von den mit der Biotechnologie verbundenen Handlungschancen die Rede ist, werden häufig Sprachformen benutzt, die Ziel und Vorgehensweise nicht präzise benennen, sondern auffallend lückenhaft bleiben, so zum Beispiel im Bereich von Genforschung und Pränataldiagnostik: Da ist oft die Rede von »Prävention« oder von »prophylaktischen Maßnahmen«, wenn Tests gemeint sind, die den Embryo auf genetische Anomalien untersuchen, damit gegebenenfalls ein Schwangerschaftsabbruch durchgeführt werden kann; der selbst aber aus der Formulierung herausfällt, sprachlich entsorgt wird. Wo eine Erwähnung nicht zu vermeiden ist, werden sprachliche Umwege gewählt, wie etwa wenn Mediziner den Begriff »therapeutischer Abort« verwenden (zum Beispiel Krams u.a. 2009: 373) oder wenn in der genetischen Beratung Klienten von »Frühgeburt« reden, aber damit einen Schwangerschaftsabbruch meinen (Reif/Baitsch 1986: 185). Jedoch der Umweg führt in die Irre: Der Embryo wird weder therapiert noch geboren, er wird getötet.

Auch in der Reproduktionsmedizin kann man ähnliche Begriffsbildungen finden, so, wenn festgestellt wird, dass die Schwangere Drillinge, Vierlinge oder noch mehr Kinder erwartet (ein durch die Hormonstimulation bei der Behandlung von Infertilität nicht seltener Fall). In diesem Fall wird oft ein Verfahren praktiziert, das »Mehrlingsreduktion« genannt wird; was im Klartext heißt, dass der Arzt/die Ärztin bewusst einige Embryonen im Mutterleib tötet, damit die Überlebenden bessere Entwicklungschancen gewinnen. Ein weiteres Beispiel sind die Bezeichnungen »Samenspender« beziehungsweise »Eispenderinnen«; elegant aber irreführend, weil im normalen Sprachgebrauch Spende eine großzügige Gabe meint, vom Herzen kommend; während es sich hier meist um eine Geschäftsbeziehung handelt, ein Vertragsverhältnis mit festen Regeln und Vorschriften. Ganz ähnlich der Begriff »saviour sibling«, im Angelsächsischen üblich geworden für Geschwisterkinder, die als kleine Lebensretter gezeugt werden, um einem bereits erkrankten Kind Hilfe zu bringen. Auch hier bleibt der moralische Schönheitsfehler sprachlich im Dunkeln: dass Embryonen mit nichtpassendem Genmaterial aussortiert und wahrscheinlich vernichtet werden. Solche Lücken und Auslassungen weisen durchweg in eine ähnliche Richtung. Wo immer Momente auftauchen, die moralisch irritierend sein könnten, werden sie ausgeblendet, unsichtbar gemacht, weg geschoben; oder sie werden einer stillen Verschönerungskur unterzogen, einem »moral upgrading«. Die Vermutung liegt nahe, dass solche Vagheit System hat. Auf der einen Seite verbales Verstecken und Verschweigen, auf der anderen verbales Veredeln und Vergolden – mit derlei Sprachformeln lassen sich moralische Unschärfen erzeugen, Irritationen verdrängen, innere Barrieren wegschieben. Gut und Böse verschwimmen. Pointiert als These formuliert: Mit solchen Bezeichnungen wird eine Politik der Vagheit, der bewusst produzierten Ungewissheit betrieben. Indem man kreative Sprachformen einführt, die moralische Vorbehalte unterlaufen und problematische Elemente entsorgen, kann man die jeweiligen Verfahren aus der moralischen Schmuddelecke herausholen. Sie werden respektabel. Mit den Mitteln der Sprachpolitik werden moralische Grenzlinien verschoben.

3. Grauzonen der Moral

Normative Lücken, Tempo der medizinischen Entwicklung, Politik der Vagheit – diese Bedingungen tragen zur Unsicherheit im Umgang mit der Medizintechnologie bei. Während die Medizintechnologie in schnellen Sprüngen expandiert, fehlen feste Maßstäbe und Regeln darüber, wie mit den neuen Optionen zu verfahren sei. Soll alles, was technisch machbar ist, auch gemacht werden? Oder müssen Grenzen gesetzt werden, und wenn ja: wo und warum, warum gerade hier und nicht schon dort, warum gerade hier und nicht erst später?

All die Kommissionen, Experten-Diskussionen, Ethik-Komitees und so weiter, die sich heute mit solchen Fragen befassen, sind ein Beleg der allgemeinen Ratlosigkeit, des mangelnden Konsenses, der anhaltenden aber bislang wenig erfolgreichen Suche nach Antworten. Die Folge ist, dass sich Zonen der normativen Ungewissheit und Unschärfe, der schwankenden moralisch-ethischen Grundlagen herausbilden – Grauzonen der Moral gewissermaßen.

Wo aber kein allgemeiner Konsens einen festen Bezugsrahmen vorgibt, da beginnt ein Zustand der allgemeinen Bastelmoral. Da kann jeder anfangen, sich seine eigene Meinung zu bilden, was die neuen Optionen angeht. Ob ihnen dieses oder jenes Verfahren erstrebenswert, zulässig oder verwerflich erscheint, ob sie diese oder jene Behandlung versuchen wollen oder ablehnen, auf solche und ähnliche Fragen können die Individuen nur im Horizont ihres eigenen Weltbildes und ihrer eigenen Wünsche nach Antworten suchen.

Solche Grauzonen der Moral mögen je nach Kontext den Einzelnen in Dilemmata bringen, aber sie eröffnen ihm auch ein enormes Spektrum an Handlungschancen. Sie bieten Freiraum für Nutzerinteressen: eine Ermächtigung für individuelle Akteure. Wenn wir bislang vergeblich auf die Erfüllung unseres Kinderwunsches hofften, warum dann nicht die In-vitro-Befruchtung versuchen? Und wenn schon die In-vitro-Methode, warum dann nicht auch die Präimplantationsdiagnostik, wenn es gilt, für unser Wunschkind optimale Voraussetzungen zu schaffen?

Je weniger allgemein akzeptierte Maßstäbe es gibt, desto mehr Autonomie gewinnt der Einzelne angesichts der Fülle neuer Optionen. Er kann seinem Gewissen folgen, innerhalb sehr weit gesteckter Grenzen zumindest. Und die Vermutung liegt nahe, dass sein Gewissen nicht völlig getrennt ist von seinen Wünschen. Mit anderen Worten: Wo vorgegebene Regeln wenig Durchsetzungskraft haben, können persönliche Hoffnungen und Lebensformen umso mehr Einfluss gewinnen.

3.1 Neue Lebensformen: Kinderwunsch für alle

»Love, marriage, baby carriage«, das war in den 1950er und 1960er Jahren der klassische Rhythmus der Familiengründung. Damals, im sogenannten Goldenen Zeitalter von Ehe und Familie, gab es ein anerkanntes und von den meisten Menschen auch praktiziertes Lebensmodell. Es war die »Normalfamilie«, bestehend aus einem erwachsenen Paar mit seinen Kindern; die Erwachsenen waren selbstverständlich verschiedenen Geschlechts, also Mann und Frau; sie waren verheiratet und blieben dies auch bis zum Tod. *Tempi passati.* Wie hat sich die Welt seit damals verändert (Beck-Gernsheim 2010), zum Beispiel was die Partnerschaft angeht: Schwule und lesbische Paare, vor ein paar Jahrzehnten noch kriminalisiert und verfolgt, können heute in zahlreichen Ländern ihre Partnerschaft offiziell registrieren lassen, ja zum Teil sogar heiraten. Bei den heterosexuellen Paaren dagegen ist der Trend umgekehrt. Viele dieser Paare sehen nicht mehr ein, warum sie für ihre Beziehung eine staatliche Absegnung brauchen, und bleiben dem Standesamt fern, und so sie noch heiraten, wird der »Bund fürs Leben« oft vorzeitig beendet. Scheidung wiederum, früher mit Stigma und Ausschluss aus der bürgerlichen Gesellschaft bestraft, ist inzwischen Teil der gesellschaftlichen Normalität geworden. Ähnlich verhält es sich mit Mutterschaft beziehungsweise Elternschaft: Ein Kind jenseits der Ehe war früher in bürgerlichen Kreisen ein »Bastard« und vor allem: eine Katastrophe im Leben der Frau. Heute sind Kinder nicht verheirateter Eltern nicht nur im Alltag der meisten westlichen Länder selbstverständlich akzeptiert, sondern auch im Recht zunehmend gleichgestellt worden. Kurzum: Innerhalb weniger Jahre hat eine Pluralisierung der Lebensformen stattgefunden. Bindungs- und Beziehungsmuster, die vor ein paar Jahrzehnten als abweichend, ja defizitär galten, werden heute von immer mehr Menschen praktiziert. Und vor allem: Sie sind heute auch akzeptiert. Vieles von dem, was einst Gegenstand moralischer Verurteilung war, ist heute völlig unspektakulär, eine Verhaltensform unter anderen.

Wenn aber nun immer mehr Lebensformen gesellschaftliche Anerkennung erlangen, warum sollen dann die, die jenseits der traditionellen Normalfamilie leben, auf Kinder verzichten? Wenn andere das Recht auf Elternschaft haben, warum dann nicht wir? Das ist die Frage, die im Raum steht, seitdem sich mit der Medizintechnologie völlig neue Möglichkeiten der Fortpflanzung eröffnen. Alleinstehende; schwule und lesbische Paare; Frauen, die noch niemals Geschlechtsverkehr hatten; Frauen jenseits der 60, die im Pensionsalter ihre Sehnsucht nach Mutterglück entdecken; Frauen, deren Partner im Sterben liegt oder schon tot ist, und die noch ein Kind von ihm wollen; Frauen, die sich sterilisieren ließen, als ihr Kinderwunsch erfüllt und die Familie komplett schien, aber nach Scheidung und Neuanfang auf ein Kind vom neuen Mann hoffen; Paare, die das Geschlecht ihres Nachwuchses bestimmen wollen: Sie alle können jetzt, mithilfe der Reproduktionsmedizin, ihr Wunschkind bekommen.

»Appetit wird geweckt von der Möglichkeit«, hat der Technikphilosoph Hans Jonas schon vor Jahrzehnten gesagt (Jonas 1985: 22). In diesem Sinne findet heute eine Expansion des Kinderwunsches statt. Mit der Pluralisierung der Lebensformen erweitert sich die Klientel der Reproduktionsmedizin um die verschiedensten Gruppen. Jetzt kommen nicht mehr nur Männer und Frauen mit physisch bedingten Problemen, sondern auch die, die aus anderen Gründen kinderlos sind. Mit der steigenden Nachfrage wird der Kinderwunsch zu einem expandierenden Geschäftszweig. Das Internet bietet schnelle Vermittlung: Einschlägige Kliniken bieten Dienste aller Art, von IVF als Standardangebot bis zur Geschlechtswahl, von Katalogen mit Bildern der Samenspender und Eizellenspenderinnen bis hin zu Agenturen für die Vermittlung von Leihmüttern, mit Fotos und biographischem Profil. Wo aber Medizin zum Geschäft wird, verändern sich auch die professionellen Normen. Nicht mehr die Ethik ärztlichen Handelns hat Priorität, sondern das Prinzip der Gewinn-Maximierung. So der Kunde zahlt, gehören Sonderwünsche zum Service. In den Grauzonen der Moral nisten sich vielerlei Hoffnungen ein.

3.2 Transnational, translegal: »Kinderwunsch-Tourismus«

Viele der genannten Verfahren sind in Deutschland verboten. Aber im Zeitalter der Globalisierung gibt es hinreichend Möglichkeiten, solche Hindernisse zu überwinden. Viele der einschlägigen Kliniken, die im Internet Werbung betreiben, sind im Ausland angesiedelt, zum Beispiel in Belgien, der Türkei oder Russland. Das Profil ihrer Merkmale und Leistungen lässt sich, auf Stichworte zusammengefasst, etwa folgendermaßen beschreiben:[3]

– Die idealen Standorte liegen dort, wo die Personalkosten niedrig und die Restriktionen gering sind.

3 Seit 2008 habe ich – teilweise zusammen mit Ulrich Beck – im Internet nach Angeboten einschlägiger internationaler Kliniken gesucht und inzwischen circa 70 solcher Webseiten genauer betrachtet. Dabei haben wir, um keine einseitige Auswahl zu treffen, bewußt Kliniken verschiedenster geographischer Standorte gewählt – von Indien bis Russland, von Israel bis zu Südafrika und den USA. Die Selbstdarstellungen dieser Kliniken wurden dann auf häufig wiederkehrende Aussagen untersucht. Dabei geht es insbesondere um Fragen wie: Welche medizinischen Behandlungsverfahren werden angeboten? Welche sonstigen Leistungen werden angeboten? Was wird als besonderes Kennzeichen beziehungsweise als besonderer Vorzug des eigenen Unternehmens hervorgehoben? Inwieweit wird explizit ein internationaler Klientenkreis angesprochen? Wie wird die Preisgestaltung dargestellt, wie die juristische Situation? Auf dieser Grundlage haben wir ein Profil charakteristischer Angebote und Verheißungen entwickelt. Die Materialbasis der folgenden Darstellungen sind die von uns analysierten Internet-Auftritte einschlägiger Kliniken sowie Pande 2010 und der Dokumentarfilm Google Baby (2009).

– Die Gesetzgebung des Standort-Landes wird mit Prädikaten wie »modern«, »aufgeschlossen«, »liberal« angepriesen. Gegebenenfalls findet sich auch der Hinweis, für Leistungen, die am eigenen Standort nicht zulässig sind, sei Kooperation mit einer ausländischen Klinik möglich.

– Nicht nur technische Leistungen werden offeriert, sondern auch ein emotionales Grundklima. Diskretion und Verständnis gehören zum Service.

– Manche Kliniken werben explizit mit dem Hinweis auf deutschsprachiges Personal und deutschsprachige Ärzte; andere mit dem Hinweis auf touristische Reize ihrer Region (»viel Sonne, wunderschöne Umgebung, lange Strände«).

– Manche bieten Rechtsbeistand an, damit die Kunden/Klienten vor juristischen Komplikationen geschützt sind; andere haben eine Psychologin im Team, zur Entspannung und Stress-Reduktion.

– Manche haben, je nach finanzieller Leistungsstärke gestaffelt, verschiedene Versionen ihrer Dienste im Angebot, von der Komfort-Variante (Abholung am Flughafen durch Chauffeur inklusive) über die Standard-Version bis hin zum abgespeckten Basis-Angebot für den kleinen Geldbeutel.

So ist der Kinderwunsch zum internationalen Geschäft mit hohen Zuwachsraten geworden, oder wie eine einschlägige Klinik formuliert: Die steigende Nachfrage aus dem Ausland habe »förmlich zur internationalen Ausdehnung gezwungen«.[4] Je nach gewünschter Behandlung und finanziellen Ressourcen fahren Deutsche in die Türkei, Ägypter in den Libanon, Holländer nach Belgien, US-Amerikaner nach Rumänien. Deutsche Frauen lassen sich die Eizellen spanischer Frauen einpflanzen (Truscheit 2007), US-Amerikanerinnen holen sich in Italien oder Griechenland Eizellen ab (Withrow 2007), Frauen im Libanon verwenden die Eizellen amerikanischer Frauen (Inhorn 2006).

Was heißt hier legal, was illegal? Solche Begriffe können die Wirklichkeit nicht richtig fassen. Deshalb hat Ulrich Beck einen neuen Begriff eingeführt, der solche Praktiken als translegal – weder erlaubt noch verboten – bezeichnet (Beck 2004: 157). Sie nutzen die juristischen Lücken, die aus den Differenzen nationaler Gesetzgebungen entstehen. Solche Praktiken breiten sich

---

4 Homepage des Klinikverbundes BioTexCom mit Kliniken in Kiew (Ukraine) sowie St. Petersburg und Moskau (Russland), abgerufen am 19.08.2009. Siehe zum Beispiel zur ukrainischen Klinik in Kiew: http://biotexcom.com.ua und http://mother-surrogate.info/ oder http://leihmutter.name.

aus, je mehr nationale Grenzen an Bedeutung verlieren und je mehr durch schnelle Transportmöglichkeiten und schnelle Kommunikationsformen Entfernungen schrumpfen. Wer mit den Paragraphen der feinen juristischen Unterschiede zu spielen versteht, der hat die Chancen der Globalisierung erkannt. Er gehört zu den neuen »Artisten der Grenze« (ebd.: 157). Oder wie es eine der einschlägigen Kliniken elegant formuliert: »Wir überwinden [...] Restriktionen durch unsere länderübergreifende Tätigkeit«[5].

Wahrscheinlich haben viele von denen, die ins Ausland ausweichen, nicht das Gefühl, etwas Unrechtes zu tun, eher das Bewusstsein einer sie legitimierenden Not-Situation. Wenn die Auffassungen darüber, was erlaubt und was verboten sein soll, so weit auseinander klaffen, also offensichtlich alle im Dunkeln tappen, warum sollen sie sich dann von fragwürdigen Verboten ihr Lebensglück nehmen lassen? Wenn Deutschland ihnen elementare Rechte verweigert, ist der Weg über die Grenze gerechtfertigt. Wenn ihnen in Deutschland Unrecht geschieht, ist es moralisch zulässig, anderswo das ihnen zustehende Recht zu suchen.

Auf den entsprechenden Web-Seiten kann man erkennen, wie die einschlägigen Kliniken solche Deutungen gezielt unterstützen. ›In Deutschland‹, so die Grundmelodie, ›seien die Gesetze viel zu eng, ein Anachronismus, der ohne Verständnis für das Leiden der ungewollt Kinderlosen ist‹. ›Wir aber‹, so wird dagegen gesetzt, ›sind fortschrittlich und liberal. Wir kämpfen gegen Willkür und falsche Zwänge, wir verteidigen für unsere Klienten das natürlichste aller Rechte. Wir sind die Helfer, die die Träume von Kinderlachen und Elternglück wahr machen wollen.‹

Zur Illustration ein Medienbericht, der eine in Russland angesiedelte Leihmutter-Agentur beschreibt: Das Unternehmen heißt »Recht auf Leben« (Jeska 2008), und der Name ist Programm. Für den Gründer und Unternehmer gibt es ein einfaches moralisches Koordinatensystem, das er bereitwillig erklärt. Moralisch ist demnach, was immer dem Kinderwunsch hilft, unmoralisch dagegen, was immer den Kinderwunsch aufhalten will; woraus folgt, dass die einschlägigen deutschen Gesetze im Widerspruch zur Moral stehen. Und er fügt hinzu, die von ihm vermittelten Leihmütter seien »stolz darauf, anderen Frauen zu helfen«. Das Geschäft mit dem

---

5 Homepage des Instituts für Reproduktionsmedizin und Endokrinologie Prof. Zech mit Kliniken in Bregenz (Österreich)/Salzburg (Österreich)/Niederuzwil (Schweiz)/Pilsen (Tschechische Republik)/Karlsbad (Tschechische Republik)/Ottobrunn (Deutschland)/ Brüssel (Belgien), abgerufen am 26.10.2009, http://www.ivf.at/.

Kinderwunsch läuft umso besser, wenn es nicht als Geschäft daherkommt, sondern als Akt der Humanität und des Mitleids.

»Moral ist wandelbar«, schreibt Wolfgang van den Daele (1985: 15), angesichts neuer Technik »veraltet die bestehende Moral« (ebd.: 205). Man kann hinzufügen, Moral ist dehnbar, elastisch, sie passt sich den Wünschen und Hoffnungen der Betroffenen an. Dies gelingt insbesondere in den Bereichen, wo der normative Konsens fehlt. In den Grauzonen der Moral kann jede(r) seine eigene Moral basteln. In den Grauzonen der Moral kann jede(r) sein privates kleines Glück suchen.

4. Diagnose ohne Therapie

In der modernen Gesellschaft ist Gesundheit zu einem Leitwert, ja zu einer breit akzeptierten Erwartung geworden, von der zum Beispiel die Chancen auf dem Arbeitsmarkt wesentlich abhängen. Insbesondere bei der Einschätzung der Gentechnologie spielt Gesundheit eine zentrale Rolle. Noch gibt es Vorbehalte, meist Assoziationen mit Eugenik und Menschenzüchtung. Aber gleichzeitig – das zeigen Umfrageergebnisse –, werden solche Vorbehalte schnell dahinschmelzen, sobald sichtbare Fortschritte bei der Nutzung von Gentechnologie für Zwecke des Gesundheitserhalts erzielt werden (Hennen/Stöckle 1992: 16). Gesundheit ist heute das Zauberwort, um Zustimmung zu gewinnen – in Medien und Politik, beim Mann und der Frau auf der Straße. Gesundheit, genauer die Gesundheitsverheißung, öffnet Türen, schiebt Widerstände beiseite, bringt öffentliche Unterstützung und Gelder.

Nur: was an Therapiechancen bringt die Gentechnik wirklich? Dies kann, einigermaßen seriös und fundiert, zum gegenwärtigen Zeitpunkt niemand mit Sicherheit sagen. Während manche Wissenschaftler dramatische Fortschritte von der Nutzung der Gentechnik erwarten, äußern andere Wissenschaftler – und gerade auch praktisch tätige Mediziner – erhebliche Zweifel. Sicher ist beim gegenwärtigen Forschungsstand nur, dass bislang eine enorme Kluft zwischen den Möglichkeiten der Diagnose und denen der Therapie besteht.

Ob diese Kluft jemals verschwindet, wann dies sein wird, ob die großen Durchbrüche bei der Therapie tatsächlich kommen – dies ist auch innerhalb der Naturwissenschaften umstritten. Schon vor einigen Jahren schrieb der Humangenetiker Schmidtke:»Die Schere zwischen diagnostischem Können und therapeutischem Versagen klafft weiter denn je, mit größter Deutlichkeit auf den Gebieten des größten Technologieschubes« (Schmidtke 1995: 26).

Bis heute hat sich die Situation nicht grundlegend verändert. Die Verheißung großer therapeutischer Erfolge, mit der die Genforschung vor die Öffentlichkeit trat, ist weitgehend Verheißung geblieben. Die antizipierte Erwartung, auf der Grundlage der Genomanalyse gegen die großen Volkskrankheiten vorgehen, Krebs, Alzheimer, Parkinson besiegen zu können, hat sich nicht erfüllt. Inzwischen beginnen schon manche Forscher zu fragen, ob das Krankheitsbild, von dem die Genforschung ausgeht, möglicherweise auf falschen Prämissen beruht; und ob dies dann bedeutet, dass die Erwartung therapeutischen Nutzens nur bei einigen seltenen Krankheiten einlösbar ist, sonst aber nicht (Blech 2009).

Aber egal ob dieser Durchbruch erst in weiterer Zukunft kommen wird oder nie, ob die therapeutischen Verheißungen auf falschen Prämissen beruhen oder nicht – die Befunde der Gendiagnostik haben in jedem Fall Wirkung, hier und heute: Sie verändern unwiderruflich das Leben der Betroffenen.»What men define as real is real in its consequences« (Thomas), dieser vielleicht bekannteste Satz der Soziologie gilt auch hier.

4.1 Früherkennung

Bis weit ins 20. Jahrhundert hinein lagen die Ursachen der meisten erblichen Krankheiten im Dunkeln. Die Genforschung bringt hier einen entscheidenden Einschnitt. Die genetische Landkarte des Menschen wird zunehmend entschlüsselt. Je mehr diese Techniken voranschreiten, desto präziser werden die genetischen Anteile von Gesundheit und Krankheit erkennbar. Es werden die Grundmuster, aber auch die individuellen Abweichungen erkennbar: Die»genetischen Defekte« rücken ins Blickfeld.

Dabei ist einer der bedeutsamsten Punkte, an dem sich die genetische Diagnostik von herkömmlichen Arten der Diagnose unterscheidet, ihre prädiktive Dimension (Institut für System- und Technologieanalysen 1992: 43f.). Während die herkömmliche Diagnostik eine pathologische Veränderung erst feststellen kann, wenn diese (und sei es in einem sehr frühen Stadium) bereits eingetreten ist, zeichnet sich die genetische Diagnostik durch die Möglichkeit aus, eine Krankheit schon lange vor ihrem Ausbruch vorherzusagen. Natürlich liegt genau in dieser prognostischen Dimension ein wesentlicher Grund für die Attraktivität dieser Technik. Denn frühzeitiges Erkennen kann Handlungschancen schaffen, für die es nach Ausbruch der Krankheit vielleicht zu spät ist; so jedenfalls die Hoffnung. Aber bislang, wie gesagt, sind diese Handlungschancen gering. Bislang erleben wir nicht nur eine Kluft im Sinne eines vorübergehenden, in absehbarer Zeit überwindbaren Zustandes, sondern schärfer: das Auseinanderbrechen von Diagnose und Therapie.

4.2 Dominanz der Forschungsinteressen

Diese Situation kommt nicht zufällig zustande, sondern ist angelegt in der Differenz der Interessen, die Forschung und therapeutisches Handeln kennzeichnen. Im Kern zusammengefasst: Während die Forschung heute als hochspezialisiertes und extrem arbeitsteiliges Großunternehmen organisiert ist, zuallererst auf den Erkenntnisfortschritt abzielt, damit das Wertsystem der Wissenschaft zum Bezugsrahmen hat, geht es dem Arzt um etwas anderes. Er ist mit dem konkreten Patienten, seiner Person, seinem Leib, seiner Leidensgeschichte befasst, soll hier, dem ärztlichen Auftrag gemäß, Heilung oder zumindest Linderung bringen.

Aufgrund dieser Konkurrenz der Ziele und Prioritäten besteht die Gefahr, dass diejenigen, die die Forschung vorantreiben, das therapeutische Interesse aus dem Blick verlieren, ignorieren oder im Extremfall auch bewusst verletzen.»Ich kann Sie bestens behandeln, wenn Sie eine Maus sind« (Jütte 2009): Dieser Satz, als selbstironische Beschreibung des eigenen Tuns einem der führenden Vertreter der Genforschung zugeschrieben, mag ein gut erfundenes Bonmot sein, aber er bringt die Differenz auf den Punkt. Solange Menschen nicht Mäuse sind, sondern Menschen, sind Therapie-Erfolge an Mäusen für sie bestenfalls ein Versprechen auf eine unbestimmte Zukunft, aber hier und heute helfen sie nicht.

Eine sozialwissenschaftliche Studie über die Funktionen und Grenzen ärztlicher Ethikkommissionen hat sichtbar gemacht, dass es kein bedauerlicher Einzelfall ist, und auch kein persönliches Versagen der Forscher, wenn − symbolisch gesprochen − die Erfolge an Mäusen den Vorrang gewinnen. Stattdessen ist dieses»persönliche Versagen« − zumindest wenn es nicht zu offensichtlich und offen wird − unter Umständen gerade eine wichtige Ressource für professionellen Erfolg. Grundsätzlich gilt:»Je weniger Rücksicht der Forscher auf seine Versuchsperson nehmen muss, umso größer sind im Prinzip seine Erkenntnischancen. In der Forschung zählt der Beitrag zum Wissen, nicht die Leistung für den Patienten. Forschung ist eine Profession ohne Klienten« (Daele/Müller-Salomon 1990: 15). Wer den Nobelpreis für Medizin anstrebt oder im Elite-Wettbewerb der deutschen Universität sich auszeichnen will, muss neue Erkenntnisse vorweisen, nicht geduldige Zuwendung zum Patienten.

Dabei mag der Konflikt zwischen Forschung und therapeutischem Handeln in der biotechnischen Forschung besonders ausgeprägt sein, weil hier eine eigentümliche Konstellation besteht: Dieselben Forscher, die zur Legitimation ihrer Forschung vielfach auf den therapeutischen Nutzen verweisen, sind selbst von ihrer professionellen Herkunft her nicht auf Therapie ausgerichtet. Viele sind nicht Humanmediziner, sondern kommen aus der Grundlagenforschung, von Biologie und Physik bis Molekulargenetik oder Veterinärmedizin. Dies ist, berufssoziologisch betrachtet, nicht belanglos. Es heißt zumindest, ihre professionelle Sozialisation ist anders verlaufen. Was in der Medizin immer noch eine im Selbstverständnis verankerte Verpflichtung darstellt, auch wenn diese in der Praxis nur eingeschränkt eingelöst wird – die Orientierung am Menschen in seiner leibseelischen Ganzheit –, gerät in den naturwissenschaftlichen Grundlagenfächern kaum je in den Blick. Von daher, so kann man vermuten, haben die Regulierungsmechanismen der Standesethik, die schon bei Medizinern nur bedingt Wirkung entfalten, umso weniger Bindungskraft bei den Vertretern der Grundlagenforschung, für die die ärztliche Standesethik nie Teil der beruflichen Sozialisation war. Was in Ethikkommissionen über andere Bereiche der medizinischen Forschung geäußert wird, mag deshalb nicht zuletzt für die Genforschung zutreffen, nämlich: das Forschungsinteresse droht zu»wuchern«, die»Forschungswut« setzt sich durch (Daele/Müller-Salomon 1990: 33).

5. Lasten des Wissens

5.1»Gesunde« Kranke oder»kranke« Gesunde?

Die Situation einer Diagnose ohne Therapie kann für die Betroffenen erhebliche Konsequenzen beinhalten, je nach Umständen und vor allem wohl auch: je nach Art des Befundes. Solange die zu erwartende Krankheit keine drastischen Beeinträchtigungen beinhaltet, können die meisten Menschen wohl einigermaßen damit zurechtkommen. Was aber im Fall der wirklich schweren Erkrankungen: Wie sollen Menschen mit der Voraussage leben, dass ihnen ein Schicksal des geistigen und körperlichen Verfalls unausweichlich bevorsteht? Dass es kein Entkommen gibt, kein Ausweichen, nicht einmal ein winziges Schlupfloch? Wie leben Eltern mit dem Wissen, dass ihr gerade geborenes Kind von einer solchen Krankheit gezeichnet ist? Die Kluft zwischen Diagnose und Therapie, das Fehlen diagnostischer Möglichkeiten, entpuppt sich als Falle für die Betroffenen. Die Betroffenen haben ein Wissen erworben, das ihnen niemand wieder abnehmen kann: Sie sind nicht mehr gesund, auch noch nicht krank, werden vielmehr – mithilfe einer Diagnostik, die weit in die Zukunft hineinreicht – zu »gesunden Kranken« gestempelt. Sie können nichts tun, nur hoffen – »hoffentlich wird es nicht so schlimm« – und warten – »wann kommt die Krankheit«.

Hinzu kommt, dass in nicht wenigen Fällen, wo die genetische Disposition zu einer Krankheit bereits sehr früh, ja schon vor der Geburt erkennbar wird, der tatsächliche Ausbruch der Krankheit erst im mittleren oder höheren Lebensalter erfolgt. Bis dahin können diese Menschen ein völlig normales Leben führen; oder genauer: sie könnten dies – sofern sie nichts über ihre genetische Veranlagung erfahren. Wo dies aber geschieht, wird die Chance zu einem normalen Leben empfindlich gestört oder gar zerstört. Berufswahl, Partnerschaft, Elternschaft – alle großen Entscheidungen stehen dann unter der Hypothek des erwarteten Schicksalsschlags. Sie leben, nicht selten über Jahrzehnte hinweg, mit einer Zeituhr im Kopf, mit der Frage »wie lange noch?«.

In anderen Fällen kann die genetische Diagnose nur ergeben, dass eine bestimmte Krankheit mit einer gewissen Wahrscheinlichkeit auftreten wird – nicht aber, ob sie tatsächlich ausbrechen wird. Auch hier werden alle Hoffnungen und Pläne vom Blick auf die gefürchtete Zukunft belastet – und dies auch bei denen, für die diese Zukunft nie kommt, die von der Krankheit verschont bleiben. Für diese Personengruppe ist es eindeutig nicht die Krankheit, sondern die gendiagnostisch bereitgestellte Information über eine mögliche Krankheit, die – hier und heute – die Normalität der Lebensgestaltung nachhaltig außer Kraft setzt.

5.2 Ist Wissen immer besser als Nicht-Wissen?

Vor gut zwei Jahrzehnten beschrieb die Humangenetikerin Schroeder-Kurth als Ziel ihrer Profession:»Genetische Beratung geht davon aus, dass der Ratsuchende eine bessere Orientierung, eine geeignete Einstellung und Verhaltensweise in seiner spezifischen Situation finden kann« (Schroeder-Kurth 1989: 202). Heute, angesichts der enormen Kluft zwischen Diagnose und Therapie, stellt sich jedoch unabweisbar die Frage: Wie oft wird diese bessere Orientierung tatsächlich erreicht? Wie oft werden stattdessen neue Konfliktlagen erzeugt, die das Leben der Betroffenen aus dem Gleichgewicht bringen? Oder deutlicher noch: Ist auch heute noch die Voraussetzung richtig, die zum Handlungsparadigma der Humangenetik gehört – ist Wissen immer besser als Nichtwissen?

Nicht mehr alle Humangenetiker sind bereit, hier mit einem selbstverständlichen Ja zu antworten. Vorsicht und Skepsis klingen schon an, wenn zum Beispiel Fuhrmann schreibt:

»Wir haben [...] die genetische Beratung unter der vielleicht etwas naiven Annahme entwickelt, dass mehr Wissen und besseres Wissen immer gut sei und dass wir nur möglichst genaue Diagnosen errechnen und unseren Ratsuchenden verständlich machen müssten, um ihnen zu einer für sie richtigen Entscheidung zu verhelfen. Wir wissen heute viel besser, dass dies keineswegs immer der Fall ist.« (Fuhrmann 1989: 14)

Noch schärfer wird das Dilemma bei Jörg Schmidtke in einem Artikel mit dem bezeichnenden Titel »Die Einsamkeit angesichts der Wahrheit« formuliert (Schmidtke 1990). Schmidtke beginnt mit dem Hinweis auf die Lasten, die im Wissen angelegt sind. Demnach kommt dem Wissenschaftler leicht das Gefühl dafür abhanden, welche Bedeutung die Freiheit des Nichtwissens hat. Schließlich ist es ja seine Aufgabe, Wissen zu schaffen. Aber grundsätzlich anders ist die Situation der Klienten: Für sie kann ein solches Wissen schnell zur Last werden, denn man wird es nie wieder los. Man kann es nicht abschütteln, nicht zurückgeben, nicht umtauschen.»Anders als mit Gegenständen, die man verschenken oder wegschmeißen kann, hat man mit einmal erworbenem, unangenehmem Wissen seine Not – man kann es bestenfalls verdrängen.« (Ebd.) Schmidtke nennt die vielen Fragen, die mit der Sicherheit der Voraussage kommen:

»Ist es immer sinnvoll, persönliche Risiken zu kennen? Lassen sich derartige Kenntnisse in eine bewusstere Lebensführung umsetzen? Ist man wissend glücklicher als vermutend oder hoffend? Wir müssen davon ausgehen, dass wir in den nächsten Jahren immer mehr über unsere individuelle Zukunft erfahren. Wie aber lässt sich mit den in einem solchen Wissen enthaltenen Chancen und Ängsten leben?« (Ebd.)

5.3 Etikettierung und Stigmatisierung

In jedem Fall, so viel kann man heute schon sagen, kommt auf die Betroffenen damit eine neue Anstrengung zu. Er oder sie muss dieses Wissen gegenüber der Umwelt sorgfältig bewachen, dosieren, kontrollieren. Denn die Botschaft von der zu erwartenden Krankheit wird – sobald sie bekannt wird – die Beziehungen im sozialen Umfeld von nun an immer begleiten. Der Betroffene wird fortan unter dem Zeichen der zu erwartenden Krankheit gesehen. Er steht unter Beobachtung: Sind dieses Stolpern, jener Versprecher schon die ersten Symptome? Wie weit ist es schon? Wie lang hält er noch durch?

In seiner klassischen Analyse zum Thema Stigma hat Erving Goffman die typischen Reaktionsformen im Umfeld beschrieben: von Unbehagen und Peinlichkeit bis zu diffusen Vorurteilen und Ängsten, von Vermeidung und Ablehnung bis zu subtilen oder direkten Formen der Diskriminierung (Goffman 1967). Die Betroffenen wiederum, in der Erwartung oder Erfahrung derartiger Effekte, bauen ihrerseits Schutzstrategien auf. Die Formen des »Stigma-Management« reichen von Tarnung und Abwehr bis hin zu Informationssteuerung und -kontrolle: wem mitteilen, wem nicht, wann und wie viel, in welcher Form und in welcher Dosierung?

Welche Fragen damit auf die Betroffenen zukommen, zeigt das Beispiel werdender Eltern, die über Pränataldiagnostik erfahren, dass ihr Kind eine schwere Krankheit oder Behinderung haben wird. Wenn sie die Schwangerschaft dennoch fortsetzen wollen, müssen sie überlegen, ob und wie sie diese Nachricht der Umwelt mitteilen wollen (zum Beispiel den werdenden Großeltern und sonstigen Familienmitgliedern). Sofern es eine der Krankheiten ist, die erst in den mittleren Lebensjahren offen ausbricht, müssen die Eltern ebenso entscheiden, ob sie dem Kind seine Veranlagung frühzeitig mitteilen wollen oder besser verschweigen. Gerade auch im Idealfall besonnenen Abwägens wird sichtbar, wie jede Entscheidung ihre eigenen Konflikte und Dilemmata enthält: Welcher Weg ist belastender, und für wen? Was sind die jeweiligen Chancen, was die Kosten? Wer kann wie viel Wahrheit ertragen? Stigma oder Spiralen des Schweigens, Schock oder Familiengeheimnis, was sollen wir tun?

5.4 Unentscheidbare Entscheidungen

Solche Dilemmata entstehen zwangsläufig, solange die Möglichkeiten der Diagnostik denen der Therapie weit vorauseilen. Dann kann der Betroffene zwar selber entscheiden – aber die Alternativen, die zur Wahl stehen, sind keine, die er sich jemals gewünscht hätte, im Gegenteil, jede ist unerträglich. Möglichkeit der Wahl heißt hier: Wahl zwischen den falschen Alternativen. Wie weit kann man hier noch von Wahl sprechen? Für die Betroffenen ist es weit eher eine Qual, ja ein Zwang. Viele fühlen sich überfordert, ratlos und hilflos, und dies trotz aller Informationen, oder vielleicht auch: infolge der Informationen. In einer Situation, wo jede Alternative die falsche ist, ist keine sinnvolle Entscheidung möglich. Es ist, so könnte man sagen, eine Situation der »unentscheidbaren Entscheidungen«. Welche emotionalen Turbulenzen das auslösen kann, wurde vor einigen Jahren auf einem Mediziner-Kongress vorgeführt, ebenso unfreiwillig wie ungeplant. Dies geschah im Rahmen einer Balint-Gruppe, als eine Gynäkologin und eine andere Teilnehmerin in einem spontanen Rollenspiel die Parts von Beraterin und Patientin übernahmen, die beide in der Realität tatsächlich erlebt hatten – die Gynäkologin in ihrer beruflichen Praxis; ihr Gegenüber in ihrer eigenen Lebensgeschichte, im Verlauf einer Schwangerschaft mit tragischem Ausgang.[6] Es entwickelte sich ein Zirkel aus Fragen: Die Patientin, durch die Beratungsgespräche während der vorangehenden Schwangerschaft sachlich bis ins Detail informiert, wollte emotionalen Beistand und Rat, einen Ausweg aus dem Dilemma der unentscheidbaren Entscheidungen: hier das altersbedingt relativ hohe Risiko, ein Kind mit Down-Syndrom zu bekommen; dort das andere Risiko, durch den Eingriff das ersehnte Kind zu verlieren; was hätte sie tun sollen? Auch nach dem unglücklichen Ausgang der Schwangerschaft wurde die Patientin von diesem Konflikt weiter verfolgt, das wurde für alle sichtbar. Aber die Gynäkologin wollte sich auf den emotionalen Hilferuf nicht einlassen, verweigerte sich, wiederholte stattdessen immer wieder die Sachinformationen. Keine der beiden fand aus diesem quälenden Zirkel heraus. Er endete damit, dass die Patientin in Tränen ausbrach, unter betroffenem Schweigen der Gruppe.

---

6 Auf einige Stichworte zusammengefasst: erst eine lang ersehnte Schwangerschaft; dann Amniozentese, eine Fehlgeburt auslösend; und wenig später der erhoffte genetische Befund, dass das heranwachsende Kind kein Down-Syndrom aufweisen werde – nur dass zu diesem Zeitpunkt das Kind bereits tot war.

Diese Geschichte, die zunächst wie ein Einzelfall erscheinen mag, hat weit darüber hinausreichende Bedeutung. Wir können mit guten Gründen annehmen, dass in Zukunft immer mehr Menschen vor unentscheidbare Entscheidungen dieser Art gestellt werden, und zwar Gesunde wie Kranke. Denn solche Dilemmata entstehen überall da, wo die moderne Medizintechnik zwar effektive Möglichkeiten der Diagnostik und auch sehr effektive Möglichkeiten der Lebenserhaltung bieten kann – aber die Möglichkeiten der Therapie oder zumindest der Verbesserung des Zustandes dem weit hinterher hinken. Ein Beispiel ist die in der Einleitung beschriebene Lebensgeschichte von Debora Lindner, der jungen Medizinerin mit Brustkrebs-Risiko. Nachdem sie den genetischen Test gemacht hatte, hat sie alle verfügbaren Optionen mitsamt ihren jeweiligen Wahrscheinlichkeiten, Vorteilen und Nachteilen genau recherchiert. Demnach kann sie zwar abwarten, ob weitere Tests noch weitere Informationen bringen. Aber eine präventive Therapie im eigentlichen Sinn gibt es nicht. Die einzige Chance der Prävention ist der drastische chirurgische Eingriff, der das Krankheitsrisiko deutlich reduziert (siehe auch Wehling in diesem Band). Deborah Lindner ist also bis ins Detail informiert, sie hat jetzt die Wahl: hier die Selbst-Verstümmelung über Brust-Amputation; dort ein qualvolles, vielleicht tödliches Leiden (Harmon 2007).

5.5 Am Ende aller Therapie

Nicht nur in Pränatal- und Gendiagnostik, auch in anderen Feldern – wie etwa der Intensivmedizin – gehören unentscheidbare Entscheidungen inzwischen zum medizinischen Alltag. Wenn die Grenzen der ärztlichen Kunst erreicht werden, wenn alle Apparate, Instrumente, Medikamente nicht mehr weiter helfen, ist das erreicht, was im Englischen *dead end situation* genannt wird, hier im ganz wörtlichen Sinn. Die Medizin kann nicht mehr das Leben verlängern, nur noch das Sterben. Hier, in den Übergängen zwischen Leben und Tod, stellt sich vielfach die Frage: Was an Operationen und Bestrahlungen, an künstlicher Ernährung soll fortgesetzt werden, wie viel davon und wie lange? Leben lassen oder sterben lassen?

Eine eindringliche Schilderung dieser Situation findet sich bei dem amerikanischen Schriftsteller Philip Roth. In seinem autobiographischen Buch »Mein Leben als Sohn« beschreibt er die letzten Jahre im Leben seines Vaters, bis hin zu den letzten Stunden, wo es um Leben und Tod geht;

doch jetzt nicht mehr im Sinne von Schicksal, sondern als ihm, dem Sohn, auferlegte Entscheidung:

»Als ich [...] in der Notaufnahme des Krankenhauses ankam, in die er von seinem Schlafzimmer zu Hause mit dem Krankenwagen gebracht worden war, fand ich mich einem diensthabenden Arzt gegenüber, der sich anschickte, ›außerordentliche Maßnahmen‹ einzuleiten und ihn an eine Beatmungsmaschine anzuschließen. Ohne dieselbe gebe es keine Hoffnung mehr, wenn auch die Maschine, das erübrige sich zu sagen – so fügte der Arzt hinzu – das Fortschreiten des Tumors nicht rückgängig machen würde, der jetzt offenbar das Atemzentrum anzugreifen begonnen hatte. Der Arzt informierte mich auch darüber, dass die Maschine, wenn mein Vater erst einmal angeschlossen sei, vom Gesetz her nicht mehr abgeschaltet werden dürfe, bis er wieder aus eigenen Kräften die Atmung aufrecht erhalten würde. Es musste sofort eine Entscheidung getroffen werden, und zwar [...] von mir [...].

Und ich, der ich meinem Vater die Vorkehrungen der Patientenverfügung erklärt und ihn dazu gebracht hatte, sie zu unterzeichnen, ich wusste nicht, was ich tun sollte. Wie konnte ich diese Maschine ablehnen, wenn sie doch bedeutete, dass er dann diesen quälenden Kampf um den Atem nicht länger durchzumachen brauchte. Wie konnte ich die Entscheidung auf mich nehmen, dass es mit dem Leben meines Vaters ein Ende haben sollte, ein Leben, das uns doch nur ein einziges Mal gegeben ist? Weit entfernt davon, mich auf die Patientenverfügung zu berufen, war ich sogar nahe daran, sie zu ignorieren und zu sagen: ›Tut doch was! Egal was!‹« (Roth 1992: 204f.)

Die unentscheidbaren Entscheidungen, das zeigt die Schilderung Roths, sind nicht nur am Anfang des Lebens präsent, sondern begleiten immer mehr auch sein Ende. Diese Situation mit all ihren emotionalen und moralischen Fallen erlebt derzeit die Generation der in den 1940er, 1950er, 1960er Jahren Geborenen. Nicht zuletzt dank einer Medizin, die ihnen ein langes Leben ermöglicht hat, erreichen nicht wenige Eltern im hohen Alter schließlich einen Zustand der chronischen Mehrfach-Erkrankungen, mit rapidem Verlust der körperlichen und geistigen Fähigkeiten verbunden, der bei vollem Einsatz aller medizinisch-technischen Möglichkeiten noch über Jahre verlängert werden kann. In dieser Situation werden immer mehr Söhne und Töchter in eine historisch neue Verantwortung gezwungen: in die Entscheidung über Leben oder Tod der eigenen Eltern.

Solche Entscheidungen enthalten, ob explizit oder implizit, immer Elemente von dem, was Giddens *life politics* nennt. Ihnen allen gemeinsam ist: »The ›end of nature‹ opens up many new issues for consideration« (Giddens 1991: 215), »life-political issues call for a remoralizing of social life« (ebd.: 224). Wobei freilich kennzeichnend ist, dass der alte Begriff der Politik – der einst ja Staatskunst, die Lehre von der Führung und Erhaltung des Ge-

meinwesens, meinte – hier unter der Hand eine neue Bedeutung gewinnt.
Politik, im Sinne von Giddens' Analyse verstanden, kennt nicht mehr die
Polarisierung zwischen oben und unten, zwischen Regierung und Volk,
sondern schließt alle ein, auch den Mann und die Frau auf der Straße. Auch
in den Niederungen des Alltags, in den Handlungskontexten, in die der ganz
normale Bürger gestellt ist, können nun dramatische Konstellationen entstehen, und die Entscheidungs- und Aushandlungsprozesse, die dabei erforderlich werden, sind alles andere als einfach. Da gibt es in vielen Fällen nicht
die eine und einzige moralisch saubere Antwort, vielmehr erzeugt jede Entscheidung Folgeprobleme eigener Art, mit oft unwägbaren Risiken und
eventuell unzumutbaren Belastungen. Da muss Leid gegen Leid aufgerech-
net werden, da steht Leben gegen Leben, da müssen abstrakte Statistiken
und Wahrscheinlichkeitsangaben in existenzielle Urteile umgesetzt werden
(die Schwangerschaft fortsetzen, die Schwangerschaft abbrechen, was ist zumutbar und für wen?). Da gerät der/die Einzelne in Dilemmata, die kaum
auflösbar sind, da wird das Entscheiden-Können, Entscheiden-Müssen leicht
zur »moralischen Odyssee« (Blatt 1991: 9). Wie Giddens (1991: 231) schreibt:
»The capability of adopting freely chosen lifestyles, a fundamental benefit
generated by a post-traditional order, stands in tension [...] with a variety of
moral dilemmas. No one should underestimate how difficult it will be to deal
with these.«

Hier wie in anderen Bereichen der Moderne auch: Mit den Chancen, die
die Medizintechnologie eröffnet, kommen zugleich neue Fragen, neue Konflikte. Die Traditionen, aus denen sich Antworten ableiten lassen, sind durch
die Schubkraft der Moderne brüchig geworden. Entscheidungsmacht und
Entscheidungsohnmacht der Individuen: Beide werden erzeugt mit der
immer weiteren Durchsetzung der Medizintechnologie.

Literatur

Baitsch, Helmut/Sponholz, Gerlinde (1994), »Prädiktive Medizin. Fragen über Fragen«, in: Rudolph, Günther (Hg.), *Medizin und Menschenbild. Eine selbstkritische Bestandsaufnahme*, Tübingen, S. 141–143.
Beck, Ulrich (1986), *Risikogesellschaft. Auf dem Weg in eine andere Moderne*, Frankfurt a.
M.
– (2004), *Der kosmopolitische Blick*, Frankfurt a. M.

– /Giddens, Anthony/Lash, Scott (1996), *Reflexive Modernisierung. Eine Kontroverse*, Frankfurt a. M.

– /Lau, Christoph (Hg.) (2004), *Entgrenzung und Entscheidung*, Frankfurt a. M.

Beck-Gernsheim, Elisabeth (³2010), *Was kommt nach der Familie? Einblicke in neue Lebensformen*, München.

Blatt, Barbara (1991), *Bekomme ich ein gesundes Kind? Chancen und Risiken der vorgeburtlichen Diagnostik*, Reinbek.

Blech, Jörg (2009), »Wahrsager im Labor«, in: *Der Spiegel*, Nr. 22, S. 128–130.

Brown, Gordon (2008), »Why I Believe Stem Cell Researchers Deserve Our Backing, in: *The Observer*, 18.05.2008.

Daele, Wolfgang van den (1985), *Mensch nach Maß? Ethische Probleme der Genmanipulation und Gentherapie*, München.

– /Müller-Salomon, Heribert (1990), *Die Kontrolle der Forschung am Menschen durch Ethikkommissionen*, Stuttgart.

Fuhrmann, Wolfgang (1989), »Genetische Beratung aus der Sicht eines Humangenetikers«, in: Schroeder-Kurth, Traute (Hg.), *Medizinische Genetik in der Bundesrepublik Deutschland*, Frankfurt a. M., S. 10–16.

Giddens, Anthony (1991), *Modernity and Self-Identity. Self and Society in the Late Modern Age*, Cambridge.

Goffman, Erving (1967), *Stigma. Über Techniken der Bewältigung beschädigter Identität*, Frankfurt a. M.

Google Baby (2009): Israelischer Dokumentarfilm. Regie: Zippie Brand Frank

Habermas, Jürgen (2001), *Die Zukunft der menschlichen Natur. Auf dem Weg zu einer liberalen Eugenik?*, Frankfurt a. M.

Harmon, Amy (2007), »Cancer free, and weighing mastectomy. DNA tests provide early guide to risk«, in: *International Herald Tribune*, 17.09.2007.

Hennen, Leonhard/Stöckle, Thomas (1992), *Gentechnologie und Genomanalyse aus der Sicht der Bevölkerung. Ergebnisse einer Bevölkerungsumfrage des TAB* (Büro für Technikfolgenabschätzung beim Deutschen Bundestag), TAB-Diskussionspapier Nr. 3, Dezember.

Hitzler, Roland/Honer, Anne (1994), »Bastelexistenz. Über subjektive Konsequenzen der Individualisierung«, in: Beck, Ulrich/Beck-Gernsheim, Elisabeth (Hg.), *Riskante Freiheiten. Individualisierung in modernen Gesellschaften*, Frankfurt a. M., S. 307–314.

Inhorn, Marcia C. (2006), »Making muslim babies: IVF and gamete donation in sunni versus shi'a islam«, *Culture, Medicine and Psychiatry* 30 (4), Heidelberg/Berlin, S. 427–450.

Institut für System- und Technologieanalysen (1992), *Perspektiven der Anwendung und Regelungsmöglichkeiten der Genomanalyse in den Bereichen Humangenetik, Versicherungen, Straf- und Zivilprozeß. Bericht im Auftrag des Büros für Technikfolgenabschätzung des Deutschen Bundestages*, Bad Oeynhausen, hektographiertes Manuskript.

Jeska, Andrea (2008), »Mein Bauch, dein Kind. Leihmütter«, in: *Brigitte* Nr. 25, S. 120–127.

Jonas, Hans (1985), *Technik, Medizin und Ethik. Zur Praxis des Prinzips Verantwortung*, Frankfurt a. M.

Jütte, Robert (2009), »Die Kulturen des Labors sind nicht zu unterschätzen«, in: *Frankfurter Allgemeine Zeitung*, 14.01.2009.

Krams, Matthias u.a. (2009), *Kurzlehrbuch Pathologie*, Stuttgart.

Pande, Amrita (2010), »Commercial Surrogacy in India: Manufacturing a Perfect Mother-Worker«, *Signs. Journal of Women in Culture and Society* 35 (4), S. 969–992.

Reif, Maria/Baitsch, Helmut (1986), *Genetische Beratung. Hilfestellung für eine selbstverantwortliche Entscheidung?*, Berlin/Heidelberg u.a.

Roth, Philip (1992), *Mein Leben als Sohn*, München.

Schmidtke, Jörg (1990): »Die Einsamkeit angesichts der Wahrheit«, in: *Süddeutsche Zeitung*, 09.08.1990.

– (1995), »Nur der Irrtum ist das Leben, und das Wissen ist der Tod«. Das Dilemma der Prädiktiven Genetik, in: Beck-Gernsheim, Elisabeth (Hg.), *Welche Gesundheit wollen wir? Dilemmata des medizintechnischen Fortschritts*. Frankfurt a. M., S. 25–32.

Schröder, Gerhard (2000), *Der neue Mensch. Beitrag von Bundeskanzler Gerhard Schröder für die Wochenzeitung Die Woche*, Regierung Online, 20.12.2000.

Schroeder-Kurth, Traute (1989), »Indikationen für die genetische Familienberatung«, *Ethik in der Medizin*, Heft 1, Berlin/Heidelberg.

Spiegel (2001), Heft Nr. 26.

Truscheit, Karin (2007), »Spanische Gene, deutsche Mutter. Eizellenspenden in Europa«, in: *Frankfurter Allgemeine Zeitung* vom 5.7.2007.

Withrow, Emily (2007), »The Market for Human Eggs Goes Global, and Multiplies«, in: *International Herald Tribune*, 30.01.2007.

Zeit (2001), Ausgabe Nr. 31, 25.07.2001.

Philosophie

Nichtwissen und Verantwortung: Zum Umgang mit nichtintendierten Handlungsfolgen

Ludger Heidbrink

Ungewissheit und Nichtwissen sind keine genuin modernen Phänomene, sie stellen aber eine besondere Herausforderung für moderne Gesellschaften dar. Erst in modernen Gesellschaften wird das ungewisse Wissen zu einem Problem, weil Wissen dort eine zentrale Ressource der gesellschaftlichen Selbstorganisation und Reproduktion bildet. Ohne das Wissen über die Folgen individueller und kollektiver Handlungsprozesse sind moderne Gesellschaften nur bedingt organisierbar und steuerbar. Akteure und ihre Institutionen sind darauf angewiesen, dass sie »wissen«, welche Konsequenzen ihre Entscheidungen (und Nicht-Entscheidungen) haben und wie sie sich auf zukünftige Entwicklungen auswirken.

Der Zuwachs an ungewissem Wissen stellt nicht nur deshalb eine besondere Herausforderung dar, weil er die gesellschaftliche Steuerbarkeit erschwert, sondern auch, weil er durch die spezifische Entwicklungsdynamik moderner Gesellschaften selbst hervorgerufen wird. Moderne Gesellschaften sind zu einem wesentlichen Teil wissensbasierte Gesellschaften. Ihre Entwicklungsdynamik beruht auf der Erzeugung, Nutzung und Verwertung wissenschaftlich fundierten Wissens, durch das mit fortschreitender Umsetzung der Bereich der Ungewissheit und des Nichtwissens vergrößert wird (Stehr/Grundmann 2010: 87ff.).

Die Zunahme an Ungewissheit und Nichtwissen, die typisch für funktional differenzierte und kollektiv organisierte Wissensgesellschaften ist, bildet vor allem dann ein Problem, wenn aufgrund des Unwissens von Akteuren oder Institutionen nichtintendierte Schadensfolgen für Dritte entstehen.[1] Die Problematik besteht darin, dass die Zurechnung von Verantwortung für Schäden normalerweise daran geknüpft ist, dass die Folgen von Handlungen kausal verursacht und intentional beabsichtigt oder zumindest wissentlich in Kauf genommen worden sind. Unter Bedingungen

---

1 Der Begriff des Unwissens umfasst im Folgenden nicht weiter spezifizierte Formen der Ungewissheit und des Nichtwissens bei Handlungsprozessen.

der Ungewissheit und des Nichtwissens scheint es nicht ohne weiteres möglich zu sein, Handelnden die Folgen ihrer Entscheidungen zuzurechnen und in ihnen die Verursacher von Belastungen und Gefährdungen zu sehen, die sie ohne Kenntnis und Absicht in Gang gesetzt haben.[2] Diese Verantwortungsdefizite liegen nach verbreitetem Verständnis überall dort vor, wo der Wissensstand der Handelnden nicht ausreichte, um Schadensfolgen zu erkennen, oder wo Schadensfolgen wider bessere Absichten und ohne ursächliche Beteiligung entstehen. Zwischen Ungewissheit, Nichtwissen und Verantwortung scheint eine negative Kohärenz zu bestehen: Unsicheres oder fehlendes Wissen wird zumeist als zurechnungsausschließender oder jedenfalls zurechnungsrelativierender Faktor behandelt.

Ich möchte im Folgenden zeigen, dass Ungewissheit und Nichtwissen die Verantwortung für riskante und schädigende Handlungsfolgen nicht notwendigerweise ausschließen. Die Folgen sozialer Handlungen lassen sich auch dort verantworten, wo sie aus Sicht der Akteure unbeabsichtigt und ungewiss waren. Die Voraussetzung hierfür ist eine *modifizierte Zurechnungspraxis*, die dafür sorgt, dass auch dann, wenn Handlungsfolgen unabsehbar und ungewiss sind, ihre Verantwortbarkeit von Akteuren erwartet und verlangt werden kann.

Zu diesem Zweck werde ich zuerst auf unterschiedliche Formen von Nebenwirkungen eingehen, um mich dann mit den erforderlichen Kriterien der Zurechenbarkeit nichtintendierter Handlungsfolgen zu beschäftigen. Hier werde ich zeigen, dass die Kausalität des Unwissens eine notwendige, aber keine hinreichende Bedingung für die Zurechenbarkeit nichtintendierter Handlungsfolgen darstellt. Hinreichendes Kriterium ist vielmehr die Vermeidbarkeit des Unwissens, das zu Schadensfolgen führt. Dies hängt wiederum davon ab, wie weit es Akteuren zugemutet werden kann, auf ihr Unwissen Einfluss zu nehmen. Anschließend werde ich zeigen, dass Verantwortung auch ohne Wissen zugeschrieben werden kann, wenn sich der Ausschluss von Zurechnungsgründen bei ungewissen Handlungsentscheidungen legitimieren lässt. Zum Schluss befasse ich mich mit den praktischen Konsequenzen, die sich aus dem Ausschluss von Zurechnungsgründen für den gesellschaftlichen Umgang mit dem Problem der Unverantwortlichkeit ergeben.

---

2 Bemerkenswerter Weise spielt die Zurechnungs- und Verantwortungsfrage in der sozialwissenschaftlichen Diskussion um Nebenfolgen nur eine geringe Rolle. So auch bei der ansonsten profunden Bestandsaufnahme von Böscher u.a. 2006b.

1. Direkte und indirekte, erwünschte und unerwünschte Nebenfolgen

Komplexe und funktional differenzierte Gesellschaften rufen aus unterschiedlichen Gründen und in verschiedener Hinsicht einen Zuwachs an Ungewissheit und Nichtwissen hervor. Der Bereich des unsicheren oder nicht verfügbaren Wissens vergrößert sich in einem generellen Sinn dadurch, dass mit der Erschließung neuer Verfahren und operativer Felder, etwa auf dem Terrain der Gentechnologien oder der Finanzmarktprodukte, der Bereich bisher unbekannter Phänomene und Folgeprobleme mitwächst. Das nichtgewusste Wissen nimmt proportional zum neugewussten Wissen zu, unvorhergesehene Effekte, wie der Treibhauseffekt, werden durch den Einsatz neuer Technologien potenziert. In diesem Sinn sind Unwissensphänomene eine *direkte*, wenn auch nichtintendierte Konsequenz von Wissensprozessen. Sie bestehen darin, dass Handlungszwecke verfehlt oder falsch eingeschätzt werden und dadurch unbeabsichtigte Nebenwirkungen entstehen (zum Beispiel durch die Schädigung der Ozonschicht aufgrund der Verwendung von FCKW).

Im Unterschied dazu können Wissensprozesse auch in einer beiläufigen und nicht aufeinander bezogenen Weise einen Zuwachs an Unwissenheit erzeugen. In solchen Fällen werden die Handlungszwecke nicht verfehlt oder falsch eingeschätzt; sie stellen sich vielmehr unabhängig von den Handlungsabsichten ein und stehen in keinem kausalen Verhältnis zu den Intentionen von Akteuren. Beispiele für solche nichtintendierten und *indirekten* Unwissenheitseffekte, die aus Wissensprozessen hervorgehen, sind sich selbst verstärkende Veränderungen des Klimas, aber auch spontane Ordnungsbildungen auf Märkten oder emergente Vorgänge der sozialen und kulturellen Koevolution, die ohne direkte Einwirkung von Handelnden zustande kommen.

Indirekte sind anders als direkte Unwissenheitseffekte durch einen hohen Grad an Kontingenz und Willkür gekennzeichnet. Während der Treibhauseffekt durch den Verbrauch fossiler Energieträger bis zu Beginn des zwanzigsten Jahrhunderts so gut wie unbekannt war, es aber inzwischen nachweisbar ist, dass er durch die westliche Industrialisierung und Technisierung rapide beschleunigt wurde, ist die Rückwirkung der Erderwärmung auf meteorologische Phänomene wie Stürme oder Starkregen nach wie vor unklar und nicht sicher belegbar. Wo Handlungsfolgen erst durch das Zusammenwirken mehrerer Faktoren entstehen, die sich wechselseitig beeinflussen und zu kumulativen oder synergetischen Effekten führen, die auch dann nicht absehbar gewesen wären, wenn man ihre Ursachen gekannt hätte, liegt eine andere Unwissenheitssituation vor als in den Fällen, in denen das vorhandene Wissen nicht ausreichte, um die Folgen des Handelns richtig einschätzen zu können.

Die Unterscheidung von direkten und indirekten Nebenfolgen, die mit der Unwissenheit von Akteuren zusammenhängen, gibt noch keinen Aufschluss darüber, ob die Nebenfolgen erwünscht oder unerwünscht sind. Unbeabsichtigte Handlungsfolgen können durchaus *erwünscht* sein, etwa dort, wo Akteure ohne ihr Wissen positive Wirkungen hervorbringen oder trotz begrenzter Informationen und Kenntnisse vorteilhafte Gesamteffekte entstehen.

Die positive Bewertung nichtintendierter Handlungsfolgen besitzt eine lange Tradition, die von Mandevilles Devise »private vices, public benefits« über Adam Smith' »invisible hand«, Kants »Naturabsicht« und Hegels »List der Vernunft« bis zu Schumpeters »schöpferischer Zerstörung« und Hayeks »spontaner Ordnung« reicht (Überblickgebend: Kittsteiner 2008: 19ff.). Dabei beruht die positive Einschätzung nicht beabsichtigter Handlungskonsequenzen zum einen auf der Vorstellung, dass sich negative Mittel in positive Zwecke verwandeln können. Diese Vorstellung folgt dem mephistophelischen Grundprinzip, wonach »die Kraft, die stets das Böse will, [...] stets das Gute schafft« (Goethe 1977: 43). Hierbei wird das Unwissen über die Folgen in den Dienst ihrer erwünschten Nützlichkeit gestellt und zur notwendigen Voraussetzung positiver Nebenwirkungen gemacht.[3] Die neoklassische Gleichgewichtstheorie der Märkte und der unternehmerischen Förderung des Gemeinwohls funktionieren nach diesem Gesetz der erwünschten Nebenwirkungen von eigeninteressierten Handlungen. (vgl. Koslowski 1988: 154ff.)

Zum anderen beruht die positive Bewertung nicht intendierter Handlungsfolgen auch darauf, dass Unwissenheit eine konstitutive Bedingung der Selbstorganisation komplexer Ordnungsprozesse darstellt und dadurch verhindert wird, dass die »Anmaßung von Wissen« (Hayek) zu ökonomischen und sozialen Krisenverläufen oder suboptimalen Umverteilungen führt. Hier bildet das Nichtwissen das notwendige Gegenmittel zu staat-

---

3 Zum »Prinzip der Unsichtbarkeit« bei Kollektivwohlprozessen siehe Foucault 2004: 383f.

lichen Planungsutopien und die Voraussetzung dafür, dass spontane Ordnungsbildungen ungestört verlaufen.[4] So gesehen lassen sich positive Unwissenheitsprozesse in *direkt* erwünschte Nebenfolgen unterteilen, deren Zweckhaftigkeit sich unter der Hand einstellt, und in *indirekt* erwünschte Nebenfolgen, die auf spontanem und ungeplantem Weg entstehen und dem gehorchen, was Eduard Spranger das »Gesetz der ungewollten Nebenwirkungen« (Spranger 1965: 7ff.) genannt hat.[5]

Unerwünschte Nebenwirkungen bestehen im Unterschied dazu darin, dass die Handlungseffekte in einem negativen Verhältnis zu den Handlungsabsichten stehen. Akteure können zwar gute Absichten haben, aber bei der Umsetzung dieser Absichten schlechte Folgen hervorbringen. Der Biologe und Kulturanthropologe Jared Diamond hat drei Gründe benannt, warum es Akteuren trotz ihrer Bemühungen nicht gelingt, gesellschaftliche Umwelt- und Entwicklungsprobleme zu lösen. So kann es sein, dass kritische Entwicklungen nicht vorausgesehen werden, weil man noch keine Erfahrungen mit ihnen gemacht hat. Oder bestehende Gefahren werden nicht erkannt, weil Umweltveränderungen sich schleichend vollziehen und die Handelnden keine Wahrnehmungsdistanz zu den Vorgängen haben. Schließlich kann es auch sein, dass man zwar etwas gegen die Probleme unternimmt, aber erfolglos bleibt und scheitert, weil nicht die richtigen Mittel und Fähigkeiten zur Verfügung stehen. (Diamond 2005: 517ff.)

Unerwünschte Nebenwirkungen können sich ebenfalls auf direktem und indirektem Weg einstellen. *Direkte* Formen unerwünschter Nebenwirkungen liegen dann vor, wenn durch Reformen, Planungen und Interventionen gegenteilige Effekte erzeugt werden oder erreichte (politische und wirtschaftliche) Entwicklungen durch riskante Eingriffe rückgängig gemacht werden.[6] In solchen Fällen übersteigt der unbeabsichtigte, aber direkt herbeigeführte Schaden den beabsichtigten, aber verfehlten Nutzen. Im Unterschied zu schädlichen Auswirkungen von Reformen, Planungen und Interventionen, die im Wesentlichen auf dem Scheitern von Bemühungen beruhen, bestehen *indirekte* Formen unerwünschter Nebenwirkun-

---

4 Eine weitere, aber anders gelagerte Form des positiven Nichtwissens stellt der »Schleier des Nichtwissens« von Rawls (1979: 159ff.) dar.
5 Spranger versteht darunter unbeabsichtigte Nebenfolgen, die durch ungeplante Rückwirkungen zwischen Erzieher und Schüler zu erwünschten Nebenerfolgen führen können.
6 Albert O. Hirschman (1995: 17) unterscheidet in diesem Zusammenhang zwischen der »Sinnverkehrungsthese« und der »Gefährdungsthese«.

gen darin, dass sie sich ohne Eingriffe von Akteuren einstellen, durch mangelnde Informationen und Fehleinschätzungen zustande kommen oder durch paradoxe Effekte wie das Ausnutzen von Vorteilssituationen (*moral hazard* oder *tragedy of the commons*) entstehen. Indirekte Nebenwirkungen unerwünschter Art sind weniger einer »Logik des Misslingens« (Dörner 1998) zuzuschreiben, die auf der Überforderung durch komplexe Entscheidungssituationen beruht, als der Eigendynamik von Prozessen, die zur Steigerung von Handlungskontingenzen führt und unkontrollierbare Nebeneffekte auslöst.

2. Kriterien der Zurechenbarkeit nichtintendierter Nebenfolgen

Nebenwirkungen, die unter Bedingungen der Unwissenheit entstehen, stellen somit »unbeabsichtigte Folgen zweckhaften sozialen Handelns« (Merton 1936) dar, die nicht notwendigerweise unerwünscht sein müssen, aber durch ihre »transintentionale Struktur« (Schimank 2002: 179ff.) eine besondere Herausforderung für die Steuerbarkeit von Gesellschaften bilden. Diese Herausforderung liegt vor allem in der Frage, wie sich Handlungsfolgen, die weder durch Entscheidungen einzelner Individuen noch durch kollektive Entscheidungsprozesse kausal und intentional verursacht wurden, in einer normativ und pragmatisch sinnvollen Weise zurechnen lassen.

Die Zurechenbarkeit von Handlungsfolgen setzt normalerweise voraus, dass es einen oder mehrere identifizierbare Akteure gibt, die absichtlich oder zumindest wissentlich und aus freiem Willen die Urheber einer Tat oder einer Unterlassung sind. Freiheit, Kausalität, Kontrolle und Wissentlichkeit sind gemeinhin die Grundbedingungen der Verantwortlichkeit.[7] (Heidbrink 2003: 22) Zurechenbar und damit verantwortbar sind, anders gesagt, nur Handlungen, nicht Geschehnisse.[8] Auch dort, wo Akteure zur

---

7 Wissentlichkeit umfasst hierbei sowohl die Intentionalität (Absichtlichkeit) von Handlungen als auch das Normbewusstsein von Akteuren. Ein weiteres konventionelles Kriterium der Verantwortung stellt die Kontrollfähigkeit von Akteuren dar. Siehe auch Gerber 2010: 74f.

8 Siehe auch Spaemann (1975: 323). Nach Spaemann gehören zu Handlungen »erstens beabsichtigte, zweitens vorgesehene und in Kauf genommene, drittens unvorhergesehene Folgen«.

Verantwortung gezogen werden, obwohl sie persönlich keinen Schaden erzeugt haben, etwa beim Institut der Gefährdungshaftung, erlaubten Risiken oder in Fällen stellvertretender Verantwortung, wird der Vollzug von Handlungen vorausgesetzt. Geschehnisse, die sich ohne handelnde Einwirkung ereignen (etwa durch »höhere Gewalt«), haben in den meisten Fällen zurechnungsausschließende Konsequenzen.

Unwissenheitsprozesse, so wie sie bisher thematisiert wurden, lassen sich mit einer Formulierung von Weyma Lübbe als komplexe kulturelle Prozesse beschreiben, »die zwar durch Handlungen beziehungsweise Entscheidungen bedingt sind (kulturelle Prozesse), die aber nicht sinnvoll als irgend jemandes Handlung konzipierbar sind (subjektlose Prozesse)« (Lübbe 1998: 15). Kulturelle Unwissenheitsprozesse beruhen zwar auf Handlungen, lassen sich aber nicht vollständig als Handlungen beschreiben, wenn man darunter zweckgerichtete Vollzüge von (individuellen oder kollektiven) Entscheidungen versteht. Sie führen zu erwünschten oder unerwünschten Resultaten, »die wesentlich Nebenprodukte« (Elster 1987: 141ff.) sind und dabei auf direktem oder indirektem Weg zustande kommen können.

Um einer Antwort auf die Frage nach der Zurechenbarkeit solcher ungeplanten Nebenwirkungen ein Stück näher zu kommen, greife ich eine Klassifizierung vier unterschiedlicher Formen transintentionaler Handlungsfolgen auf, die kürzlich von Boris Holzer (2006: 40ff.) vorgeschlagen worden ist und sich dafür eignet, die bisher beschriebenen Arten von nichtintendierten Nebenfolgen besser zu erfassen.

Die erste Gruppe von Nebenwirkungen besteht nach Holzer in *latenten* Handlungsfolgen, die zwar auf Handlungsentscheidungen von Akteuren zurückgeführt werden können, aber ohne ihre Absicht zustande kommen (wie zum Beispiel soziale Wohlfahrtseffekte, die durch individuelle Zweckverfolgung entstehen). Das besondere Kennzeichen dieser Handlungen liegt darin, dass das Nichtwissen – die unsichtbare Hand des Marktes – konstitutiv für die Entstehung erwünschter Nebenwirkungen ist: Akteure bringen positive Gesamtfolgen hervor, *weil* sie nicht wissen, was sie tun.

Die zweite Gruppe besteht in *emergenten* Handlungsfolgen, die zwar ebenfalls auf individuelle oder kollektive Entscheidungen zurückgehen, aber wie etwa bei der Herausbildung spontaner Formen sozialer Selbstorganisation dadurch gekennzeichnet sind, dass Akteure kein sicheres Handlungswissen zur Verfügung steht, sie aber gleichwohl erwünschte Nebenwirkungen hervorbringen. Hier spielt das Nichtwissen keine konstitutive, sondern eine generative Rolle für positive Nebenwirkungen: *Obwohl*

Akteure nicht wissen, was sie tun, stellen sich gesellschaftlich vorteilhafte Gesamteffekte ein.

Die dritte Gruppe ist durch *perverse* Handlungsfolgen gekennzeichnet, die wie im Fall misslingender Interventionen dadurch zustande kommen, dass Planungen fehlschlagen oder kontraproduktive Effekte entstehen. Hier sorgt das Unwissen von Akteuren dafür, dass erwünschte Handlungsfolgen ausbleiben: *Weil* Akteure nicht wissen, was sie tun, bringt ihr Handeln schädliche Nebenwirkungen hervor.

In die vierte Gruppe fallen schließlich *externe* Handlungsfolgen, die dadurch entstehen, dass unabsehbare Nebenwirkungen kollektiver Handlungsprozesse in Kauf genommen werden, so wie dies in Fällen von Umweltschäden (Tragödie der Allmende) oder der Verlagerung beziehungsweise Externalisierung von Transaktionskosten auf Dritte zu beobachten ist. Hier sehen Akteure zumeist bewusst von den negativen Gesamtwirkungen ihrer Einzelhandlungen ab: *Obwohl* sie nicht wissen, was sie tun, klammern sie schädliche Handlungsfolgen aus (siehe Tabelle 1).

Eigenschaften	Direkte erwünschte Nebenfolgen	Indirekte erwünschte Nebenfolgen	Direkte unerwünschte Nebenfolgen	Indirekte unerwünschte Nebenfolgen
Latente	Kausale Erzeugung positiver Nebenfolgen (Wohlfahrtseffekte)			
Emergente		Nicht kausale Erzeugung positiver Nebenfolgen (spontane Ordnungen)		
Perverse			Kausale Erzeugung negativer Effekte (Scheitern von Reformen)	
Externe				Nicht kausale Erzeugung negativer Effekte (Free Rider, Tragödie der Allmende)
Kondition	weil	obwohl	weil	obwohl
Art des Nichtwissens	Erforderliches Nichtwissen (»unsichtbare Hand«, »Schleier des Nichtwissens«)	Nicht mögliches Wissen (»Anmaßung von Wissen«)	Unzureichendes Wissen (»Logik des Mißlingens«)	Nicht vorhandenes Wissen (»moral hazard«)

Tabelle 1: Arten von Nebenfolgen

Quelle: eigene Darstellung

2.1 Kausalität des Nichtwissens

Schaut man sich die beschriebenen Gruppen von Handlungsfolgen genauer an, fallen zunächst zwei Konstellationen auf, in denen fehlendes Wissen unterschiedliche Rollen für die Entstehung von Nebenwirkungen spielt. Zum einen entstehen Nebenwirkungen, *weil* Akteure nicht wissen, welche Konsequenzen ihre Handlungen haben beziehungsweise wie die Handlungsfolgen miteinander korrelieren. Hier *erzeugt* das fehlende Wissen auf direktem Weg Nebenwirkungen, die ohne das fehlende Wissen nicht zustande gekommen wären, ganz gleich, ob sie erwünscht oder unerwünscht waren (bei latenten und perversen Effekten). Zum anderen werden Nebenwirkungen hervorgerufen, *obwohl* Akteure nicht wissen, welche Konsequenzen ihre Handlungen haben beziehungsweise wie die Handlungsfolgen miteinander korrelieren. Hier *verhindert* das fehlende Wissen auf indirektem Weg, dass die verfolgten Handlungsziele erreicht werden und lässt an ihre Stelle nichtintendierte Handlungseffekte treten, die erwünscht oder unerwünscht sein können (bei emergenten und externen Effekten).

Es ist offensichtlich, dass das fehlende Wissen im Fall latenter und perverser Effekte eine *stärkere Kausalbeziehung* zu den Nebenfolgen aufweist, da diese erst durch Unwissenheit hervorgebracht werden, während im Fall emergenter und externer Effekte eine schwächere Kausalbeziehung vorliegt, da die Nebenfolgen nicht primär durch fehlendes Wissen, sondern sekundär durch die Unverfügbarkeit von Wissen sowie das Verfehlen von Handlungszielen erzeugt werden. Im Unterschied zu latenten und perversen Effekten, die ohne das Unwissen von Akteuren nicht entstehen würden, können sich emergente und externe Effekte auch ohne konditionales Unwissen von Akteuren einstellen. Während für latente und perverse Effekte das Unwissen den Hauptgrund bildet (exemplarisch hierfür ist der »Kobra-Effekt« falscher Anreize (Siebert 2001: 11ff.)), setzen emergente und externe Effekte die Unwissenheit von Akteuren nicht notwendigerweise voraus. Sie ergeben sich vielmehr auf indirektem Weg dadurch, dass das erforderliche Handlungswissen nicht vorhanden ist – wie im Fall unvollkommener Märkte – beziehungsweise bringen die Unwissenheit von Akteuren erst als Folge vollzogener Handlungen hervor (wie bei der Übernutzung von Gemeingütern oder der Externalisierung von Umweltschäden auf Dritte).

Reicht das Kriterium der Kausalität also aus, um festzustellen, wie weit fehlendes Wissen für die Entstehung von nichtintendierten Schadensfolgen verantwortlich ist? Ist fehlendes Wissen, das unbeabsichtigte Nebenfolgen *erzeugt*, relevanter für die Zurechenbarkeit dieser Nebenfolgen als fehlendes Wissen, das die Realisierung beabsichtigter Handlungsziele *verhindert*? Dies wäre dann der Fall, wenn es einen Unterschied ausmachen würde, ob nichtintendierte Nebenfolgen auf Unwissenheit oder Zielverfehlungen zurückgehen. Tatsächlich macht es aber keinen relevanten Unterschied aus, ob Nebenfolgen durch *fehlendes Wissen* hervorgerufen werden oder durch das *Verfehlen von Handlungszielen* entstehen. Hinsichtlich der faktischen Resultate besteht keine kategoriale Differenz zwischen der Erzeugung von unbeabsichtigten Nebenwirkungen und dem Nichterreichen beabsichtigter Wirkungen. Ein Schaden ist auch dann ein Schaden, wenn er nicht *aufgrund* von Unwissenheit, sondern *trotz* Unwissenheit zustande kommt.[9]

Die Kausalität des Unwissens bildet somit kein hinreichendes Kriterium, um die Entstehung nichtintendierter Nebenwirkungen in der Weise erklären zu können, dass sie Akteuren oder Institutionen normativ zurechenbar sind. Mit fehlendem Wissen allein lässt sich nicht verständlich machen, wie transintentionale Nebenfolgen zustande kommen, da diese sowohl auftreten können, wenn fehlendes Wissen die Ursache von Handlungen als auch das Resultat von Handlungen ist. Die – starke oder schwache – Kausalität des Nichtwissens gibt aufgrund ihres generellen negativen Charakters keinen Aufschluss darüber, inwieweit das Nichtwissen (ursächlich) zur Entstehung von Nebenfolgen beiträgt und welchen Anteil Akteure daran besitzen. Es reicht nicht aus, davon auszugehen, dass fehlendes Wissen zu Schadenseffekten führt, sondern entscheidend ist vielmehr, welche *Art des fehlenden Wissen* vorliegt und inwieweit dieses fehlende Wissen *vermeidbar* ist (oder gewesen wäre).

2.2 Vermeidbarkeit des Nichtwissens

Akteure haben nicht notwendigerweise Einfluss darauf, welche Konsequenzen ihr Unwissen hervorruft, sie sind aber sehr wohl in der Lage, ihr Unwissen zu beeinflussen. (So schon Aristoteles 1985: 56 (NE 1114a))

---

9 So besteht letztlich kein faktischer Unterschied darin, ob durch die Einführung von Biokraftstoffen zum Schutz des Klimas die Ernährungsprobleme in Entwicklungsländern zunehmen (Nebenwirkungen durch mangelnde Folgenberücksichtigung) oder die Abdichtung eines Ölbohrlochs im Golf von Mexiko misslingt, weil die technischen Schwierigkeiten nicht richtig eingeschätzt wurden (Nebenwirkung durch Zielverfehlung und Inkaufnahme von Schädigungen Dritter). In beiden Fällen ist der Effekt der Schädigung der gleiche.

Inwieweit dies möglich ist, hängt von der Art des Unwissens ab. Bisher ist relativ unspezifisch von unterschiedlichen Formen der Ungewissheit und des Nichtwissens die Rede gewesen. Um feststellen zu können, ob und in welchem Umfang sich ein bestimmtes Unwissen vermeiden lässt, müssen positive Alternativen zum Unwissen existieren. Die Fragen lauten also: Welches Unwissen lässt sich in Wissen überführen? Welches Unwissen kann gewusst werden? Und unter welchen Bedingungen ist dies möglich?

Ich greife zur besseren Verdeutlichung der damit zusammenhängenden Probleme auf begriffliche Differenzierungen zurück, die von Peter Wehling mit dem Ziel getroffen worden sind, eine pragmatische und praxisorientierte »Soziologie des Nichtwissens« zu entwickeln. (Wehling 2006: 110ff. Auch Beck u.a. 2001: 75ff.) Der Vorteil dieses Zugangs besteht darin, dass die verschiedenen Arten unvollkommenen, fehlenden oder falschen Wissens, die zurechnungsrelevant werden können, nicht vor dem Hintergrund eines logisch konsistenten und an assertorischen Wahrheitsansprüchen ausgerichteten Wissensideals bestimmt, sondern im Kontext ihrer sozio-kulturellen Interpretation und Umsetzung erfasst werden. (Hörning 2001: 185ff.)

Aus einer wissenssoziologischen und sozialhermeneutischen Perspektive lässt sich zeigen, dass zwischen Ungewissheit und Nichtwissen qualitative Differenzen bestehen, die sich nicht auf rein graduelle Abstufungen zwischen ungewissem und nichtgewusstem Wissen zurückführen lassen. Das besondere Kennzeichen von *Ungewissheit* liegt nicht nur darin, dass hierbei die probabilistische Einschätzung (im Unterschied zur statistischen Wahrscheinlichkeit) von Risikoprozessen im Vordergrund steht und es sich primär um eine epistemologische Kategorie handelt, die sich auf die begrenzte Beobachtbarkeit und Erkennbarkeit dieser Prozesse bezieht. (Dazu schon Knight 2006: 197ff.) Ungewisses Wissen ist vor allem dadurch gekennzeichnet, dass es innerhalb »etablierter (wissenschaftlicher) Erwartungs- und Aufmerksamkeitshorizonte« verbleibt, ohne dass dabei das erfasst wird, »was jenseits dieser Horizonte liegt« (Wehling 2009b: 99). Ungewissheit ist, anders gesagt, nicht die Abwesenheit von Wissen, sondern hochgradig unsicheres Wissen, das als solches im Rahmen eines sozio-kulturellen Referenzsystems erfassbar bleibt.

Im Unterschied dazu ist *Nichtwissen* nicht nur eine graduelle Steigerung von ungewissem und unsicherem Wissen, sondern eine Leerstelle und ein blinder Fleck in wissensgeleiteten Handlungsprozessen. Nach Wehling lassen sich drei Dimensionen des Nichtwissens voneinander unterscheiden:

das Wissen des Nichtwissens, die Intentionalität des Nichtwissens und seine zeitliche Stabilität. (Wehling 2006: 116ff.) Danach ist das *Wissen des Nichtwissens* durch eine mehr oder weniger große Erfassbarkeit des Nichtgewussten gekennzeichnet. Es bewegt sich zwischen den Polen eines explizit gewussten und exakt bestimmbaren Nichtwissens auf der einen Seite und einem gänzlich ungewussten und unerkannten Nichtwissen auf der anderen Seite. Es kann bei Handlungsprozessen durchaus möglich sein, die Art und den Umfang des Nichtwissens genauer zu erfassen (*specified ignorance*) (vgl. Merton 1936: 61ff.) oder schlechterdings nicht zu erkennen, ob und welches Nichtwissen vorliegt (*unknown unknows*). (Dazu Grove-White 2001: 470f.)

Die *Intentionalität des Nichtwissens* bezieht sich dagegen auf den Grad und das Ausmaß, mit dem Akteure ein bestimmtes Nichtwissen erzeugen und aufrechterhalten. Das intentionale Nichtwissen reicht von dem gewollten eigenem Unwissen (zum Beispiel beim Recht auf Nichtwissen) über die Tabuisierung und Geheimhaltung von Sachverhalten bis zur gezielten Desinformation und Irreführung anderer. In diesem Zusammenhang gehört auch die Vermeidung der Wissensbeschaffung, wenn dabei die Kosten höher als der Nutzen liegen (*rational ignorance*).[10] Das intendierte Nichtwissen bildet eine besondere Form des Nichtwissens-Wollens, die vor allem dann zu Zurechnungsfragen führt, wenn schädigende Nebenfolgen zwar nicht beabsichtigt, aber aus Kalkül oder Nachlässigkeit in Kauf genommen wurden.

Die *zeitliche Stabilität des Nichtwissens* richtet sich schließlich auf die temporale Überwindbarkeit aktuellen Unwissens und umfasst auf der einen Seite »ein bloß vorübergehendes Nichtwissen«, das »grundsätzlich in Wissen verwandelt werden kann«, auf der anderen Seite »ein zeitlich dauerhaftes und im Extremfall grundsätzlich unüberwindliches, nicht in Wissen umwandelbares Nichtwissen« (Wehling 2006: 132). Zwischen diesen beiden Polen einer »*reducible ignorance*« und einer »*irreducible ignorance*« (Faber/Proops 1993: 116ff.) finden nicht nur zeitliche, sondern qualitative Übergänge zwischen einem Noch-Nicht-Wissen und einem Niemals-Wissen-Können statt. Diese Übergänge lassen sich nicht anhand objektiver Wissenskriterien festlegen und bewerten, sondern »bleiben umstritten, anfechtbar und nicht zuletzt abhängig von dem zum gegebenen Zeitpunkt verfügbaren Erkenntnismöglichkeiten und Wissensressourcen« (Wehling 2006: 146).

---

10 Mit Blick auf demokratische Wahlprozesse Hardin 2004: 79ff.

Die Differenzierungen machen deutlich, dass zwischen Ungewissheit und Nichtwissen zwar qualitative Unterschiede bestehen, gleichwohl aber kategoriale und zeitliche Übergänge stattfinden können. Aus ungewissem Wissen, das aus unsicheren Wissensbeständen bei hochgradigen Risikoentscheidungen resultiert, kann unerkanntes Nichtwissen werden, wenn sich gänzlich unerwartete Folgewirkungen jenseits des etablierten Erfahrungshorizontes einstellen. Umgekehrt kann sich unerkanntes Nichtwissen durch die Erweiterung des Erfahrungshorizontes in ungewisses Wissen und erkanntes Nichtwissen oder sogar in Wissen verwandeln.

Diese Übergänge ändern allerdings nichts daran, dass es zwischen Ungewissheit und Nichtwissen einen wesentlichen Unterschied gibt, der für die Zurechenbarkeit nichtintendierter Nebenwirkungen entscheidend ist. Dieser Unterschied besteht darin, dass Ungewissheit im Rahmen eines etablierten Wissens- und Aufmerksamkeitshorizontes verbleibt, der es grundsätzlich erlaubt, ungewisses Wissen in (mehr oder weniger) gewisses Wissen zu überführen. *Ungewissheit ist vermeidbares Unwissen*, das auf einem vorläufigen und relativen Nichtwissen-Können beruht. Dagegen ist Nichtwissen dadurch gekennzeichnet, dass es den etablierten Wissens- und Aufmerksamkeitshorizont überschreitet und außerhalb seines Rahmens verbleibt. Anders als Ungewissheit ist Nichtwissen nicht als solches in erkanntes Nichtwissen oder gewisses Wissen überführbar, sondern entzieht sich der expliziten Bezugnahme und Freilegung.[11] So gesehen ist *Nichtwissen unvermeidbares Unwissen*, das auf einem nicht aufhebbaren und absoluten Nichtwissen-Können beruht.[12]

Diese Unterscheidung hat für die Frage nach der Zurechenbarkeit wichtige Konsequenzen: *Nichtwissen ist dann zurechenbar, wenn es in Ungewissheit überführbar ist.* Akteure sind nicht in der Lage, ihr Nichtwissen zu erkennen, wenn es sich außerhalb ihres Verfügungshorizontes befindet. Sie können aber sehr wohl in der Lage sein, ihr Nichtwissen in ungewisses Nichtwissen oder möglicherweise sogar gewusstes Wissen zu verwandeln. Wenn sie in der Lage sind, ihr Nichtwissen zu beeinflussen, kann ihnen dies zugerechnet werden.

---

11 Im Unterschied zur Ungewissheit lässt sich Nichtwissen genau genommen nicht als Nichtwissen erfassen. Sobald es als nichtgewusstes Nichtwissen spezifiziert wird, wird es zu einer bestimmten Art des Nichtwissens und fällt damit in den Bereich der Ungewissheit. Absolutes Nichtwissen ist dadurch gekennzeichnet, dass es weder Wissen noch Nichtwissen, sondern die Abwesenheit von Wissen ist.
12 Zur Unterscheidung von absolutem und relativem Nichtwissen Beck 1996: 289, 300ff.

3. Verantwortung ohne Wissen

Ich habe zu zeigen versucht, dass nicht die Kausalität des Unwissens, sondern erst seine grundsätzliche *Vermeidbarkeit* ein hinreichendes Kriterium für die Zurechenbarkeit nichtintendierter Handlungsfolgen darstellt. Die primäre Frage lautet also nicht, ob Akteure wissen, was sie tun, sondern inwieweit sie prinzipiell fähig sind, die Ursachen ihres mangelnden, fehlenden oder falschen Wissens zu erkennen und gegebenenfalls zu beseitigen. Unter der Bedingung, dass ein *bestimmtes Nichtwissen* (im Sinn der *specified ignorance*) vorliegt, sind nichtintendierte Handlungsfolgen prinzipiell zurechenbar. Auf diese Weise verschiebt sich die Frage nach der Verantwortung für transintentionale Nebenwirkungen von der Kausalität des Nichtwissens auf die *Umstände*, unter denen das erforderliche bestimmte Nichtwissen zustande kommt und zugänglich wird.

Damit verliert auch der Unterschied zwischen direkten und indirekten sowie erwünschten und unerwünschten Nebenfolgen, so wie ich ihn oben behandelt habe, seine zurechnungsrelevante Signifikanz. Auch wenn es so aussieht, als ob unerwünschte und indirekte Handlungsfolgen den Normalfall nichtintendierter Nebenwirkungen darstellen, für die sich aufgrund von Schadenseffekten die Frage nach der Zurechnungsrelevanz besonders dringlich stellt, ist dies bei erwünschten und direkten Nebenwirkungen ebenso der Fall, wenn sie ihrerseits zu unerwünschten Effekten führen. Gerade positive Nebenwirkungen, die in Gestalt der spontanen Selbstorganisation von Marktprozessen oder der Selbstbeförderung des Gemeininteresses durch das Eigeninteresse erwartet werden, können ausbleiben oder sogar ins Gegenteil umschlagen. Die Finanzkrise hat vor Augen geführt, dass Märkte aufgrund unkontrollierbarer Rückkopplungseffekte komplexer Finanzprodukte kollabieren können. Anhaltende Umwelt- und Armutsprobleme machen deutlich, dass das Verfolgen des Eigenwohls nicht notwendigerweise zur Steigerung des Gemeinwohls führt.[13]

Der Umstand, dass sowohl unerwünschte als auch erwünschte Nebenfolgen, bei denen das Wissen der Akteure auf unterschiedliche Weise zum Tragen kommt, zu defektösen Konsequenzen führen können, zeigt, dass es bei der Zurechnung von Schadensfolgen nicht alleine darauf ankommt, über welches Nichtwissen Akteure verfügen, sondern mit welchen Mitteln und Verfahren sie auf das Nichtwissen, das negative Handlungskonse-

---

13 Zu einer differenzierten Bewertung des Marktmechanismus siehe Sen 1999: 139ff.

quenzen erzeugt, *Einfluss nehmen können*. Entscheidend für die Zurechnung defektöser und dysfunktionaler Nebenwirkungen ist, ob Akteure oder Institutionen in der Lage sind, ihr Nichtwissen so weit zu beeinflussen und zu kontrollieren, dass die durch das Nichtwissen bewirkten negativen Handlungsfolgen nicht oder nur in vermindertem Umfang eintreten.

Reicht es also aus, Verantwortung auf die Vermeidbarkeit des Nichtwissens, das defektöse Nebenwirkungen hervorruft, zurückzuführen? Auf jeden Fall werden damit zwei Dinge erreicht: Wenn Verantwortung für nichtintendierte Nebenfolgen darauf beruht, dass das Nichtwissen in Hinsicht auf das Eintreten dieser Nebenfolgen vermeidbar ist oder gewesen wäre, wird – erstens – für die Zuschreibung von Verantwortung nicht das Kriterium des Wissens, sondern der *Unterlassung (beziehungsweise Vermeidung) des Nichtwissens* zur Voraussetzung gemacht. Verantwortung für nichtintendierte Nebenfolgen lässt sich somit – zweitens – auch *ohne Wissen* der Akteure erwarten und einfordern, wenn nachweisbar ist, dass es möglich war, ein *bestimmtes Nichtwissen* hinsichtlich der Handlungsfolgen zu vermeiden. Damit wird ausgeschlossen, das Kriterium des Nichtwissens »zur wichtigsten Ressource des Handelns« (Luhmann 1992: 185) zu machen, die den Handelnden von der Übernahme seiner Handlungsfolgen entlastet. *Nichtwissen ist keine Entlastungskategorie.* Es schließt nicht die Zurechnung von Handlungsfolgen aus, sondern nur derjenigen Handlungsfolgen, die außerhalb des etablierten Wissens- und Aufmerksamkeitshorizont liegen und auf einem *unvermeidbaren Nichtwissen* beruhen.

Gleichwohl reicht das Kriterium der Vermeidbarkeit von Nichtwissen alleine für die Zuschreibung von Verantwortung nicht aus. Denn ob ein bestimmtes Nichtwissen vermeidbar gewesen wäre oder ist, hängt von den Umständen ab, die es Akteuren erlauben, Einfluss auf ihr Nichtwissen zu nehmen. Die Frage lautet deshalb, unter welchen Umständen es Akteuren zumutbar ist, das Nichtwissen zu vermeiden, das zu Schadensfolgen führt. Das *Kriterium der Zumutbarkeit* richtet sich auf den Aufwand, der erforderlich ist, um ein bestimmtes Nichtwissen zu unterlassen. Zu diesem Aufwand zählen Zeit und Kosten der Wissensbeschaffung und die Relevanz, die das Nichtausführen einer ungewissen Handlung für die Akteure und betroffene Dritte hat.

Für Entscheidungen unter Bedingungen des Nichtwissens ist es wesentlich, unter welchen nicht eliminierbaren Handlungszwängen sie stattfinden. Insbesondere bei politischen und unternehmerischen Handlungsentscheidungen spielen Zeitdruck, Budgetknappheit, Wettbewerbs- und

Machtkonstellationen sowie Netzwerkdynamiken eine zentrale Rolle. (Kreibe 2004: 190) Die Zumutbarkeit, potenzielle Risiken bei Handlungsentscheidungen zu reduzieren, hängt von den Ressourcen ab, die Akteuren für die Einflussnahme auf ihr Nichtwissen zur Verfügung stehen, und von den potenziellen Nachteilen, die für sie selbst entstehen, wenn sie auf den Vollzug unsicherer Handlungsentscheidungen verzichten. Das Kriterium der Zumutbarkeit richtet sich nicht nur auf den Grad des Wissens, den zu erlangen von Akteuren unter Berücksichtigung ihrer Vermögen und Fähigkeiten erwartet werden kann, sondern auch auf die Rückwirkung ihres Handelns auf die eigene Ausgangsposition, die bei Handlungsunterlassungen (etwa der unterlassenen Einführung riskanter Marktprodukte) durch eine unverhältnismäßige Schlechterstellung gekennzeichnet ist.

Inwieweit es unter ungewissen Handlungsbedingungen zumutbar ist, Handlungen zu unterlassen oder den Grad des Nichtwissens zu vermindern, lässt sich nur in einem Abwägungsprozess zwischen voraussichtlichen Risiken für Dritte und erwartbaren eigenen Kosten beziehungsweise Nachteilen feststellen. Der Zwang zum Handeln unter Ungewissheitsbedingungen wächst mit der Knappheit von Ressourcen, der inhaltlichen und zeitlichen Dringlichkeit von Problemlösungen sowie der Anzahl der von den Entscheidungen Betroffenen. Handlungen unter Ungewissheit lassen sich deshalb nicht – wie es in ethischen Standardtheorien üblich ist – auf kategorische (deontologische oder teleologische) Entscheidungskriterien zurückführen, für die aufgrund der Ungewissheit der Handlungssituation die normative Referenz fehlt, sondern sind vielmehr das Resultat von Angemessenheitsprozeduren, bei denen letztlich pragmatische Gründe (die Kasuistik des Erforderlichen) den Ausschlag geben. (Heidbrink 2000)

Weil Nichtwissen unter praktischen Entscheidungszwängen unvermeidbar ist, verlagert sich die Verantwortung von der Seite der Zurechenbarkeit von Handlungsfolgen auf die Seite *zurechnungsausschließender Handlungsgründe*. Da in Ungewissheitssituationen ein Restbestand an nicht vermeidbaren Folgerisiken bestehen bleibt, tragen Akteure *Verantwortung für die Handlungsgründe, die sie aus der Legitimation ihres Handelns ausschließen.* Je weniger es vermeidbar ist, dass Handlungen auf Ungewissheitsentscheidungen beruhen, umso mehr richtet sich die Handlungsrechtfertigung auf die Gründe, die von der Pflicht zur Berücksichtigung der Handlungsfolgen befreien oder diese zumindest einschränken. Nicht das Nichtwissen ist somit in erster Linie legitimationsbedürftig, sondern das Ausschließen von Zurechnungsgründen, die eigentlich zur Reflexion auf die Handlungsfolgen verpflichten, aber trotz unvermeidbarer Folgerisiken (erlaubter Weise) nicht berücksichtigt werden können. Der Ausschluss von Zurechnungsgründen und erlaubte Risiken sind besonders in den Fällen relevant, in denen die (legitime) Entlastung von der Handlungsfolgenreflexion zur Beeinträchtigung der Interessen und Freiheiten Dritter führen kann. (Lübbe 1995: 953) Verantwortung unter Bedingungen der Ungewissheit setzt somit voraus, dass folgende Kriterien erfüllt sind:

(1) Das Nichtwissen, das zum Zeitpunkt von Handlungsentscheidungen vorliegt, muss im Rahmen eines etablierten Erfahrungs- und Aufmerksamkeitshorizontes als bestimmtes Nichtwissen vermeidbar sein. Akteure müssen in der Lage sein, so weit auf ihr Nichtwissen Einfluss zu nehmen und es (zumindest) in den Zustand der Ungewissheit zu überführen, dass sie grundsätzlich fähig sind, negative Handlungsfolgen vorauszusehen oder zu verhindern.

(2) Die Einflussnahme auf das Nichtwissen muss im Hinblick auf vorhandene Ressourcen und erwartbare Risiken zumutbar sein. Die Zumutbarkeit bemisst sich am Aufwand, der zur Vermeidung des bestimmten und handlungsrelevanten Nichtwissens betrieben werden muss, und dem Ausmaß der negativen Konsequenzen, die durch das Unterlassen der Einflussnahme auf das Nichtwissen entstehen.

(3) Das Ausschließen von Zurechnungsgründen muss seinerseits gerechtfertigt sein. Die Befreiung von der Berücksichtigung ungewisser Folgen ist dann legitim, wenn keine unverhältnismäßigen Konsequenzen wie etwa die Freiheitseinschränkung oder Schädigung Dritter entstehen.

4. Der gesellschaftliche Umgang mit erlaubter Unverantwortlichkeit

Es ist deutlich geworden, dass die Zuschreibung von Verantwortung bei nichtintendierten Handlungsfolgen veränderte Zurechnungskriterien notwendig macht, die auch dort greifen, wo Akteure ohne Wissen und Absicht schädliche Nebenwirkungen hervorrufen. »Verantwortliches Handeln«, so Robert Spaemann in Bezug auf unvorhergesehene Folgen, »setzt stets eine wohldefinierte, also endliche Verantwortung, mithin ein gewisses Maß an Unverantwortlichkeit voraus.« (Spaemann 1975: 328)

Diese Unverantwortlichkeit ist nicht eliminierbar, wohl aber legitimierbar, wenn sich die Nichtberücksichtigung von Zurechnungsgründen rechtfertigen lässt. Im »Zeitalter der Nebenfolgen« (Beck 1996b, Böscher/ Kratzer/May 2006a) geht es nicht mehr darum, dass Akteure Gründe für ihr Wissen, sondern für ihr Nichtwissen angeben können. Damit verschiebt sich die Verantwortung für nichtintendierte Folgen von einem regulativen zu einem praxeologischen Problem. Die Rechtfertigung des Nichtwissens und, wenn man sie so nennen will, die *erlaubte Unverantwortlichkeit* beruhen nicht nur auf normativen Regelungen und Grenzziehungen, sondern vor allem auf der sozialen und politischen Kommunikation über die Zulässigkeit unsicherer Entscheidungsprozesse. Mit der Zunahme »fremddefinierten Nichtwissens« (Gil 2004: 27), das verstärkt unter den Einfluss ökonomischer und sozio-kultureller Bewertungsfaktoren gerät, wird die Zuschreibung von Verantwortlichkeiten in wachsendem Maß zu einer Angelegenheit gesellschaftlicher Aushandlungs- und Abstimmungsprozesse, durch die neue Ungewissheiten entstehen und bewältigt werden müssen.

Die von Ulrich Beck schon vor längerem geforderten »Strategien der Umverteilung von Beweislasten und der Herstellung von Zurechenbarkeit« (Beck 1988: 285) stoßen deshalb auf eine Reihe von Schwierigkeiten, die es erforderlich machen, den Fokus insgesamt stärker auf den *gesellschaftlichen Umgang mit Unverantwortlichkeiten* auszurichten. Ich möchte dies abschließend an drei Punkten deutlich machen: der Politisierung des Nichtwissens, der Verrechtlichung von Ungewissheit und der Moralisierung des Nichtwissens.[14]

4.1 Politisierung des Nichtwissens

Die »Politisierung des Nichtwissens« (Wehling 2006: 313ff.) beruht auf der öffentlichen Auseinandersetzung mit den Grenzverläufen zwischen den wissbaren und nicht-wissbaren Folgen riskanter Hochtechnologien, angewandter Forschung und defektösen Alltagsverhaltens. Zurechnungsfragen werden dabei entlang eines pluralisierten Wissensverständnisses im Hinblick auf gesellschaftlich wünschenswerte Ziele mit zumeist kontroversen Resultaten diskutiert. Debatten um gentechnisch veränderte Nahrungsmittel, Stammzellentherapie oder die Laufzeitverlängerung von Atomkraftwer-

---

14 Eine vierte Strategie, die hier nicht weiter behandelt werden kann, besteht im Management des Nichtwissens. Vgl. Baecker 2011.

ken führen regelmäßig vor Augen, dass es in wissenspolitischen Prozessen nicht primär um die Konkretisierung von Verantwortlichkeiten, sondern um das Verhandeln von Standpunkten, Meinungen und Zwecken geht. Der Grund hierfür liegt nicht nur im Aufeinanderprallen von Experten- und Laienkulturen, sondern auch in der interesse- und machtgeleiteten Bestimmung von Wissensgrenzen. Die Öffnung von Risikodiskursen und die Demokratisierung des Expertentums stellen zwar wichtige Instrumente der öffentlichen Meinungsbildung über Unsicherheitsprozesse dar, die auf abweichende Ansichten und die Einbeziehung nicht-wissenschaftlicher Adressaten angewiesen sind. (Latour 2001: 179ff.) Zivilgesellschaftliche Partizipation und politische Kommunikation sind jedoch nur bedingt taugliche Mittel, um die Legitimität von Ungewissheitsfolgen zu klären oder Präventionsmaßnahmen festzulegen, ohne dabei neue Risiken unerkannten Nichtwissens zu erzeugen oder die Erzeugung erforderlichen Korrekturwissens aus Eigeninteresse oder falsch verstandener Vorsicht zu vernachlässigen. (Sunstein 2007: 25ff.)[15]

Der Grund besteht darin, dass sich der politische Streit um die Grenzen, die zwischen Nichtwissen-Können und Nichtwissen-Wollen, zwischen der Pflicht zur Nichtwissensvermeidung und dem Recht auf Nichtwissen verlaufen, nicht seinerseits mit politischen Mitteln schlichten lässt. Die Zurechnung von Ungewissheitsfolgen ist trotz notwendiger Demokratisierung deliberativer Prozesse in letzter Konsequenz kein politischer oder sozialer Akt, sondern ein normativer (und judikativer) Akt. Die dafür erforderlichen Normen können nicht in macht- und interessegeleiteten Kommunikationsprozessen allein gefunden werden, sondern setzen rechtliche Verfahren der Normendefinition voraus. Die Politisierung des Nichtwissens trägt als kollektives Forum zur öffentlichen Urteilsbildung bei, bildet aber kein geeignetes Verfahrensprinzip für die Regelung von Zurechnungskonflikten. Auch wenn *scientific citizenship* und eine informierte Öffentlichkeit eine wichtige partizipatorische und deliberative Rolle in der Wissensgesellschaft übernehmen, fällt ihnen dadurch nicht schon die legitimatorische Funktion zu, den Raum der »wissenschaftlichen Neugier« (Nowotny 2005: 34f.) einzugrenzen, um Ungewissheitsrisiken zu verhindern.

---

15 Zu den Grenzen deliberativer Politik beim Umgang mit dem Nichtwissen der Wähler vgl. Harding 2004.

4.2 Verrechtlichung von Ungewissheit

Da sich die Regelung von Zurechnungskonflikten nicht alleine durch eine reflexive Wissenspolitik bewerkstelligen lässt, ist eine Verrechtlichung von Ungewissheitsprozessen erforderlich. Es ist Aufgabe des Rechtssystems, eine Legitimierung von Ungewissheitsentscheidungen zu gewährleisten, ohne dabei Handlungsfreiräume einzuschränken oder neue Risikopotenziale zu erzeugen. Vor dem Hintergrund wachsender Ungewissheit besteht die besondere Funktion des Rechts darin, Akteure von der Reflexion auf Handlungsnebenwirkungen zu entlasten und zugleich Kriterien der Zurechenbarkeit nichtintendierter Schadensfolgen vorzugeben. Das Verfahrensprinzip der Rechtsordnung beruht darauf,»eine als angemessen geltende – etwa prozedural legitimierte – Verständigung darüber anzustreben, was in der konkreten Entscheidungssituation als Wissen oder als gewiss gelten darf und soll.« (Hoffman-Riem 2009: 21)

Die Bezugnahme auf anerkanntes Wissen und die Abwägung von Risiko- und Nutzenwissen sollen dafür sorgen, dass verfahrensrechtliche Zuschreibungen von Verantwortlichkeiten auch dort vollzogen werden können, wo hochgradig unsichere Wissensbestände vorliegen. Angesichts unterschiedlicher Arten von rechtserheblichem Wissen und der Notwendigkeit, schadensrelevantes Nichtwissen in»spezifisches Nicht-Wissen« zu überführen, bedarf es»Regeln des Umgangs mit nicht bekanntem Wissen«, die gewährleisten, dass»Handeln trotzdem verantwortbar ist«. (Ebd.: 27, 29)

Im Unterschied zur politischen und öffentlichen Diskussion von Zurechnungsfragen setzt das Rechtssystem auf ein prozedurales Risikomanagement, das der Legitimierung vertretbaren Nichtwissens dient. (Ladeur 1995: 111ff.) Befristete Genehmigungen oder vorläufige Zulassungen bilden verwaltungsrechtliche Maßnahmen, mit denen der Zunahme an Ungewissheitsprozessen Rechnung getragen wird. Informelle Vereinbarungen, Experimentierklauseln, Rückholoptionen und Mediationsverfahren sollen dazu beitragen, dass Restrisiken für die Rechtsordnung erfassbar bleiben. (Hoffmann-Riem 2005: 101ff.) Durch die Einbeziehung privater Akteure und nicht-staatlicher Wissensträger sollen Defizite in der Wissensgenerierung ausgeglichen und neues Erfahrungswissen gewonnen werden. Die Rechtsanwendung unter Ungewissheitsbedingungen ist in weiten Bereichen»Spielraumverhalten« (Hoffmann-Riem 2009: 37), durch das Akteure im Rahmen von Ermessens- und Gestaltungsräumen zum Handeln ermächtigt werden.

Die rechtliche Handlungsermächtigung bei bestehender normativer und kognitiver Ungewissheit erzeugt allerdings ihrerseits unkontrollierbare Nebenwirkungen. Die Verlagerung der Rechtsbefolgung in die Eigenverantwortung sozialer Akteure ist durch eine mangelnde Differenziertheit und Präzision staatlicher Steuerung erkauft; die begrenzte Bindungswirkung des Rechts wird mit Hilfe prozeduraler Verwaltungsentscheide nur unvollständig durch administrative Regelbildungen kompensiert. Die verfahrensrechtliche Umstellung von der Gefahrenabwehr auf Risikomanagement führt zu einer Rückverlagerung der Normkonkretisierung und Zurechnungsbestimmung in einen vorrechtlichen Abwägungshorizont, in dem mit Hilfe von Expertenwissen und Risikobegleitforschung »das Ausmaß des Nichtwissens über zu erwartende oder denkbare Wirkungszusammenhänge« möglichst gering gehalten wird, ohne dadurch die »rechtsnormative Ungewissheit« (Scherzberg 2002: 137, 142) so weit eliminieren zu können, dass sichere Handlungsentscheidungen in letzter Konsequenz nicht vollständig legitimierbar sind.

Zusätzlich erschwert wird die Legitimation von Ungewissheitsentscheidungen durch den Übergang »von der individuellen Handlungs- zur kollektiven Risikozurechnung«. (Ladeur 2000: 263) Die Kollektivierung der Verantwortungsattribution stößt gerade dort auf Grenzen, wo ihr eigentliches Anwendungsgebiet liegt, nämlich in der Generierung rechtlicher Organisations- und Verantwortungsformen für Netzwerke, in denen durch spontane Ordnungsbildung, lokale Kontakte und übergreifende Sozialbindungen eine Verarbeitung von unsicherem Wissen stattfindet. Netzwerkprozesse tragen zwar aufgrund ihrer integrativen Struktur zum Abbau von Ungewissheit bei, erzeugen aber gleichzeitig neue Verantwortungsdiffusionen durch die Kollektivierung von Entscheidungen und die Kollision von Eigeninteressen und Netzwerkzielen.

4.3 Moralisierung des Nichtwissens

Es ist deutlich geworden, dass sich mit »Haftungs- und Verantwortlichkeitsregeln« die »retikulare Unverantwortlichkeit« in Netzwerkprozessen in gewissem Ausmaß korrigieren lässt, gleichzeitig jedoch neue rechtliche Grauzonen zwischen »Bindung und Nicht-Bindung« der Netzwerkpartner, zwischen »Vertragsbereich und Netzbereich«, zwischen »Individual- und Kollektivorientierung« entstehen. (Teubner 2009: 131)

Um diese rechtlichen »Ungewissheitswanderungen« (ebd.) in den Griff zu bekommen, reicht es nicht aus, »vernünftige, gerechte Institutionen« (Lege 2004: 184) auszubauen und darauf zu setzen, dass Staat und Markt durch die Entlastung individueller Interessenabwägungen gemeinwohlverträgliche Risikoentscheidungen herbeiführen. Institutionelle Entlastungen funktionieren nur so gut, wie sie in der Lage sind, die Rationalitätsgrenzen und Planungsdefizite im individuellen Handeln zu berücksichtigen und zu integrieren. Die Fähigkeit von Akteuren zur rationalen Abschätzung von Risiken und Schadensfolgen ist, wie uns die Entscheidungspsychologie und Verhaltensökonomie lehrt, durch eine »spezielle Art selektiver Blindheit« (Sunstein 2007: 56) wie falsche Präferenzen oder die Bevorzugung kurzfristiger Nutzeneffekte geprägt, die nicht nur durch institutionelle Vorsorgemaßnahmen kompensiert, sondern in ihre Gestaltung und Umsetzung integriert werden muss.

Schadensvorsorge unter Ungewissheitsbedingungen macht es deshalb erforderlich, die »Illusionen, Abweichungen und Anomalien« (Fiedler 2002: 287) bei der Zurechnung von Verantwortung zu berücksichtigen, auf denen individuelles Entscheidungsverhalten beruht. Da Akteure zu falschen Präferenzbildungen und systematischen Fehleinschätzungen neigen, reicht es nicht aus, in der (stärkeren oder schwächeren) Handlungskontrolle das primäre Kriterium der Folgenzurechnung zu sehen. (Fischer/Ravizza 1998: 28ff.) Vielmehr hängt die Verantwortung für nichtintendierte Handlungsfolgen umso mehr von der individuellen Risikoeinschätzung und dem Grad des akzeptierten Handlungsrisikos ab, je ungewisser die Kenntnislage ist. (Betzler 2001: 227ff.)

Damit verlagert sich das Problem der Zurechenbarkeit unbeabsichtigter Nebenwirkungen von der institutionellen Prävention und Legitimation auf die Seite der individuellen Handlungsevaluation und Verhaltensbewertung. Risikoverantwortung setzt voraus, dass Akteure über die Kompetenz und Bereitschaft zu eigenverantwortlichen Situationsbewertungen verfügen, sich jenseits einer legitimierbaren Zurechnungsgrenze mit den ungewissen Konsequenzen ihrer Handlungsentscheidungen zu befassen und Vorsorgemaßnahmen zu entwickeln, bei denen sie ihre begrenzte Entscheidungsrationalität eigenständig mit einbeziehen. (Heidbrink/Reidel 2011)

Eine eigenständige »Verantwortung ohne Zurechnung« (Kaufmann 2004: 290ff.) bildet die unvermeidliche Konsequenz auf politisch und rechtlich nur eingeschränkt steuerbare Ungewissheitsprozesse. Neben der kollektiven Risikozurechnung durch deliberative und prozedurale Verfahren übernehmen die situative Risikoabschätzung und Praktiken der Selbstbindung eine zentrale Funktion beim Umgang mit nichtintendierten Handlungsfolgen. Man könnte hierbei von einer *Moralisierung des Nichtwissens* sprechen, da politische und rechtliche Regelfindungsverfahren durch ethisch und kulturell geprägte Verhaltensinstitute unterstützt werden.[16] Zu diesen Verhaltensinstituten gehören im Bereich des Rechts die Fähigkeit zur Selbstbegrenzung innerhalb rechtsstaatlich garantierter Freiheitsräume und die Kooperationspflicht zur gemeinsamen Risikokontrolle im Rahmen kollektiv erzeugter Schadensverläufe. Eingeübte Verhaltensmuster, kulturelle Konventionen und soziale Normen sind unverzichtbare Grundelemente liberaler Gesellschaften, die auf vorrechtliche Weise die Bindung von Akteuren an selbst auferlegte Handlungsgrenzen fördern. (Vesting 2009: 55) Die solidarische Mitgliedschaft von Akteuren in einem »Risikopool«, wie sie Gunther Teubner schon vor Jahren vorgeschlagen hat, gleicht die limitierte Wirkung und kontraproduktiven Effekte der Kollektivhaftung dadurch aus, dass die Poolmitglieder durch die Selbstregulierung von Schuld- und Gefährdungsvorgängen – in der Form einer Schadensgemeinschaft – einen kooperativen Beitrag zur institutionellen Bewältigung von Ungewissheitsrisiken leisten. (Teubner 1994: 115ff.)

Während der rechtliche Umgang mit Ungewissheit auf die Ausbildung eines sozialen Regelwissens und die Entwicklung einer kollaborativen Rechtskultur angewiesen ist, bedarf es darüber hinaus im öffentlichen Raum einer Förderung von »Nichtwissenskulturen« (Wehling 2009a: 170f.), die stärker als bisher auf gesellschaftlich wünschenswerte Entwicklungsziele und den Abbau von Entscheidungsdefiziten ausgerichtet sind. Der Umgang mit technologischen und planerischen Risiken erfordert bessere Abstimmungsverfahren zwischen Experten und Laien unter Einbeziehung der politischen und ökonomischen Akteure, wobei es unter anderem darum geht, öffentliches »Systemvertrauen« durch eine glaubwürdige Verantwortungsübernahme der Entscheidungsträger und sozialen Akteure (wieder) herzustellen. (Japp 2002: 51ff.)[17] Soziales Vertrauen und Systemvertrauen sorgen dafür, dass die kollektive Handlungsfähigkeit und Lösungsfähigkeit unter Bedingungen der gesellschaftlichen Unverantwortlichkeit aufrechterhalten bleibt, indem in die Entscheidungsprozesse moralische Elemente der Vorsicht, Abwägung und der Handlungsunterlassung einfließen. Auf diese Weise wird die rechtliche und politische Zurechenbarkeit ungewisser Folgen durch die

---

16 Zu kulturellen Formen der Verhaltensänderung siehe Heidbrink 2010: 55ff.
17 Zur Rolle des Vertrauens in Nichtwissensprozessen: Strulik 2011: 244.

präventionsethische Antizipation einer Zukunft ergänzt, die zwar objektiv unbestimmbar ist, aber unter unvermeidlichem Wirkungseinfluss gegenwärtiger Entscheidungen steht. (Dupuy 2005: 86ff.)

5. Fazit

Die Wissensgesellschaft ist durch eine Zunahme von Ungewissheitsfolgen gekennzeichnet, die veränderte Zurechnungsmodi erforderlich machen. Die entscheidende Frage lautet nicht mehr, ob Akteure wissen, was sie tun, sondern inwieweit sie in der Lage sind, auf ihr Nichtwissen Einfluss zu nehmen. Damit verlagert sich die Zurechenbarkeit von den Konsequenzen auf die Umstände, unter denen Akteuren diese Einflussnahme zugemutet und von ihnen verpflichtender Weise erwartet werden kann. Mit dieser Beweislastverschiebung wird die Verantwortung für nichtintendierte Handlungsfolgen zu einer gesellschaftlichen Angelegenheit. In politischen, rechtlichen und moralischen Verfahren werden die Voraussetzungen und Mittel diskutiert und definiert, die nötig sind, um Ungewissheitsfolgen verantworten zu können.

Das Ergebnis lautet: Ungewisses Wissen steht nicht am Ende, sondern am Beginn des gesellschaftlichen Umgangs mit Risikoprozessen. Den Referenzrahmen für die Zurechenbarkeit nichtintendierter Schadensfolgen bildet nicht die Verantwortlichkeit, sondern die *vertretbare Unverantwortlichkeit* von Akteuren für ihre Handlungsentscheidungen. Legitimationsbedürftig ist der Ausschluss von Zurechnungsgründen, durch den es möglich wird, Akteure trotz fehlenden Wissens zur Verantwortung zu ziehen.

Verantwortung unter Bedingungen des Nichtwissens setzt anspruchsvolle gesellschaftliche Prozeduren der Organisation und Steuerung von Unverantwortlichkeitsprozessen voraus. Akteure müssen in die Lage versetzt werden, auf ihr Nichtwissen Einfluss zu nehmen, damit ihnen die Folgen zugerechnet werden können. Darüber hinaus müssen die Legitimationsverfahren dem Zuwachs an normativen und rechtlichen Ungewissheiten angepasst werden, ohne diese ihrerseits zu erhöhen. Und schließlich bedarf es öffentlicher Auseinandersetzungen über die Grenzen der Wissensgesellschaft, die nicht zur Blockade von Handlungsmöglichkeiten führen.

Für dieses Bündel an Herausforderungen gibt es keinen Masterplan. Komplexe Gesellschaften werden mit fortwährenden »Ungewissheitswanderungen« (Teubner 2009: 131) leben müssen. Mit einer klugen Kombination – einem Steuerungsmix – aus politischer Deliberation, rechtlichen Regelungen und moralischer Selbstbindung lassen sich die Risiken fortschreitender Verantwortungsdiffusion zwar nicht eindämmen, aber zumindest begrenzen.

Literatur

Aristoteles (⁴1985), *Nikomachische Ethik*, hg. v. Günther Bien, Hamburg.

Baecker, Dirk (2011), *Organisation und Störung*, Frankfurt a. M.

Beck, Ulrich (1988), *Gegengifte. Die organisierte Unverantwortlichkeit*, Frankfurt a. M.

– (1996a), »Wissen oder Nicht-Wissen? Zwei Perspektiven ›reflexiver Modernisierung‹«, in: Beck, Ulrich u.a. (Hg.), *Reflexive Modernisierung. Eine Kontroverse*, Frankfurt a. M., S. 289–315.

– (1996b), »Das Zeitalter der Nebenfolgen und die Politisierung der Moderne«, in: Ulrich Beck u.a. (Hg.), *Reflexive Modernisierung. Eine Kontroverse*, Frankfurt a. M., S. 9–112.

– /Holzer, Boris/Kieserling, André (2001), »Nebenfolgen als Problem soziologischer Theoriebildung«, in: Beck, Ulrich/Bonß, Wolfgang (Hg.), *Die Modernisierung der Moderne*, Frankfurt a. M., S. 63–81.

Betzler, Monika (2001), »Control by Risk Assessment and Responsibility by Degrees«, *Conceptus XXXIV*, Nr. 85, S. 225–234.

Böschen, Stefan u.a. (Hg.) (2006a), »Zeitalter der Nebenfolgen. Kontinuität oder Diskontinuität in der Entwicklungsdynamik moderner Gesellschaften?«, in: dies. (Hg.), *Nebenfolgen. Analysen zur Konstruktion und Transformation moderner Gesellschaften*, Weilerswist, S. 185–256.

– (2006b), »Die Renaissance des Nebenfolgentheorems in der Analyse moderner Gesellschaften«, in: dies. (Hg.), *Nebenfolgen. Analysen zur Konstruktion und Transformation moderner Gesellschaften*, Weilerswist, S. 7–38.

Diamond, Jared (2005), *Kollaps. Warum Gesellschaften überleben oder untergehen*, Frankfurt a. M.

Dörner, Dietrich (1998), *Die Logik des Misslingens. Strategisches Denken in komplexen Situationen*, Reinbek.

Dupuy, Jean-Pierre (2005), »Aufgeklärte Unheilsprophezeiungen. Von der Ungewissheit zur Unbestimmbarkeit technischer Folgen«, in: Gamm, Gerhard/Hetzel, Andreas (Hg.), *Unbestimmtheitssignaturen der Technik. Eine neue Deutung der technisierten Welt*, Bielefeld, S. 81–102.

Elster, Jon (1987), *Subversion der Rationalität*, Frankfurt a. M./New York.

Faber, Malte/Proops, John L. R. (²1993), *Evolution, Time, Production and the Environment*, Berlin.

Fiedler, Klaus (2002), »Unsicheres Wissen als Beginn – nicht als Grenze der Wissenschaft«, in: Engel, Christoph u.a. (Hg.), *Wissen –Nichtwissen – Unsicheres Wissen*, Baden-Baden, S. 278–297.

Fischer, John Martin/Ravizza, Mark (1998), *Responsibility and Control. A Theory of Moral Responsibility*, Cambridge.

Foucault, Michel (2004), *Geschichte der Gouvernementalität II. Die Geburt der Biopolitik*, Frankfurt a. M.

Gerber, Doris (2010), »Der Begriff der kollektiven Verantwortung: Ist individuelle Verantwortung das richtige Modell für kollektive Verantwortung?«, in: Gerber, Doris/Zanetti, Véronique, *Kollektive Verantwortung und internationale Beziehungen*, Frankfurt a. M., S. 66–93.

Gil, Bernhard (2004), »Nichtwissen in der postsäkularen Wissensgesellschaft – der Zuwachs an selbst- und fremddefiniertem Nichtwissen«, in: Böschen, Stefan u.a. (Hg.), *Handeln trotz Nichtwissen. Vom Umgang mit Chaos und Risiko in Politik, Industrie und Wissenschaft*, Frankfurt a. M./New York, S. 19–36.

Goethe, Johann Wolfgang (1977) [1835], *Faust I*, München.

Grove-White, Robin (2001), »New Wine, Old Bottles? Personal Reflections on the New Biotechnology Commissions«, *Political Quaterly* 72, S. 466–472.

Hardin, Russell (2004), »Representing Ignorance«, *Social Philosophy & Policy* 21, S. 76–99.

Heidbrink, Ludger (2000), »Moral und Konflikt. Zur Unvermeidbarkeit sprachlicher Gewalt in praktischen Entscheidungssituationen«, in: Erzgräber, Ursula/Hirsch, Alfred (Hg.), *Sprache und Gewalt*, Berlin, S. 265–310.

– (2003), *Kritik der Verantwortung. Zu den Grenzen verantwortlichen Handelns in komplexen Kontexten*, Weilerswist.

– (2010), »Kultureller Wandel. Zur kulturellen Bewältigung des Klimawandels«, in: Welzer, Harald u.a. (Hg.), *KlimaKulturen. Soziale Wirklichkeiten im Klimawandel*, Frankfurt a. M./New York, S. 49–64.

– /Reidel, Johannes (2011), »Nachhaltiger Konsum durch politische Selbstbindung. Warum Verbraucher stärker an der Gestaltung von Entscheidungsumwelten mitwirken sollten«, *Gaia* 3, S. 152–156.

Hirschman, Albert O. (1995), *Denken gegen die Zukunft. Die Rhetorik der Reaktion*, Frankfurt a. M.

Hörning, Klaus (2001), *Experten des Alltags. Die Wiederentdeckung praktischen Wissens*, Weilerswist.

Hoffmann-Riem, Wolfgang (2005), »Das Recht des Gewährleistungsstaates«, in: Folke Schuppert, Gunnar (Hg.), *Der Gewährleistungsstaat – Ein Leitbild auf dem Prüfstand*, Baden-Baden, S. 89–108.

– (2009), »Wissen als Risiko – Unwissen als Chance. Herausforderungen auch an die Rechtswissenschaft«, in: Augsberg, Ino (Hg.), *Ungewissheit als Chance. Perspektiven eines produktiven Umgangs mit Unsicherheit im Rechtssystem*, Tübingen, S. 17–38.

Holzer, Boris (2006), »Denn sie wissen nicht, was sie tun? Nebenfolgen als Anlass soziologischer Aufklärung und als Problem gesellschaftlicher Selbstbeschreibung«, in: Böschen, Stefan u.a. (Hg.), *Nebenfolgen. Analysen zur Konstruktion und Transformation moderner Gesellschaften*, Weilerswist, S. 39–64.

Japp, Klaus P. (2002),»Struktureffekte öffentlicher Risikokommunikation auf Regulierungsregime. Zur Funktion von Nichtwissen im BSE-Konflikt«, in: Engel, Christoph u.a. (Hg.), *Wissen –Nichtwissen –Unsicheres Wissen*, Baden-Baden, S. 36–73.

Kaufmann, Matthias (2004),»Die Grenzen der Zurechnung«, in: Kaufmann, Matthias/ Renzikowski, Joachim (Hg.), *Zurechnung als Operationalisierung von Verantwortung*, Frankfurt a. M., S. 283–293.

Kittsteiner, Hans Dieter (2008), *Weltgeist –Weltmarkt –Weltgericht*, München.

Knight, Frank (2006) [1921], *Risk, Uncertainty and Profit*, Mineola/New York.

Koslowski, Peter (1988), *Prinzipien der Ethischen Ökonomie, Grundlegung der Wirtschaftsethik und der auf die Ökonomie bezogenen Ethik*, Tübingen.

Kreibe, Siegfried (2004),»Vom Umgang mit Nichtwissen aus Sicht der industriellen Praxis«, in: Böschen, Stefan u.a. (Hg.), *Handeln trotz Nichtwissen. Vom Umgang mit Chaos und Risiko in Politik, Industrie und Wissenschaft*, Frankfurt a. M./New York, S. 189–205.

Ladeur, Karl Heinz (1995), *Das Umweltrecht in der Wissensgesellschaft. Von der Gefahrenabwehr zum Risikomanagement*, Berlin.

–   (2000), *Negative Freiheitsrechte und gesellschaftliche Selbstorganisation. Die Erzeugung von Sozialkapital durch Institutionen*, Tübingen.

Latour, Bruno (2001), *Das Parlament der Dinge. Für eine politische Ökologie*, Frankfurt a. M.

Lege, Joachim (2004),»Die Zurechnung neuer Risiken im Technik- und Umweltrecht«, in: Kaufmann, Matthias/Renzikowski, Joachim (Hg.), *Zurechnung als Operationalisierung von Verantwortung*, Frankfurt a. M., S. 173–189.

Lübbe, Weyma (1995),»Erlaubtes Risiko«. Zur Legitimationsstruktur eines Zurechnungsausschließungsgrundes«, *Deutsche Zeitschrift für Philosophie* 43, S. 951–963.

–   (1998), *Verantwortung in komplexen kulturellen Prozessen*, Freiburg/München.

Luhmann, Niklas (1992),»Ökologie des Nichtwissens«, in: ders., *Beobachtungen der Moderne*, Opladen, S. 149–220.

Merton, Robert K. (1936),»The Unanticipated Consequences of Purposive Social Action«, *American Sociological Review*, 1 (6), S. 894–904.

Nowotny, Helga (2005), *Unersättliche Neugier. Innovation in einer fragilen Zukunft*, Berlin.

Rawls, John (1979), *Eine Theorie der Gerechtigkeit*, Frankfurt a. M.

Scherzberg, Arno (2002),»Wissen, Nichtwissen und Ungewissheit im Recht«, in: Engel, Christoph u.a. (Hg.), *Wissen – Nichtwissen – Unsicheres Wissen*, Baden-Baden, S. 114–144.

Schimank, Uwe (²2002), *Handeln und Strukturen. Einführung in die akteurtheoretische Soziologie*, Weinheim/München.

Sen, Amartya (1999), *Ökonomie für den Menschen. Wege zu Gerechtigkeit und Solidarität in der Marktwirtschaft*, München.

Siebert, Horst (2001), *Der Kobra-Effekt. Wie man Irrwege der Wirtschaftspolitik vermeidet*, Stuttgart/München.

Spaemann, Robert (1975),»Nebenwirkungen als moralisches Problem«, *Philosophisches Jahrbuch* 82, S. 323–335.

Spranger, Eduard (²1965), *Das Gesetz der ungewollten Nebenwirkungen in der Erziehung*, Heidelberg.

Stehr, Nico/Grundmann, Reiner (2010), *Expertenwissen. Die Kultur und die Macht von Experten. Beratern und Ratgebern*, Weilerswist.

Strulik, Torsten (2011),»Vertrauen. Ein Ferment gesellschaftlicher Risikoproduktion«, *Erwägen Wissen Ethik* (EWE) 22 (2), S. 239–251.

Sunstein, Cass R. (2007), *Gesetze der Angst. Jenseits des Vorsorgeprinzips*, Frankfurt a. M.

– /Thaler, Richard A. (2009), *Nudge. Improving Decisions about Health, Wealth and Happiness*, London.

Teubner, Gunther (1994),»Die unsichtbare ›Copula‹: Kausalitätskrise und kollektive Zurechnung«, in: Lübbe, Weyma (Hg.), *Kausalität und Zurechnung. Über Verantwortung in komplexen kulturellen Prozessen*, Berlin/New York, S. 91–143.

– (2009),»So ich aber die Teufel durch Beelzebub austreibe, ...‹: Zur Diabolik des Netzwerkversagens«, in: Augsberg, Ino (Hg.), *Ungewissheit als Chance. Perspektiven eines produktiven Umgangs mit Unsicherheit im Rechtssystem*, Tübingen, S. 109–134.

Vesting, Thomas (2009),»Die innere Seite des Gesetzes. Symbolische Ordnung, Rechtssubjektivität und der Umgang mit Ungewissheit«, in: Augsberg, Ino (Hg.), *Ungewissheit als Chance. Perspektiven eines produktiven Umgangs mit Unsicherheit im Rechtssystem*, Tübingen, S. 39–59.

Wehling, Peter (2006), *Im Schatten des Wissens? Perspektiven einer Soziologie des Nichtwissens*, Konstanz.

– (2009a),»Wie halten wir es mit dem Nichtwissen? Eine ebenso kontroverse wie notwendige Debatte«, *Erwägen Wissen Ethik* 20, S.163–175.

– (2009b),»Nichtwissen – Bestimmungen, Abgrenzungen, Bewertungen«, *Erwägen Wissen Ethik* 20, S. 95–106.

Die Debatte über genetische Gerechtigkeit: Zur Beurteilung von Zukunftstechnologien unter Berücksichtigung von Unsicherheit

Sigrid Graumann

1. Die Entwicklung

Die Idee, genetische Eingriffe an Menschen durchzuführen, begleitete die Entwicklung der Biotechnologie seit ihren Anfängen; ebenso alt ist die Kritik an solchen Visionen. Dabei wurde oft gesagt, die ethische Reflexion hinke dem wissenschaftlichen Fortschritt chronisch hinterher. Das mag insofern stimmen, als viele neue Entwicklungen eher überraschend kamen und zunächst, wie die pränatale Diagnostik und die In-vitro-Fertilisation, in vielen Ländern mehr oder weniger ungeregelt in der medizinischen Praxis etabliert wurden. Was man dem ethischen Diskurs aber nicht vorwerfen kann, ist, dass nicht vorausgedacht werden würde, was in Zukunft einmal möglich sein könnte, wie die Debatten über genetische Eingriffe in die menschliche Keimbahn und das Klonen von Menschen zeigen. Auf diese Debatten – insbesondere auf die aktuelle Diskussion über »genetische Gerechtigkeit« – werde ich im Folgenden eingehen. Ich werde argumentieren, dass diese wenig hilfreich sind, weil sie einen ganz entscheidenden Aspekt nicht berücksichtigten: Die grundsätzliche Unsicherheit der Folgen, mit der diese Verfahren einhergehen würden.

2. Umstrittene Zukunftstechnologien: Klonen und Keimbahneingriffe am Menschen

Die ethische Kontroverse über die Zulässigkeit von technischen Eingriffen am Menschen hatte in den 1980er und 1990er Jahren zwei Höhepunkte. In den 1980er Jahren wurden die Pränataldiagnostik und die In-vitro-Fertilisation in der medizinischen Praxis eingeführt, in den 1990er Jahren machten die Präimplantationsdiagnostik und die ersten klinischen Versuche der somatischen Gentherapie Schlagzeilen. Dabei wurden und werden immer auch die Zukunftsoptionen mitdiskutiert, das Klonen und Keimbahneingriffe an Menschen durchzuführen.

2.1 Pränatale Diagnostik und In-vitro-Fertilisation – Kontrolle der Fortpflanzung

In den 1980er Jahren wurden die pränatale Diagnostik und die In-vitro-Fertilisation in der medizinischen Praxis eingeführt. Bei der pränatalen Diagnostik werden Zellen von Föten genetisch untersucht. Bei einem auffälligen Befund kann den zukünftigen Eltern angeboten werden, die Schwangerschaft abzubrechen. Bei der In-vitro-Fertilisation wird die Zeugung selbst ins Labor verlegt und die befruchteten Eizellen in die Gebärmutter der Frau überführt. Auf diese Weise kann vielen ungewollt kinderlosen Paaren zu einem eigenen Kind verholfen werden. Beide Verfahren konnten sich trotz der erheblichen Belastungen insbesondere für die Frauen zu Routineverfahren in der Gynäkologie entwickeln.

Vor dem Hintergrund der historischen Erfahrung mit den Verbrechen, die im Namen von Eugenik und Rassenhygiene in Deutschland, aber auch in vielen anderen Ländern begangen worden waren, wurden diese neuen Möglichkeiten, die Fortpflanzung zu kontrollieren, zunächst in der Öffentlichkeit kritisch aufgenommen (Bayertz u.a. 1992; Weiner 1994). So schreiben Ruth Hubbard und Ilijah Wald:»The myth of the all-powerful gene is based on flawed science that discounts the environmental context in which we and our genes exist. It has many dangers, as it can lead to genetic discrimination and hazardous medical manipulations.« (Hubbard/Wald 1993: 6)

Die kontroversen öffentlichen Debatten führten zu einer klaren Abgrenzung von jeder eugenischen Zielsetzung auf der Seite der Ärzteschaft – legitimes Ziel sei die individuelle Hilfe für Paare, die ungewollt kinderlos sind, mit der In-vitro-Fertilisation, oder die ein hohes Risiko haben, ein behindertes Kind zu bekommen, mit der pränatalen Diagnostik. Es wurde vehement bestritten, die beiden Techniken hätten etwas miteinander zu tun, wie viele Kritiker meinten. Eine umfassende Kontrolle der menschlichen Fortpflanzung mit gesundheits- oder bevölkerungspolitischer Motivation sei nicht beabsichtigt. Paradigmatisch für die Individualisierung der Zielsetzung der genannten biomedizinischen Verfahren steht das heutige Konzept der nondirektiven genetischen Beratung. Deren Aufgabe ist die Information und

Aufklärung von Ratsuchenden über ihre individuellen »genetischen Risiken« mit dem Ziel einer selbstbestimmten und eigenverantwortlichen Krankheitsvorsorge und Familienplanung (Samerski 2002: 39). Damit einher geht allerdings eine neue Form von »genetischer Verantwortung«, der sich die Betroffenen kaum entziehen können. (Kollek und Lemke 2008: 223–287)

2.2 Die somatische Gentherapie – Anwendung der Gentechnologie am Menschen

Ungefähr ein Jahrzehnt später flammte die Debatte erneut auf: Anfang der 1990er Jahre fanden die ersten klinischen Versuche der somatischen Gentherapie statt (Anderson 1990). Die Öffentlichkeit reagierte zunächst skeptisch darauf, dass der Mensch selbst zum Gegenstand genetischer Veränderungen werden sollte. Als Antwort darauf wurden von Forscherseite zwei Unterscheidungen stark gemacht:

Das war zum einen die Unterscheidung zwischen der Keimbahntherapie und der somatischen Gentherapie. Bei der somatischen Gentherapie sind menschliche Körperzellen Gegenstand der gentechnischen Veränderung. Ziel ist, ein schädliches Genprodukt zu eliminieren oder ein gewünschtes Genprodukt im Körper des Patienten zur Expression zu bringen, um einen therapeutischen Effekt im Organismus zu erzielen. Das heißt, dass die Keimzellen des Patienten nicht von der Veränderung betroffen sind und die genetische Veränderung nicht an zukünftige Generationen vererbt wird. Die Keimbahntherapie dagegen ziele auf die Veränderung der genetischen Eigenschaften des ganzen Organismus einschließlich seiner Keimzellen. Damit würde die genetische Veränderung an kommende Generationen weitergegeben. Das aber sei weder beherrschbar noch erwünscht.

Die zweite Unterscheidung, die von den Entwicklern der Gentherapie selbst getroffen wurde, war diejenige zwischen Therapie und Enhancement. Während es der somatischen Gentherapie um neue Therapien für schwer kranke Menschen ginge, sei das so genannte Enhancement mit der Idee der Steigerung von nicht krankheitsrelevanten Eigenschaften wie etwa körperlicher Leistungsfähigkeit, Intelligenz oder Musikalität verbunden. Letzteres sei angesichts des wissenschaftlichen Erkenntnisstandes erstens illusorisch und läge zweitens nicht im Bereich ihrer Forschungsinteressen.

Interessant dabei ist, dass diese beiden »ethischen Unterscheidungen« in Publikationen von Forschern im Bereich der Gentherapie selbst immer

wieder vorgetragen wurden und dabei wesentlich zur Herausbildung eines
»therapeutischen Modells« für die somatische Gentherapie beitrugen (Graumann 2000: 21–44). Das therapeutische Modell meint die Korrektur eines
genetischen Defektes in den Körperzellen eines Patienten mit ausschließlich
therapeutischer Zielsetzung:

>»Essentially all observers have stated that they believe that it would be ethical to
>insert genetic material into a human being for the sole purpose of medically cor-
>recting a severe genetic defect in that patient that is, somatic cell gene therapy.
>Attempts to correct germ cells [...] or to enhance or improve a ›normal‹ person by
>gene manipulation do not have societal acceptance at this time.« (Anderson 1984)

Auch wenn es mittlerweile eher still um die somatische Gentherapie geworden ist, finden weltweit unverändert in großer Zahl klinische Studien
statt. Die somatische Gentherapie gilt als »medizinisches Behandlungsverfahren mit Gentransfer-Arzneimitteln«, die ein Zulassungsverfahren durchlaufen müssen. Der weitaus größte Teil der Studien im Rahmen solcher
Zulassungsverfahren befindet sich in der Phase I und II, in der vor allem
die Verträglichkeit der Gentransferverfahren getestet wird, und nur ein
sehr geringer Teil (unter 5 Prozent) in Phase III, in der auch die Wirksamkeit geprüft wird (Hucho u.a. 2008: 48–53). Dabei konnte bislang gezeigt
werden, dass der Gentransfer in dem Sinne erfolgreich ist, dass das therapeutische Gen im Patientenkörper gebildet wird. Jedoch konnte bislang
nur in einem Fall gezeigt werden, dass dies auch von therapeutischer
Relevanz ist, und zwar in einer Pariser Studie mit Kindern, die an einem
schweren erblich bedingten Immundefekt (SCID) leiden. Ihnen wurde ein
funktionstüchtiges Genkonstrukt in Knochenmarkszellen eingebracht, wodurch der Funktionsdefekt ihres Immunsystems kompensiert werden konnte. Allerdings traten genau in dieser Studie bei vier Patienten schwere
Nebenwirkungen in Form von Krebserkrankungen auf, die mit einer Che-
motherapie behandelt werden mussten. Ein Patient verstarb. Mit Blick auf
derartige schwere Zwischenfälle[1] ist die Einschätzung unter Experten, dass
Gentransferverfahren ein hohes Gefahrenpotenzial bieten, was nur im
Einzelfall gerechtfertigt werden kann (Hucho u.a. 2008: 123). Es werden
wohl noch Jahre oder sogar Jahrzehnte ins Land gehen, bis die somatische
Gentherapie Eingang in die klinische Praxis finden wird.

---

1 Schlagzeilen machte auch der Tod von Jesse Gelsinger in Philadelphia, der 1999 in Folge
eines Gentherapieexperiments an einer Immunreaktion gegen die verwendeten Vektoren
starb (»Teen dies undergoing experimental gene therapy«, Washington Post vom 29.
September 1999).

2.3 Präimplantationsdiagnostik – Verbindung von Gendiagnostik und Fortpflanzungsmedizin

Nur wenige Zeit, nachdem mit den ersten klinischen Gentherapiestudien begonnen worden war, wurde die erste erfolgreiche Präimplantationsdiagnostik durchgeführt (Handyside u.a. 1990). Durch die Präimplantationsdiagnostik wurden die Verfahren der In-vitro-Fertilisation und der Gendiagnostik verbunden (Kollek 2002). Im Unterschied zur Pränataldiagnostik wird nicht über das Schicksal eines individuellen Kindes entschieden, mit dem die Frau schwanger ist. Es wird eine mehr oder weniger große Zahl von Embryonen gezeugt und getestet. Nur die Embryonen mit den erwünschten Eigenschaften werden für die Herbeiführung einer Schwangerschaft ausgewählt, die übrigen »verworfen«.

Um jedem Vorwurf einer neuen Eugenik von vornherein zu begegnen, wurde in ärztlichen Stellungnahmen als legitimes Ziel der Präimplantationsdiagnostik die Vermeidung von schweren Erbkrankheiten genannt und einem möglichen Einsatz für andere Ziele, etwa ein Kind mit hoher Musikalität oder Sportlichkeit zu zeugen, abgeschworen.

2.4 Keimbahn-»Therapie« – eine mögliche Zukunftstechnologie

In den ethischen Debatten über die neuen Verfahren wurden Keimbahnmanipulationen am Menschen als mögliche Zukunftsentwicklung, der durch die Entwicklungen der Gendiagnostik, der In-vitro-Fertilisation, der Gentherapie und der Präimplantationsdiagnostik der Weg geebnet werden könnte, immer kontrovers (mit-)diskutiert. Allerdings handelt es sich hierbei um Kontroversen auf ausgesprochen spekulativer Grundlage, was die wissenschaftlichen Möglichkeiten, aber auch was die möglichen Folgen betrifft. Selten wird nämlich konkret ausgeführt, wie Keimbahneingriffe am Menschen tatsächlich bewerkstelligt werden könnten. Darüber kann ein Blick in die Forschung mit und an transgenen Tieren Aufschluss geben.

Die beiden Verfahren, die zur Herstellung transgener Nutztiere heute vor allem Anwendung finden, sind jedenfalls nicht ohne weiteres auf den Menschen übertragbar. Bei dem »einfacheren« Verfahren wird das »Transfer-Gen« mit einer Mikropipette in die befruchtete Eizelle eingeführt. Bei etwa einem von hundert Tieren fügt sich das Gen »von selbst« in das Genom ein und alle Zellen des Organismus tragen die genetische Veränderurung. Bei dem Genkonstrukt kann es sich um eine DNA-Sequenz handeln, die eine pathologische Veränderung etwa in Labormäusen hervorrufen soll, die in der Forschung als Krankheitsmodell dienen sollen, oder um eine DNA-Sequenz, die für ein erwünschtes Genprodukt, das etwa in der Milch von Kühen gebildet werden soll und als Arzneimittel Verwendung finden soll. Viele der so erzeugten transgenen Tiere sind auf Grund letaler Mutationen gar nicht lebensfähig. Ob der gewünschte Effekt erzielt wurde, lässt sich letztlich erst im entwickelten Organismus feststellen.

Bei einem zweiten Verfahren wird für die Erzeugung transgener Tiere der genetische Eingriff zunächst an einer embryonalen Stammzellkultur durchgeführt. Dabei lässt sich im Labor testen, ob der Gentransfer gelungen ist. Die veränderten embryonalen Stammzellen werden dann in frühe Embryonen (Blastozysten) eingebracht. Das entstehende Tier trägt dann zwei Sorten von Zellen, die veränderten und die nicht veränderten (Mosaik). Erst in der Folgegeneration können »reinerbige« genetisch veränderte Tiere entstehen. Diese Verfahren bringen zunächst den Verbrauch einer großen Zahl von Embryonen mit sich, bis überhaupt eine genetische Manipulation erreicht werden kann. Anschließend müssen dann noch einmal die entwickelten Tiere, bei denen der Gentransfer gelungen ist und dabei keine Schädigungen entstanden sind, aussortiert werden. Nur mit diesen kann dann weitergezüchtet werden. Es liegt auf der Hand, dass eine Anwendung solcher Verfahren am Menschen nicht denkbar ist (Graumann 1998). Das heißt, ein Forschungsmodell der Keimbahnmanipulation am Menschen würde die Entwicklung völlig neuer Verfahren voraussetzen, von denen heute unklar ist, wie diese aussehen könnten. Dennoch wird nach wie vor über Keimbahneingriffe am Menschen spekuliert und diskutiert, wie in der aktuellen Debatte über »genetische Gerechtigkeit«, auf die ich im Folgenden noch eingehen werde.

In der politischen Diskussion ist auffällig, dass die kritischen Stimmen, gerade auch unter Ärzten und Naturwissenschaftlern, bislang eindeutig dominieren. Das Hauptargument, das für ein Verbot von Keimbahneingriffen genannt wird (und in der Europäischen Union auch zu einem solchen Verbot geführt hat), ist die Nichtbeherrschbarkeit der Folgen für den entstehenden Menschen. Dieses Argument wurde von philosophischer Seite häufig als pragmatisches und vorläufiges und nicht als grundsätzliches oder kategorisches Argument verstanden (Bayertz/Runtenberg 1996). Dagegen zeichnen sich die philosophisch-ethischen Argumentationen meist durch eine ausgesprochen naive Vorstellung des wissenschaftlichen Fortschritts aus – es wird einfach unterstellt, die Unbeherrschbarkeit der Folgen von genetischen Interventionen sei überwindbar, wenn nur lange genug geforscht wird. Man hat es jedoch in derartigen Forschungsprozessen mit einer Form des Noch-Nichtwissen-Könnens zu tun, von der im Voraus nicht klar ist, zu welchen Anteilen dieses Nichtwissen (immer) erhalten bleibt und zu welchem Teil es im Laufe der Forschung in Wissen umgewandelt werden kann (hierzu der Beitrag von Wehling in diesem Band).

2.5 Zweite Zukunftstechnologie: das Klonen von Menschen

Eine ganz ähnliche Tendenz lässt sich in der Debatte über das Klonen von Menschen feststellen. Seit der Geburt des Klon-Schafes Dolly im Jahr 1996 steht fest, dass es prinzipiell möglich ist, auch geklonte Menschen zu schaffen. Seitdem nimmt die Debatte über das »Baby-Klonen« kein Ende: Immer wieder gelang es Personen wie dem italienischen Gynäkologen Severino Antinori, seinem US-Kollegen Panayiotis Zavos sowie Mitgliedern der Sekte Raël mit ihrer Firma Clonaid mit Ankündigungen Schlagzeilen zu machen, Babies klonen zu wollen oder dies gar schon erfolgreich getan zu haben.

Von seriöseren Wissenschaftlern wie Ian Wilmut, dem »Schöpfer« des Klon-Schafes Dolly, wird deren Ansinnen regelmäßig als »inhuman« und »kriminell« verurteilt. Die Risiken, die heute noch mit der Methode für den entstehenden Menschen verbunden sind, seien viel zu groß.

Normalerweise entsteht ein Embryo durch die Verschmelzung einer Ei- und einer Samenzelle. Der Kern der befruchteten Eizelle enthält alle Gene – zu gleichen Teilen von Mutter und Vater –, die der Mensch für seine Entwicklung benötigt. Die verschiedenen, aus der befruchteten Eizelle hervorgegangenen Körperzellen unterscheiden sich dadurch, dass nur diejenigen Gene, die gerade gebraucht werden, »aktiv« sind und abgelesen werden. Die Kerne von Körperzellen enthalten dennoch das vollständige Genmaterial.

Diesen Umstand machen sich die Forscherinnen und Forscher beim Klonen zunutze. Beim Klonen wird einer Körperzelle der Zellkern entnommen und in eine befruchtete Eizelle eingeschleust, deren Kern zuvor entfernt wurde. Die Eizellen mit dem neuen Erbgut können sich im Labor teilen und zu Embryonen entwickeln. Offensichtlich bewirken Botenstoffe aus dem Eiweiß der Eizelle, dass Gene »aktiviert« werden, welche die Entwicklung steuern und Gene, die in spezialisierten Geweben für Stoffwechselprozesse verantwortlich sind, »deaktiviert« werden. Das heißt, wenn ein geklonter Embryo in die Gebärmutter einer Frau überführt werden würde, wäre es möglich, dass er sich zu einem Kind entwickelt. Dieses Kind wäre dann der genetische Zwilling desjenigen Menschen, von dem der Zellkern der geklonten Eizelle stammt. Das geklonte Kind hätte also nur ein biologisches Elternteil.

Trotz mehrfacher anders lautender Pressemeldungen ist bislang wohl noch kein Klon-Baby geboren worden – zumindest konnte das bislang niemand belegen. Technisch gesehen wäre das aber im Bereich des Möglichen, auch wenn wir aus Tierversuchen wissen, dass nur bei einem Teil der Klonversuche lebensfähige Tiere entstehen. Die meisten geklonten Embryonen gehen auf einer frühen Entwicklungsstufe zugrunde. Die wenigen geborenen Tiere sind zumeist schwer krank, sie leiden unter anderem an Herz- und Lungenschäden, Übergröße, Arthritis, Fettsucht und Krebs. Das heißt: Klonversuche sind »Trial-and-Error«-Experimente mit unbestimmtem Ausgang; der Erfolg ist die Ausnahme, der Misserfolg die Regel. Das ist auch der Grund dafür, dass weltweit unter seriösen Wissenschaftlern Einigkeit darüber besteht, dass das Fortpflanzungs-Klonen am Menschen zumindest auf der Basis des heutigen Forschungstands nicht vertretbar ist (Graumann/Poltermann 2005).

Viele Forscher, die Keimbahneingriffe und das Klonen am Menschen für zu riskant halten, verstehen ihre Zurückhaltung allerdings durchaus nicht als grundsätzliche Einwände. Für die fernere Zukunft, wenn die heutigen technischen Probleme des Klonens einmal überwunden seien, hält beispielsweise Ian Wilmuth eine sinnvolle Verbindung von Keimbahneingriffen mit dem Klonen für denkbar. Wenn das Risiko bestehe, dass Kinder mit schweren Erbkrankheiten wie der Zystischen Fibrose oder der Huntington-Krankheit geboren werden, schlägt Wilmuth vor, genetisch veränderte Zellkerne für das Klonen zu verwenden. Das stellt er sich wie folgt vor: Einem Embryo mit Erbfehler werden Zellen entnommen. Gentechnisch wird das Erbgut korrigiert. Dieses Erbgut wird anschließend zum Klonen eines »gesunden« Embryos genutzt, der dann auch ausgetragen werden solle (Wilmuth 2006). Mit diesem Vorschlag ist Ian Wilmuth allerdings ein Außenseiter. Es sind nur wenige Forscher unter den Genetikern und Biotechnologen, die eine Anwendung dieser Zukunftstechnologien am Menschen überhaupt für erwägenswert halten. Dennoch werden ihre Stimmen in den philosophischen Debatten willig aufgenommen.

3. Die Debatte über genetische Gerechtigkeit

Als besonders eindrückliches Beispiel für die philosophische Diskussion über Menschenzüchtungsphantasien ist das Buch »From Chance to Choice« von Allan Buchanan, Dan Brock, Norman Daniels und Daniel Wikler zu nennen, das im Jahr 2000 erstmals erschienen ist. Mit diesem Buch haben die Autoren die Debatte über die bioethischen Themen Enhancement und Eugenik hinaus geführt und zu einem allgemeinen Thema der praktischen Philosophie gemacht. Damit haben sie durchsetzen können, dass ihre Positionen als typisch für den politischen Liberalismus wahrgenommen werden. Ihren Thesen angeschlossen haben sich die Autoren einer ganzen Reihe von Buchpublikationen wie »Liberal Eugenics« von Nicholas Agar im Jahr 2004 und »Enhancing Evolution« von John Harris im Jahr 2007. Die Gegenpositionen kommen wie »The Case against Perfection« von Michael Sandel aus dem kommunitaristischen Lager, oder werden diesem, wie »The Future of Human Nature« von Jürgen Habermas, zumindest in der angelsächsischen Philosophie zugerechnet. Dabei teilen die beiden Seiten ein ausgesprochen unreflektiertes Verständnis »wissenschaftlicher Machbarkeit«.

Den Autoren von »From Chance to Choice« geht es zunächst generell um die neuen Handlungsmöglichkeiten, die die Erkenntnisse des Humangenomprojekts in naher und ferner Zukunft eröffnen werden. Sie wollen die folgende Frage beantworten: »What are the most basic moral principle that would guide public policy and individual choice concerning the use of genetic interventions in a just and humane society in which the powers of genetic intervention are much more developed than they are today?« Ihr Ziel ist, wie sie ebenfalls einleitend darlegen, eine umfassende ethische Bewertung der neuen Gen- und Biotechniken, also nicht nur, was individuell erlaubt und verboten sein soll, sondern auch, wie die gesellschaftlichen Folgen einzuschätzen, zu bewerten und zu regeln sind.

Auf die bisherige bioethische Debatte gehen sie zwar punktuell ein, räumen sich selbst dabei aber mit großen Gesten das Feld für einen Neuanfang frei.

Ihre Bewertungsgrundlage sind die Rawlsschen Prinzipien sozialer Gerechtigkeit. Rawls schlägt mehrere Gerechtigkeitsprinzipien vor, die er in einer lexikalischen Ordnung stehend verstanden wissen will (Rawls 1971: 42). Oberste Priorität habe das Prinzip der Garantie der gleichen Grundrechte und -freiheiten (first principle), die grundsätzlich nur eingeschränkt werden dürfen, sofern sie mit den Grundrechten und -freiheiten anderer Personen in

Konflikt geraten (Rawls 1971: 243). Diesen Aspekt diskutieren die Autoren von »From Chance to Choice« unter dem Stichwort »Autonomie« in Bezug auf Fortpflanzungsentscheidungen, dem ein hoher Stellenwert zukomme (Buchanan u.a. 2000: 12f.). Zweite Priorität hat nach Rawls das Prinzip des gleichberechtigten Zugangs zu Positionen und Ämtern (equal opportunity principle). Damit meint Rawls, dass der Zugang zu Ämtern und Positionen frei von willkürlicher Diskriminierung sein und im Interesse des Allgemeinwohls liegen müsse (Rawls 1971: 228). Diesen Aspekt diskutieren die Autoren des genannten Buches unter dem Stichwort »Equal Opportunity« in Bezug auf den Zugang zu den neuen biomedizinischen Verfahren (Buchanan u.a. 2000: 16). Die dritte Priorität kommt nach Rawls schließlich dem Differenzprinzip zu (principle of difference), nachdem die Verteilung von sozialen und wirtschaftlichen Ressourcen der Verbesserung der sozialen Situation der Schwächsten in der Gesellschaft dienen soll, ohne die Konkurrenz auf dem Markt auszuschalten. Ungleichverteilungen sind demzufolge dann legitim, wenn die am meisten benachteiligten Gruppen davon profitieren (Rawls 1971: 83). Auf diesen Aspekt gehen die Autoren von »From Chance to Choice« unter dem Stichwort »justice« in Bezug auf die gesellschaftlichen Folgen der Nutzung neuer biomedizinischer Verfahren ein.

Aus den Rawlsschen Gerechtigkeitsprinzipien leiten die Autoren von »From Chance to Choice« erstens ab, dass dem Recht auf reproduktive Freiheit ein sehr hoher Stellenwert zukommen müsse. Dabei schließen sie die Freiheit der Eltern, die genetischen Eigenschaften der eigenen Kinder zu wählen, in ihre Überlegungen ein. Damit greifen sie das »first principle«, den prioritären Anspruch auf Achtung gleicher Grundrechte und Grundfreiheiten, auf. Es gebe ihnen zufolge kein überzeugendes Argument, das Enhancement von Kindern, sofern dieses den Eltern in spe als »persönlicher Service« angeboten wird, prima facie verbietet (Buchanan u.a. 2000: 53ff.). Allerdings sei dabei auch zu berücksichtigen, dass verbesserte Chancen für die einen – insbesondere für Kinder reicher Eltern – mit Nachteilen für die anderen – vor allem für die Kinder armer Eltern – einherginge. So könnte sich nach einigen Generationen eine Ungleichverteilung »guter« und »schlechter« genetischer Anlagen zwischen Arm und Reich ergeben. Eine solche Ungleichverteilung von genetischen Ressourcen sei den Autoren zufolge zwar nicht grundsätzlich zu verurteilen. Einem Auseinanderdriften von zwei Klassen – »gene rich« und »gene poor« – solle aber aus gesellschaftspolitischen Gründen gegengesteuert werden, indem der Zugang zu den biomedizinischen Verfahren gerecht gestaltet werde (Buchanan u.a. 2000: 96ff.). Außerdem sollten sich die Eltern mit ihren Entscheidungen am Wohlergehen ihrer Kinder orientieren. Dabei müsse zumindest gesichert sein, dass dem so erzeugten Kind eine »offene Zukunft« gewährleistet sei (Buchanan u.a. 2000: 161, 181).

Sie schließen aus ihrer Interpretation von Rawls' Gerechtigkeitskonzeption zweitens, dass die Behandlung von gesundheitlichen Funktionsstörungen gesellschaftlich sichergestellt werden solle, insofern dies für die gleichmäßige Verteilung von Chancen/Handlungsmöglichkeiten der Bürger notwendig sei. Damit wenden sie Daniels' Konzept einer gerechten Gesundheitsversorgung an und erweitern dies auf genetische Interventionen. Genetische Interventionen wären demzufolge in die allgemeine Gesundheitsversorgung einzubeziehen, sofern damit die Beschränkung von Chancen/Handlungsmöglichkeiten verhindert, gemildert oder behoben wird. Dabei seien insbesondere auch zukünftige Generationen zu berücksichtigen. Eine enge Einschränkung auf gesundheitliche Funktionsstörungen (species typical functioning, wie es Daniels nennt) halten sie allerdings für nicht sinnvoll, da etwa auch mangelnde Begabungen starke Einschränkungen von Chancen/Handlungsmöglichkeiten darstellen können. Mit einem gleichberechtigten Zugang zu biomedizinischen Serviceleistungen könnte nämlich einem Auseinanderdriften der Klassen der »gene rich« und »gene poor« durch eine Ungleichverteilung von Lebenschancen begegnet werden (Buchanan u.a. 2000: 61ff.).

Die Autoren wenden sich auch gegen eine grundsätzliche Verteuflung von »Eugenik«. Die gesundheitspolitische Zielsetzung einer Prävention von schweren Krankheiten und geringen Handlungsmöglichkeiten sei an sich richtig, sofern dabei die freien und informierten Entscheidungen der Bürger berücksichtigt werden würden. Staatliche Zwangsmaßnahmen zur Durchsetzung eugenischer Zwangsmaßnahmen verurteilen sie aufs Schärfste. Aber auch das Konzept der nondirektiven Beratung, das im Laufe der Entwicklung der genetischen Diagnostik etabliert wurde, lehnen sie ab. Sie erwarten von den werdenden Eltern aus freien Stücken Verantwortung für die genetische Ausstattung ihrer Kinder zu übernehmen, was durch Beratung zu unterstützen sei. Daher fordern sie ein flächendeckendes Angebot von genetischen Beratungsstellen, die werdende Eltern ermuntern, die Verantwortung für die genetische Ausstattung ihrer Kinder, um diesen bestmögliche Lebenschancen zu sichern, zu übernehmen (Buchanan u.a. 2000: 9ff.). Nun lassen sich die hier vertretenen Thesen sicher aus ganz unterschiedlichen Perspektiven kritisieren. Interessant ist aber, dass dabei die naive Vorstellung des wissenschaftlichen Fortschritts kaum in Frage gestellt wird, was in den frühen kritischen Publikationen zur Gentechnik der 1980er und 1990er Jahre im Mittelpunkt stand. Einer der prominentesten Kritiker von Buchanan, Brock, Daniels und Wikler ist Michael Sandel. Er wendet sich gegen eine ethische Beurteilung von Enhancement und Eugenik auf der Grundlage einer einseitigen Anwendung der ethischen Prinzipien der Autonomie und Gerechtigkeit. Diese würden gesellschaftstragende Werte, wie die unbedingte, liebevolle Annahme von Kindern negieren: »To appreciate children as gifts is to accept them as they come, not as objects of our design, or products of our will, or instruments of our ambition.« (Sandel 2007: 45)

Ganz ähnlich argumentiert auch Jürgen Habermas, der gerade dann, wenn den Eltern Entscheidungen über die genetische Ausstattung ihrer Kinder übertragen wird, die Autonomie und Freiheit als grundlegende Werte liberaler Gesellschaften in Frage gestellt sieht. In Frage steht für Habermas damit »unser gattungsethisches Selbstverständnis«, nämlich, »ob wir uns auch weiterhin als ungeteilte Autoren unserer Lebensgeschichte verstehen werden und uns gegenseitig als autonom handelnde Personen anerkennen können« (Habermas 2001: 49). Ich möchte mich hier nicht inhaltlich dazu positionieren, ob Personen, deren Erbanlagen vorsätzlich verändert wurden, oder die aus geklonten Embryonen hervorgegangen sind, nicht autonom und frei sein können. Ich möchte hier auch nicht diskutieren, ob es Habermas gar nicht darum geht, sondern er wie Sandler mit seinen Bedenken gegenüber einer »liberalen Eugenik« nicht vielmehr gegenüber einem möglichen Wandel grundlegender gesellschaftlicher Werte Bedenken anmeldet. Festhalten möchte ich an dieser Stelle lediglich eine auffällige Gemeinsamkeit der hier genannten Kontrahenten in der Debatte um Enhancement und Eugenik, nämlich ihre ausgesprochen naiven Annahmen über die medizinisch-wissenschaftlichen Grundlagen einer Beurteilung der genannten Zukunftstechnologien. Einerseits wird naturwissenschaftliches Faktenwissen über konkrete Techniken und deren Zuverlässigkeit und Risiken nicht ausreichend zur Kenntnis genommen, sondern aus einem naiven Halbwissen heraus argumentiert. Andererseits wird darüber hinaus nur das Wissen, nicht aber gleichzeitig auch das damit verbundene Nichtwissen, die so genannten offenen Fragen, in den Blick genommen. Das bedeutet, dass wesentliche Erkenntnisse der neueren Wissenssoziologie schlicht ignoriert werden (hierzu Wehling in diesem Band).

4. Die Illusion sicherer Erfolgs- und Risikoprognosen

Buchanan, Brock, Daniels und Wikler betrachten die menschlichen Gene als gesellschaftliche Ressourcen, die von Natur aus ungerecht verteilt sind und – sofern das zukünftig in unserer Macht steht – geregelt umverteilt werden sollten.

Für die Umverteilung von »guten Genen« wären Keimbahneingriffe notwendig. Dabei haben die Autoren offenbar die Vorstellung, es wäre (zukünftig) möglich und sinnvoll, einen Embryo zu nehmen, ein dysfunktionales Gen »genchirurgisch« durch ein funktionales zu ersetzen oder auch ein neues Gen für eine erwünschte Eigenschaft einzubringen. Beides ist sträflich naiv: Bevor ein Embryo therapiert werden könnte, müsste erst einmal diagnostiziert werden, welche »Störungen« er überhaupt hat. Schon die Diagnostik aber setzt die Selektion von Embryonen voraus. Mit dem Mittel der Embryonenselektion aber ließe sich der gewünschte Effekt ganz alleine erzielen. »Gendefekte« werden normalerweise nicht mit 100-prozentigen Wahrscheinlichkeiten, sondern mit einem 25-prozentigen oder 50-prozentigen »Risiko« vererbt. Eine »genchirurgische« Reparatur eines dysfunktionalen Gens, selbst wenn diese möglich wäre, wäre also gar nicht sinnvoll, weil man per Präimplantationsdiagnostik auch einfacher einen Embryo mit dem funktionalen Gen auswählen könnte.

Für einen Keimbahneingriff würde also nur die Erzeugung völlig neuer Eigenschaften oder die Steigerung von Eigenschaften überhaupt Sinn machen. Diese Idee baut aber – genau wie die Idee, durch Klonen eine identische Kopie eines Menschen zu schaffen – auf dem Konzept eines strengen genetischen Determinismus auf. Nach dieser Vorstellung müsste eine Veränderung auf der genetischen Ebene kausal zu einem bestimmten, exakt vorhersagbaren Effekt im Organismus führen. Zum einen kennen wir aber bis heute keine Methode, mit der ein exaktes Einfügen eines Gens in eine befruchtete Eizelle oder einen frühen Embryo möglich wäre. Bisher hat auch niemand ein Konzept vorgestellt, mit dem das zukünftig vielleicht möglich wäre, wie ich weiter oben dargelegt habe.

Und zum anderen, selbst wenn ein solches Konzept einmal entwickelt werden würde, wissen wir heute, dass die deterministische Vorstellung der »Wirkungsweise« von Genen viel zu naiv ist.

In den 1990er Jahren waren es Vordenker unter den Naturwissenschaftlern und vor allem Wissenschaftsforscher, die darauf hinwiesen, dass das »zentrale genetische Dogma«, nachdem das Genom das Programm enthält, das zentral alle physiologischen Prozesse einschließlich der Entwicklung und Erhaltung von Organismen steuert (Crick 1990: 54) zunehmend durch neue Erkenntnisse der Genetik angefochten wird. Die folgenden drei Aspekte können dies exemplarisch verdeutlichen: *Erstens* hatte man herausgefunden, dass eine große Zahl von Genen für unterschiedliche Genprodukte kodiert, was u.a. auf eine dem »Ablesevorgang« nachgeordnete Regulation (alternative RNA-splicing) zurückgeführt werden kann. Das bedeutet, dass das primäre »Transkript« nicht eins zu eins in ein Genprodukt umgesetzt wird, sondern sekundär noch verändert wird und auf diese Weise unterschiedliche Genprodukte liefern kann (Blencowe/Graveley 2010).

Zweitens hatte sich für eine große Zahl von Erbkrankheiten gezeigt, dass unterschiedliche Mutationen zu einem gleichen oder ähnlichen Krankheitsbild führen können. Umgekehrt kann die gleiche Mutation in einer kodierenden Gensequenz zu ganz verschiedenen Ausprägungen von Krankheiten oder sogar kaum vergleichbaren Krankheitsbildern führen (Wolf 1995, 1997).

Drittens wissen wir heute, dass die so genannte parentale genomische Prägung (imprinting) die Expression von DNA-Sequenzen beeinflusst. Auf diese Weise kann es beispielsweise je nachdem, ob ein Gen väterlichen oder mütterlichen Ursprungs ist, zur Modifikation der genetischen Information kommen. Zunehmend setzt sich die Erkenntnis durch, dass Umweltfaktoren auf diese Weise Gene modifizieren können, und dies sogar vererbbar ist. Mittlerweile gibt es sogar schon populärwissenschaftliche Publikationen, die Auskunft darüber zu geben versprechen, wie wir durch unser Verhalten unsere Gene beeinflussen können (Spork 2009).

Kurz, die Entwicklung und Steuerung von Lebensprozessen wird heute auf das komplexe und dynamische Zusammenspiel von Genen und Umweltfaktoren zurückgeführt. Die ursprüngliche Vorstellung eines strengen genetischen Determinismus, nach der Gene linear-kausal zu den Merkmalen eines Lebewesens führen, wie es noch Francis Crick angenommen hatte, muss als überholt gelten (Strohman 1994, 1997). Unter dem Titel »Epigenetik« hat sich mittlerweile eine neue Forschungsrichtung in der Molekulargenetik entwickelt, die dieses Zusammenspiel von Umweltfaktoren und Genen untersucht (Morgan u.a. 2005). Dabei zeigt sich, dass das Bild umso komplexer wird, je weiter die Forschung voranschreitet.

Das alles aber heißt, dass genetische Eingriffe immer ein Spiel von Versuch und Irrtum darstellen. Welche Folgen ein solcher Eingriff für einen Organismus hat, lässt sich nicht mit letzter Sicherheit voraussagen. Das gilt für erwünschte ebenso wie für unerwünschte Folgen und betrifft Merkmale, die überwiegend auf eine kodierende Sequenz zurückgeführt werden können, wie im Fall von so genannten monogenen Krankheiten, vielmehr aber noch für komplexe, durch mehrere Gene und Umweltfaktoren beeinflusste Eigenschaften. Wir müssen also von einer grundsätzlichen Unsicherheit genetischer Eingriffe ausgehen, die der wissenschaftliche Fortschritt auch zukünftig nicht einholen werden wird. Die Komplexität, die das heutige genetische Wissen aufzeigt, verweist darauf, dass es immer eine Form des Nicht-Wissen-Könnens in Bezug auf die Möglichkeit, die Folgen genetischer Interventionen zuverlässig abschätzen zu können, geben wird.

In der Tierzucht, in der mit genetischen Interventionen gearbeitet wird, ist diese Unsicherheit kein grundsätzlicher Hinderungsgrund, sondern wird im prozeduralen Vorgehen ganz selbstverständlich berücksichtigt: Das Ergebnis der genetischen Interventionen kann erst wirklich beurteilt werden, wenn die transgenen Tiere ausgewachsen sind. Man arbeitet dann mit den Tieren weiter, bei denen die Keimbahnintervention erfolgreich war und sich keine unerwünschten Nebenwirkungen zeigen. Die anderen werden »verworfen«. Selbst wenn genetische Interventionen mit größerer Zielgenauigkeit möglich werden sollten, wird das Ergebnis immer erst endgültig im entwickelten Organismus beurteilbar sein. Beim Menschen wird man sich auf ein solches Wagnis wohl kaum einlassen wollen.

5. Plädoyer für eine wissenschaftstheoretisch reflektierte Grundlage der Debatte über Keimbahneingriffe und Klonen

Vor dem Hintergrund des heutigen Kenntnisstandes der Molekulargenetik lässt sich sagen, dass genetische Eingriffe am Menschen – unabhängig davon, ob sie mit therapeutischer oder nichttherapeutischer Zielsetzung vorgenommen werden würden – mit einer grundsätzlichen Unsicherheit hinsichtlich ihrer erwünschten wie unerwünschten Folgen verbunden sind. Die Entwicklung von »Designer-Kindern« ist vor diesem Hintergrund nicht mehr als »Science Fiction«.

Am Anfang von »From Chance to Choice« verteidigen die Autoren die Diskussion von Science-fiction-Beispielen gegen mögliche Einwände. Sie halten es für legitim, schon einmal vorzudenken, wie mit gentechnischen Verfahren, die erst noch zu entwickeln wären, umgegangen werden soll, auch wenn diese heute noch nicht möglich sind. Wenn aber schon die wissenschaftliche Ausgangsbasis von Mutmaßungen über zukünftig mögliche Entwicklungen schlicht falsch ist, scheint mir der Sinn dieses Unternehmens ausgesprochen fraglich zu sein. Ich halte es zwar nicht für grundsätzlich verwerflich oder illegitim, fiktive Beispiele zu diskutieren, wohl aber für überflüssig. Es werden dadurch Pseudo-Diskussionen aufgebaut und Scheinkämpfe gefochten, anstatt sich den realen Unwägbarkeiten naturwissenschaftlicher Forschung zu widmen.

Menschliche Keimbahneingriffe und das Klonen von Menschen sind Zukunftstechnologien, die mit einer grundsätzlichen und voraussichtlich unüberwindbaren Unsicherheit hinsichtlich ihrer erwünschten wie unerwünschten Folgen für die davon betroffenen Menschen einhergehen. Jede Beurteilung dieser Verfahren, die ernst genommen werden will, sollte dies berücksichtigen. Eine interdisziplinäre Zusammenarbeit zwischen Wissenschaftstheorie, Wissenssoziologie und Bioethik, was eigentlich selbstverständlich sein sollte, könnte hier weiterhelfen.

Literatur

Agar, Nicholas (2004), *Liberal Eugenics. In Defence of Human Enhancement*, Malden.
Anderson, W. French (1984),»Prospects for Human Gene Therapy«, *Science* 226, S. 401–409.
– (1990),»The Beginning«, *Human Gene Therapy* 1, S. 371–372.
Bayertz, Kurth u.a. (1992), *Rasse Blut und Gene. Geschichte der Eugenik und Rassenhygiene in Deutschland*, Frankfurt a. M.
Bayertz, Kurth/Runtenberg, Christa (1997),»Gen und Ethik: Zur Struktur des moralischen Diskurses über die Gentechnologie«, in: Elstner, Marcus (Hg.), *Gentechnik, Ethik und Gesellschaft*, Berlin, S. 107–121.
Blencowe, Benhamin/Graveley, Brenton (Hg.) (2010), *Alternative Splicing in the Postgenomic Era*, Heidelberg/Berlin.
Buchanan, Allen u.a. (2000), *From Chance to Choice. Genetics & Justice*, Cambridge.
Crick, Francis (1990), *Ein irres Unternehmen. Die Doppelhelix und das Abenteuer Molekularbiologie*, München.
Graumann, Sigrid (1998),»Präimplantationsgenetik – ein wünschenswertes und moralisch legitimes Ziel des Fortschritts in der vorgeburtlichen Medizin?«, in: Düwell, Marcus/Mieth, Dietmar (Hg.), *Ethik in der Humangenetik*, Tübingen, S. 383–414.
– (2000), *Die somatische Gentherapie. Entwicklung und Anwendung aus ethischer Sicht*, Tübingen.

– /Poltermann, Andreas (2005),»No End in Sight to Cloning Debate«, *Law and the Human Genome Review* 22, S. 209–227.

Habermas, Jürgen (2003), *The Future of Human Nature*, Malden. [Deutsche Erstveröffentlichung (2001), *Die Zukunft der menschlichen Natur. Auf dem Weg zu einer liberalen Eugenik*, Frankfurt a. M.]

Handyside, A.H. u.a. (1990),»Pregnancies from Biopsied Human Preimplantation Embryos Sexed by Y-specific DANN Amplification«, *Nature* 344, S. 768–770.

Harris, John (2007), *Enhancing Evolution. The Ethical Case of Making Better People*, Princeton.

Hucho, Ferdinand u.a. (2008), *Gentherapie in Deutschland. Eine interdisziplinäre Bestandsaufnahme*, Themenband des Gentechnologieberichts, Berlin.

Hubbard, Ruth/Wald, Elijah (1993), *Exploding the gene myth*, Boston.

Kollek, Regine (2002), *Präimplantationsdiagnostik, weibliche Autonomie und Recht*, Tübingen.

– /Lemke, Thomas (2008), *Der medizinische Blick in die Zukunft. Gesellschaftliche Implikationen prädiktiver Gentests*, Frankfurt a. M.

Morgan, Hugh u.a. (2005),»Epigenetic Reprogramming in Mammals«, *Human Molecular Genetics* 14 (1), S. R47–R58.

Rawls, John (1971), *A Theory of Justice*, Oxford.

Samerski, Silja (2002), *Die verrechnete Hoffnung. Vor der selbstbestimmten Entscheidung durch genetische Beratung*, Münster.

Sandel, Michael J. (2007), *The Case against Perfection. Ethics in the Age of Genetic Engineering*, Cambridge.

Spork, Peter (2009), *Der zweite Code: EPIGENETIK oder: Wie wir unser Erbgut steuern können*, Reinbek.

Strohman, Richard (1994),»Epigenesis: the Missing Beat in Biotechnology?«, *Biotechnology* 12, S. 56–164.

– (1997),»The Coming Kuhnian Revolution in Biology. Epigenesis and Complexity«, *Nature Biotechnology* 15, S. 194–200.

Weiner, Charles (1994),»Anticipating the Consequences of Genetic Engineering: Past, Present, and Future«, in: Cranor, C. (Hg.), *Are genes us? The social consequences of the new Genetics*, New Brunswick, S. 31–51.

Wilmuth, Ian (2006), *After Dolly: The Uses and Misuses of Human Cloning*, New York.

Wolf, Ullrich (1995),»The Genetic Contribution to the Phenotype«, *Human Genetics* 94, S. 127–148.

– (1997):»Identical Mutations and Phenotypic Variation«, *Human Genetics* 100, S. 305–321.

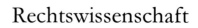

Rechtswissenschaft

Neue medizintechnische Möglichkeiten als Herausforderung an das Recht

Arno Scherzberg unter Mitarbeit von Sabine Heym

1. Zur Fragestellung dieses Beitrags

Der medizintechnische Fortschritt wirft eine Vielzahl juristischer Probleme auf. Diese betreffen vor allem die Voraussetzungen der Zulassung von neuen Produkten, Verfahren und Anwendungen, etwa im Hinblick auf deren Ausgereiftheit beziehungsweise Fehleranfälligkeit (Keimbahneingriff, Nanobiotechnologie), im Hinblick auf eventuelle Nebenfolgen (Xenotransplantation) oder auch auf die Rechtskonformität des betreffenden Eingriffsziels (Klonen, Enhancement, Präimplantationsdiagnostik). Ferner geht es um den Umgang mit dem Eintritt unerwünschter Folgen im Falle einer Zulassung. Rechtsetzung und Rechtsanwendung stehen hierbei vor grundlegenden Fragen nach dem angemessenen Verständnis von Menschenwürde, menschlichem Leben und Gesundheit, nach den Grenzen der individuellen Befugnis zur Selbstbestimmung über diese, nach der angemessenen Balance der Interessen von Forschern, Nutzern, Anbietern und potenziell Geschädigten sowie – bei all dem – vor dem Problem mangelnder Vorhersehbarkeit der Folgen des Einsatzes der in Frage stehenden innovativen Technologien.

Soll es erlaubt sein, dass Eltern ihr zukünftiges Kind mit Hilfe genetischer Testverfahren so auswählen, dass es nach seiner Geburt als Zellspender für ein todkrankes Geschwisterkind dienen kann? Ist es statthaft, dass Biomediziner menschliches Erbgut in tierische Eizellen verpflanzen, um an diesem Mischwesen Forschung zu betreiben? Und was gilt im Falle einer Verpflanzung tierischen Erbgutes in menschliche Eizellen? Ist wegen möglicher Risiken ein Verbot neuartiger Techniken und medizinischer Möglichkeiten gerechtfertigt oder sind wir verpflichtet, anwendungsreife Therapien zumindest probeweise zuzulassen, um die mit ihnen verbundenen Heilungschancen nutzbar zu machen? In Großbritannien etwa sind die beiden erstgenannten Fragen mit ja beantwortet worden. Dort ist unter bestimmten Voraussetzungen die Schaffung von Hybrid-Embryonen für die medizinische Forschung gestattet, und dort wurden auch das Klonen von menschlichen Embryonen für therapeutische Zwecke und das Einbringen von menschlichen Zellkernen in tierische Zellen erstmals erprobt (Spiewak 2008). Der nachfolgende Beitrag stellt zunächst die wichtigsten neuen medizintechnischen Verfahren und ihre Risiken vor (2. und 3.). Sodann werden die in Deutschland geltenden verfassungsrechtlichen Maßstäbe und die zu ihrer Konkretisierung entwickelten allgemeinen Regeln des Risikomanagements skizziert (4.). Daran schließen sich Ausführungen zu einigen zentralen Elementen der Risikosteuerung im heutigen Medizinrecht (5.) und ein Fazit an (6.).

2. Zum Stand der biomedizinischen Forschung

Die medizinische und biotechnologische Grundlagenforschung hat das Wissen über Ursachen und Entstehungsprozesse von Krankheiten, über die molekularen Vorgänge in der Zelle, über die Funktionsweise von Organen und die Interdependenzen im Gesamtgefüge des Körpers erheblich erweitert und damit die Voraussetzung für die Entwicklung geeigneter therapeutischer Interventionsmöglichkeiten geschaffen. Reproduktionsmedizin, Stammzellforschung und Gentechnik sind heute dabei, die Vorgegebenheit unserer genetischen Ausstattung zu überwinden, und stellen damit zugleich kulturell tief verwurzelte Vorstellungen von Menschsein, Abstammung, Elternschaft und Familie in Frage.

2.1 Stammzell- und Genforschung

Stammzellen werden seit den 1990er Jahren in immer mehr Organen und Geweben gefunden. Pluripotente embryonale Stammzellen besitzen die Fähigkeit, sich in entsprechender Umgebung in andere Zelltypen auszudifferenzieren.[1] Diese Eigenschaft könnte etwa für die Regenerierung von Gewebe und für die Organzüchtung therapeutisch nutzbar gemacht werden. Als mögliche Anwendungsfelder werden unter anderem Nervenzellen (M. Parkinson), Herzmuskelzellen (Herzkrankheiten), Zellen der Bauchspeicheldrüse (Diabetes mellitus), Eizellen (Unfruchtbarkeit der Frau) und Knochen-

---

1 Näher zur Unterscheidung totipotenter, pluripotenter und multipotenter Stammzellen: Dohmen 2005: 27ff.

markzellen (Krebs) genannt (Kersten 2007: 667ff.). Ebenfalls erscheint denkbar, embryonale Stammzellen genetisch zu manipulieren und im Rahmen einer Gentherapie etwa zur Wiederherstellung eines zerstörten Immunsystems einzusetzen. Neuerdings ist es – wenn auch zunächst nur teilweise – sogar gelungen, adulte menschliche Zellen durch das Einschleusen eines Gens in induzierte pluripotente Stammzellen zu verwandeln. Dies eröffnet eine Alternative zur embryonalen Stammzellforschung und begründet neue Chancen für die Transplantationsmedizin (Focus 2009; n-tv 2011).

Ein weiterer Bereich der Genforschung ist das Klonen, wobei das therapeutische Klonen dem Ziel der Entwicklung neuer Therapieverfahren und das reproduktive Klonen der Fortpflanzung dienen. Forscher arbeiten heute daran, das Klonen von Tieren mit genetischen Modifikationen zu verbinden. Dazu werden artfremde Erbinformationen für bestimmte Substanzen auf Schweine, Ziegen oder Kühe übertragen, um aus deren Gewebe die gewünschten Arzneimittel zu gewinnen. Das Anti-Thrombose-Mittel ATryn® – der erste aus transgenen Tieren gewonnene Blutbestandteil, welcher in Deutschland verkauft wird, – wird aus der Milch von Ziegen gewonnen, denen ein Gen zur Produktion des gewünschten Proteins eingepflanzt wurde (Ärztezeitung 2008).

Im Jahre 2008 wurde erstmals über das erfolgreiche Klonen von Menschenembryonen berichtet (French u.a. 2008). Dabei wurde aus adulten Hautzellen der Zellkern entfernt und in entkernte Eizellen übertragen. Die entstandenen Klone entwickelten sich bis zum Blastozystenstadium[2] und wurden dann zur Stammzellgewinnung getötet. Mittlerweile nimmt auch die Vorstellung von hybriden Embryonen beziehungsweise Chimären, also Organismen, die genetisch verschiedene Zelltypen in sich vereinen, Gestalt an. Schon seit langem wird humanes Genmaterial in Zellen von Schweinen und anderen Spezies implantiert (Waldherr 2004). Im Jahre 1997 wurde erstmals ein US-Patent auf die Erschaffung »chimärischer Embryos und Tiere mit menschlichem Zellmaterial« beantragt. Im Jahre 2007 genehmigte die für die embryonale Stammzellforschung zuständige britische Human Fertilisation and Embryology Authority (HEFA) die Herstellung eines Mischwesens aus Mensch und Rind (Charisius 2007). Ende 2010 gab Craig Venter, ein Pionier der Genomforschung, bekannt, das erste gänzlich im Labor erschaffene Wesen hergestellt zu haben (Charisius 2010). Es handelt

---

2 Frühes Stadium der Embryoentwicklung, etwa bis zum fünften Tag nach der Befruchtung.

sich um ein Bakterium, dessen Erbgut am Computer entworfen und dann im Labor von Maschinen zusammengesetzt wurde.

2.2 Gentherapie

Unter Gentherapie versteht man alle Verfahren, die die Ursachen genetisch bedingter Erkrankungen durch Veränderung des Genoms behandeln. Man unterscheidet dabei die somatische Gentherapie und die Keimbahntherapie.

Bei der somatischen Gentherapie wird ein direkter Gen- beziehungsweise Nukleinsäuretransfer mit dem Ziel der Modifizierung des Erbguts somatischer Zellen in den Organismus vorgenommen (Voss 2001: 40). Zunächst zur Behandlung von monogen verursachten Krankheiten (Bluterkrankheit und Mukoviszidose) gedacht, wird mittlerweile die Behandlung multifaktoriell verursachter Krankheiten mit weiter Verbreitung in Erwägung gezogen (Wagner/Morsey 1996: 1565). Fortschritte erhofft man sich bei der Krebsbekämpfung, in der Virologie, bei Erkrankungen der Atemwege, des Zentralnervensystems, bei Herz-Kreislauf- und entzündlichen Erkrankungen, bei der Immunabwehr (genetische Impfstoffe) sowie bei Parkinson. Die Gentherapie kann auch angewendet werden, um spezifische Immunantworten oder den Untergang spezifischer Zellen zu stimulieren, um ein spezifisches Pro-Drug – die Vorstufe eines Wirkstoffs – zu aktivieren oder um einen spezifischen molekularen »Köder« für die Vermehrung eines Virus herzustellen. Stark belastende konventionelle Behandlungsmethoden könnten auf diesem Wege vermieden werden, auch die Spenderproblematik einer Transplantation entfällt. Überwiegend befinden sich gentherapeutische Ansätze noch im Forschungs- und Entwicklungsstadium (vfa 2009). Von einer ersten erfolgreichen gentherapeutischen Behandlung wurde erstmals im Jahre 2010 berichtet (Cavazzana-Calvo u.a. 2010). Jüngst befürwortete die Europäische Gesundheitsbehörde die erste Zulassung der Gentherapie, und zwar zur Behandlung von Lipoproteinlipase Defizienz, einer Erbkrankheit, die zu hohen Fettablagerungen im Blut führt (Kurier 2012).

Bei der Keimbahntherapie werden die entsprechenden Gene direkt in eine befruchtete Eizelle injiziert. Die genetische Veränderung betrifft damit grundsätzlich jede Zelle des entstehenden Menschen und wird auch auf die Nachkommen übertragen (Stock/Campbell 2000). Genübertragungen werden bereits im großen Maßstab zur Erzeugung von transgenen Tieren eingesetzt (Voss 2001: 46f.). Transgene Mäuse können mittlerweile per Internet bestellt werden.[3] Beim Menschen könnte die Keimbahntherapie vor allem die Weitergabe von Erbkrankheiten verhindern, wenn dem Embryo kurz nach der Befruchtung ein neues, intaktes Gen eingeführt wird. Allerdings lassen sich die Integration und die Aktivitäten neuer Gene bis heute nicht sicher steuern. Die Anwendung am Menschen ist deshalb in vielen Ländern, darunter gemäß §5 ESchG auch in Deutschland, untersagt (dazu Lamberty 1998: 605ff.).

2.3 Künstliche Fortpflanzung und Gentechnik

In-vitro-Fertilisation (IVF) und Präimplantationsdiagnostik (PID) sind die wichtigsten Verfahren der Fortpflanzungsmedizin. Im Jahre 1978 kam in England das erste im Labor durch IVF erzeugte Kind zur Welt. Schon damals provozierte dies widerstreitende Reaktionen: Jubel über die medizinische Leistung und Entsetzen über die Hybris der Forscher, die den menschlichen Zeugungsakt zu manipulieren wagten (Bahnsen/Spiewak 2008). In Deutschland stößt die IVF weiterhin auf Vorbehalte, wie die Einschränkungen der §1 Abs.1 Nr. 2, 6, 7 und §9 ESchG verdeutlichen. IVF wird als Gegenmittel zur Kinderlosigkeit aber auch verbreitet befürwortet (Simitis 2008: 694). In westlichen Industrienationen leiden ca. 15–20 Prozent der Paare an pathologisch bedingter Unfruchtbarkeit. Mit steigender Tendenz basieren jährlich 1,2 Prozent der Geburten im Vereinigten Königreich und circa 1 Prozent in Deutschland auf Techniken der medizinisch assistierten Reproduktion (Schulz 2007: 99).

Vor einer IVF können die befruchteten Eizellen heute auf Chromosomenstörungen untersucht werden. Die hierfür angewandte Präimplantationsdiagnostik (PID) offeriert durch Entnahme und Analyse einzelner Blastomeren[4] die direkte Untersuchung des Erbguts eines entstehenden Embryos auf vermutete genetische Störungen mit Krankheitswert (Van der Veen 2008). Die davon betroffenen Embryonen werden in der Regel vernichtet. Die PID kann ebenfalls dazu genutzt werden, extrakorporal erzeugte, sehr frühe Embryonen auf ihre genetische Konstitution zu untersuchen, ohne dass dabei eine spezifische Krankheitsindikation vorliegt, etwa mit dem Ziel,

---

3 Zum Beispiel bei Jackson Laboratory, Bar Harbor, Maine, USA, 27.10.2009, www.jax.org
4 Zellen aus dem Frühstadium der Embryoentwicklung, die durch Einschnürung und Furchung des befruchteten Eies entstehen.

das Geschlecht eines Kindes auszuwählen oder ein Kind zu zeugen, das als Zellspender geeignet ist. In diesem Fall werden dann allerdings auch genetisch und chromosomal »unauffällige« Embryonen verworfen.

Die praktische Anwendung der PID ist international bereits weit fortgeschritten (Deutscher Bundestag 2004: 9). Die britische Human Fertilisation and Embryology Authority (HEFA) erteilte jüngst einem Ehepaar die Genehmigung zur Nutzung der PID, um mit Hilfe des erzeugten Embryos die genetischen Defekte der bereits natürlich gezeugten Geschwister zu korrigieren (Simitis 2008: 694). Am Illinois Masonic Medical Center werden Tests auf monogen bedingte Erbkrankheiten, zum Beispiel Mukoviszidose oder Chorea Huntington, durchgeführt, wenn Eltern bereits ein erkranktes Kind haben oder ein familiäres Risiko für die Erkrankung bekannt ist. In die Diskussion kommen zunehmend auch Tests für multifaktoriell bedingte Erkrankungen wie Brustkrebs. In der EU gibt es nach einer jüngeren Studie bereits 53 Zentren, die diese Form der Diagnostik durchführen (Corveleyn u.a. 2007: 5). In Deutschland wird seit der Vorlage eines entsprechenden Verordnungsentwurfs im Juli 2012 (BMG 2012) über die Voraussetzungen der Zulassung solcher Zentren kontrovers diskutiert (Berndt 2012, siehe auch unten 5.1.1).

2.4 Xenotransplantation

Die Transplantation von Tierorganen auf Menschen, die so genannte Xenotransplantation, gilt – besonders nach den jüngsten Organspendeskandalen (Süddeutsche.de: 2012b) – als Alternative zur Transplantation menschlicher Spenderorgane, an denen es weltweit mangelt (Straßburger 2008a: 724). Die Wartezeit auf ein neues Organ beträgt in Deutschland im Durchschnitt etwa sechs Jahre – ein Zeitraum, in dem jeder dritte Patient verstirbt (Straßburger 2008a: 724; Haller 2011: 174ff.). Bei einer Xenotransplantation werden dem menschlichen Körper innerlich (durch Transplantation, Infusion etc.) oder äußerlich (durch Perfusion) lebende tierische Zellen, Gewebe oder Organe zugeführt. Bereits seit Jahren sind Therapien wie die Transplantation von Schweine-Herzklappen etabliert, bei der totes tierisches Material in den Menschen verpflanzt wird. Derzeit wird daran geforscht, auch lebendes tierisches Material in den menschlichen Körper zu integrieren (Straßburger 2008a: 724). Aus medizinischen, praktischen und ethischen Erwägungen werden hierbei Schweine favorisiert, da sie hinsichtlich ihrer Organgröße, Anatomie und Physiologie dem Menschen sehr ähnlich sind. Xenogene Organe wurden in den letzten Jahren bereits bei zahlreichen Experimenten mit großen Affen eingesetzt. In einer Reihe von Fällen wurden tierische Zellen auch schon erfolgreich auf den Menschen übertragen (Deacon u.a. 1997: 350ff.). Demnächst sind extrakorporale Perfusionen von Lebern aus transgenen Schweinen zu erwarten.[5] Sogar eine experimentelle klinische Untersuchung beim Menschen soll es bereits gegeben haben – wenn auch illegal (Richter-Kuhlmann 2005).

Noch nicht beherrschbar sind die immunologischen Probleme, vor allem kann es zu Abstoßungsreaktionen und zur Übertragung von tierischen Viren kommen. Seitdem Ende der 1990er Jahre im Labor nachgewiesen wurde, dass menschliche Zellen mit endogenen Retroviren des Schweins infiziert werden können, ist insoweit besondere Vorsicht geboten (González 2008: 89ff.; Yang/Sykes 2007: 522). Um eine Infektion zu vermeiden, werden verschiedene Ansätze verfolgt. In Betracht kommen die Erzeugung transgener Schweine (Deutsches Ärzteblatt 2009), das Klonen von genveränderten Schweinen und die Erzeugung einer gemischten hämatopoetischen Chimäre[6] zur Toleranzinduktion durch prätransplantäre Verabreichung von Spenderknochenmark (Stüssi/Seebach 2000: 2854). Nach derzeitigem Forschungsstand bedarf es pro Transplantation einer Mehrzahl genveränderter männlicher und weiblicher Tiere, damit diese Nachkommen als weitere Organspender produzieren können (Deutsches Ärzteblatt 2009). Derzeit fördert die Deutsche Forschungsgemeinschaft ein umfangreiches Forschungsprojekt, in dem aus neuseeländischen Schweinen, die mangels krankheitsverursachender Keime keine Ansteckungsgefahr für Menschen begründen, mittels gentechnischer Veränderungen Insulin produzierende Zellen, Leber- und Nervenzellen sowie später auch ganze Organe wie Herzen und Nieren gewonnen werden sollen, die dann auf den Menschen verpflanzt werden könnten (Welt Online 2012).

---

5 Entsprechende Perfusionen mit Lebern aus nicht-transgenen Schweinen sind in der Vergangenheit bereits an Patienten mit akutem Leberversagen durchgeführt worden, Abouna 1997: 785ff.
6 In diesen lassen sich Zellen des Blut- und des Immunsystems auf unterschiedliche Stammzellen zurückführen.

2.5 Arzneimittelforschung

In der Arzneimittelproduktion hat die Biotechnik mit der Herstellung von Antibiotika aus Mikroorganismen bedeutende Fortschritte erfahren. So werden in zunehmendem Maß gentechnisch veränderte Kulturen verwendet, um zum Beispiel aus Bakterien Humaninsulin, Humaninterferon und das menschliche Wachstumshormon oder aus Tierzellkulturen das blutbildende Hormon Erythropoietin (EPO) zu gewinnen, das zur Behandlung von chronischen Nierenschäden geeignet ist (Lege 2003: 679 m.w.N.), im Hochleistungssport aber auch als Dopingmittel missbraucht wird (Doping Aktuell: 2012). Auch biotechnologisch hergestellte Arzneimittel (Biologicals) haben in den letzten Jahren einen wachsenden Anteil an den Neuzulassungen. Sie werden von lebenden Zellkulturen gewonnen und basieren auf gentechnisch hergestellten Eiweißsubstanzen, die gezielt in körpereigene Funktionen und Mechanismen der Krankheitsentstehung eingreifen. Damit soll es möglich werden, bestimmte Krankheiten zielgerichteter zu behandeln, etwa in der Krebs- und Rheumatherapie oder bei Erkrankungen der Wirbelsäule.

Die Pharmakogenetik, eine Teilgebiet der Pharmakologie, befasst sich mit dem Einfluss der jeweiligen genetischen Ausgangsbedingungen des Patienten auf die Wirkung von Arzneimitteln. Sie erlaubt Vorhersagen über die fallspezifische Wirkung eines Arzneimittels, was eine näher an den individuellen Bedarf des Patienten angepasste Dosierung ermöglicht (Kirchheiner 2004: 4). Bei etwa einem Drittel der sich aktuell im Entwicklungsstadium befindlichen Arzneimitteltherapien finden pharmakogenetische Begleituntersuchungen statt. Dabei wird nach Besonderheiten in den Genen der an den Studien teilnehmenden Patienten gesucht, die auf die erprobten Medikamente anders als der Durchschnitt der Teilnehmer reagieren. Ziel der Forschung ist, dem Arzt und dem Patienten Vortests auf diese genetischen Marker anbieten zu können, um die Entscheidung über das jeweils bestgeeignete Medikament und dessen Dosierung zu unterstützen.

2.6 Nanotechnologie

Die Forschung mit Stoffen im nanoskaligen Bereich verspricht große Fortschritte in Diagnostik und Therapie. So können in Zukunft Medikamente und Implantate durch Oberflächen aus Nanostrukturen verträglicher gemacht werden und lassen sich antibakterielle Oberflächen und für die Blutfilterung geeignete nanoporöse Membrane herstellen (VDI 2010). Schon recht weit fortgeschritten ist die Forschung im Bereich *drug-targeting* und *drugdelivery*. Hier werden Nanopartikel als Medikamentenfähren benutzt. Durch eine spezielle Beschichtung wird erreicht, dass Nanopartikel die Zellwand durchdringen, ohne sie zu beschädigen, und dabei nur von einer bestimmten Zellsorte aufgenommen werden. Wird an einem so präparierten Nanopartikel ein Medikament befestigt, kann dieses zielgenau und selektiv ausschließlich zu den erkrankten Zellen transportiert werden. Jüngst wurde in der Öffentlichkeit eine darauf basierende Krebstherapie vorgestellt. Nanoskalige Eisenoxidteile werden mit einer Aminosilanbeschichtung versehen und direkt in den Tumor gespritzt. Die Krebszellen nehmen die Nanoteilchen auf, diese wandern nicht in das gesunde Gewebe. Mit einem Elektromagneten werden die Eisenoxidteilchen dann auf bis zu siebzig Grad Celsius erwärmt. Die Krebszellen sterben dabei ab, gesunde Zellen werden nicht beschädigt. Dadurch verlängerte sich die Überlebenszeit von Patienten mit anders nicht therapierbaren Hirntumoren von sechs auf dreizehn Monate (Kutter 2009: 82f.). Eine Zulassung für nanotechnologische Verfahren dieser Art gibt es bislang aber noch nicht.

2.7 Informatik, Mikroelektronik und Neurochirurgie – Neuronale Implantate

Herzschrittmacher, Stimulatoren zur Schmerzbekämpfung bei Tumorpatienten oder zur Tremorbehandlung bei Parkinsonpatienten, Stimulatoren zur Wiederherstellung der Greiffunktion bei Lähmung der Arme, Beine oder des Rumpfes sowie implantierbare Neurostimulationsgeräte sind Schritte auf dem Weg der Entwicklung von informations- und kommunikationstechnologischen Implantaten. Neuroimplantate werden direkt in das Hirn von Patienten eingebracht und lösen Elektroimpulse aus, die den gestörten Reizfluss der Nervenleitungen wieder in natürliche Bahnen leiten. Hirnchips werden eingepflanzt, um das Gedächtnis zu restituieren oder zu sichern (Simitis 2008: 698). Parallel entwickelt werden Kunststoffe, aus denen sich körperverträgliche Implantate herstellen lassen. Im Wege des *tissue engineering* werden Zellen aus dem Rückenmark eines Patienten auf ein Trägermaterial gepflanzt. Dort wachsen sie und bilden ein biologisches Pflaster, das der Körper als eigenes Gewebe erkennt. Mikrochips auf einer flexiblen Polymerfolie sollen sich auf diese Weise in Zukunft verkapseln oder tarnen lassen – dann ist es auch nicht mehr weit zum Prozessor, den man direkt ins Hirn einpflanzen kann (Schwarzburger 2004).

Einem deutschen Forscherteam gelang es unlängst, einen Chip zu entwickeln, der, ausgelöst durch die Erregung einer Nervenzelle, Veränderungen des elektrischen Felds in seiner unmittelbaren Umgebung registrieren kann (Beck 2004; Fromherz 2003). Die Erkenntnisse beziehen sich noch auf einzelne Nervenzellen, aufgebracht unter Laborbedingungen auf einem Chip in einem definierten Wachstumsmedium. In der Zukunft werden Chips aber auch direkt ins Gehirn implantierbar sein und etwa querschnittsgelähmte Patienten in die Lage versetzen, mittels Cursor und Computer mit ihrer Umwelt zu kommunizieren. Erste Erfolge sind insoweit schon erzielt (Becker 2004). So gelang es, eine bis zum Hals gelähmte Frau mithilfe eines Gehirnimplantats zu befähigen, mittels Gedankenkraft einen Roboterarm so zu steuern, dass sie mit seiner Hilfe selbstständig Nahrung zu sich nehmen kann (Handelsblatt: 2012).

2.8 Enhancement

Neben den therapeutischen Anwendungen und Verfahren, die der Heilung von Krankheiten oder der Erhaltung der Gesundheit dienen, haben sich heute vielfältige biomedizinische Interventionen etabliert, die darüber hinausgehen. Enhancement – die wunscherfüllende Medizin – bezeichnet jede Art von nicht medizinisch indiziertem Eingriff in den menschlichen Organismus mit dem Ziel der Verbesserung, Veränderung oder Erhaltung von Form, Funktion, kognitiven Fähigkeiten oder emotionalen Befindlichkeiten, der unter ärztlicher Verantwortung durchgeführt wird (Lenk 2001: 27; Wienke 2009: 41). Chirurgische Eingriffe zur Verwirklichung kultureller Schönheitsideale, pharmakologische Manipulationen zur Herstellung größerer Leistungsfähigkeit oder höherer Angepasstheit im täglichen Leben sowie gentechnische Interventionen zur Erzeugung bestimmter psychischer oder physischer Merkmale bringen den Menschen näher an sein individuelles, meist sozial vermitteltes Idealbild heran (Lenk 2002).

3. Risiken innovativer medizintechnischer Verfahren

Bei der Einführung innovativer Medizintechniken fehlt es naturgemäß vielfach an praktischem Erfahrungswissen über deren Wirkungsweisen und Verträglichkeit, sei es, dass überhaupt nur theoretische Hypothesen über mittel- und langfristige Auswirkungen und Nebenfolgen bestehen, sei es, dass experimentell erzeugte Daten noch nicht in größerer Breite klinisch geprüft worden sind. Soweit Risiken definiert werden können, kann es auch an hinreichend sicheren Vorkehrungen zu ihrer Minimierung fehlen. Die Ungewissheit von Erfolgschancen, Risikowahrscheinlichkeit, Schadenspotenzial und Vorsorgemöglichkeiten stellt Anwender und Gesetzgeber vor besondere Wertungs- und Abwägungsfragen.

3.1 Risiken aufgrund mangelnden Erfahrungswissens

Viele Prozesse der Genetik sind noch nicht vollständig erforscht; gesicherte Erkenntnisse über längerfristige Auswirkungen gentechnischer Veränderungen liegen nicht vor. Die größte Hürde für die Gentherapie stellt derzeit die Unausgereiftheit der Übertragungssysteme dar, der so genannten Genfähren oder Vektoren (Wagner/Morsey 1996: 1566). Die zum Einsatz gelangenden viralen Vektoren bergen die Gefahr einer Infektion des Patienten sowie der Übertragung auf Dritte (Cavazzana-Calvo u.a. 2010). Dem sucht man derzeit durch eine Beschränkung der Behandlung auf Personen Rechnung zu tragen, bei denen andere Heilmethoden scheitern würden oder gescheitert sind und die keine Nachkommen haben möchten. Bei der Veränderung des Erbmaterials spielt derzeit auch der Zufall noch eine große Rolle, da die für den Gentransfer genutzten Viren Gene wahllos ins Erbgut einbauen. Deshalb kann nicht ausgeschlossen werden, dass auch andere Zellen beeinträchtigt werden, rein theoretisch auch die Keimbahnzellen (Wagner/Morsey 1996: 1566).

Spezifische Probleme stellen sich auch im Bereich der Xenotransplantation. Die Risiken bei einer Verpflanzung komplexer, vaskularisierter (stark mit Blutgefäßen versorgter) Organe sind dabei ungleich größer als bei einer Übertragung nur einzelner Zellen oder Gewebeteile. Trotz erster Forschungserfolge stehen dem breiten Einsatz von Tierorganen in der klinischen Praxis noch erhebliche Hindernisse entgegen; dies sind vor allem die immunologische Abstoßungsreaktion, die physiologische Inkompatibilität von Mensch und Tier und das Übertragungsrisiko (Haller 2011: 176). So ist derzeit wegen der Möglichkeit der Übertragung von humanpathogenen Viren nicht auszuschließen, dass Immunschwächen oder Tumore beim Menschen ausgelöst werden (Richter-Kuhlmann 2005; Schlitt/Manns 1999). Auch kann der Speziessprung zur Veränderung der Pathogenität eines Krankheitserregers und damit zum Entstehen neuer humanpathogener Organismen führen, von denen nicht nur die behandelten Patienten, sondern auch Dritte wie das Krankenhauspersonal und sonstige Kontaktpersonen betroffen sein können (Brüggemann 2001: 6ff.). Nicht abschätzbar ist auch, welche psychologischen Folgen sich aus der Transplantation eines tierischen Organs für den Patienten ergeben. Vor allem Behandlungen am Gehirn können Identitätsveränderungen nach sich ziehen (Straßburger 2008a: 728). Deshalb werden bislang dazu keine klinischen Versuche durchgeführt. Die Folge ist allerdings, dass auch keine belastbaren Aussagen über die tatsächlichen Gefahren der Xenotransplantation getroffen werden können.

Auch die Nebenfolgen der Anwendungen der Nanotechnologie sind bisher weithin unerforscht. Bekannt ist, daß die Inhalation feiner und ultrafeiner Partikel das Lungenepithel schädigen kann, sodass die Fähigkeit zur Abwehr von Krankheitserregern beeinträchtigt wird und entzündliche Reaktionen auftreten (BAuA 2007: 32f.; BBU 2008: 4f.; Bachmann 2007). Erste Studien weisen darauf hin, dass synthetische Nanopartikel wie Nanoröhren oder Buckyballs mit beträchtlichen Risiken für die menschliche Gesundheit und die Umwelt verbunden sind. Bei der Induktion von Nano-Siliziumdioxid, Eisen- und Zinkoxid in Zellkulturen wurde eine Störung der Funktionen des Zellkerns und damit des Erbguts beobachtet (BUND 2012). Nicht abzusehen ist, ob sich Nanopartikel, die über das Verdauungssystem aufgenommen werden, im menschlichen Körper anreichern und zu Störungen im menschlichen Organismus führen.

3.2 Risiko trotz medizintechnischen Erfahrungswissens

Bei der Zellersatztherapie (therapeutisches Klonen) mit jeder Art von pluripotenten Stammzellen kann es nach derzeitigem Kenntnisstand vor allem zur Bildung von Teratomen oder Teratokarzinomen nach der Transplantation kommen. Bei therapeutisch geklonten embryonalen Stammzellen können die transferierten Zellkerne entweder durch die Manipulation selbst bereits Erbgutschädigungen erhalten oder während des Klonens verändert werden. Die Reprogrammierung der genetischen Information des transferierten Zellkerns gelingt bisher nur eingeschränkt (Kersten 2007: 668). Auch das reproduktive Klonen ist derzeit mit einem hohen Risiko für Aborte, Fehlbildungen und lebensschwache Nachkommen behaftet (ebd.: 668). Momentan sind als Spätfolgen bei Tieren unter anderem die Beeinträchtigung des Immunsystems (Maus, Rind, Schaf, Ziege), Fettleibigkeit (Maus), Leberschäden (Maus, Rind), die Verkürzung der Lebenszeit (Maus, Schwein) und die Beeinträchtigung des Immunsystems bekannt (Schreiner 2005). Eine Reihe medizinischer Risiken sind auch mit der IVF verbunden. Bei der assistierten Reproduktion besteht für die Frau die Gefahr einer Schädigung vor allem aufgrund des hormonellen Eingriffs zur Stimulierung der Eizellreifung, bei der operativen Eizellentnahme und bei der Embryoübertragung. Bekannt ist, dass die künstliche Befruchtung mit einer gegenüber der natürlichen Zeugung höheren Fehlbildungsrate einhergeht (Schulz 2007: 100). Die ungleich häufigeren Mehrlingsschwangerschaften bedeuten neben dem Abortrisiko, dass Kinder oft zu früh geboren werden und mitunter Lähmungen wegen Hirnblutungen davontragen. Außerdem besteht der Verdacht, dass bei der Befruchtung in der Petrischale genetische Schäden begünstigt werden. Eine erhöhte Krebsneigung bei Retortenkindern wird vermutet (Lenzen-Schulte 2005).

3.3 Missbrauchsgefahren, soziale Folgewirkungen, ethische Fragen

Im Jahre 2001 wurde bekannt, dass australische Wissenschaftler bei dem Versuch, mit Hilfe gentechnischer Eingriffe die Vermehrungsrate⁻ von Mäusen zu reduzieren, ungewollt ein für die Tiere tödliches neues Virus erzeugt haben (Neundorf 2001; NZZ 2001 m.w.N.). Gefahren für Mensch und Umwelt können auch etwa aus einer missbräuchlichen oder versehentlichen Freisetzung der zur gentechnischen Wirkstoffproduktion eingesetzten Mikroorganismen entstehen. Meist sind diese an die speziellen Bedingungen in der Anlage angepasst und außerhalb derselben nicht lebens- und reproduktionsfähig (Lamberty 1998: 605ff.). Vollständig ausgeschlossen werden kann ihre Vermehrung außerhalb der Anlage aber nicht.

Schon heute kommen neuronale Implantate und psychopharmakologische Mittel zur Dämpfung von Krankheitssymptomen und zur Verhinderung destruktiven Verhaltens zum Einsatz. Zukünftig werden damit auch Verbesserungen oder Erweiterungen der menschlichen Handlungsfähigkeit möglich werden. Sinnesorgane könnten nicht nur geheilt, sondern auch »geschärft« werden. Die zum Einsatz kommenden verschreibungspflichtigen Medikamente therapieren nicht ausschließlich erkrankte Personen, sondern sind geeignet, auch bei Gesunden bestimmte gewünschte Wirkungen, wie wach und konzentriert zu bleiben, hervorzurufen (Decker/Stoppenbrink 2009: 233). Stimulanzien und Beruhigungsmittel werden verbreitet selbst Kindern im Vorschulalter verabreicht (Simitis 2008: 696). Künftig sollen Gehirnareale, die funktional zum Belohnungszentrum zu rechnen sind, zur Stimmungsaufhellung und Schaffung von Zufriedenheitsgefühlen »auf Knopfdruck« aktiviert werden können. Damit stellt sich die Frage nach den Grenzen der Instrumentalisierung des menschlichen Körpers.

In Indien und China kommt es schon seit langem zur (unerlaubten) selektiven Abtreibung weiblicher Föten (Yonglin 2009; news.at 2007). Die breite Zulassung der PID könnte diese Tendenz noch verstärken. In Europa und den USA geht es insoweit mehr um »*family balancing*«, also um die Angleichung der Geschwisterreihe. Doch was passiert, wenn das Wunschkind nicht das gewünschte Geschlecht aufweist? Bei der Europäischen Gesellschaft für Reproduktion und Embryologie ist zumindest ein Fall dokumentiert, in dem ein gesundes Mädchen abgetrieben wurde, weil man sich bei der PID ausnahmsweise geirrt hatte (Lenzen-Schulte 2005).

Die Mobilität des Verbrauchers und die globale Verfügbarkeit des medizinischen Wissens begünstigen den Medizintourismus zur Durchführung von im Heimatland verbotenen beziehungsweise kostenintensiveren Eingriffen wie Eizellspende, Blastozystenkultur[7], IVF, PID und Stammzellenbehandlung. Abgesehen von der Umgehung des nationalen Rechts können sich Probleme aus mangelnder Versorgungsqualität, unzureichender Arzthaftung oder fehlendem Rechtsschutz bei deren Durchsetzung ergeben. Ferner kann es zur Diskriminierung einheimischer Patienten gegenüber zahlungskräftigen ausländischen Besuchern und zur kommerziellen Ausbeutung von Organspendern oder Leihmüttern kommen.

Aus ethischer Warte stellt sich u.a. die Frage nach der Rechtfertigung von fremdnützigen invasiven Eingriffen, die wie die Eizell- oder Organspende mit keinerlei gesundheitlichem Nutzen für die Spender selbst verbunden sind (Deutscher Bundestag 2002: 36). Bei hirntoten Patienten wird die Organentnahme angesichts zunehmender Erkenntnisse über das Fortbestehen der Schmerzempfindlichkeit nach dem Hirntot ethisch fragwürdig (Süd-

---

7 Zum Begriff oben Fn. 2.

deutsche.de 2012b). Gegenüber der Keimbahnintervention wird eingewandt, dass neu konstruierte genetische Informationen – positive als auch negative – an die Nachkommen des durch Keimbahnintervention therapierten Menschen weitergegeben werden könnten, mit irreversiblen Folgen für ihn wie für seine Kinder (Deutsch 1994: 1) und ohne dass der Nachkomme dazu sein Einverständnis erteilen könnte. Überdies werden die im Rahmen der Keimbahntherapie gebrauchten Embryonen nach der Behandlung vernichtet, nur die positiv behandelten Embryonen werden weiterverwendet – damit könnte man die Keimbahntherapie als Vorstufe zum kontrovers diskutierten Schwangerschaftsabbruch betrachten. Keimbahninterventionen könnten im Übrigen eben auch nicht nur unternommen werden, um Krankheiten zu heilen, sondern auch um Menschen mit gewünschten Eigenschaften zu züchten: intelligenter, attraktiver, fügsamer, resistenter gegen Umweltgifte und weiteres.

Mit der Einführung der Xenotransplantation treten schließlich in der Transplantationsmedizin bislang nicht bekannte Fragen nach den Grenzen der Kommerzialisierung der Medizin in den Fokus. Xenotransplantate werden käuflich zu erwerben sein und voraussichtlich von speziell dafür industriell gezüchteten transgenen Tieren stammen. Damit werden Marktgesetze über die Verfügbarkeit von Spendermaterial bestimmen.

3.4 Zwischenfazit

Denkt man die skizzierte Entwicklung der Medizintechnik weiter, steht an ihrem Ende ein posthumaner Mensch, dessen Leben und Persönlichkeit nicht mehr durch Vererbung, Sozialisation und Bildung, sondern durch die Biotechnologie bestimmt wird (Welt 2001; Saage 2007: 3ff.). Schon heute hat die biotechnologische Revolution Einzug in den gesellschaftlichen Alltag gefunden. Kinder können bis zu fünf Elternteile haben: einen Samenspender und eine Eizellspenderin, die Leihmutter, die das Kind ausgetragen hat, und als soziale Eltern schließlich das Paar, bei denen das Kind aufwächst. Die Familie wird zum Baukastensystem. Die In-vitro-Medizin eröffnet die Möglichkeit, das »Wunschkind« zu selektieren. Körperteile von Toten werden transplantiert, die Transplantation von Tierorganen in Menschen steht in den Startlöchern. Auch andere Technologien werden sich durch länderspezifische Verbote nicht aufhalten lassen. Im posthumanen Zeitalter wird der Mensch zunehmend in der Lage sein, sich und sein Schicksal selbst zu designen. Er bekommt weitgehende Kontrolle über sein Leben, seinen Nachwuchs und auch über die Bedingungen seines Sterbens. Wie reagiert darauf das Recht?

4. Rechtliche Handlungsmaximen im Umgang mit medizintechnischen Innovationen

4.1 Verfassungsrechtliche Grundlagen

In einer freiheitlichen Gesellschaftsordnung gehört es nicht zu den Aufgaben des Staates, den sozialen und technologischen Wandel als solchen zu steuern und die Strukturen und Prozesse der Modernisierung politisch zu determinieren. Das mag man von einer tradierten Warte umfassender Verantwortungszuweisung an die Politik bedauern, ist aber verfassungs-, gemeinschafts- und teilweise auch völkerrechtlich vorgegeben. Forschung und Entwicklung sind Ausdruck der Freiheit der Wissenschaft und die wirtschaftliche Nutzung und Verbreitung ihrer Erkenntnisse ist Teil der Marktwirtschaft, geschützt durch die Berufsfreiheit, die europäischen Marktfreiheiten und die Regeln der WTO.

Ausgangspunkt des staatlichen Umgangs mit Innovation und Risiko ist deshalb kein umfassender, sondern ein spezifischer und beschränkter Auftrag des Staates: der Auftrag zur Herstellung von Sicherheit, die klassische legitimatorische Grundlage von Staatlichkeit überhaupt. Im Grundgesetz findet er seinen Niederschlag vor allem in den Grundrechten sowie im Umweltstaatsprinzip des Art. 20a GG. Aus verfassungsrechtlicher Sicht geht es primär um die Bestimmung von Art und Umfang des grundrechtlichen Schutzes der teilweise widerstreitenden Interessen von potenziellen Nutzern, potenziell Geschädigten, Forschern und Anwendern, also von Personen, welche aus der derzeitigen Forschung und Entwicklung in der Zukunft Nutzen ziehen könnten, und solchen, die nachteilig davon betroffen sein würden.

Sowohl die »Befruchtungstechnologien« als auch die Humangenetik bündeln dabei Grundsatzprobleme der Grundrechtsdogmatik: Fragen zur Auslegung der Menschenwürdegarantie des Art. 1 Abs. 1 GG, zur Reichweite der Schutzdimension der Grundrechte auf Leben und Gesundheit, zu den Grenzen der Selbstbestimmung des Einzelnen über seinen Körper und zur Abwägung der gegenwärtig und der künftig betroffenen Interessen. Das alles bedarf differenzierter materiell-, organisations- und verfahrensrechtlicher Lösungen. Im Folgenden können hierzu nur einige Grundzüge vorgestellt werden.

4.1.1 Einschlägige grundrechtliche Schutzbereiche

a) Die Garantie der Unantastbarkeit der Menschenwürde gemäß Art.1 Abs.1 GG ist das tragende Konstruktionsprinzip des Grundgesetzes (BVerfGE 45, 187, 227) und bildet den »Mittelpunkt« seines Wertsystems (BVerfGE 35, 202, 225). Der Inhalt der Garantie wird heute überwiegend vom Verletzungsvorgang her und damit in Ansehung des konkreten Falles bestimmt (Pieroth/Schlink 2010: Rn.374). Nach der insoweit verbreiteten »Objektformel« darf der Mensch keiner Behandlung ausgesetzt sein, die ihn zum bloßen Objekt der Staatsgewalt herabwürdigt (BVerfGE 27, 1, 6; 45, 187, 288) und den Wert missachtet, der ihm kraft seiner Personalität zukommt (BVerfGE 30, 1, 25).

Träger der Menschenwürde ist jede geborene Person, umstritten ist der Status pränatalen Lebens (Herdegen 2005: Art1 Rn.59 m.w.N.). Art und Umfang des Würdeschutzes für den Nasciturus, den Embryo in vitro, den geklonten Embryo oder auch für sonstige Frühformen des menschlichen Lebens wie totipotente Zellen und zur Totipotenz reprogrammierte Stammzellen werden kontrovers diskutiert (ebd.: Art.1 Rn.61 m.w.N.). Diese Frage ist von der nach dem Beginn des grundrechtlichen Lebensschutzes (Art.2 Abs.2 S.1 GG) zu trennen.

Der Würdeschutz bei der Begründung menschlichen Lebens im Rahmen der modernen Fortpflanzungsmedizin verlangt eine ganzheitliche Betrachtung von Erzeugungsbedingungen und davon abhängiger Lebensperspektiven (ebd.: Art.1 Rn.93 m.w.N.). So verstoßen sowohl homologe als auch heterologe Insemination[8] nicht gegen die Menschenwürde. Gleiches gilt für die IVF. Die Erzeugung von Embryonen zur Gewinnung embryonaler Stammzellen wird hingegen als Würdeverletzung gewertet (Starck 1999a: Art.1 Rn.89). Diese Einschätzung liegt auch der Regelung des § 2 Abs.2 ESchG zugrunde. Ebenfalls stellt das reproduktive Klonen einen Verstoß gegen die Menschenwürde dar: verletzt wird die Würde des geklonten Spenders des genetischen Datensatzes (Herdegen 2005: Art.1 Rn.98 m.w.N.). Zurückhaltung bei der Bejahung einer Würdeverletzung ist hingegen geboten

---

8 Künstliche Befruchtung mit Samen des Partners beziehungsweise eines fremden Samenspenders.

beim therapeutischen Klonen (Höfling 2001: 43f.; Taupitz 2001: 3438). Die
Erzeugung von Chimären und Hybriden verletzt nach herrschender Ansicht
wiederum die Menschenwürde des Spenders der verwendeten Keimzellen
(Herdegen 2005: Art.1 Rn.101 m.w.N.), ein gezielter Eingriff in das Erbgut
durch somatische Gentherapie dagegen nicht. Auch die Keimbahntherapie
soll die Menschenwürde berühren.[9]
    b) Art.2 Abs.2 S.1 GG schützt das Recht auf Leben – die biologisch-
physiologische Existenz des Menschen (Schulze-Fielitz 2004: Art.2 II Rn. 15;
Starck 1999b: Art.2 II Rn.176) – und die körperliche Unversehrtheit, also die
Gesundheit im biologisch-physiologischen und psychischen Sinn (Pieroth/
Schlink 2010: Rn 420). Der Schutzbereich des Grundrechts kann durch eine
Erschwerung oder das Verbot therapeutischer Möglichkeiten beeinträchtigt
sein (Meyer 2011). So hat das Bundesverfassungsgericht (BVerfG) in einer
Entscheidung zur Beschränkung der Organspende unter Lebenden nach § 8
Abs.1 S.2 TPG festgestellt.»Art.2 Abs.2 S.1 GG wird berührt, wenn staat-
liche Regelungen dazu führen, dass einem kranken Menschen eine nach dem
Stand der medizinischen Forschung prinzipiell zugängliche Therapie, mit der
eine Verlängerung des Lebens, mindestens aber eine nicht unwesentliche
Minderung des Leidens verbunden ist, versagt bleibt« (BVerfG, NJW 1999,
3399ff.). Das Grundrecht enthält danach ein »Recht auf Heilbehandlung« im
Sinne eines unbehinderten Zugangs zu den jeweils verfügbaren therapeutischen Möglichkeiten (Brewe 2006: 72 m.w.N.).

4.1.2 Die Schutzdimensionen der Grundrechte

In ihrer klassischen Funktion als Abwehrrechte wenden sich die Grundrechte gegen Eingriffe in die benannten Schutzgüter von Seiten der öffentlichen Gewalt. Im Wege der Interpretation hinzugewonnen wurde ihre
Schutzpflichtdimension, die den Staat zur Unterbindung von Beeinträchtigungen grundrechtlicher Schutzgüter durch Dritte oder Naturgewalten verpflichtet. Hauptanwendungsfall für diese ist das Grundrecht auf Leben und
körperliche Unversehrtheit des Art.2 Abs.2 S.1 GG. Daraus ergibt sich eine
Verpflichtung des Staates zum Schutz des ungeborenen Lebens vor Abtreibung (BVerfGE 39, 1, 41; 88, 203, 251) und zum Schutz jedes Grundrechtsträgers vor Gefahren der friedlichen Nutzung der Kernenergie
(BVerfGE 49, 89, 140f.; 53, 30, 57f.; 78, 374, 381), vor Straßenverkehrs-

---

[9] Dass die Menschenwürde allerdings einen Bestandsschutz von Erbkrankheiten umfassen soll, ist nicht nachvollziehbar, Herdegen 2005: Art.1 Rn.101 m.w.N.

(BVerfGE 79, 174, 201) und Fluglärm (BVerfGE 56, 54, 73) sowie vor Luftverunreinigungen durch Schadstoffe und Ozon (BVerfG, NJW 1996, 650ff.; Calliess 2006: 967).

Bei der Erfüllung der grundrechtlichen Schutzpflicht, vornehmlich bei der Wahl der hierfür in Betracht kommenden Mittel, wird dem Gesetzgeber vom BVerfG ein Einschätzungs- und Gestaltungsspielraum zugebilligt (BVerfGE 96, 56, 64). Der grundrechtliche Anspruch beschränkt sich demnach darauf, dass die öffentliche Gewalt überhaupt Vorkehrungen zum Schutz des Grundrechts trifft und diese nicht gänzlich ungeeignet oder völlig unzulänglich sind (BVerfGE 56, 54, 80ff.; Epping 2010: Rn.121). Es handelt sich dabei um einen Minimalschutz, ein Untermaßverbot, dessen Umfang von der Schutzbedürftigkeit und dem Rang des betroffenen Rechtsguts und vom Gewicht gegebenenfalls kollidierender Interessen abhängig ist (Di Fabio 2004: Art.2 II Rn.41 m.w.N.). Aus der Schutzpflichtdimension der Grundrechte ist der Gesetzgeber regelmäßig nicht verpflichtet, konkrete Leistungen zu gewähren (ebd.: Art.2 II Rn.94). Nach herrschender Ansicht kann aus den Grundrechten deshalb zwar die Verweigerung des Zugangs zu verfügbaren Behandlungsmöglichkeiten abgewehrt, aber grundsätzlich kein Anspruch auf deren Einrichtung oder Erweiterung hergeleitet werden (ebd.: Art.2 II Rn.51).

Allerdings binden die Grundrechte nach herrschender Lesart mit ihrem objektiv-rechtlichen Regelungsgehalt die gegenüber dem Bürger wirksame staatliche Gewalt auch außerhalb des Bereichs grundrechtsunmittelbarer Abwehr-, Schutz- und Leistungspflichten an das verfassungsrechtliche Freiheitspostulat und bestimmen die Achtung der grundrechtlichen Wertentscheidungen zur generellen staatlichen Pflicht (Stern 1988: §69; Isensee 2000: Rn.95; Scherzberg 1989: 153ff.). So hat sich, in den Worten des Bundesverfassungsgerichts im so genannten Nikolausbeschluss vom 6.12.2005, »die Gestaltung des Leistungsrechts der gesetzlichen Krankenversicherung [...] an der objektiv-rechtlichen Pflicht des Staates zu orientieren, sich schützend und fördernd vor die Rechtsgüter des Art.2 Abs.2 S.1 GG zu stellen« (BVerfGE 115, 25, 49). Für den speziellen Fall einer lebensbedrohenden Krankheit, für die eine dem allgemein anerkannten medizinischen Standard entsprechende Behandlungsmethode nicht existiert, hat es im Rahmen einer grundrechtsorientierten Auslegung der einschlägigen Bestimmungen des SGB V einen Anspruch auf Übernahme von Behandlungskosten durch die gesetzliche Krankenversicherung gefolgert, wenn die vom Versicherten gewählte Behandlungsmethode eine nicht ganz entfernt liegende Aussicht auf

Heilung verspricht (BVerfGE 115, 25, 49). Das macht deutlich, dass die objektiv-grundrechtlichen Fürsorgepflichten auch die Förderung ungewisser und möglicherweise auch künftig erst entstehender Nutzen- und Heilungspotenziale umfassen kann. Steht die Beurteilung einer potenziell riskanten, möglicherweise aber auch gesundheitsfördernden innovativen medizintechnischen Anwendung in Frage, hat der Gesetzgeber bei der ihm obliegenden Abwägung demnach auch die Nutzungsinteressen einschlägig erkrankter Personen zu berücksichtigen.

In diesem Sinne hat die Zentrale Ethikkommission bei der Bundesärztekammer in ihrer Stellungnahme zur Stammzellforschung deutlich gemacht, dass medizinische Forschung immer auch Wahrnehmung der Verantwortung für zukünftige Generationen sei, so wie die heutige Gesellschaft davon profitiere, »dass frühere Generationen das Betreten medizinischen Neulandes trotz durchaus vorhandener Vorbehalte nicht verboten haben –, so dass Handeln und Unterlassen im Lichte dieser Verantwortung zu bewerten und Risiken und Chancen verantwortungsvoll gegeneinander abzuwägen sind« (Zentrale Ethikkommission 2007: 34).

4.1.3 Der Grundrechtsverzicht

Unbestritten ist heute, dass der Einzelne über seine grundrechtlich geschützten Positionen disponieren und dadurch seine Privatautonomie verwirklichen darf, soweit dem keine gesetzlichen Einschränkungen entgegenstehen (Epping 2010: Rn.106; Pieroth/Schlink 2010: Rn.150). Ein wichtiger Anwendungsfall des Grundrechtsverzichts ist die Einwilligung zum ärztlichen Heileingriff (Epping 2010: Rn.103; Sternberg-Lieben 1997: 17). Eine wirksame Einwilligung setzt neben der Dispositionsbefugnis des Grundrechtsträgers vornehmlich das Wissen um den konstitutiven Charakter des Verzichts und die Freiwilligkeit der grundsätzlich persönlich abzugebenden Einwilligungserklärung voraus.[10] Dem muss eine eingehende und rechtzeitige Aufklärung durch den Arzt vorangehen. Die Einwilligung ist ferner nur wirksam, wenn sie nach Ziel, Beweggründen, Art und Ausmaß nicht gegen die guten Sitten verstößt.

---

10 Eine mutmaßliche Einwilligung kommt in Betracht, wenn sie dem hypothetischen Willen des Betroffenen entspricht, Merten 2006: 731.

4.1.4 Zulässigkeit staatlicher Freiheitsbeeinträchtigungen

Grundrechte gewährleisten, mit einer im Einzelnen umstrittenen Ausnahme bei der Menschenwürde (BVerfGE 115, 118, Rn.118ff.), keinen unbegrenzten Rechtsgüterschutz. Vielmehr kennt das Grundgesetz benannte und unbenannte, so genannte immanente Schranken. Explizite Schrankenklauseln ermächtigen den Gesetzgeber ohne nähere Qualifizierung, so etwa im Falle des Art. 2 Abs.2 GG, oder unter bestimmten Voraussetzungen oder zu bestimmten Zwecken, das einschlägige Grundrecht durch Gesetz oder aufgrund Gesetzes einzuschränken. Ungeschriebene, immanente Schranken ergeben sich darüber hinaus im Falle der Kollision eines grundrechtlich geschützten Interesses mit anderen verfassungsrechtlich gewährleisteten Positionen. Die Beschränkungen und die Konkretisierung immanenter Schranken werden durch den Gesetzgeber vorgenommen. Dieser hat, nach der Rechtsprechung des Bundesverfassungsgerichts,»in grundlegenden normativen Bereichen, zumal im Bereich der Grundrechtsausübung, soweit diese staatlicher Regelung zugänglich ist, alle wesentlichen Entscheidungen selbst zu treffen« (BVerfGE 61, 260, 275; 88, 103, 116).

Dem grundrechtsbeschränkenden Zugriff des Gesetzgebers sind wiederum Grenzen gesetzt, in denen sich die formelle und materielle Schutzfunktion der Grundrechte entfaltet (Dreier 2004: Vorb. Rn.144). Überragende Bedeutung kommt dabei dem Übermaßverbot oder (in anderer Terminologie) dem Verhältnismäßigkeitsgebot zu (ebd.: Vorb. Rn.144). Ein Grundrechtseingriff muss danach einem legitimen Zweck dienen und zu dessen Erreichung geeignet, erforderlich und angemessen sein (BVerfGE 109, 279, 335; Schneider 1976: 397ff.). Das vom Gesetzgeber gewählte Mittel muss also zur Erreichung des Eingriffsziels beitragen und darf nicht weiter gehen, als es die verfolgten Gemeinwohlbelange erfordern (BVerfGE 101, 331, 347; 104, 357, 364). Ferner muss bei einer Gesamtabwägung zwischen der Schwere des Eingriffs und dem Gewicht der ihn rechtfertigenden Gründe die Grenze der Zumutbarkeit gewahrt bleiben (BVerfGE 103, 1, 10; 106, 181, 192).

4.1.5 Der Umgang mit der Ungewissheit

Bei medizintechnischen Innovationen fehlt es definitionsgemäß an Erfahrungswissen, das eine Prognose von Art und Wahrscheinlichkeit des Eintritts gewünschter und unerwünschter Folgen erlaubt. Unter diesen Umständen sind die soeben skizzierten grundrechtlichen Schutzmaximen nur beschränkt operabel, weil die für die vorgesehenen Abwägungen widerstreitender Interessen erforderlichen verlässlichen Ausgangsdaten fehlen.

Die verfassungsrechtlichen Schutzpflichten des Staates enden aber nicht ohne weiteres dort, wo nach dem jeweiligen Wissensstand Ursachenzusammenhänge weder bejaht noch verneint werden können (Schröder 2007: 97). Schutzpflichten haben gerade keine repressive, fehlerkorrigierende, sondern eine präventive, rechtsgutbewahrende Zielrichtung (ebd.: 97). Sie können daher auch dann eingreifen, wenn angesichts der Defizite des wissenschaftlichen Erkenntnisstandes keine sichere Schadensprognose abgegeben werden kann. Der empirische Nachweis eines realen Gefährdungspotenzials ist für das staatliche Einschreiten dann nicht erforderlich (BVerfG, NVwZ 2010, 702, 704). Dem Gesetzgeber steht insoweit ein verfassungsgerichtlich nicht überprüfbarer Einschätzungsspielraum zu (BVerfG, NVwZ 2010, 702, 704). Allerdings legt ihm das BVerfG, wie jüngst für die grüne Gentechnik entschieden, in Fällen gesellschaftlich kontroverser, in ihren Folgewirkungen noch nicht wissenschaftlich geklärter Technologie eine besondere Sorgfaltspflicht bei der Abwägung der widerstreitenden Interessen auf (BVerfG, NVwZ 2010, 94, 98). Überdies dürfen sich Eingriffe in grundrechtlich geschützte Güter nicht auf bloße Befürchtungen oder Vermutungen stützen, sondern setzen ein wissenschaftlich vertretbar begründetes Besorgnispotenzial voraus (BVerfG, NVwZ 2010, 702, 704). Dieses kann sich auch aus theoretischen Hypothesen ergeben, wenn diese auf tatsächliche Anhaltspunkte, Modellrechnungen oder Simulationen gestützt werden können und »vernünftige Zweifel an der Unbedenklichkeit« der fraglichen Technologie begründen (Di Fabio 1995: 7; Schröder 2003: 245f.; Calliess 2001a: 218ff.; Beutin 2007: 135). Wenn der Gesetzgeber allerdings auf dieser Grundlage im Bereich der Ungewissheit handelt, ist er zur fortlaufenden Evaluation seiner Entscheidung vor dem Hintergrund neuer Wissensbestände und gegebenenfalls zur Anpassung der Rechtslage verpflichtet (BVerfGE 49, 89, 132f.; 56, 54, 78ff.).

Eine Verpflichtung zum Einschreiten gegenüber einer Innovation lässt sich unter Ungewissheitsbedingungen nur bei quantitativ und qualitativ hohem Schadenspotenzial herleiten. Für diesen Fall sind, wie zum Atomrecht entschieden, Vorkehrungen zur Abwehr von Gefahren und zur Vorsorge gegen Risiken[11] geboten, um die Möglichkeit des Eintritts von Schäden auf das nach praktischer Vernunft Unvermeidbare zu reduzieren

---

11 Zur Unterscheidung von Gefahrenabwehr und Risikovorsorge, die hier nicht im Einzelnen erläutert werden kann, Jaeckel 2010: 277ff.

(BVerfGE 49, 89, 143; 53, 30, 59). Ungewissheiten jenseits dieser Schwelle der »praktischen Vernunft« sind nach Auffassung des BVerfG den Grenzen der menschlichen Erkenntnisfähigkeit geschuldet und deshalb verfassungsrechtlich irrelevant, können einen staatlichen Handlungsauftrag also nicht begründen. Sie werden als Restrisiko bezeichnet und sollen als sozialadäquate Lasten von den Betroffenen getragen und hingenommen werden (Schröder 2007: 97).

Diese »statische« Sichtweise des BVerfG verkennt allerdings, dass in Fällen, in denen sich staatliches Handeln in den Bereich des Nichtwissens hinein erstreckt, ein die »praktische Vernunft« tragendes Erfahrungswissen gerade nicht vorhanden ist. Deshalb bedarf es des Übergangs von einer erfahrungsbasierten zu einer ungewissheitsbasierten Strategie staatlicher Risikobewältigung (Scherzberg 2004: 221; Scherzberg 2012: 20). Dabei wird dann erkennbar: je stärker der Gesetzgeber unter Ungewissheit handelt, desto höher wird das Risiko einer Fehlprognose, der Fehleinschätzung und rechtlichen Fehlsteuerung der Gefahr (Scherzberg 2002: 134). Man kann insoweit von einem Risiko zweiter Ordnung sprechen, das zum Risiko erster Ordnung, dem Risiko der fraglichen Technologie selbst, hinzutritt (Scherzberg 2004: 219f.) Auch dieses kann grundrechtlich geschützte Interessen betreffen. Der Gesetzgeber hat deshalb die möglichen Irrtumskosten seines eigenen Handelns in die Abwägung einzubeziehen. Die Entscheidung unter Ungewissheit wird damit »reflexiv« (ebd.: 222).

Im Rahmen einer reflexiven Risikosteuerung tritt die Frage nach der Regelungsreife der fraglichen Materie in den verfassungsrechtlichen Blick. Lassen sich Risiken und Chancen einer Innovation nicht hinreichend überblicken, werden einer eingriffsintensiven Steuerung die möglichen Kosten einer Fehlsteuerung entgegenstehen (Scherzberg 2004: 220f.). Wegen des Risikos zweiter Ordnung muss sich staatliche Intervention dann darauf beschränken, neues Wissen zu generieren, die Unsicherheit über das Ausmaß notwendiger Prävention und das Risiko einer Fehlsteuerung in vorläufigen Entscheidungen schrittweise zu mindern (Appel 2004: 334) sowie organisatorische, verfahrensrechtliche und informationelle Vorkehrungen zu treffen, um die verbleibende Ungewissheit in gesellschaftlich befriedender Weise zu verarbeiten.

4.2 Elemente eines ungewissheitsbasierten Umgangs mit technischen Innovationen

Der danach gebotene zukunftsgerichtete Rechtsgüterschutz wird heute im Rahmen des teils durch die Gesetzgebung, teils durch die Wissenschaft ausgeformten Instituts der Vorsorge gewährt (Scherzberg 2004: 238ff.; Calliess 2001b: 1725ff.; Jaeckel 2010: 277ff.). Vorsorge trägt dem Risiko Rechnung, Risiken nicht rechtzeitig zu erkennen. Sie erfordert auf der Basis vorläufiger Daten eine materielle politische Entscheidung darüber, ob ein Risiko akzeptabel ist.

Die moderne Gesetzgebung hat hierfür zunehmend geeignete Verfahren, Maßstäbe und Instrumente entwickelt. Als grundlegende Entwicklungstrends lassen sich erkennen: das Recht wird flexibilisiert und temporalisiert, als Entscheidungsmaßstab entmaterialisiert, Entscheidungsbefugnisse werden auf die Verwaltung delegiert und die administrative Entscheidungsfindung wird, vor allem durch Einschaltung sachverständiger Gremien, prozeduralisiert (dazu zusammenfassend Scherzberg 2002: 124). Teilweise kommt es auch zu einer Verantwortungsteilung staatlicher und nichtstaatlicher Akteure und zur Einbeziehung selbstregulativer Mechanismen in die Risikobewertung (Schulze-Fielitz 2011: 455ff.; Di Fabio 1997: 235ff.). Auch insoweit können im Folgenden nur einige Grundzüge referiert werden.

4.2.1 Risikoerhebung

Maßnahmen des Risikomanagements setzen eine wissenschaftliche Risikoerhebung voraus. Sie umfasst die Sammlung der verfügbaren Daten zu Schadensquellen, Dosis-Wirkungs-Hypothesen, Expositionen, Schadenshöhen und Eintrittswahrscheinlichkeiten sowie eine Risikocharakterisierung, die das Risiko unter Berücksichtigung von Qualität und Zuverlässigkeit der zugrunde liegenden Daten zusammenfassend bewertet. Diese Analyse muss so zuverlässig und fundiert sein, dass Gesetzgeber und Verwaltung soweit möglich »die volle Tragweite der aufgeworfenen wissenschaftlichen Frage erfassen und ihre Politik in Kenntnis der Sachlage bestimmen« können (EuGH, LMRR 2002, Rn.162). Dabei wird dem Anwender, im vorliegenden Kontext also dem Hersteller eines Arzneimittels oder eines Medizinprodukts beziehungsweise dem Verwender einer innovativen Technologie, regelmäßig die Verpflichtung zur Mitwirkung und Beibringung der für die Risikoeinschätzung erforderlichen Daten auferlegt.

4.2.2 Risikobewertung und Risikodiskurs

Wenn danach ernstzunehmende Hinweise bestehen, dass die fragliche Anwendung ein Risiko für die menschliche Gesundheit oder andere Schutzgüter begründet, müssen die zuständigen staatlichen Instanzen das Risiko normativ bewerten und eine materielle politische Entscheidung darüber treffen, ob es akzeptabel erscheint (EuGH, LMRR 2002, Rn.387).

Verschiedene Autoren weisen in jüngster Zeit zu Recht darauf hin, dass diese Bewertung eine sozio-kulturelle oder ethische Komponente aufweist (Robertson 2001: 1f.; Deane 2001: 106ff.; Scherzberg 2005: 1ff.). Für die Gewichtung in der Zukunft liegender, noch ungewisser Anwendungschancen und für die Akzeptabilität eines nach Art, Höhe und Eintrittswahrscheinlichkeit nicht sicher berechenbaren Gefährdungspotenzials gibt es kein allgemeingültiges Maß. Die Wahrnehmung und Bewertung von Risiken ist vielmehr von subjektiven und sozialen Einschätzungen abhängig. Etwa können die Freiwilligkeit der Risikoexposition, die Vertrautheit, die Zurechenbarkeit oder Kontrolliertheit, auch die Zeitnähe und die Streuung von Risiken eine Rolle spielen (Scherzberg 2011: 13). Die Lagebeurteilung folgt sozialen Mustern – und nicht einer quasi mathematischen Verknüpfung von Eintrittswahrscheinlichkeit und Schadenserwartung. Deshalb können sich zwischen den Kulturräumen der Welt deutliche Unterschiede in der Bewertung und Verarbeitung von Risiken ergeben.

Wenn der Umgang mit der Ungewissheit nicht zuletzt von sozio-kulturellen Bewertungen abhängt, erscheint es unabdingbar, diese auch tatsächlich zu ermitteln, die jeweiligen kontroversen Positionen auszutauschen und sie in transparenter Weise in die Entscheidungsfindung einzuspeisen (Scherzberg 2009: 222; Meili 2005; Deane 2001: 111ff.). Das kann, soweit eine Entscheidung des Gesetzgebers selbst in Frage steht, durch die politische Öffentlichkeit einbeziehende parlamentarische Instrumente (Expertenhearings, Parlamentsdebatte) geschehen. Wenn, wie häufig der Fall, die Risikoentscheidung auf die Ebene der Verwaltung verlagert ist, wird sich ein von Behörden, Wissenschaft, Unternehmen und Interessenverbänden getragener öffentlicher Risikodiskurs eignen. Bei spezialisierten, von fallbezogenen Umständen abhängigen Entscheidungen kann der Risikodiskurs auch in plural besetzten sachverständigen Kommissionen geführt werden, deren Entscheidungspraxis im datenschutzrechtlich erlaubten Rahmen allerdings auch zur öffentlichen Diskussion gestellt werden muss.

Vor allem soweit die generelle Einführung einer umstrittenen und risikobehafteten technischen Innovation in Frage steht, kann nur eine Rückkopplung der politischen Risikobewertung an gesellschaftliche Werthaltungen einen dauerhaften öffentlichen Streit wie bei der Kernenergie oder eine Verbraucherverweigerung wie in der grünen Gentechnik verhindern. Voraussetzung für einen wirksamen Risikodialog ist stets die uneingeschränkte Transparenz des Entscheidungsprozesses und der dabei zugrunde gelegten Daten und Hypothesen einschließlich der verbleibenden Gewissheitsdefizite. Gelegenheit zu einer kommunikativen, staatliche und zivilgesellschaftliche Akteure umfassenden Risikoeinschätzung bot etwa die NanoKommission der Bundesregierung, die im Jahre 2011 mit ihrem Abschlussbericht über die verantwortliche Nutzung der Nanotechnologie an die Öffentlichkeit trat (NanoKommission 2011). Im Bereich der medizinethischen Fragen ist die Aufgabe der beratenden Rückkopplung von Politik und Verwaltung an Wissenschaft und Gesellschaft dem durch Gesetz vom 16.07.2007 (BGBl. I S.1385) gegründeten, plural zusammengesetzten Deutschen Ethikrat übertragen, der durch Stellungnahmen und Empfehlungen seinerseits den öffentlichen Diskurs mitbestimmt (zuletzt zu Fragen der Beschneidung: Ethikrat 2012).

4.2.3 Vermutungs- und Beweislastregeln

Lassen sich die komplexen Wirkungsbeziehungen des Risikos nicht hinreichend sicher klären, können gesetzliche Vermutungsregeln den behördlichen Entscheidungsprozess entlasten (Callies 2001b: 1727ff.). So kann eine Zulassungsbeschränkung an den Nachweis der Gefährlichkeit eines Stoffes oder eine Zulassung an den Nachweis seiner Ungefährlichkeit gebunden werden.[12] Vielfach wird dem Risikoverursacher auferlegt, diejenigen Schädlichkeitshypothesen zu falsifizieren, für die die Behörde begründete Anzeichen vorbringt (Jarass 2010: § 6 Rn.15, § 3 Rn.39f.; Callies 2001b: 1729ff.). Fehlt es an einer ausdrücklichen gesetzlichen Beweislastverteilung, kann abhängig vom Schutzzweck der Norm zu berücksichtigen sein, dass hohe Anforderungen an die Beweisführung bei neu entwickelten Stoffen und Anwendungen als negativer Anreiz für Innovation wirken (Ladeur 1999: 56).[13]

---

12 Vgl. § 15 Abs. 1 Nr. 3 lit. b-e PflSchG; dazu Köck 2000: 185ff.

13 Dagegen überzeugt die Kritik gegenüber einer Beweislastumkehr bei bereits auf dem Markt befindlichen Stoffen nicht, siehe aber Williamson/Hulpke 2000: 9.

4.2.4 Die Interessenabwägung

Maßnahmen der Risikominderung setzen regelmäßig eine Abwägung der widerstreitenden Güter und Interessen voraus. Diese Abwägung wird unter Ungewissheitsbedingungen vielfach nicht vom Gesetzgeber selbst vorgenommen, sondern auf die Verwaltung delegiert. Diese hat dann nach einer Nutzen-Risiken-Bewertung im Einzelfall über die Vertretbarkeit des Risikos zu entscheiden. So ist gemäß §16 Abs.1 Nr.3 GenTG die Genehmigung für eine Freisetzung (von Organismen oder Produkten nach §14 GenTG) nur zu erteilen, wenn nach dem Stand der Wissenschaft im Verhältnis zum Zweck der Freisetzung unvertretbare schädliche Einwirkungen auf die gesetzlich geschützten Rechtsgüter nicht zu erwarten sind. Eine sachverständige Kommission hat hierfür nach §4 GenTG die faktische, die Genehmigungsbehörde die rechtliche Entscheidungsverantwortung. Ähnliche Wertungen sind auch im Arzneimittelgesetz (AMG) enthalten.

Für diese Abwägung über die (vorläufige) Zulassung einer innovativen Technologie bietet sich die Anknüpfung an ein Entscheidungsmuster an, das die Rechtsordnung bereits andernorts für vorläufige Entscheidungen nutzt: die Abwägung im Rahmen einstweiliger Anordnung im Verfassungsprozess (Graßhof 2002: § 32 Rn. 87ff.). Hier ist bei offenem Ausgang der Entscheidung in der Hauptsache ein Vergleich der Irrtumskosten der in Betracht kommenden Entscheidungsalternativen anzustellen: welche Folgen würden eintreten, wenn ein Verbot erlassen wird, das sich im Nachhinein als unnötig erweist – und wie sind demgegenüber die Folgen zu bewerten, die sich ergeben, wenn ein sich späterhin als notwendig erweisendes Einschreiten unterlassen würde? Die hier durchzuführende Abwägung zielt auf die Vermeidung des Eintretens vollendeter Tatsachen vor der endgültigen Klärung der Streitfrage, mithin auf die Vermeidung irreversibler Folgen. Überträgt man diesen Gedanken auf die Vorläufigkeit der Risikoentscheidung, sind staatliche Restriktionen einer innovativen Technologie immer dann angezeigt, wenn das Zuwarten mit einem hohen Risiko des Fehlschlags späterer Abwehrbemühungen verbunden ist (Richter 1989: 52; Kloepfer 2000: 210f.; Scherzberg 2012: 25). Umgekehrt können bei hohem Nutzenpotenzial die Kosten eines im Ergebnis unnötigen Eingriffs einer Beschränkung der Innovation entgegenstehen.

4.2.5 Die Vorläufigkeit der Entscheidung

Bei der Regelung von Sachbereichen, die sozialem, technologischem oder epistemologischem Wandel ausgesetzt sind, erkennt das Rechtssystem zunehmend eine Pluralität vorläufig richtiger Entscheidungen und den Bedarf nach »Temporalisierung« von Normsetzung und Normvollzug an (Di Fabio 1994: 306). Die Umstellung des Rechtscodes auf die Bedingungen der Ungewissheit zielt dabei zum einen auf eine stetige Kontrolle der Auswirkungen der Rechtsetzung und ihre Nachbesserung, vor allem, wenn die getroffenen Maßnahmen grundrechtliche Schutzpflichten berühren (BVerfGE 49, 89, 130, 143f.; 56, 54, 78ff.), zum anderen auf die Eröffnung von Freiräumen für eine experimentelle, auf Selbstkontrolle und Wissensgenerierung angelegte Rechtsanwendung (Ladeur 1994: 72, 92f.). Flexibilität und Reversibilität werden durch einstweilige oder vorläufige Maßnahmen, »Festsetzungen unter Vorbehalt«, Erleichterungen des Widerrufs von Genehmigungen, des Erlasses nachträglicher Anordnungen oder auch durch befristete Zulassungen erreicht. Damit wird die fortlaufende Anpassung der Rechtslage an die Entwicklung der Risikoforschung gewährleistet (Stoll 2003: 282; Wahl/Appel 1995: 41) und sichergestellt, dass die Einführung innovativer Verfahren mit hoher Eingriffsintensität in das menschliche Leben und die Gesundheit, wie dies etwa für die oben skizzierten medizintechnischen Anwendungen gilt, als »kontrolliertes Experiment« durchgeführt wird.

5. Risikosteuerung im Recht der modernen Medizin im Überblick

Das Medizinrecht weist eine Vielzahl von Instrumenten zur Bewältigung der mit neuen medizintechnischen Verfahren verbundenen Rechtsprobleme auf. Einige davon werden nachfolgend beispielhaft dargestellt.

5.1 Maßnahmen des imperativen Rechts

Imperatives, mit Strafandrohungen, Ge- und Verboten, Grenz- und Richtwerten arbeitendes Recht ist vielfach zur Gefahrenabwehr und Risikovorsorge[14] unverzichtbar.

5.1.1 Strafandrohungen

Ihre schärfste Form findet es in Strafandrohungen. So wird nach §13 StZG (Stammzellengesetz) mit Freiheitsstrafe bis zu drei Jahren oder mit Geldstrafe bestraft, wer ohne Genehmigung nach §6 Abs.1 pluripotente embryonale Stammzellen einführt oder verwendet (Huwe 2005). Im Embryonen-Schutzgesetz (ESchG) werden unter anderem die künstliche Befruchtung zur Gewinnung von embryonalen Stammzellen, sämtliche Verfahren des Klonens von Menschen sowie die Bildung von Chimären und Hybriden unter Strafe gestellt. Einzig zulässiger Zweck der künstlichen Befruchtung ist demnach die Fortpflanzung. §7 Abs.1 ESchG ist allerdings lückenhaft und umfasst nicht die Erschaffung eines Hybriden mittels Zellkerntransfer (ZKT), da der genetische Ansatzpunkt des ZKT kein Embryo, sondern eine erst entkernte und im weiteren Vorgehen neu bekernte Eizelle ist (Kersten 2007: 671). Die Herstellung einer Interspezies-Chimäre fällt ebenfalls nicht unter §7 Abs.1 ESchG (Taupitz 2001: 3435).

Längere Zeit war die Bedeutung des ESchG für die PID ungeklärt (Neidert 2001: 467; Fassbender 2001: 2745ff.). Eine Entscheidung des Bundesgerichtshofs (BGH, NJW 2010, 2672ff.), wonach die Untersuchung von Zellen des extrakorporal erzeugten Embryos auf schwerwiegende genetische Schäden im Wege der PID nicht gemäß §1 Abs.1 Nr.1, §2 Abs.1 ESchG strafbar ist, führte nach intensiver rechtspolitischer Debatte zur Ergänzung des ESchG durch das Gesetz zur Regelung der PID (BT-Drucks. 17/5451, BR-Drucks. 480/11(B)). Dieses ermöglicht Paaren, die die Veranlagung für eine schwerwiegende Erbkrankheit in sich tragen oder bei denen mit einer Tot- oder Fehlgeburt zu rechnen ist, an zugelassenen Zentren die Durchführung der – ansonsten strafbaren – PID. Der kürzlich vorgestellte Entwurf einer Durchführungsverordnung (BMG: 2012) soll einen hohen medizinischen Standard dieser Zentren gewährleisten, begrenzt aber nicht, wie von Kritikern der PID gefordert, deren Zahl.

---

14 Zu den Begriffen oben Fn.11.

Teilweise strafbewehrt sind auch die Ge- und Verbote des am 01.02.2010 in Kraft getretenen Gendiagnostikgesetzes (GenDG). Gem. §1 ist es Zweck dieses Gesetzes, die Voraussetzungen für genetische Untersuchungen und für im Rahmen genetischer Untersuchungen durchgeführte genetische Analysen sowie die Verwendung genetischer Proben und Daten zu bestimmen und eine Benachteiligung auf Grund genetischer Eigenschaften zu verhindern. Zentrale Bedeutung kommt dabei §4 Abs.1 GenDG zu, der jede Benachteiligung des Betroffenen und der mit ihm genetisch Verwandten wegen genetischer Eigenschaften oder wegen (Nicht)Vornahme genetischer Untersuchungen und Analysen untersagt. §§7–16 GenDG regeln die Voraussetzungen der Ermittlung und Verwendung genetischer Daten. §17 GenDG legt die Voraussetzungen für die genetischen Untersuchungen zur Abstammungsklärung fest. In §18 GenDG wird Versicherungsunternehmen für den Regelfall untersagt, genetische Daten im Zusammenhang mit dem Abschluss des Versicherungsvertrages zu verlangen oder solche zu verwenden. §§19–21 GenDG regeln genetische Untersuchungen und Analysen vor und nach Begründung des Beschäftigungsverhältnisses, genetische Untersuchungen und Analysen zum Arbeitsschutz und ein arbeitsrechtliches Benachteiligungsverbot.

5.1.2 Verbote mit Erlaubnisvorbehalt

Ein wesentliches Element imperativen Rechts sind Zulassungsverfahren, bei denen die Einhaltung bestimmter technischer Normen und Sicherheitsstandards nachzuweisen ist. Regelmäßig wird dafür rechtstechnisch die Struktur eines gesetzlichen Verbots mit Erlaubnisvorbehalt gewählt und die Erlaubnis an eine positive Risiko-Nutzen-Abwägung gebunden. Ferner wird vorgesehen, die Richtigkeit der dabei eingestellten Prämissen durch nachlaufende Marktbeobachtung zu evaluieren.

Beispielhaft hierfür sind die Regelungen zu Medizinprodukten im Medizinproduktegesetz (MPG) und seinen ausführenden Verordnungen (Kindt 2004: 296). Gemäß §6 MPG hat vor dem Inverkehrbringen und der Inbetriebnahme von Medizinprodukten eine Zertifizierung zu erfolgen. Diese setzt voraus, dass die grundlegenden Voraussetzungen nach §7 MPG in Verbindung mit Anhang I der Medizinprodukte-Richtlinie 93/42/EWG erfüllt sind und das jeweilige Medizinprodukt ein Konformitätsbewertungsverfahren nach Maßgabe der Medizinprodukte-Verordnung durchlaufen hat. Dazu ist eine Risiko-Nutzen-Abwägung durchzuführen. Die Produkte müssen so ausgelegt und hergestellt sein, dass ihre Anwendung unter den vorgesehenen Bedingungen und zu den vorgesehenen Zwecken weder den klinischen Zustand und die Sicherheit der Patienten noch die Sicherheit und die Gesundheit der Anwender oder gegebenenfalls Dritter gefährdet, wobei etwaige Risiken im Zusammenhang mit der vorgesehenen Anwendung gemessen am Nutzen für den Patienten vertretbar und mit einem hohen Maß an Gesundheitsschutz und Sicherheit vereinbar sein müssen.[15]

Maßnahmen zur gentechnischen Veränderung eines Spendertiers zur Gewinnung von tierischen Transplantaten unterliegen dem GenTG und damit dessen Bestimmungen zu Zulassung, Sicherheitsanforderungen und Haftung. Die gängigen Methoden für eine Einschleusung von Fremd-DNA sind die Mikroinjektion und die vektorbasierte Integration von Fremd-DNA. Beides sind gentechnische Arbeiten im Sinne des §3 Nr.2 lit.a in Verbindung mit §2 Abs.1 Nr.2 GenTG (Haller 2011: 180; Ronellenfitsch 2004: Rn.90f.). Solche Arbeiten dürfen gemäß §8 Abs.1 S.1 GenTG nur in geschlossenen Systemen durchgeführt werden. Die Zulassungsvoraussetzungen dafür hängen wesentlich vom Risikopotenzial der Arbeiten ab. Diese unterfallen je nach Risikopotenzial einer der sich aus §7 Abs.1 GenTG ergebenden vier Sicherheitsstufen.[16] So sind Arbeiten zur Erzeugung transgener Tiere mit der Mikroinjektionsmethode regelmäßig in die niedrigste Sicherheitsstufe 1 einzuordnen.[17] Erfolgt die Einschleusung der DNA mittels endogener Retroviren als Vektoren, wird dagegen Sicherheitsstufe 2 erreicht (Straßburger 2008b: 193), da die Möglichkeit einer horizontalen Übertragung dieser Viren auf Nachkommen besteht. Auch die Entnahme der Xenotransplantate unterliegt den Zulassungspflichten des GenTG. Die damit verbundenen Risiken werden allerdings nicht höher eingestuft als die Risiken bei der Herstellung transgener Tiere (ebd.: 193).

Da Xenotransplantate zur Anwendung im menschlichen Körper bestimmt und der Linderung von Krankheiten oder Leiden dienen, sind sie Arzneimittel im Sinne des §2 Abs.1 Nr.1 AMG. Ihr Inverkehrbringen wäre demnach gemäß §5 Abs.1 AMG verboten, wenn es sich um »bedenkliche« Arzneimittel handelte. Das ist gemäß §5 Abs.2 AMG von einer Prüfung der Vertretbarkeit der nach dem jeweiligen Stand der wissenschaftlichen Er-

---

15 Richtlinie 93/42/EWG des Rates vom 14. Juni 1993 über Medizinprodukte (ABl. L 169 vom 12.7.1993, S. 1), Anhang I Ziffer 1.
16 Vgl. §7 Abs.1 S.1 Nr.1–4 und S.3 und 4 GenTG, das Risikopotenzial steigert sich von Sicherheitsstufe 1 bis Sicherheitsstufe 4.
17 Zu den Kriterien vgl. insbesondere §7 Abs.4 Nr.1 und 2 GenTSV.

kenntnisse möglichen schädlichen Wirkungen abhängig. Dazu muss zum Zeitpunkt des Inverkehrbringens des Transplantats ein durch wissenschaftliche Erkenntnisse und Erfahrungen begründeter Verdacht vorliegen (Schreiber 2003: 319). In Betracht kommt etwa die Übertragung von Krankheiten im Wege der Xenotransplantation durch Viren, die für ein schweres Krankheitsbild verantwortlich sind. Das konnte bislang allerdings lediglich theoretisch und durch Labortests belegt werden; klinische Tests stehen noch aus. Weitere Risiken bestehen aber hinsichtlich der immunologischen Abstoßung und einer Infektion. Deshalb geht man derzeit vom Überwiegen der Risiken und damit von einem uneingeschränkten Verbot des Inverkehrbringens xenogener Organtransplantate aus (Haller 2011: 186).

Das Inverkehrbringen des Arzneimittels bedarf gemäß §21 AMG einer Zulassung. Wesentliche Voraussetzung hierfür ist der Nachweis einer angemessenen pharmazeutischen Qualität, der therapeutischen Wirksamkeit und der Unbedenklichkeit. Gemäß §25 Abs.2 Nr.5 AMG darf die Zulassung versagt werden, wenn das Risiko-Nutzen-Verhältnis ungünstig ist. Wenn man, nach dem oben Gesagten, bei ungewisser Sachlage die Irrtumskosten der in Betracht kommenden Entscheidungsalternativen einbezieht, wird dabei darauf abzustellen sein, ob im Falle einer Zulassung irreversible Folgen drohen. Erweisen sich die erkannten Nebenwirkungen eines Arzneimittels nachträglich als so schwerwiegend oder häufig, dass sie den Nutzen übersteigen, ist die Zulassung gemäß §30 AMG zurückzunehmen.

5.2 Steuerung über positive und negative Anreize

Positive Anreize zur Entwicklung gesundheitsfördernder Produkte und Verfahren oder zu risikominimierender Forschung können zum einen über Erleichterungen im Zulassungsverfahren, zum anderen über die Möglichkeit der Absicherung des Innovationsnutzens, vor allem in den Formen des Urheber- oder Patentrechts gesetzt werden. Negative Anreize sind vor allem im Haftungsrecht enthalten.

So sieht die EU-Verordnung 141/2000 aus dem Jahre 1999 Erleichterungen für die Zulassung von Arzneimitteln gegen seltene Erkrankungen oder von solchen mit geringen Marktchancen vor. Art.7 der Verordnung setzt die Zulassungsvoraussetzungen herab, Art.8 sieht ein befristetes Vermarktungsmonopol vor. Ferner ist die Vergabe von Forschungsmitteln zulässig. Begünstigt wird gemäß §21 Abs.2 Nr.6 in Verbindung mit §80 Nr.5 AMG auch der *compassionate use* eines Arzneimittels, das heißt ein Einsatz vor Zulassung, wenn der Antrag auf Zulassung bereits gestellt ist und eine lebensbedrohliche Erkrankung mit zugelassenen Arzneimitteln nicht zufriedenstellend therapiert werden kann.

Ergebnisse biomedizinischer Forschung können je nach den tatsächlichen Gegebenheiten Gegenstand des Urheberrechts, des Patent- oder Geschmackmusterrechts sein, auch hierin liegt ein investitionsrelevanter Anreiz. Das Patentgesetz erfasst auch Erfindungen auf dem Gebiet der Bio- und Gentechnik (Lege 2003: 799ff.). Ausgeschlossen ist der Patentschutz gemäß §2 Abs.1 PatG allerdings für Erfindungen, die gegen die öffentliche Ordnung oder die guten Sitten verstoßen. Gem. §2 Abs.1 werden Patente insbesondere nicht für Verfahren zum Klonen von menschlichen Lebewesen, Verfahren zur Veränderung der genetischen Identität der Keimbahn des menschlichen Lebewesens und für die Verwendung von menschlichen Embryonen zu industriellen oder kommerziellen Zwecken erteilt.[18] Auch für Mensch-Tier-Hybriden wird aus §2 Abs.1 PatG ein Patentverbot hergeleitet (Kersten 2007: 673).

Negative Verhaltensanreize setzt das Haftungsrecht. Es verpflichtet zum Ausgleich des an geschützten Rechtsgütern verursachten Schadens. Die praktische Relevanz und damit auch die Steuerungswirkung von Haftungsregeln sind enorm. Sie betrifft in ihrem Grundtatbestand, dem Recht der unerlaubten Handlungen gemäß §823 BGB, jeden rechtswidrigen Eingriff in die menschliche Gesundheit und umfasst damit gegebenenfalls Fälle der ärztlichen Heilbehandlung ebenso wie die Verwendung von Medizinprodukten, die Genomanalyse und weitere Anwendungen der Biotechnologie. Spezialgesetzliche Grundlagen bieten etwa §84 AMG, wenn ein bereits zugelassenes Arzneimittel bei bestimmungsgemäßem Gebrauch zu einem Schaden geführt hat, ferner Regelungen des Produkthaftungsgesetzes bei der Verwendung von Medizinprodukten und der Medizingeräteverordnung bei der Gerätebedienung. Daneben kann sich eine Ausgleichspflicht auch auf vertragliche Grundlagen stützen. Das setzt voraus, dass der Behandlungsvertrag wirksam ist. Besonders im Bereich der Fortpflanzungsmedizin und damit der Methoden der Humangenetik (IVF mit homologem und hetero-

---

18 Darunter fällt nach der jüngsten Entscheidung des EuGH zu der dem PatG insoweit zugrundeliegenden Richtlinie 1998/44/EG auch die Verwendung menschlicher Embryonen zu Zwecken der wissenschaftlichen Forschung, vgl. EuGH v. 18.10.2011 – C 34/10, BeckRS 2011, 81505 Rz. 39ff.

logem Embryonentransfer, Forschung an Embryonen, PID, Keimbahntherapie, Kryokonservierung, Klonen, Erzeugen von Chimären und Hybriden usw.) kann dies fraglich sein und ist gesondert zu prüfen.[19]
Für besonders brisante Haftungstatbestände ist der Abschluss einer
Haftpflichtversicherung vorgeschrieben. Das ist etwa gemäß §40 Abs.1 S.4
Nr.8 AMG (Pisani 2008: 147ff.), §20 Abs.1 S.4 Nr.9 MPG vor Beginn einer klinischen Prüfung von Arzneimitteln beziehungsweise Medizinprodukten der Fall. Im Rahmen innovativer biomedizinischer Therapien stellt
sich hier vor allem die Frage nach den Grenzen der Versicherbarkeit der
damit verbundenen Risiken, deren Erhebung und Bewertung am Fehlen
von Statistiken und Erfahrungswerten scheitern oder deren Bewältigung
(bei Massenschäden) die Leistungskraft der Versicherungswirtschaft überfordern kann.

5.3 Der Einbau selbstregulativer Elemente

Selbstregulative Elemente kommen im Medizinrecht zum Tragen, wenn
die staatliche Steuerung Lücken aufweist oder ausdrücklich auf fachliche
Standards oder die Expertise sachverständig zusammengesetzter Gremien
verweist. Beispiel für die erstgenannte Konstellation sind Humanexperiment und Heilversuch (Quaas/Zuck 2008: §68 Rn.23ff., 44ff.; Helle u.a.
2002: 860; Hart 1994: 94f.; Bender 2005: 512). Geprägt werden die hierfür
geltenden Voraussetzungen von anerkannten medizinethischen Grundsät-
zen. Die auf der Grundlage der Prinzipienethik (Principlism) von Tom L.
Beauchamp und James F. Childress (Beauchamp 2005: 50ff.)[20] entwickelten Grundsätze einer Medizinethik wurden in der *Deklaration von Helsinki*[21]
niedergelegt. Elementar sind hiernach die Pflichten zur Plausibilitätsprü-
fung jeder neuartigen Behandlungsmethode, zur Risiko-Nutzen-Abwägung

---

19 So ist ein Vertrag über eine heterologe künstliche Insemination nach überwiegender
   Auffassung wirksam, wenn sich beide Ehegatten über die Vornahme des Eingriffs ver-
   ständigt haben, BGH, FamRZ 1995, 861. Dagegen schließt §1 Abs.1 Nr.7 ESchG die
   Wirksamkeit eines Vertrages über die Leihmutterschaft aus.
20 Die grundlegenden Prinzipien lauten: 1. Respekt der Autonomie beziehungsweise Selbstbestimmung (*informed consent*), 2. Schadensvermeidung (*nonmaleficence*), 3. Fürsorge (*beneficence*)
   und 4. Gerechtigkeit (*fairness*).
21 World Medical Association: Declaration of Helsinki: Ethical Principles for Medical
   Research Involving Human Subjects vom Juni 1964, in der aktuellen Fassung von Seoul
   von Oktober 2008.

und zur Einholung einer informierten Einwilligung vor Behandlungsbeginn (Hart 1994: 96).[22] Diese Grundsätze werden seit den 1960er Jahren in ständiger Praxis angewendet und haben die Ausgestaltung des geltenden Rechts, etwa der §§40ff. AMG, inhaltlich mitbestimmt (Haller 2011: 191). Ausdruck selbstregulativer Elemente ist auch die häufige Einschaltung von Ethik-Kommissionen. So bedarf die Durchführung klinischer Prüfungen von Medizinprodukten und Leistungsbewertungsprüfungen von Invitro-Diagnostika gemäß §20 Abs.1 S.1 MPG neben der Genehmigung der zuständigen Bundesoberbehörde auch einer zustimmenden Bewertung der nach §22 Abs.1 MPG zuständigen Ethik-Kommission. Auch eine PID darf nach §3a Abs.3 ESchG nur nach Prüfung und zustimmender Bewertung des Vorliegens der oben (5.1.1) skizzierten gesetzlichen Voraussetzungen durch eine interdisziplinär zusammengesetzte Ethikkommission vorgenommen werden. Schließlich darf auch die klinische Prüfung eines Arzneimittels an Menschen nur begonnen werden, wenn die zuständige Ethik-Kommission sie nach Maßgabe des §42 Abs.1 AMG zustimmend bewertet hat. Zu den dabei zu prüfenden Voraussetzungen gehören die medizinische Indikation, die wissenschaftliche Qualität, eine positive Nutzen-Risiko-Relation sowie die Einhaltung der Deklaration von Helsinki (Wagner/Morsey 1996: 1570). Die Mitglieder der Ethik-Kommissionen sind bei der Wahrnehmung ihrer Aufgaben an Weisungen nicht gebunden und nur dem Gesetz und ihrem Gewissen unterworfen.

Weitgehend der Selbststeuerung übertragen ist auch die Verarbeitung des Risikos in Neuland- und Außenseiterverfahren. Gefestigter Rechtsprechung gemäß ist die Anwendung einer nicht allgemein anerkannten Heilmethode grundsätzlich erlaubt und führt nicht ohne weiteres zu einer Haftung des behandelnden Arztes (Vogeler 2008: 697ff.). Dieser ist bei der Wahl der Therapie nicht stets auf den jeweils sichersten therapeutischen Weg festgelegt (Schreiber 2003: 315). Eine mit höheren Risiken verbundene Behandlungsmethode oder gar ein Heilversuch kommen allerdings nur in Betracht, wenn die Umstände des Einzelfalls dies rechtfertigen. Das ist insbesondere der Fall, wenn standardgemäße Behandlungsformen nicht zum Erfolg führen und die (noch) nicht standardgemäße Methode zumindest ein gewisses Erfolgspotenzial aufweist (BGHZ 168, 103, 107ff.; Quaas/Zuck 2008: §13 Rn.78; Deutsch/Spickhoff 2008: Rn.196). Maßgeblich, wie bei jeder medizinischen Behandlung, ist auch hier die informierte Einwilligung

---

22 Dazu World Medical Association (Fn. 21), Ziff. 24ff. bzgl. *informed consent*, Ziff. 31ff. bzgl. *Risiko-Nutzen-Abwägung*.

des Patienten. Den Arzt treffen in diesem Fall naturgemäß besonders weitreichende Aufklärungspflichten (BGHZ 168, 103, 109; Buchner 2006: 1460ff.; Fenger 2004: 307ff.). Der Patient ist auf die Neuartigkeit der Methode und auf die Möglichkeit unbekannter Risiken hinzuweisen. Gleiches gilt für den individuellen Heilversuch mit einem zulassungspflichtigen, aber noch nicht zugelassenen Medikament (BGHZ 172, 1, 13ff.). Grenzen findet die Selbststeuerung allerdings bei der Leistungspflicht von Krankenkassen, die (auch) bei Außenseitermethoden nur nach Maßgabe des Wirtschaftlichkeitsgebots und des Qualitätsgebots von §§12, 2 Abs.1 S.3 SGB V besteht (siehe unten 5.5; dazu LSG Baden-Württemberg v. 07.01.2012, L 4 KR 2271/10; BSG v. 28.07.2008 – B 1 KR 5/08 R; siehe auch BVerfG v. 06.12.2005, BVerfGE 115, 25).

5.4 Flexibilisierungen, Risikoüberwachung

Unter Ungewissheitsbedingungen sieht das Medizinrecht vielfach den Erlass vorläufiger Entscheidungen vor. So kann die zuständige Behörde gemäß §11 MPG ein Medizinprodukt befristet zulassen, wenn aus Gründen des Gesundheitsschutzes die Durchführung eines regulären Konformitätsbewertungsverfahrens nicht abgewartet werden kann und nachgewiesen wurde, dass keine medizinisch annähernd gleichwertigen Alternativprodukte verfügbar sind. Einem ähnlichen Gedanken folgt die Schnellzulassung von Arzneimitteln gemäß §28 Abs.3 AMG, wenn hinreichende Anhaltspunkte dafür vorliegen, dass das Arzneimittel einen großen therapeutischen Wert haben kann und deshalb ein öffentliches Interesse an seinem unverzüglichen Inverkehrbringen besteht, auch wenn für seine umfassende Beurteilung noch weitere Angaben erforderlich sind.

Vielfach stellt sich das vollständige Risikopotenzial eines Arzneimittels oder einer medizintechnischen Anwendung trotz sorgfältiger Vorprüfungen erst nach seiner Freigabe im Rahmen der täglichen Anwendung heraus. Für diese Fälle sichert das Medizinrecht Revisionsoffenheit und Flexibilität durch Ermächtigungen zur Zulassung unter Vorbehalt oder Befristung, zum Erlass nachträglicher Anforderungen und zur Aufhebung der Zulassungsentscheidung (siehe etwa §§18, 30 und 42a AMG, §22b MPG).

Grundlage derartiger Entscheidungen ist regelmäßig ein durch Monitoring und Verlaufskontrollen gewonnener Wissenszuwachs. So etablieren §26 MPG, §64 AMG im Anschluss an Zulassung und Inverkehrbringen eines

Medizinprodukts beziehungsweise Arzneimittels eine Nachmarktkontrolle in Form einer fortlaufenden staatlichen Überwachung einschlägig tätiger Betriebe und Einrichtungen sowie der Personen, die Arzneimittel entwickeln, herstellen, prüfen, lagern und vertreiben (Mayer 2008: 66ff.). Aufgrund der gewonnenen Erkenntnisse werden durch die zuständigen Behörden Risikobewertungen aktualisiert und geeignete Maßnahmen getroffen. Gemäß §§67, 63b AMG ist überdies der pharmazeutische Unternehmer zur unverzüglichen Anzeige jedes Verdachtsfalles schwerwiegender Nebenwirkungen im Sinne des §4 Abs.13 S.2 AMG beziehungsweise eines gravierenden Arzneimittelmissbrauchs verpflichtet. Gemäß §63b Abs.5 AMG besteht darüber hinaus die Pflicht, nach Erteilung der Zulassung regelmäßig einen aktualisierten Bericht über die Unbedenklichkeit des betreffenden Arzneimittels vorzulegen, der jeweils auf einer neueren Erkenntnissen angepassten Nutzen-Risiko-Abwägung beruht. Hinzu tritt die standesrechtliche Verpflichtung der Ärzte, Beobachtungen mitzuteilen, die auf unerwünschte Wirkungen eines Arzneimittels deuten (Kimbel/Müller-Oerlingshausen 1986: 292; Mayer 2008: 72).

5.5 Steuerung über Leistungsrechte

Vor allem im Krankenversicherungsrecht wird der Einsatz moderner Medizintechnik auch durch Gewährung oder Verweigerung von Leistungen gesteuert. Nach §§2, 12 SGB V stellen die Krankenkassen den Versicherten Leistungen unter Beachtung des Wirtschaftlichkeitsgebots und des Qualitätsgebots zur Verfügung. Diese Grundlage wird in §§11ff. SGB V näher konkretisiert. Gemäß §27a SGB V schulden die Krankenkassen zum Beispiel Maßnahmen der assistierten Reproduktion u.a. nur dann, wenn diese nach ärztlicher Feststellung hinreichende Aussicht auf Erfolg haben, die Personen, die die Maßnahmen durchführen lassen, miteinander verheiratet sind, und ausschließlich Ei- und Samenzellen der Ehegatten verwendet werden. Ärztliche Maßnahmen zur künstlichen Befruchtung gemäß §27a SGB V sind unter anderem die IVF mit Embryo-Transfer. Die Leistungen sind in Ziffer 12 der Richtlinien genau aufgeführt und umfassen zum Beispiel nicht die Kryokonservierung von Samenzellen, imprägnierten Eizellen oder noch nicht transferierten Embryonen. §27a SGB V und die gemäß §27a Abs.4 SGB V erlassene Richtlinie des Bundesausschusses der Ärzte und Krankenkassen über ärztliche Maßnahmen zur künstlichen Befruchtung vom

14.08.1990, geändert am 21.07.2011 (BAnz 2011: 3493) räumt dem Versicherten auch keinen Anspruch auf Maßnahmen der Befruchtungsmedizin ein, die über die notwendigen Maßnahmen zur Herbeiführung einer Schwangerschaft hinausgehen. **Maßnahmen, die sich darüber hinaus auf die Geburt eines gesunden Kindes richten (PID), sind keine Kassenleistungen** (LSG Hessen v. 30.01.2007 – L 8–14 KR 314/04).

6. Ausblick

Der Gesetzgeber hat bereits ein ausdifferenziertes Instrumentarium zur Bewältigung der Herausforderungen der modernen Medizintechnik entwickelt. Die medizinische Forschung ist allerdings in schnellem Fortgang befindlich. So zeichnen sich bei der Arbeit mit embryonalen Stammzellen, bei der Gentherapie, der Xenotransplantation und der PID konkretere und weitergehende Diagnose- und Behandlungsoptionen ab als dies zum Zeitpunkt der Schaffung des geltenden Rechts erkennbar war. Im Falle des ESchG geraten Heilerwartungen neuer Patientengruppen in den Blick, die bei Schaffung des Gesetzes noch nicht berücksichtigt werden konnten. Das AMG vermag die neuartigen Fragestellungen der Xenotransplantation teilweise nicht befriedigend zu beantworten (Vesting 1996: 208). Auch die Vorkehrungen des Infektionsschutzgesetzes sind teilweise unzureichend (Haller 2011: 191). Ferner bestehen Wertungswidersprüche, etwa zwischen ESchG und StZG hinsichtlich der Zulässigkeit der Herstellung von Chimären. Deshalb wird der gegenwärtig geltende Regelungsrahmen für neuartige Technologien der aktuellen Erkenntnis- und Konfliktlage nicht in vollem Umfang gerecht.

Bei der Forderung nach Reformen ist freilich auch die begrenzte Regelungsreife der einschlägigen Materien zu berücksichtigen. Die Risiken der Xenotransplantation, Stammzellennutzung und Fortpflanzungsmedizin, aber auch der Nanotechnologie, sind derzeit noch unüberschaubar. Für eine abschließende spezialgesetzliche Regelung ist das heutige Wissen noch zu rudimentär. Trotzdem muss Klarheit darüber geschaffen werden, ob und unter welchen Voraussetzungen weitere Forschung und ein anschließender experimenteller Einsatz moderner Medizintechniken gestattet ist, schon um nicht durch Rechtsunsicherheit den Zugang zu innovativen Therapiemöglichkeiten zu verbauen.

Für die weitere Rechtsentwicklung wird es darauf ankommen, Fragen des Umgangs mit dem Risiko im Sinne einer Bewältigung des Fehlens von Wissen über Wirkungen und Nebenfolgen des Technikeinsatzes von dem vorgelagerten ethischen Urteil klarer zu unterscheiden (Scherzberg 2011: 54f.). Einwände gegen das Klonen, die Erzeugung genetischer Mischformen zwischen menschlichem und tierischem Leben, die PID oder gegen ein technologisches Enhancement wurzeln in einem bestimmten Verständnis von menschlicher Würde und menschlichem Leben. Es geht dabei um die der Risikobewältigung vorgelagerte Frage, in welchem Umfang die Gesellschaft bereit ist, sich den Angeboten der technologischen Revolution zu öffnen und gegebenenfalls neue Formen der menschlichen Spezies zu akzeptieren. Streitfragen hierüber lassen sich kaum durch Erfahrungsgewinn, Kosten-Nutzen-Erwägungen und vertrauensbildende Kommunikation bearbeiten und schon gar nicht mit Aussicht auf Befriedung auf fallorientierte administrative Verfahren delegieren. Den Institutionen der Risikoverwaltung fehlt hier »die Kompetenz«. Die rechtliche Relevanz der ethischen Bedenken ist vielmehr, wie jüngst zur PID, durch den Gesetzgeber selbst zu entscheiden. Dabei ist freilich eine internationale Verständigung über die Grenzen des menschlichen Dürfens unabdingbar, soll eine rechtliche Regulierung dem technisch Möglichen überhaupt wirksam und auf Dauer Schranken ziehen. Der erwünschte gentechnisch verbesserte Nachwuchs ließe sich sonst leicht in Japan oder Singapur kreieren.

Literatur

Abouna, George M. (1997),»Extracorporeal Xenogeneic Liver Perfusion for the Treatment of Hepatic Failure«, in: Cooper, D. K. C. u.a. (Hg.), *Xenotransplantation*, Berlin, S. 785–792.

Appel, Ivo (2004),»Zur Eröffnung von Lernmöglichkeiten als Instrument der Ungewissheitsbewältigung«, in: Schmidt-Aßmann, Eberhardt/Hoffmann-Riem, Wolfgang (Hg.), *Methoden der Verwaltungsrechtswissenschaft*, Baden-Baden, S. 327–358.

Ärztezeitung (2008), *Thrombosearznei aus transgenen Ziegen am Markt*, 09.02.2011, www.aerztezeitung.de/medizin/krankheiten/herzkreislauf/thrombose_embolie/?sid=49 4417.

Ausschuss für Bildung, Forschung und Technikfolgenabschätzung (2000), *Monitoring Xenotransplantation*, 06.04.2000, BT-Drucks. 14/3144.

Bachmann, Andreas (2007), *Synthetische Nanopartikel und das Vorsorgeprinzip: Eine ethische Analyse*, 09.02.2011, www.ekah.admin.ch/fileadmin/ekah-dateien/dokumentation/ gutachten/d-Gutachten-Synthetische-Nanopartikel-2007.pdf

Bahnsen, Ulrich/Spiewak, Martin (2008),»Die Zukunftskinder«, 09.02.2011, www.zeit. de/2008/23/M-Schoepfung

BAuA (2007), Bundesanstalt für Arbeitsschutz und Arbeitsmedizin, Nanotechnologie: *Gesundheits- und Umweltrisiken von Nanomaterialien – Forschungsstrategie*, 09.02.2011, www.baua.de/de/Themen-von-A–Z/Gefahrstoffe/Nanotechnologie/pdf/Forschungsstrategie.pdf__blob=publicationFile&v=3

BBU (2008), *Kriterien zur Kontrolle von Nanotechnologien und Nanomaterialien*, 09.02.2011, www.bbu-online.de/Arbeitsbereiche/Nanotechnologie/ 20080220_nanotechnologie_kontrolle_kriterien.pdf

Beauchamp, Tom L. (2005),»Prinzipien und andere aufkommende Paradigmen in der Bioethik«, in: Rauprich, Oliver/Steger, Florian (Hg.), *Prinzipienethik in der Biomedizin*, Frankfurt a. M., S. 48–73.

Beck, Christina (2004),»Neurobiologie: Chips und Neuronen im Dialog«, 09.02.2011, www.weltderphysik.de/de/1604.php

Becker, Markus (2004),»Gelähmter schickt E-Mails kraft seiner Gedanken«, 09.02.2011, www.spiegel.de/wissenschaft/mensch/0,1518,323079,00. html

Bender, Denise (2005),»Heilversuch oder klinische Prüfung?«, *Medizinrecht*, 23, S. 511–516.

Berndt, Christina (2012):»Menschliches Leben wird es nur noch qualitätsgeprüft geben«, 13.07.2012, www.sueddeutsche.de/gesundheit/Kritik-an-pid-verordnungmenschliches-leben-wird-es-nur-noch-qualitaetsgeprueft-geben-1.1412395

Beutin, Andreas (2007), *Die Rationalität der Risikoentscheidung. Zur Verwendung ökonomischer Kriterien im Risikoverwaltungsrecht*, Baden-Baden.

BMG (2012): Bundesministerium für Gesundheit: *Referentenentwurf einer Verordnung über die rechtmäßige Durchführung einer Präimplantationsdiagnostik*, www.bmg.bund.de/ fileadmin/dateien/Downloads/Gesetze_und_Verordnungen/Laufende_Verfahren /P/PID/Referentenentwurf_PID_Verordnung_120711.pdf

Brewe, Manuela (2006), *Embryonenschutz und Stammzellgesetz: Rechtliche Aspekte der Forschung mit embryonalen Stammzellen*, Heidelberg.

Brüggemann, Anne (2001), *Charakterisierung von Experten-Argumentationen bei der Abschätzung unsicherer Risiken. Ergebnisse einer Untersuchung zu Infektionsrisiken der XT*, Arbeiten zur Risiko-Kommunikation (38), Jülich.

Bryde, Brun-Otto (1992),»Das Recht der Risikogesellschaft«, in: Herbert Grabes (Hg.), *Wissenschaft und neues Weltbild*, Gießen, S. 71–90.

BT-Drucks. 17/5451 (2011), *Entwurf eines Gesetzes zur Regelung der Präimplantationsdiagnostik (Präimplantationsdiagnostikgesetz – PräimpG)* vom 12.04.2011.

Buchner, Benedikt (2006),»Der Einsatz neuer medizinischer Behandlungsmethoden – ärztliche Aufklärung oder präventive Kontrolle?«, *Zeitschrift für Versicherungsrecht*, S. 1460–1464.

BUND (2012):»Was bedeutet ›Nano‹?«, 01.09.2012, www.bund.net.themen_und_projekte/nanotechnologie/nanomaterialien/#c16111, Stichworte Nano-Siliziumoxid, Nano-Titandioxid und Nano-Zinkoxid

Calliess, Christian (2001a), *Rechtsstaat und Umweltstaat*, Tübingen.

– (2001b),»Vorsorgeprinzip und Beweislastverteilung im Verwaltungsrecht«, *Deutsches Verwaltungsblatt*, 116, S. 1725–1733.

– (2006),»Schutzpflichten«, in: Merten, Detlef/Papier, Hans-Jürgen (Hg.), *Handbuch der Grundrechte in Deutschland und Europa*, Bd. II, Grundrechte in Deutschland, Allgemeine Lehren, § 44, Heidelberg, S. 964–991.

Cavazzana-Calvo, Marina u.a. (2010),»Transfusion Independence and HMGA2 Activation after Gene Therapy of Human Â-thalassaemia«, *Nature*, 467(7313), S. 318–323.

Charisius, Hanno (2007),»Keine Angst vor der Chimäre«, 09.02.2011, www.sueddeutsche.de/wissen/650/417416/text/

– (2010),»Craig Venter spielt Gott«, *Süddeutsche Zeitung*, 09.02.2011, www.sueddeutsche.de/wissen/kuenstliches-leben-premiere-craig-venter-spielt-gott-1.945572

Corveleyn, Anniek u.a. (2007), *Preimplantation Genetic Diagnosis in Europe*. OPOCE.

Deacon, Terrence u.a. (1997), Histological Evidence of Fetal Pig Neural Cell Survival after Transplantation into a Patient with Parkinson's Disease«, *Nature* Medicine 3, S. 350–353.

Deane, Christine R. (2001),»Public Perceptions, Risk Communication and Biotechnology«, in: Robertson, David/Kellow, Aynsley (Hg.), *Globalization and the Environment – Risk Assessment and the WTO*, Cheltenham and Northampton, S. 106–116.

Decker, Michael/Stoppenbrink, Katja (2009),»Innovationsverantwortung für neuronale Implantate – Einige ethische und rechtspolitische Vorüberlegungen«, in: Eifert, Martin/Hoffmann-Riem, Wolfgang (Hg.), *Innovationsverantwortung. Innovation und Recht III*, Berlin, S. 219–249.

Deutscher Bundestag (2002), *Schlussbericht der Enquete-Kommission »Recht und Ethik der modernen Medizin«*, BT-Drucksache 14/9020.

– (2004), *Bericht des Ausschusses für Bildung, Forschung und Technikfolgenabschätzung. Sachstandsbericht Präimplantationsdiagnostik – Praxis und rechtliche Regulierung in sieben ausgewählten Ländern*, BT-Drucksache 15/3500.

Deutsches Ärzteblatt (2009),»Schwein für Organtransplantation in Südkorea geklont«, 09.02.2011, www.aerzteblatt.de/nachrichten/36278/

Deutsch, Erwin (1994),»Medizinische Genetik und Genomanalyse – Rechtliche Probleme«, *Zeitschrift für Versicherungsrecht*, S. 1–5.

– /Spickhoff, Andreas (⁶2008), *Medizinrecht*, Berlin u.a.

Di Fabio, Udo (1994), *Risikoentscheidungen im Rechtsstaat*, Tübingen.

– (1995),»Rechtsfragen zu unbekannten Gesundheitsrisiken elektromagnetischer Felder«, *Die Öffentliche Verwaltung*, 48, S. 1–9.

– (1997),»Verwaltung und Verwaltungsrecht zwischen gesellschaftlicher Selbstregulierung und staatlicher Steuerung«, *Veröffentlichungen der Vereinigung der Deutschen Staatslehrer*, Bd. 56, S. 235–277.

– (2004), »Art. 2 Abs. 2«, in: Maunz, Theodor/Dürig, Günter (Hg.), *Grundgesetz, Kommentar*, München.

Dohmen, Daniela (2005), *Gewinnung, Verarbeitung und Anwendung neonataler Stammzellen. Rechtsgrundlagen und Maßstäbe*, (Recht-Ethik-Gesundheit, Band 2), Münster.

Doping Aktuell (2012): Erythropoietin (EPO)«, 01.09.2012, www.on-dope.de/erythropoietin-epo

Dreier, Horst (²2004), »Vorbemerkungen«, in: ders. (Hg.), *Grundgesetz, Kommentar*, Bd. I, Tübingen.

Epping, Volker (⁴2010), *Grundrechte*, Heidelberg u.a.

Ethikrat (2012): Ethikrat empfiehlt rechtliche und fachliche Standards für die Beschneidung, Pressemitteilung 09/2012; www.ethikrat.org/presse/pressemitteilungen/2012/pressemitteilung-09-2012/

Fenger, Hermann (2004), »Genmedizin und Haftungsrecht«, *Zeitschrift für Versicherungsrecht*, S. 307–309.

French, Andrew u.a. (2008), »Development of Human cloned Blastocysts Following Somatic Cell Nuclear Transfer (SCNT) with Adult Fibroblasts«, *Stem Cells Express*, 09.02.2011, onlinelibrary.wiley.com/doi/10.1634/stemcells.2007-0252/pdf.

Fromherz, Peter (2003), »Neuroelectronic Interfacing: Semiconductor Chips with Ion Channels, Nerve Cells and Brain«, *Nanoelectronics and Information Technology*, S. 781–810.

Focus (2009), »Erstmals Stammzellen von Schweinen gewonnen«, 09.02.2011, www.focus.de/gesundheit/ratgeber/zukunftsmedizin/news/forschungserfolg-erstmals-stammzellen-von-schweinen-gewonnen_aid_404822.html

Graßhof, Karin (2002), »§ 32«, in: Maunz, Theodor u.a. (Hg.), *Bundesverfassungsgerichtsgesetz, Kommentar*, München.

González, Guerra (2008), *Xenotransplantation: Prävention des xenogenen Infektionsrisikos. Eine Untersuchung zum deutschen und spanischen Recht*, Reihe: Recht und Medizin, Bd. 91, Frankfurt a. M. u.a.

Häberle, Peter (³2004), »Menschenwürde«, in: Isensee, Josef/Kirchhof, Paul (Hg.), *Handbuch des Staatsrechts*, Bd. II, § 22, Heidelberg.

Haller, Jürgen (2011), »Risikoregulierung im Bereich der Xenotransplantation«, in: Albers, Marion (Hg.) *Risikoregulierung im Bio-, Gesundheits- und Medizinrecht*, Baden-Baden, S. 193–217.

Handelsblatt (2012): »Gelähmte steuert Roboter-Arm mit ihren Gedanken«, 17.5.2012; www.handelsblatt.com/technologie/forschung-medizin/forschung-innovation/gehirn-chip-gelaehmte-steuert-roboter-arm-mit-ihren-gedanken/6641588.html

Hart, Dieter (1994), »Heilversuch, Entwicklung therapeutischer Strategien, klinische Prüfung und Humanexperiment«, *Medizinrecht*, 12, S. 94–105.

Helle, Jürgen/Fröhlich, Jürgen/Haindl, Hans (2002), »Der Heilversuch in der klinischen Prüfung von Arzneimitteln und Medizinprodukten«, *Neue Juristische Wochenschrift*, 55, S. 857–863.

Herdegen, Matthias (2005), »Art. 1«, in: Maunz, Theodor/Dürig, Günter (Hg.), *Grundgesetz, Kommentar*, München.

Höfling, Wolfram (2001), *Reprogenetik und Verfassungsrecht*, Köln.

Huwe, Juliane (2005), *Strafrechtliche Grenzen der Forschung an menschlichen Embryonen und embryonalen Stammzellen: eine Untersuchung zum Embryonenschutzgesetz und Stammzellengesetz unter besonderer Berücksichtigung international strafrechtlicher Bezüge*, Greifswald.

Isensee, Josef (²2000), »Das Grundrecht als Abwehrrecht und als staatliche Schutzpflicht«, in: ders./Kirchhof, Paul (Hg.), *Handbuch des Staatsrechts*, Bd. V, § 111, Heidelberg.

Jaeckel, Liv (2010), *Gefahrenabwehrrecht und Risikodogmatik. Moderne Technologie im Spiegel des Verwaltungsrechts*, Tübingen.

Jarass, Hans (⁸2010), *Bundesimmissionsschutzgesetz. Kommentar*, München.

Kersten, Jens (2007), »Biotechnologie in der Bundesrepublik Deutschland – Klonen, Keimbahnintervention, Chimären- und Hybridbildung«, *Jura*, (9), S. 667–673.

Kimbel, Karl/Müller-Oerlinghausen, Bruno (1986), »Spontanerfassung unerwünschter Arzneimittelwirkungen«, in: Dölle, Wolfgang u.a. (Hg.), *Grundlagen der Arzneimitteltherapie*, Mannheim, S. 292–300.

Kindt, Thomas (2004), »Das Recht der Produktsicherheit: ein Überblick«, *Zeitschrift für Versicherungsrecht*, S. 296–300.

Kirchheiner, Julia (2004), *Arzneitherapieempfehlungen auf pharmakogenetischer Basis*, Berlin.

Kloepfer, Michael (2000), »Risiko: rechtlich«, in: Korff, Wilhelm u.a. (Hg.), *Lexikon der Bioethik*, Bd. III, Gütersloh, S. 210–213.

Köck, Wolfgang (2000), *Maßstäbe der Risikobewertung im Umweltrecht*, Berlin.

Kurier (2012): »Gentherapie vor der Zulassung«, 01.09.2012, www.kurier.at/nachrichten/gesundheit/4504605-gentherapie-vor-der-zulassung.php

Kutter, Susanne (2009), »Heilender Hitzeschock«, *Wirtschaftswoche* v. 23.11.2009, S. 82.

Ladeur, Karl-Heinz (1991), »Risikowissen und Risikoentscheidung. Kommentar zu Gotthard Bechmann«, *Kritische Vierteljahresschrift für Gesetzgebung und Rechtswissenschaft* 74, S. 241–256.

– (1994), »Standards«, in: Böhret, Carl/Hill, Herrmann (Hg.), *Ökologisierung des Rechts- und Verwaltungssystems*, Baden-Baden, S. 75–94.

– (1999), »Risikobewältigung durch Flexibilisierung und Prozeduralisierung des Rechts. Rechtliche Bindung von Ungewissheit und Selbstverunsicherung des Rechts«, in: Bora, Alfongs (Hg.), *Rechtliches Risikomanagement*, Berlin, S. 41–63.

Lamberty, Oliver (1998), »Gentechnik: Aspekte der Abschätzung des Haftungsrisikos«, *Versicherungswirtschaft*, S. 605–608.

Lege, Joachim (2003), »Das Recht der Bio- und Gentechnik«, in: Schulte, Martin (Hg.), *Handbuch des Technikrechts*, Berlin u.a., S. 669–785.

Lenk, Christian (2001), *Therapie und Enhancement. Ziele und Grenzen der modernen Medizin*, Münsteraner Bioethische Schriften Bd. 2, Münster.

– (2002), »Enhancement«, 09.02.2011,www.user.gwdg.de/~clenk/index-Dateien/Enhancement.html

Lenzen-Schulte, Martina (2005), »Junge oder Mädchen?«, 09.02.2011, www.faz.net/s/Rub268AB64801534CF288DF93BB89F2D797/Doc~EC7DB60BCCD024EC DBE0F4E98F802F265~ATpl~Ecommon~Scontent.html

Mayer, Michael (2008), *Strafrechtliche Produktverantwortung bei Arzneimittelschäden*, Berlin.

Meili, Christoph (2005),»Plattform»Nano-Regulation««, 09.02.2011, www.innovationsgesellschaft.ch/images/publikationen/Press-Text_deu.pdf

Merten, Detlef (2006),»Schutzpflichten«, in: ders./Papier, Hans-Jürgen (Hg.), *Handbuch der Grundrechte in Deutschland und Europa*, Bd. III, Grundrechte in Deutschland, Allgemeine Lehren II, § 73, Heidelberg.

Meyer, Stephan (2011),»Risikovorsorge als Eingriff in das Recht auf körperliche Unversehrtheit. Gesetzliche Erschwerung medizinischer Forschung aus Sicht des Patienten als Grundrechtsträger«, *Archiv des Öffentlichen Rechts*, im Erscheinen.

NanoKommission (2011),»Verantwortlicher Umgang mit Nanotechnologien«, 09.02.2011, www.bmu.de/files/pdfs/allgemein/application/pdf/nano_schlussbericht_2011_bf.pdf

Neidert, Rudolf (2001),»Das überschätzte Embryonenschutzgesetz – was es verbietet und nicht verbietet«, *Zeitschrift für Rechtspolitik*, H. 11, S. 467–471.

News.at (2007),»Gezielte Abtreibung in China: 30 Millionen Männer finden im Jahre 2020 keine Frau!«, 09.02.2011, www.news.at/articles/0702/35/161423/gezielteabtreibung-china-30-millionen-maenner-jahre-2020-frau

n-tv (2011),»Probleme mit iPS-Zellen, ›Reset‹ bleibt unvollständig«, 09.02.2011, www.n-tv.de/wissen/Reset-bleibt-unvollstaendig-article2522576.html

NZZ (2001),»Tödlicher Erreger aus dem Gentech-Labor«, 09.02.2011, www.nzz.ch/2001/02/07/ft/article75BLV.html

Pieroth, Bodo/Schlink, Bernhard ([26]2010), *Grundrechte. Staatsrecht II*, Heidelberg.

Pisani, Christian (2008),»Auswirkungen der VVG-Novelle auf die Probandenversicherung«, *Medizin Produkte Recht*, S. 147–152.

Quaas, Michael/Zuck, Rüdiger (2008), *Medizinrecht*, § 68, München.

Richter, Wolfgang (1989), *Gentechnologie als Regelungsgegenstand des technischen Sicherheitsrechts*, Frankfurt a. M.

Richter-Kuhlmann, Eva (2005),»Xenotransplantation – Vorwärts in kleinen Schritten«, *Deutsches Ärzteblatt*, 102(25), S. 1792–1794.

Robertson, David (2001),»Introduction: Accounting for Risk in Trade Agreements«, in: ders./Kellow, Aynsley (Hg.), *Globalization and the Environment – Risk Assessment and the WTO*, Cheltenham u.a., S. 1–14.

Ronellenfitsch, Michael (2004),»§ 3«, in: ders./Eberbach, Wolfram/Lange, Peter (Hg.), *Gentechnikgesetz, Kommentar*, Heidelberg.

Saage, Richard (2007),»Zum Begriff und zur Aktualität der Sozialutopie«, in: Sitter-Liver, Beat (Hg.), *Utopie heute. Zur aktuellen Bedeutung, Funktion und Kritik des utopischen Denkens und Vorstellens*, Fribourg, S. 3–16.

Scherzberg, Arno (1989), *Grundrechtsschutz und Eingriffsintensität*, Berlin.

– (2002),»Wissen, Nichtwissen und Ungewissheit im Recht«, in: Engel, Christoph u.a. (Hg.), *Wissen – Nichtwissen – Unsicheres Wissen*, Baden-Baden, S. 113–144.

– (2004),»Risikosteuerung durch Verwaltungsrecht – Ermöglichung oder Begrenzung von Innovationen?«, *Veröffentlichungen des Vereinigung der deutschen Staatsrechtslehrer*, Bd. 63, S. 214–258.

– (2005), »Risikomanagement vor der WTO«, *Zeitschrift für Umweltrecht*, 16, S. 1–8.
– (2008), »Alte Instrumente für neue Wirkungen? Eine Einführung in die Probleme der rechtlichen Regulierung der Nanotechnologie am Beispiel des Arbeits-schutz-rechts«, in: ders./Wendorff, Joachim H. (Hg.), *Nanotechnologie*, Berlin, S. 219–232.
– (2009), »Innovationsverantwortung in der Nanotechnologie«, in: Eifert, Martin/ Hoffmann-Riem, Wolfgang (Hg.), *Innovationsverantwortung. Innovation und Recht III*, Berlin, S. 185–202.
– (2010), »Risikoabschätzung unter Ungewissheit – preliminary risk assessment im Kontext der Nanotechnologie«, *Zeitschrift für Umweltrecht*, 21, S. 303–311.
– (2011), »Grundlagen staatlicher Risikosteuerung«, in: Albers, Marion (Hg.), *Risiko-regulierung im Bio-, Gesundheits- und Medizinrecht*, Baden-Baden, S. 35–55.
– (2012), »Der Ausstieg aus dem Restrisiko – Fukushima und die Folgen für die deutsche Risikodogmatik«, *UTR Jahrbuch* 2012, S. 7–26.
Schlitt, Hans J./Manns, Michael (1999), »Ethische und rechtliche Aspekte der Xenotransplantation«, 23.02.2011, www.aerzteblatt.de/v4/archiv/artikel.asp? src= &id=18135&p=
Schneider, Hans (1976), »Zur Verhältnismäßigkeits-Kontrolle insbesondere bei Gesetzen«, in: Starck, Christian u.a. (Hg.), *Festgabe 25 Jahre Bundesverfassungsgericht*, Bd. II, Tübingen, S. 390–404.
Schreiber, Hans-Ludwig (2003), »Xenotransplantation – Rechtliche Aspekte«, in: Grimm, Helmut (Hg.), *Xenotransplantation – Grundlagen, Chancen, Risiken*, Stuttgart u.a., S. 315–322.
Schreiner, Regine (2005), »Klonen durch Zellkerntransfer – Stand der Forschung«, 09.02.2011, www.ethikrat.org/dateien/pdf/Schreiner_Klonen-durch-Zellkerntrans-fer.pdf
Schröder, Rainer (2007), *Verwaltungsrechtsdogmatik im Wandel*, Tübingen.
– (²2011), »Verfassungsrechtliche Rahmenbedingungen des Technikrechts, in: Martin Schulte (Hg.), *Handbuch des Technikrechts*, Berlin u.a., S. 237–280.
Schulz, Stefan F. (2007), *Reprogenetik zwischen Forschungsfreiheit und Freiheitsstrafe*, Berlin, Münster.
Schulze-Fielitz, Helmuth (²2004), »Art. 2 II«, in: Dreier, Horst (Hg.), *Grundgesetz. Kommentar*, Bd. I, Tübingen. S. 346–397.
– (²2011), »Technik und Umweltrecht«, in: Schulte, Martin (Hg.), *Handbuch des Technikrechts*, Berlin u.a., S. 455–504.
Schwarzburger, Heiko (2004), »Direkt ins Hirn gepflanzte Chips. Informatik und Mikroelektronik stehen vor neuen Quantensprüngen«, *Das Parlament* 54(1/2), S8.
Simitis, Spiros (2008), »Biowissenschaften und Biotechnologie – Perspektiven, Dilemmata und Grenzen einer notwendigen rechtlichen Regelung«, *JuristenZeitung*, 63, S. 693–703.
Spiewak, Martin (2008), »Der große Unterschied«, 09.02.2011, www.zeit.de/ 2008/23/ M-GB-D-Vergleich
Starck, Christian (⁴1999a), »Art. 1«, in: ders./v. Mangoldt, Hermann/Klein, Friedrich (Hg.), *Das Bonner Grundgesetz*, Bd. I, München.

– (⁴1999b), »Art. 2 Abs. 2«, in: ders./v. Mangoldt, Hermann/Klein, Friedrich (Hg.), *Das Bonner Grundgesetz*, Bd. I, München.

Stern, Klaus (1988), »§ 69«, in: ders. (Hg.), *Das Staatsrecht der Bundesrepublik Deutschland*, Bd. III/1, München.

Sternberg-Lieben, Detlef (1997), *Die objektiven Schranken der Einwilligung im Strafrecht*, Tübingen.

Stock, Gregory/Campbell, John (2000), »Wir sind kurz vor dem Eingriff in die menschliche Keimbahn«, 09.02.2011, www.novo-magazin.de/44/novo 4422.html

Stoll, Peter-Tobias (2003), *Sicherheit als Aufgabe von Staat und Gesellschaft*, Tübingen.

Straßburger, Jana (2008a), »Grundrechtliche Fragen der Xenotransplantation«, *Medizinrecht*, 26, S. 723–732.

– (2008b), *Rechtliche Probleme der Xenotransplantation*, Hamburg.

Stüssi, Georg/Seebach, Jörg D. (2000), »Xenotransplantationsforschung – Frankensteins Erbe?«, *Schweizerische Ärztezeitung* Nr. 50, S. 2853–2858.

Süddeutsche.de (2012a): »Organspende-Skandal«, 01.09.2012, www.sueddeutsche.de/thema/Organspende-Skandal

– (2012b): »Hirntote reagieren möglicherweise auf Schmerz«, 03.03.2012, www.sueddeutsche.de/gesundheit/todeszeitpunkt-und-organspende-wie-tot-sind-hirntote-1.1299076-2

Taupitz, Jochen (2001), »Der rechtliche Rahmen des Klonens zu therapeutischen Zwecken«, *Neue Juristische Wochenschrift*, 54, S. 3433–3440.

Van der Veen, Katrin (2008), »Polkörperdiagnostik – ein Schritt in die richtige Richtung?«, *Deutsches Ärzteblatt*, 09.02.2011, www.aerzteblatt.de/V4/archiv/artikel. asp? id=59397

VDI Technologiezentrum (2010), »TechPortal Nanotechnologie«, 09.02.2011, www. techportal.de/de/18/2/static,public,static,1081/

Vesting, Jan W./Müller, Stefan (1996), »Xenotransplantation – Naturwissenschaftliche Grundlagen, Regelungen und Regelungsbedarf«, *Medizinrecht*, 14, S. 203–209.

vfa (2009), »Somatische Gentherapie, Positionspapier des Verbandes Forschender Arzneimittelhersteller«, 09.02.2011, www.vfa.de/de/presse/verbandsinformationen/positionen/somatische-gentherapie.html

Vogeler, Marius (2008), »Die Haftung des Arztes bei Anwendung neuartiger und umstrittener Heilmethoden nach der neuen Rechtsprechung des BGH«, *Medizinrecht*, 26, S. 697–707.

Voss, Daniela (2001), »Rechtsfragen der Keimbahntherapie«, in: Ronellenfitsch, Michael/Grupp, Klaus (Hg.), *Schriften zum Planungs-, Verkehrs- und Technikrecht*, Bd. 3, Hamburg.

Wagner, Hellmut/Morsey, Benedikt (1996), »Rechtsfragen der somatischen Gentherapie«, *Neue Juristische Wochenschrift*, 49, S. 1565–1570.

Waldherr, Gerhard (2004), »Der achte Tag der Schöpfung«, *Greenpeace Magazin* 04/04, 09.02.2011, www.greenpeace-magazin.de/index.php?id=3146

Wahl, Rainer/Appel, Ivo (1995),»Prävention und Vorsorge. Von der Staatsaufgabe zur rechtlichen Ausgestaltung«, in: Wahl, Rainer (Hg.), *Prävention und Vorsorge*, Bonn, S. 1–216.

Welt (2001),»Medien und Marketing werden die neue Glücksindustrie«, 09.02.2011, www.welt.de/printwelt/article449501/Medien_und_Marketing_werden_die_neue_Gluecksindustrie.html

Welt Online (2012):»Wie neuseeländische Schweine Nierenspender werden«, 01.09.2012; www.welt.de/gesundheit/article106378156/Wie-neuseelaendische-Schweine-Nierenspender-werden.html

Wienke, Albrecht (2009),»Einbecker Empfehlungen der DGMR zu Rechtsfragen der wunscherfüllenden Medizin«, *Medizinrecht*, 27, S. 41.

Williamson, Gabrielle H./Hulpke, Herwig (2000),»Das Vorsorgeprinzip. Internationaler Vergleich, Möglichkeiten und Grenzen, Lösungsvorschläge«, *Umweltwissenschaften und Schadstofforschung*, 12, S. 91–96.

Yang, Yong-Guang/Sykes, Megan (2007),»Xenotransplantation: Current Status and a Perspective on the Future«, *Nature Reviews*, S. 519–531.

Yonglin, Tang (2009),»Führt die Zwei-Kind-Politik ein – und zwar schnell!«, 09.02.2011, www.de-cn.net/dis/dem/de4792988.htm

Zentrale Ethikkommission zur Stammzellenforschung (2007),»Stellungnahme zur Stammzellenforschung, III. Konkretisierung: Forschung mit embryonalen Stammzellen«, 09.02.2011, www.zentrale-ethikkommission.de/page.asp? his=0.1.23. 44.47

Von der Gefahrenabwehr zu Risikomanagement und Opportunitätswahrnehmung: Neue Paradigmen im Verwaltungsrecht

Ino Augsberg

I.

Seit einiger Zeit wird für das Verwaltungsrecht ein »Paradigmenwechsel« (Albers 2008: 51) von einer primär handlungs- zu einer stärker informationsorientierten Perspektive beschrieben (Vesting 2008), die »die enge Verknüpfung und gegenseitige Abhängigkeit zwischen Informationsverarbeitung und Verwaltungsentscheidung« (ebd.: Rn. 8) in den Fokus der Beobachtung rückt (dazu bereits Hoffmann-Riem/Schmidt-Aßmann 2000). Begründen lässt sich diese Tendenz mit jener schlagwortartig-verkürzt als Entwicklung hin zu einer »Wissen(schaft)sgesellschaft«[1] (Kreibich 1986; Bittlingmayer/ Bauer 2006; Weingart/Carrier/Krohn 2007) bezeichneten Bewegung, der zufolge die Basis der gegenwärtigen Gesellschaftsordnung nicht länger durch Eigentum oder Arbeit, sondern durch Wissen, und zwar zunächst und vor allem durch explizites, szientifisches Wissen, konstituiert wird (Stehr 1994). Auf diese wachsende Bedeutung des Wissens müssen sich alle Sozialsysteme einstellen. Dabei ist zugleich der dezentralen und fragmentierten Struktur postmodernen Wissens Rechnung zu tragen: In einer durch funktionale Differenzierung charakterisierten polykonturalen Welt, die nicht länger von einer Zentralstelle aus beobachtet werden kann, sondern nur noch durch die Kombination multipler *second-order*-Perspektiven zugänglich ist (Luhmann 1990a: 100), ist auch das gesellschaftskonstitutive Wissen weder ubiquitär schlicht vorhanden noch zumindest zentralisiert verfügbar und an die Stellen, an denen es benötigt wird, transferierbar. Vielmehr muss es eigens in der Gesellschaft für die Gesellschaft produziert werden, »als Antwort auf die Spezifikationen, die im konkreten Fall immer erst erarbeitet

---

1 Allgemein kritisch zur Tendenz, derartige Bezeichnungen für die gegenwärtige Gesellschaft zu bilden: Luhmann 1997: 1088ff.

werden müssen« (Nowotny 1999: 71). Dementsprechend sind in den einzelnen Sozialbereichen jeweils systeminterne Mechanismen zu entwickeln, die dieser Entwicklung gerecht werden. Auch scheinbar einfache soziale Vorgänge können nicht länger auf einem vorgeblich unproblematisch gesellschaftsweit vorhandenen *common knowledge* aufbauen, sondern sind vermehrt darauf angewiesen, zunächst spezifisches Sonderwissen durch Übernahme externen Sachverstands (Seidel 2000; Scholl 2005; im Überblick: Ladeur 2008: Rn. 45ff.) oder entsprechende interne Mechanismen (Hoffmann-Riem 2004; Voßkuhle 2002: 182ff.; Wollenschläger 2009) zu generieren (grundlegend: Ladeur 1995b; Vesting 2004; 2008: Rn. 36ff.). Gerade die Einspeisung extrajuristischen Fachwissens in die juridischen Verfahren steht dabei zunehmend vor Problemen, die mit dem Wandel wissenschaftlicher Modellbildungen zusammenhängen. »Während sich [...] die traditionellen, auf Erfahrung und linearer Kausalität beruhenden Analysen vergleichsweise leicht zwischen technischen und rechtlichen Entscheidungsstrukturen transponieren ließen, gilt dies für komplexe Modelle mit verflochtenen Relationen und hypothetischen Annahmen nicht mehr gleichermaßen.« (Jaeckel 2010: 23) Das benötigte externe Spezialwissen muss mittels spezifischer Übersetzungsverfahren, das heißt der Entwicklung und Anwendung von »rechteigenen Selektivitätskriterien« (Teubner 1982: 57), in die normativen Entscheidungsvorgänge integriert werden.

Die Umstellung auf die Besonderheiten der Wissensgesellschaft betrifft allerdings nicht nur die expliziten Wissensbestände. Vielmehr wächst auch die Einsicht in die Bedeutung des impliziten, in den diversen sozialen Praxen enthaltenen und mit ihnen tradierten Wissens, dessen Besonderheit gerade darin besteht, sich nicht ohne Verlust explizieren zu lassen (Polanyi 1985). Implizites Wissen »existiert fast notwendig nur lokal und kann nur personal vermittelt transferiert werden« (Trute 2010: 19). Auch für die Bewahrung oder Gewinnung derartiger Wissensbestände müssen demnach spezifische Techniken entwickelt werden (aus juristischer Sicht: Hoffmann-Riem 2009: 23ff.; Scherzberg 2008; Spiecker 2010). Nicht zuletzt besteht die Aufgabe auch darin, die Übergänge zwischen dem expliziten und dem impliziten Wissen in routinisierten organisationalen Prozessen zu fassen (Voßkuhle 2008: 22).

Der zu beobachtende juristische Paradigmenwechsel ist damit vor allem durch eine Ebenenverschleifung charakterisiert: Die früher scheinbar klare Unterscheidung zwischen einer kognitiven, sachverhaltsbezogenen, und einer genuin normativen, rechtssatzbezogenen Dimension der Rechtsanwendung wird zunehmend brüchig. In den Fokus der Aufmerksamkeit rückt stattdessen die Verschränkung der Dimensionen.[2] Wissen erscheint als »kognitive Dimension des Rechts« nicht länger als primär rechtsexternes, vor allem durch Sachverständige thematisierbares Problem, sondern als genuin (verwaltungs)rechtswissenschaftlicher Erkenntnisgegenstand (Röhl 2010; Spiecker/Collin 2008; Stehr/Weiler 2008; Engel u.a. 2002).

Vollzog sich dieser Paradigmenwechsel bislang eher implizit, kann jedenfalls mit Blick auf die in den letzten Jahren erlassenen, auf entsprechende Initiativen der Europäischen Union zurückgehenden Informationsfreiheitsgesetze der Länder und des Bundes (Sellmann/Augsberg 2006) und insbesondere das Informationsweiterverwendungsgesetz aus dem Jahr 2006 (Püschel 2006) eine ausdrückliche Beschäftigung mit dem Thema seitens der Legislative konstatiert werden (zur Entwicklung insgesamt: Schoch 2009: 11ff.). Damit reflektiert die neue Gesetzgebung in doppelter Weise den besonderen Charakter der modernen Gesellschaft: Zum einen reagiert sie auf die stark gestiegene Bedeutung des Wissens. Zum anderen trägt die durch die Informationsfreiheitsgesetze ermöglichte Verschleifung der privaten und öffentlichen Wissensbestände dem Umstand Rechnung, dass die epistemischen Grundlagen der Gesellschaft nicht länger zentral akkumuliert werden können, sondern wesentlich zerstreut vorliegen und daher allenfalls über netzwerkförmig organisierte Strukturen zugänglich zu machen sind (Ladeur 2010a: 151ff.; zur epistemologischen Bedeutung der Netzwerke: Augsberg 2007).

Noch nicht hinreichend verwaltungsrechtlich verarbeitet erscheint aber ein weiterer Aspekt des Übergangs zur Wissensgesellschaft, der mit einem anderen Charakteristikum des modernen Wissens zusammenhängt. Die Zunahme der gesellschaftsweiten Wissensbestände hilft zwar einerseits, bestehende Ungewissheiten zu beseitigen, sie schafft damit aber zugleich stets neue Ungewissheiten (Luhmann 1991: 19; aus rechtlicher Perspektive mit Blick auf den naturwissenschaftlichen Erkenntnisfortschritt: Jaeckel 2010: 15). Sie beseitigt damit nicht das grundlegende Problem eines chronischen Wissensdefizits, sondern ist ihrerseits eine wesentliche Ursache dafür (Luhmann 1990a: 149ff.; Japp 1997). Das alte Webersche Ideal einer »Herrschaft kraft Wissens« und das ihm korrespondierende Modell eines »rationalen Staats« (Voßkuhle 2008) sieht sich mit der Erfahrung konfrontiert,

---

2 Vgl. in historisch-evolutionärer Perspektive – von der »Gesellschaft der Individuen« über die »Gesellschaft der Organisationen« zur »Gesellschaft der Netzwerke«: Ladeur 2010a.

dass Rationalität unter den Bedingungen der (Post-)Moderne nicht länger Beseitigung von Ungewissheit und Gewährleistung sicherer Gründe, sondern umgekehrt »vor allem ein kritisches Denken ist, das eine permanente Dekonstruktion bestehender Gewissheiten zur Folge hat« (Kaufmann 2010: 92). Paradoxerweise muss sich damit das (Verwaltungs-)Recht in der Wissensgesellschaft darauf einstellen, immer mehr Entscheidungen unter Ungewissheit treffen zu müssen (Spiecker 2011; Appel 2004; Scherzberg 2002). Eben diese Umstellung der Gesellschaft von einer Orientierung an vorgegebenen Strukturen zur bewussten Schaffung neuer Strukturen durch Entscheidungen erscheint damit als das eigentliche Charakteristikum der Wissens- oder Informationsgesellschaft (Luhmann 2005: 38).[3] Sie stellt die Gesellschaft im Allgemeinen und das Recht im Besonderen vor spezifische neue Aufgaben. Die

»Explosion von Entscheidungsnotwendigkeiten, die ihrerseits Konsequenz von Entscheidungen sind und absehbar weitere Entscheidungen nach sich ziehen werden, verlangt neue Formen dynamischer, nicht mehr struktureller, geschweige denn ontologischer, weltgegebener Stabilität. Sie führt zum Entstehen und zur gesellschaftsweiten Ausdehnung der Wahrnehmung von Risiken, so dass man die moderne Gesellschaft nicht nur als ›Informationsgesellschaft‹, sondern, komplementär dazu, auch als ›Risikogesellschaft‹ bezeichnet« (Luhmann 2005: 38; zum Zusammenhang von Wissens- und Risikogesellschaft: Weingart 2001: 26f.).

Anhand des rechtlichen Umgangs mit Risiken, und das heißt zumal, anhand des Wandels von der klassischen Aufgabe der Gefahrenabwehr zu einem modernen Risikomanagement (Ladeur 1995b; Beiträge in Bora 1999; Jaeckel 2010), lässt sich daher der erforderliche Paradigmenwechsel im Verwaltungsrecht besonders deutlich beobachten. Der Wandel zeigt sich damit nicht nur als Reaktion auf veränderte technische Möglichkeiten und mit diesen Möglichkeiten einhergehenden neuartigen Bedrohungsszenarien,[4] sondern als Verarbeitung eines anderen Wissenstypus, der Wissen und Nichtwissen nicht länger als Gegensätze, sondern in ihrer Interrelation auffasst. Der »Herrschaft kraft Wissens« wird eine »Herrschaft kraft Nicht-Wissens« (May/Holzer 2005), zumindest aber eine Herrschaft trotz Nicht-Wissens, an die Seite gestellt (allgemein: Wehling 2006; Wehling in diesem Band). In dieser Perspektive erscheint die Unterscheidung von Gefahr und

---

3 Zur eigentlich erforderlichen genaueren Differenzierung zwischen den Begriffen Information und Wissen siehe Vesting 2008: Rn. 11ff.

4 Vgl. zur spezifischen Problematik einer Ausweitung des Risikobegriffs von unvorhersehbaren technologischen Effekten auf menschliches Verhalten: Lepsius 2009.

Risiko weniger als Problem der Zurechenbarkeit von Schadensereignissen auf systeminterne Entscheidungen einerseits und systemexterne Umweltereignisse andererseits (Luhmann 1991: 30f.), sondern als Reaktion auf ein epistemologisches Problem. Beide Modelle, Risiko wie Gefahr, gehen von einer jeweils spezifischen Unsicherheitserfahrung aus und modellieren diese Erfahrung jeweils auf charakteristische Weise.

Im Folgenden möchte ich daher zunächst den aus dem klassischen Polizeirecht stammenden Begriff der Gefahr näher bestimmen und ihm gegenüber das Risiko als ein sich nicht lediglich graduell, sondern qualitativ unterscheidendes Konzept herausarbeiten (II.). Dieses Konzept verstehe ich als Ausdruck der Notwendigkeit des Umgangs mit unaufhebbarer Ungewissheit (III.). Die damit zusammenhängenden Problemkreise lassen sich exemplarisch im Bereich medizintechnischer Entwicklungen näher schildern (IV.), ehe abschließend ein Blick auf Konsequenzen des allgemeinen Paradigmenwandels für das (Verwaltungs-)Recht geworfen werden kann (V.).

II.

Unsicherheit kommt aus rechtlicher Sicht zum einen als externer Faktor in Betracht, im Sinne einer in der Umwelt auftretenden Bedrohung für die Gesellschaft, auf die der Staat aufgrund seines grundrechtlich fundierten Schutzauftrags (Köck 1996: 13ff.) reagieren muss. Das betrifft zum einen die Legislative, vor allem aber die Verwaltung, die mit Hilfe rechtlich vorprogrammierter Mechanismen die Sicherheit der Bürger gewährleisten muss. Diese Situation äußerer Unsicherheit ist mit dem traditionellen Konzept der »Gefahr« beschrieben: Den geläufigen juristischen Definitionen zufolge benennt dieses Konzept eine Sachlage, in der bei ungehindertem Ablauf des objektiv zu erwartenden Geschehens in absehbarer Zeit mit hinreichender Wahrscheinlichkeit ein Schaden für ein Schutzgut eintreten wird (BVerwGE 45, 51 [57]; 72, 300 [315]; Poscher 1999: 17). Wenn eine solche Gefahr auftritt, muss sie möglichst frühzeitig und möglichst weitgehend beseitigt werden (umfassend zur Konstruktion: Poscher 1999; Jaeckel 2010: 87ff.).

Charakteristisch ist aber nicht diese Aufgabenbeschreibung, sondern die spezielle epistemologische Qualität der Gefahrkonzeption. Was als Gefahr anzusehen ist, konnte traditionell weitgehend in Anknüpfung an allgemein zugängliche Erfahrungen, etwa hinsichtlich bekannter Kausalzusammenhänge, bestimmt werden; ein spezifisches Sonderwissen war regelhaft nicht erforderlich (Ladeur 1995b: 9ff., 69ff.). Prägend für das dem Gefahrenbegriff zugrunde liegende Erfahrungswissen ist eine retrospektive und eine prospektive Dimension; das Wissen baut einerseits auf bestimmten Wahrscheinlichkeitsannahmen auf, die anhand vergangener Fälle gewonnen wurden, und verweist andererseits auf die Möglichkeit, diese Annahmen künftig durch weitere Fälle weiter verfeinern und spezifizieren zu können. Der Umgang mit dem Gefahrbegriff operiert damit mit einer »Kontinuität der Wissensentwicklung« (Ladeur 1992a: 949), die ihren Ausgang von einem durch stillschweigend vorausgesetzte Konventionen konstituierten »Normalzustand« nimmt (Ladeur 2010a: 146). Wissenschaftssoziologisch gesprochen liegt der juristischen Gefahrenabwehrkonzeption demnach ein Modell zugrunde, das gewissermaßen prämodern ist: Es begreift Wissenschaft als ordnendes Sammeln von Fakten, das irgendwann einmal zu einem vollständigen Wissen über die Welt führen wird (zu diesem Wissenschaftsmodell: Stichweh 1994: 55ff.). Die Möglichkeit, dass Wissenschaft weniger im kontinuierlichen Wissensaufbau denn im sprunghaften Prozess der Revision vergangener Wissensbestände bestehen könnte (Stichweh 1994: 38), wird nicht reflektiert. Die über das Gefahrkonzept juristisch operationalisierte Unsicherheit ist damit ein epistemisches, kein epistemologisches Problem, das die Grundlagen der eigenen Erkenntnisfähigkeit als solche zu dekonstruieren droht.

Unsicherheit tritt zum anderen als rechtsinternes Ereignis auf, wenn die Bedingungen der Anwendung der rechtlichen Prozeduren selbst in Frage stehen. Diese rechtsinterne Unsicherheit ist typischerweise durch ein spezifisches Nichtwissen gekennzeichnet; es fehlen hinreichende verarbeitungsfähige Informationen für die Entscheidungsfindung. Zum besonderen Problem wird dieses Erkenntnisdefizit, wenn es nicht als bloß temporäres Phänomen gefasst werden kann, das im Zuge weiteren Erfahrungszuwachses beseitigt werden wird, sondern sich als strukturelle Schwierigkeit präsentiert, die den Anwendungsprozess kontinuierlich begleitet (und damit zugleich seine herkömmlicherweise vorausgesetzten Bedingungen der Möglichkeit unterminiert). Die erste Konstellation fügt sich noch in das erfahrungsbasierte Konzept der Gefahrenabwehr ein; konsequenterweise werden die entsprechenden kognitiven Schwierigkeiten unter Begriffen wie Gefahrenverdacht, Anscheins- und Scheingefahr thematisiert (allgemein: Schoch 2008: Rn. 84ff.; zur Abgrenzung von Risiko und Gefahrenverdacht: Scherzberg 1993: 495ff.). Weil die Schwierigkeiten hier durch späteren Erkenntnisgewinn bewältigt werden können, stellt sich in diesen Konstellationen das Sonderproblem eines Auseinanderfallens der Bewertung zum Zeitpunkt des Verwaltungshandelns und der etwaigen nachträglichen richterlichen Überprüfung. Fraglich wird, ob es für die Rechtmäßigkeit der Maßnahme auf den zu diesem Zeitpunkt subjektiv möglichen Kenntnisstand der handelnden Beamten oder auf das etwaige bessere Wissen zum späteren Zeitpunkt ankommt (zu diesem Problem: Jaeckel 2010: 90ff.). Das etwaige abzuwehrende Schadensereignis bleibt damit aber ein weitgehend epistemisches Problem.

In der zweiten Konstellation dagegen zeigt sich das Modell des erfahrungsorientierten kontinuierlichen Wissenszuwachses selbst als defizitär. Diese Situation kann zum einen dadurch auftreten, dass der Erfahrungsgewinn normativ ausgeschlossen wird. In Bereichen wie der Kernenergie sind die sozialen Kosten für die Möglichkeit, aus Fehlern zu lernen, zu hoch, um rechtlich zugelassen zu werden. »Angesichts der Höhe der Schadenspotenziale muss das Recht möglichst verhindern, dass auf diese Weise Erfahrung gewonnen wird.« (Scherzberg 2004: 220) Zum anderen kann sich aber auch das Modell der Erfahrungsorientierung als insgesamt unzulänglich, also nicht nur normatives, sondern faktisches Problem erweisen. Die erforderliche Erkenntnis wird dann als eine bestimmt, die sich weder linear aus bereits vorhandenen Erfahrungen noch aus allgemeinen Modellen ableiten lässt. Die Unsicherheit erscheint als epistemologisches Problem (zur terminologischen Unterscheidung bereits: Augsberg 2009: 6f.).

Beide Weisen der Unsicherheit treten gekoppelt auf, wenn unklar ist, ob eine externe Bedrohung im ersten Sinne gegeben ist und damit die erforderlichen kognitiven Bedingungen für den konditional programmierten Rechtsmechanismus fehlen und auch durch künftigen Wissenszuwachs nicht gewonnen werden können. Das ist insbesondere dann der Fall, wenn die gesellschaftsweit zugänglichen Erfahrungsbestände nicht mehr ausreichen, um neu auftretende, hochkomplexe Phänomene adäquat in ihren möglichen Auswirkungen auf die Gesellschaft bewerten zu können. Eben diese Konstellation wird mit dem Risikobegriff zu erfassen versucht. Risiko ist damit nicht nur ein anderer Name für die besonderen Gefahren im technologischen Zeitalter (gegen diese restriktive Sicht: Bonß 1995). Erst recht nicht meint Risiko eine bloße Vorfelderscheinung im Sinne einer diffus bedrohlichen, aber noch nicht zur Gefahr verdichteten Situation. Risiko ist weder ein Unterfall der Gefahr noch ein diese umfassender Oberbegriff (zur Abgrenzung Ladeur 1995b: 69ff.). Die Bezeichnung drückt vielmehr einen Wandel der epistemischen Grundlagen für die Bestimmung des Regelungsgegenstandes aus. Das Konzept benennt eine Art reflexiv gewordene, noch einmal auf sich selbst anzuwendende Gefahr, die, wie Arno Scherzberg formuliert, »*Gefahr einer Fehleinschätzung der Gefahr*« (Scherzberg 1993: 498). Die Unsicherheit selbst zeigt sich als unsicher. Risiko und Gefahr bezeichnen damit nicht nur zwei lediglich graduell unterschiedene Stufen auf einer gemeinsamen, linear verlaufenden Unsicherheitsskala, sondern zwei qualitativ, nämlich mit Blick auf den jeweils zugrunde liegenden Wissensbegriff, distinkte Phänomene. Risiko ist »kein minus, sondern ein aliud zur polizeirechtlichen Gefahr« (ebd.: 498; ebenso Jaeckel 2010: 148ff.).

III.

Natürlich bildet die Unsicherheit in diesem doppelten Sinne kein vollständig neues Phänomen; das Recht hatte mit ihr stets zu tun. Schon immer musste sich das Recht, um »soziale Konflikte unter normativen Gesichtspunkten rechtsförmig entscheiden zu können, [...] im strengen Sinne des Wortes eine rechtseigene Wirklichkeit konstruieren« (Teubner 1992: 56, mit Verweis auf Berger/Luckmann 1969); schon immer war es zugleich, um einen Autismus des Rechtssystems zu verhindern, erforderlich, die Kompatibilität zwischen dieser rechtseigenen Welt und der Umwelt durch spezifische Verfahren sicherzustellen; und schon immer stellte dabei die Verknüpfung interner und externer Unsicherheiten das Recht vor besondere Probleme. Auch und gerade die den klassischen Gefahrenbegriff prägende Figur der Kausalität ist kein einfach vorgefundener naturwissenschaftlicher Begriff, der in das Rechtssystem hineinkopiert wurde, sondern eine soziale Konstruktion, die »stark mit normativen und konventionalisierten gesellschaftlichen Vorstellungen verbunden ist« (Ladeur 1995b: 15) und nur als solche auch juristisch rekonstruiert werden konnte. Während jedoch die Kompatibilität von systeminterner Konstruktion und Umwelt früher noch weitgehend über implizite Anknüpfungen an gesellschaftsweit vorauszusetzende Wissensbestände gewährleistet wurden und insofern implizit bleiben konnte, wird die kognitive Grundlage des Rechts unter den Bedingungen der modernen Gesellschaft zum explizit zu thematisierenden Problem (Vesting 2008: Rn. 7). Im Zuge der Umstellung der sozialen Strukturen von der Industrie- zur Wissensgesellschaft hat die Unsicherheit im zweiten, epistemologischen Sinn als Problem an Bedeutung gewonnen. Denn in diesem Umstellungsprozess geht der rasante Zuwachs an Wissen mit der ebenso zunehmenden Einsicht in die Unvermeidlichkeit des Unwissens einher. Wissensdefizite können nicht mehr als temporäre Übergangsphänomene verstanden und damit in ihrer beunruhigenden Wirkung verarbeitet werden. Die spezifische Anfälligkeit der modernen Gesellschaft wird dadurch wahrnehmbar.»Für die Wissensgesellschaft«, so Helmut Willke,»weiten sich die Bedingungen der Möglichkeit von Risiken aus, weil das jedem neuen Wissen korrespondierende neue Nichtwissen sich nicht mehr auf abgegrenzte Parzellen überschaubarer Ignoranz beschränkt, sondern sich zu einem systemischen Nichtwissen ausweitet, welches entsprechende Systemrisiken mit sich bringt.« (Willke 2002: 35) Die moderne Wissenschaft enthüllt Phänomene, die so komplex sind, dass sie nicht mehr mit linearen Verlaufsmodellen erfasst werden können. Das betrifft insbesondere naturwissenschaftlich-technologische Entwicklungen wie Kernenergie, Gentechnik oder Nanotechnologie (Jaeckel 2010: 16ff.; speziell zur Nanotechnologie: Ladeur: 2010b), gilt aber ebenso auch für den sozialwissenschaftlichen Bereich (für die Ökonomie: Baecker 1988). Entscheidend ist nicht allein die Umstellung einer klassisch Newtonschen Physik auf neue naturwissenschaftliche Paradigmen wie Chaostheorie und Quantenphysik (Köck 1996: 18f.; Jaeckel 2010), sondern die allgemeine Einsicht in die Selbstreferenzialität der beobachteten Phänomene und die unauflösbare rekursive Verflochtenheit von Beobachter und Beobachtetem, von Fremd- und Selbstreferenz, die sich nicht mehr in die ruhige Polarität einer Subjekt-Objekt-Beziehung auflösen lässt.[5] Diese Einsicht»trägt dem Beobachten eine neue Qualität ein, nämlich Unsicherheit. Der Beobachter verfügt dann über zwei Quellen für Unsicherheit, zwischen denen er nicht entscheiden kann, die beobachteten Verhältnisse und sein Beobachten. In jeder Zurechnung und jeder Reduktion von Unsicherheit ist die jeweils andere Seite der Unterscheidung von Selbstreferenz und Fremdreferenz involviert. Der Beobachter ist, mit anderen Worten, konstitutiv unsicher – oder er ist kein Beobachter.« (Luhmann 1990b: 103) Durch die polykontexturale Konstitution der modernen Gesellschaft ist diese bereits in sich prekäre Beobachterposition zudem nicht mehr als singulär-gemeinschaftliche Weltbeobachtung, sondern nur noch vervielfacht und vernetzt konzipierbar. Dadurch potenziert sich das Problem. Charakteristisch für die Un-

---

5 Deswegen ist auch die Differenzierung zwischen einem objektiven Gefahrenbegriff und einem subjektiven Risikobegriff kritisch einzuschätzen, vgl. dazu Jaeckel 2010.

gewissheit in der Wissensgesellschaft ist danach nicht die bloße Angewiesenheit auf mehr Informationen, sondern »der Grad der Bindung des Wissens an generative Beziehungsnetzwerke mit einer Vielzahl von Interdependenzen und Rückkopplungseffekten, über die emergente, nicht vorhersehbare neue Eigenschaften interaktiv und experimentell erzeugt werden« (Ladeur 1995b: 118).

Damit wird der Versuch sinnlos, Unsicherheit und Ungewissheit ausschließlich als Bedrohung wahrzunehmen und zu bekämpfen. Das scheinbare Remedium perpetuiert lediglich das Ausgangsproblem und konstituiert mit eben dieser Bewegung die spezifische Risikoaffinität der modernen Gesellschaft. »Je mehr man weiß, desto mehr weiß man, was man nicht weiß, und desto mehr bildet sich ein Risikobewußtsein aus.« (Luhmann 1991: 37) Die mit dem Erfahrungsbegriff noch verknüpfte »Erwartung kontinuierlich wachsender Kalkulierbarkeit der Welt« wird brüchig (Wehling 2006: 20). Die auf dieser Form von Ungewissheit basierenden Risiken lassen sich nicht (vollständig) abwehren oder vermeiden, denn jede Operation, die sich gegen ein bestimmtes als riskant qualifiziertes Geschehen wendet, ist angesichts eines ubiquitären Wissensdefizits ihrerseits riskant. Scherzberg hat insofern von einem unausweichlichen »Risiko zweiter Ordnung« gesprochen. »Rechtliche Risikosteuerung ist […] immer eine ›tragic choice‹ und selbst riskant.« (Scherzberg 2004: 218f.) Risikoabwehr ist stets Risikosubstitution. Deshalb stoßen auch das Konzept der Risikovorsorge und der ihm häufig zugeordnete Begriff eines jenseits entsprechender Vorsorgemaßnahmen als sozialadäquat hinzunehmenden Restrisikos unweigerlich an Grenzen (dazu nur Scherzberg 1993: 490ff.; ferner unten V.).

Risiko meint in diesem Sinne eine Situation unvermeidlicher Unsicherheit, die aber in sich kein ausschließlich destruktives Potenzial birgt, sondern auch positive Auswirkungen für die Gesellschaft verspricht. Der Begriff beschreibt das Problem, dass

»manche Vorteile nur zu erreichen sind, wenn man etwas aufs Spiel setzt. Dabei geht es nicht um das Problem der Kosten, die man vorher kalkulieren und gegen den Nutzen verrechnen kann. Es geht vielmehr um eine Entscheidung, die man, wie man voraussehen kann, nachträglich bereuen wird, wenn ein Schadensfall eintritt, den vermeiden zu können man gehofft hatte.« (Luhmann 1991: 19)

Das Problem besteht demnach nicht nur darin, dass Risiken nicht einfach möglichst weitgehend vermieden werden können. Vielmehr müssen sie unter Umständen bewusst eingegangen und eventuell sogar eigens gefördert werden. »Risiken einzugehen ist […] eine Basiskompetenz im Umgang mit Ungewissheit. Wird diese Kompetenz durch überzogene Sicherheitserwartungen oder Absicherungsstrategien negiert, dann macht sich die Organisation dumm.« (Willke 2002: 45) Die rechtlichen Mechanismen zum Umgang mit Unsicherheit müssen daher vom Paradigma der – negativ verstandenen – Gefahrenabwehr auf das – zumindest auch positiv akzentuierbare – Paradigma des Risikomanagements umgestellt werden. Management meint dabei hier wie im Allgemeinen »die Fähigkeit, mit Ungewißheit auf eine Art und Weise umzugehen, die diese bearbeitbar macht, ohne das Ergebnis mit Gewißheit zu verwechseln« (Baecker 1994: 9).

IV.

Die allgemeine Risikoproblematik lässt sich mit besonderer Deutlichkeit im Bereich der rechtlichen Regulierung neuer medizintechnischer Möglichkeiten aufweisen (dazu mit Hinweisen auf viele Einzelprobleme: Scherzberg/Heym in diesem Band). Das betrifft zunächst den Charakter des Risikos als sowohl chanceneröffnendes wie potenziell rechtsgüterschädigendes Phänomen. Es dürfte kein Zufall sein, dass die juristische Problematik der Risikoentscheidungen das erste Mal umfassend am Beispiel des Arzneimittelrechts untersucht worden ist (Di Fabio 1994). Denn gerade das »Beispiel der Arzneimittelkontrolle illustriert [...] die Ambivalenz, die vielen Risikoentscheidungen eigen ist. Es zeigt sich, dass der Gedanke eines besonnenen, umsichtigen Handelns nicht nur auf das Risiko selbst, sondern auch mit Blick auf die Folgewirkungen der jeweiligen staatlichen Maßnahme anzuwenden ist« (Jaeckel 2010: 309). In Rechnung zu stellen ist nicht nur die Unsicherheit bezüglich der Wirksamkeit oder Unwirksamkeit des jeweils zu prüfenden Medikaments und seiner möglicherweise problematischen Nebenwirkungen. Bereits hierbei zeigt sich das Problem der Risikoregulierung als zwangsläufige *tragic choice*, weil sowohl eine (zu) frühe wie eine (zu) späte Zulassung mit spezifischen Gesundheitsrisiken verknüpft sind. Zu beachten sind ferner auch die etwaigen systemischen Nebeneffekte, die eine Zulassung durch Aktivierung oder Unterdrückung paralleler laufender Forschungsleistungen, Kostenzunahmen im Gesundheitssektor etc. hervorrufen können (zum Problemkomplex aus soziologischer Sicht: Krücken 1997).

Allerdings lässt sich diese Problematik scheinbar noch in den Bahnen herkömmlich linear verlaufender, nun allerdings zugleich vielfältiger und vielfach verknüpfter und insoweit hochkomplexer Kausalketten konzipieren. Bereits dies dürfte indes hinreichend präzise Prognosen über etwaige Entscheidungsfolgen verhindern. Die neuartige Dimension des Problems zeigt sich dagegen deutlicher in Bereichen, in denen der Wissenszuwachs die tradierten juristischen Thematisierungen dadurch herausfordert, dass er die bislang zugrunde gelegten Kategorien unterläuft. Wo der rapide Wandel im Regelungsbereich die vom Normmaterial verwendete Begrifflichkeit selbst betrifft, wird die rekursive Verschleifung von kognitiven und normativen Dimensionen der Rechtsanwendung gewissermaßen explizit. Das betrifft namentlich die neueren gentechnischen Möglichkeiten und ihre Auswirkungen auf das, was etwa als würdefähiges menschliches Leben gelten soll (allgemein zum Problem: Ladeur/Augsberg 2008: 42ff.; Gottweis 2005). Die spezifische Ungewissheit beruht hier nicht nur auf den möglichen synergetischen Effekten beim Gentransfer, das heißt der etwaigen Entstehung von Eigenschaften eines gentechnisch veränderten Organismus, die sich aufgrund der Einzelkomponenten nicht voraussagen lassen (Scherzberg 1993: 486f.; zu entsprechenden Problemen bei der Nanotechnologie Ladeur 2010b). Eine besondere Form juristisch zu bearbeitender, aber gerade nicht mit Hilfe des Modells stetig wachsenden Erfahrungswissens bewältigbarer Ungewissheit entsteht vielmehr in Bereichen, in denen die Genforschung normative Vorgaben aufnimmt und ihnen gemäß neue Konstrukte schafft, die aus Sicht des Rechts nicht in dessen bisher bekannten Kategorien eingeordnet werden können. Das herausragende Beispiel für ein solches Zusammenspiel von Wissenschaft auf der einen und Recht, Politik und Ethik auf der anderen Seite, bei dem das Recht seines eigenen Regelungsbereichs durch eine Art Überanpassung der Wissenschaft an rechtlich-ethische Konzepte beraubt wird, ist der »Altered Nuclear Transfer« (ANT).

»Der Vorschlag dazu kam im Jahr 2004 aus dem Council on Bioethics von Präsident Bush. Dem Ethiker William Hurlbut zufolge sollte ANT es ermöglichen, die angestrebte Wirkung des Klonens und der embryonalen Stammzelltechnologie zu nutzen, gleichzeitig jedoch die ethischen Bedenken auszuräumen, die mit der Zerstörung menschlicher Embryonen einhergehen. Die Idee war einfach und ambitioniert zugleich. Gelänge es, vor dem Transfer in die entkernte Eizelle ein Gen im somatischen Zellkern zu inaktivieren, das für die weitere Entwicklung wesentlich ist, würden der so geschaffenen (ANTity genannten) Entität die Merkmale und Fähigkeiten eines menschlichen Embryos fehlen. In biologischer und moralischer

Hinsicht wäre es einem nur teilweise vorhandenen organischen Potenzial eines Gewebes oder einer Zellkultur ähnlicher. Die so erzeugte Entität sollte also so verkrüppelt werden, daß sie sich niemals zu einem voll entwickelten menschlichen Wesen entfalten könnte.« (Nowotny/Testa 2009: 113) Juridische Kategorien wie die Entwicklungsfähigkeit des Embryos, wie sie etwa auch das Bundesverfassungsgericht seiner Rechtsprechung zum Lebensgrundrecht zugrunde gelegt hat (vgl. BVerfGE 88, 203 [251f.]), wurden von Seiten der Forschung also aufgenommen und auf eine Weise umgesetzt, die so niemals normativ beabsichtigt oder auch nur vorhersehbar war. Damit wurde die bisherige Argumentationslinie nicht nur für diesen neuartigen Anwendungsfall devalidiert. Rückkopplungseffekte schlagen vielmehr auch auf den klassischen Anwendungsbereich durch.

»Michael Gazzaniga, ein angesehener Neurobiologie [...], erklärte sich entschieden gegen ANT. Er klagte, daß wir normalerweise ein Wort schaffen, um ein biologisches Phänomen zu beschreiben; hier dagegen scheinen wir an einem biologischen Phänomen herumzubasteln, damit es in die Bedeutung eines Wortes paßt. Doch genau das war beabsichtigt. Fließen Repräsentation und Intervention zusammen, bestimmen Wörter nicht nur die Bedeutung, sondern entscheiden auch über die Existenz neuer Lebensformen. Moralische Überzeugungen vermischen sich so mit den raffiniertesten Biotechniken.« (Nowotny/Testa 2009: 114)

Das Recht muss sich also darauf einstellen, dass sich im biomedizinischen Bereich Steuerungsversuche deswegen als problematisch erweisen, weil die Forschung auf juristische Vorgaben mit der Entwicklung auf die bisherigen rechtlichen Vorgaben maßgeschneiderter Kreationen reagiert, also der postulierten normativen Verhaltenserwartung nicht etwa unmittelbar zuwiderhandelt, sondern sie durch eine zielgerichtete Veränderung des realen Anwendungsbereichs der Norm unterläuft. Darauf, und nicht so sehr auf dem Umstand, dass noch kein hinreichendes Erfahrungswissen zur Verfügung steht (Scherzberg 1993: 486; mit Blick auf Risiken medizintechnischer Verfahren: ders./Heym in diesem Band), beruht die spezifische Ungewissheitsproblematik dieses Regelungsbereichs. Entsprechendes gilt für den Umgang mit neurowissenschaftlichen Forschungen, insbesondere Fragen des »Neuro-Enhancement«, also der medizinisch nicht indizierten Verbesserung menschlicher Gehirnleistungen durch pharmakologische, genetische, elektromagnetische oder, mit besonderen Schwierigkeiten behaftet, nanotechnologische Maßnahmen (Ladeur/Augsberg 2008: 80ff.; Lindner 2010).

Hinzu kommt die seit einiger Zeit gerade im medizinrechtlichen Bereich verstärkt diskutierte Problematik des Nichtwissens. Neue Möglichkeiten insbesondere der Genomanalyse eröffnen sehr viel frühere und präzisere Diagnosen. Damit stellen sie aber die Gesellschaft im Allgemeinen und das Recht im Besonderen auch vor das Problem des Umgangs mit derartigen Wissensmöglichkeiten. Wissenszuwachs auf der einen Seite wirft die Frage nach rechtlichem Schutz von Nichtwissen auf der anderen Seite auf. Das betrifft insbesondere Konstellationen, in denen aus dem Wissen keine unmittelbare medizinische Handlungsanleitung folgt, weil die diagnostizierbaren Krankheitsverläufe als solche (noch) nicht behandelbar sind. In Frage steht damit ein »Recht auf Nichtwissen« (aus soziologischer Sicht Wehling 2006; juristische Einordnung bei Wollenschläger 2011). Der Gesetzgeber hat auf diese Problematik nunmehr mit dem Gendiagnostikgesetz reagiert (Gesetz v. 31.07.2009, in: Bundesgesetzblatt I S. 2529, 3672; dazu Genenger 2010), die legislative Antwort wirft ihrerseits aber neue Fragen auf. Insbesondere das die gesetzliche Regelung prägende Konstrukt der »informationellen Selbstbestimmung« wird in dem Maße prekär, in dem die Figur des Selbst als solche zunehmend problematisch erscheint.

V.

Damit stellt sich die Frage nach rechtlichen Reaktionen auf den allgemeinen Paradigmenwechsel. Dabei geht es weniger um die technische Umsetzung derartiger Reaktionen, also etwa das mögliche Arsenal von dem Gesetzgeber zur Verfügung stehenden Handlungsmitteln (Schwabenbauer 2010; speziell für das Medizinrecht: Scherzberg/Heym in diesem Band), als um den grundsätzlichen Perspektivwechsel, der mit der Umstellung auf das informationsorientierte Paradigma verbunden ist. »Risiko« bezeichnet in diesem Sinne nicht nur ein bestimmtes Teilproblem, auf das mit der Ausdifferenzierung eines sektoriell umgrenzten Gebiets des Besonderen Verwaltungsrechts, etwa eines »technischen Sicherheitsrechts«, reagiert werden muss. Der Risikobegriff fungiert vielmehr als Chiffre für eine ubiquitäre Ungewissheit, die sich lediglich in spezifischen Sektoren wie dem Medizinrecht besonders deutlich manifestiert. Auf diese allgemein veränderte Situation muss das Recht reagieren. Das besagt natürlich zum einen, dass Erkenntnismöglichkeiten so weit wie möglich ausgeschöpft und gegebenenfalls neue Strukturen für Wissensgenerierung und Wissenstransfer geschaffen werden müssen (Wollenschläger 2009; Beiträge in Spiecker/Collin

2008). Einmal getroffene Prognosen müssen zudem kontinuierlich über-prüft, das heißt an veränderte Erkenntnisstände angepasst und demnach mit einem konsequenten Monitoring der laufenden Prozesse verknüpft werden (Scherzberg 2002: 500ff.; Appel 2004; Jaeckel 2010: 277ff.). Die Besonderheit des ungewissheitsbasierten Risikomanagements im Unter-schied zur erfahrungsorientierten Gefahrenabwehr ist damit aber noch nicht erfasst. In knappe Stichwörter gefasst bedarf es dafür einer modifi-zierten Zeitigungsstruktur des Rechts. Das Recht muss zum »lernenden Recht« und, das heißt zugleich, es muss reflexiv werden (grundlegend La-deur 1995a: 103ff.; näher dazu Augsberg u.a. 2009: 36ff.). Die veränderte Temporalisierung als »Futurisierung« des Rechts (Appel 2004: 352ff.) lässt sich am einfachsten im Ausgang von der klassischen Herangehensweise her verdeutlichen. Die übliche Antwort des Rechtssys-tems auf das Risikoproblem lautet Prävention. Risikovorsorge bildete die erste Stufe des Risikodiskurses in der Vergangenheit. Risikomanagement wurde demnach als Sich-Einstellen auf Risiken praktiziert, deren denkbare Folgen antizipiert und mit entsprechenden passenden coping-Strategien verknüpft werden sollten. Risikovorsorge ist in dieser Perspektive »das In-strument, mit dem der Staat gegen Risiken vorgehen kann und muß« (Cal-liess 2001: 169). Dieses Verfahren des Risikomanagements erster Stufe erscheint nicht länger durchführbar, zumindest nicht zureichend, weil es immer noch auf der nicht mehr überzeugenden Annahme bestimmter Ge-wissheiten aufbaut. Risikomanagement der zweiten Stufe muss dagegen als Umgang mit unauflösbarer Ungewissheit verstanden werden. Denn »Un-gewissheit ist keine ›Wissenslücke‹, sondern ein bleibendes und unvermeid-bares Element einer neuen experimentellen Logik« (Ladeur 2010b: 135). Die Einsicht in die Unvermeidbarkeit der Ungewissheit zwingt zu einer Strategieumstellung, die nicht länger lediglich Wissensgenerierung, sondern zudem die Gewinnung von Gewissheitsäquivalenten anstrebt, mit deren Hilfe eine Entscheidungsfindung auch unter Bedingungen unauflöslicher Ungewissheit möglich bleibt (Scherzberg 2004: 218). Prävention meint damit nicht Risikoprophylaxe, sondern eine veränderte Einstellung zur Zeitdimension. Recht muss von seiner traditionellen Vergangenheitsorien-tierung entkoppelt werden (Augsberg 2011: Rn. 26) und »von einer erfah-rungsbasierten auf eine ungewissheitsbasierte Strategie normativer Zu-kunftsbewältigung übergehen« (Scherzberg 2004: 221). Auch in dieser Hin-sicht fungiert das Risikomanagement als Vorbild der verwaltungsrecht-lichen Regelungen im Allgemeinen: »Es bleibt nur die Option des Aus-

stiegs aus der Sachdimension ›einzig richtiger Konzepte‹ und des Einstiegs
in die Zeitdimension der auf Revidierbarkeit bedachten Nachsteuerungs-
optionen.« (Japp 1999: 254) Wo Ungewissheit unvermeidbar ist, besteht die
Aufgabe in der Vermeidung von auf Scheinwissen basierenden, riskanten
Selbstfestlegungen, die bei einem etwaigen Wandel der Wissensbasis vor
ungeahnte Schwierigkeiten stellen. Unter Ungewissheitsbedingungen muss
»als oberste Maxime gelten […]: Offenhalten von Zukunft, keine Vernichtung von Alternativen« (Hiller 1999: 31). Aus der Zeit- in die Sachdimension zurücktransponiert, geht es demnach um den Erhalt von Diversität der sozialen Entscheidungsoptionen, nicht deren sukzessive Reduzie-
rung. Die staatliche Regelbildung muss sich darauf einstellen, »die Flexibilität und Varietät der gesellschaftlichen ›Ideenpopulation‹ zu schützen und
die Zufuhr von neuen Impulsen zu steigern« (Ladeur 1995b: 55). Als
»grundlegendes materielles Prinzip« des lernfähigen Rechts wird die Ermöglichung »gesellschaftlichem Alternativenreichtum[s]« bestimmt (Preuß
1996: 546). Negativ formuliert besteht die Aufgabe damit nicht nur darin,
Schäden an einzelnen Rechtsgütern, sondern auch Pfadabhängigkeiten, die
die Vielfalt sozialer Entwicklungsmöglichkeiten begrenzen, zu verhindern.
»Ein komplexes ›Ziel‹ zweiter Ordnung könnte […] darin gesehen werden,
nicht die bekannten Möglichkeiten auf den eingefahrenen Trajektorien maximal auszuschöpfen, sondern Flexibilität und Diversität für Wandel und
damit für unterschiedliche Möglichkeiten zu erhalten. Für eine gesellschaftsbezogene Lesart würde dies bedeuten, daß die Erhaltung von Ungleichgewicht und Wandlungsfähigkeit einen höheren Wert hat als Gleichgewicht und Ordnung.« (Ladeur 1995a: 88) Das erlaubt etwa eine anders
akzentuierte Lesart der geläufigen Gesetzestechnik einer Verweisung auf
den »Stand von Wissenschaft und Technik«: Es geht demnach nicht nur
um den Einbezug besonderen Fachwissens (und damit verbunden um eine
Entlastung der Verwaltung, weil mehr als die Berücksichtigung dieses
Fachwissens nicht verlangt wird) (vgl. Jaeckel 2010: 237ff.), sondern zumal
um die Beachtung eines pluralen, kontroversen Diskurses, der als kontinuierlicher Prozess durch das punktuelle Ereignis einer gerichtlichen Be-
weisaufnahme nicht substituiert werden kann (Huber 2008: 35, mit Verweis auf zwei Entscheidungen des Bayerischen Verwaltungsgerichtshofs).

Der entscheidende Aspekt der zu vollziehenden Umstellung des Rechts
liegt aber nicht in der Vorgabe einer materiellen Entscheidungsregel. Weil
eine solche Regel unter Bedingungen von Ungewissheit nur auf höchst
abstrakter Ebene möglich ist, muss die Perspektivumstellung vielmehr

primär als verstärkte Prozeduralisierung des Rechts erfolgen. »Prozeduralisierung« meint dabei weniger Schaffung von Gewissheitssubstituten durch
die Strukturierung von Entscheidungsschrittfolgen oder die Ersetzung ma-
terialer Erkenntnis durch demokratische Abstimmungsverfahren. Es geht
gerade nicht darum, »aus Verwaltungen kleine Gerichte oder kleine Parla-
mente machen zu wollen« (so aber die Kritik von Möllers 2008: 496). Entscheidend ist vielmehr die Gewährleistung der Lernfähigkeit des Rechts im
Umgang mit dynamischer Unbestimmtheit. Dazu muss das Recht seine Fähigkeit zur Selbstbeobachtung ausbauen, das heißt seine eigenen Entscheidungsvorgänge reflexiv wenden und damit nicht simplifizieren, sondern
komplizieren (Ladeur 1991: 190; dazu auch Augsberg u.a. 2009: 37ff.).

»Kooperatives und prozedurales Recht reduziert nicht die Komplexität von Entscheidungen, sondern erhöht sie. Seine Funktion besteht darin, Entscheidungen in
der Risikogesellschaft als Risikoentscheidungen bewußt zu machen. Daher erhält
die irritierende These Plausibilität, ›daß die Zukunftsperspektive der Risikoentscheidung nicht in der immer besseren Spezifizierung des Risikowissens und, damit
zusammenhängend, in der schärferen Begrenzung des riskanten Handelns liegen
kann‹, sondern generell im Umgang mit Unsicherheit.« (Wolf 1999: 87; das Bin-
nenzitat aus Ladeur 1992b: 255)

Ein zunächst eventuell ebenfalls irritierender Hinweis auf die noch weiter
zurückreichende Vergangenheit rechtlicher Risikoverarbeitung kann einen
Anhaltspunkt für mögliche Konsequenzen dieser Prozeduralisierung geben. Die ursprüngliche »juristische Heimat« des Risikobegriffs bildet das
Versicherungsrecht (Schmitt 2010: 33f.). Geht man davon aus, dass damit
Vorstellungen wie die genaue Kalkulierbarkeit eines etwaigen Schadensein-
tritts und der daraus resultierenden Kosten verbunden sind, steht das Modell offenbar im Widerspruch zur These unauflösbarer Ungewissheit. Tatsächlich ist die versicherungstechnische Berechenbarkeit aber nur das Resultat der Kombination mehrerer, jeweils für sich unbewältigbarer Ungewissheiten. Ungewissheit wird für die Versicherung tragbar, indem sie rela-
tioniert und multipliziert wird. Dieser Gedanke lässt sich verallgemeinern:
Entscheidungen unter Ungewissheitsbedingungen erfordern eine neue
Form von Begründung, die nicht mehr vertikal in der Bestimmung eines
sicheren Grundes – als festgestellter Sachverhalt und auf diesen ange-
wandtes allgemeines Gesetz –, sondern nur noch horizontal in der Verknüpfung der Entscheidungen untereinander liegen kann. Es geht darum,
»die engstirnige Perspektive rationaler Einzelentscheidungen zugunsten
einer Analyse der Dynamik komplexer Systeme zu erweitern« (Willke 2002:

35). Das hat unmittelbare Auswirkungen auf das klassische Verständnis der gesetzlich vorprogrammierten Verwaltungsentscheidung. »Die Risikoentscheidung ist nicht mehr im traditionellen Sinne Rechtsanwendung, sie folgt einer prozeduralen Rationalität, die ihre eigenen Regeln im Entscheidungsprozess reformulieren und im Implementationsprozess beobachten und revidieren muss.« (Ladeur 2010b: 143) Die typischerweise mit der Idee einer Modernisierung des Verwaltungsrechts im Allgemeinen und dessen angemessener Reaktion auf Risiken im Besonderen verknüpfte Forderung, verstärkt Entscheidungsspielräume auf die Verwaltung zu verlagern (vgl. nur Hoffmann-Riem 2005: 35f., 38ff.), ist damit weniger eine Frage subjektiver oder objektiver Wissenshorizonte (Jaeckel 2010: 156ff., 287) als die einer Vervielfältigung der Möglichkeiten rechtlicher Selbstbeobachtung und Selbstrevision. Entsprechendes gilt für die Formulierung von Standards durch zumal private Normsetzer (zu den unterschiedlichen Formen allgemein Augsberg 2003), die »mehr und mehr projektartigen Charakter« annimmt (Ladeur 2010a: 159). Die Veränderung der Relation von kognitiven Vorgängen und ihrer normativen Verarbeitung schlägt auf die normative Seite durch. Das Recht muss seine Struktur auf die veränderten Formen des Wissensmanagements einstellen. Insofern könnte eine weitere Strategie darin bestehen, wie die Wissensökonomie

»von der Finanzökonomie eine zentrale Innovation [zu] übernehmen – die Entwicklung von Derivaten, nun aber von Derivaten der Ignoranz, um über eine Dekomposition von Nichtwissen und eine Streuung von Ungewissheiten eine zu kompakte – und deshalb undurchdringliche und potenziell systemgefährdende – Ignoranz aufzulösen und für die Form des Wissens auch auf der Seite des Nichtwissens mehr Wissen ins Spiel zu bringen« (Willke 2002: 77).

Als ein bereits fest etabliertes Beispiel für eine solche Technik lässt sich im juristischen Kontext die Entwicklung des Haftungsrechts nennen, die, zunächst durch die Judikative betrieben und dann vom Gesetzgeber weitgehend übernommen, insbesondere mit der Entwicklung und immer wieteren Ausdifferenzierung der Gefährdungshaftung den Gedanken einer bewussten Fragmentierung und Streuung von Ungewissheit umgesetzt hat (Ladeur 1993; zur Verteilung von Verantwortung: Heidbrink in diesem Band). Statt einer einseitig politischen Risikoübernahme durch direkte Regulierungsversuche auf der Primärebene werden die Ungewissheitslasten durch den Einbezug der Sekundärebene auf mehrere Akteure verteilt.

Beweislastmodelle sorgen dabei dafür, dass *non liquet*-Situationen aufgelöst und damit Entscheidungen ermöglicht werden.[6] Ungewissheit wird so nicht beseitigt, sondern zugleich multipliziert und dekomponiert und damit in eine operable Form gebracht. Zweifellos bedeutet das eine grundsätzliche Neukonzeption des Rechts, die die scheinbar eindeutige Differenzierung zwischen kognitiver Offenheit und normativer Geschlossenheit des Rechtssystems herausfordert und seine Funktion der Stabilisierung normativer Erwartungshaltungen mit den in ihr immer schon angelegten, aber unter den Bedingungen der Informationsgesellschaft explizit als Problem hervortretenden Rückkopplungsschleifen konfrontiert. In den Vordergrund der Aufgabe rückt eine »kognitive Form der Koordination« (Ladeur 2010a: 158) qua spezifisch juristische Konstruktion der Realität. Dieser Aufgabenwandel muss aber keineswegs zwangsläufig den »normativen Charakter des Rechts« sprengen (so aber Hiller 1999: 33). Es geht nicht darum, den kontrafaktischen Geltungsanspruch des Rechts aufzuheben, sondern nur darum, die zumal durch normative Vorgaben beeinflusste Konstruiertheit der juristischen Tatsachenwelt als solche zu erkennen und diese Einsicht reflexiv zu wenden. Beiden Aspekten angemessen Rechnung zu tragen, ist die Herausforderung für das sich herausbildende »Informationsverwaltungsrecht« (Vesting 2008).

Literatur

Albers, Marion (2008), »Die Komplexität verfassungsrechtlicher Vorgaben für das Wissen der Verwaltung. Zugleich ein Beitrag zur Systembildung im Informationsrecht«, in: Spiecker gen. Döhmann, Indra/Collin, Peter (Hg.), *Generierung und Transfer staatlichen Wissens im System des Verwaltungsrechts*, Tübingen, S. 50–69.

Appel, Ivo (2004), »Methoden des Umgangs mit Ungewissheit«, in: Schmidt-Aßmann, Eberhardt/Hoffmann-Riem, Wolfgang (Hg.), *Methoden der Verwaltungsrechtswissenschaft*, Baden-Baden, S. 327–358.

Augsberg, Ino (2007), »Das Gespinst des Rechts. Zur Relevanz von Netzwerkmodellen im juristischen Diskurs«, *Rechtstheorie* 38, S. 479–493.

---

6 Exemplarisch für eine solche Regelungstechnik lassen sich die §§ 32–37 des Gentechnikgesetzes nennen; vgl. zu diesem Haftungsregime etwa Mechel/Prall 2010: Rn. 63f. Allgemein zu Beweislastmodellen als Mittel des Umgangs mit Unsicherheit auch Augsberg/Augsberg 2007: 293ff.

– (2009), »Einleitung: Ungewissheit als Chance – eine Problemskizze«, in: ders. (Hg.), *Ungewissheit als Chance. Perspektiven eines produktiven Umgangs mit Unsicherheit im Rechtssystem*, Tübingen, S. 1–16.

– (2011), »Methoden des europäischen Verwaltungsrechts«, in: Philipp Terhechte, Jörg (Hg.), *Verwaltungsrecht der Europäischen Union*, § 4, Baden-Baden, S. 147–169.

– /Augsberg, Steffen (2007), »Prognostische Elemente in der Rechtsprechung des Bundesverfassungsgerichts«, *Verwaltungsarchiv*, S. 290–316.

– /Gostomzyk, Tobias/Viellechner, Lars (2009), *Denken in Netzwerken. Zur Rechts- und Gesellschaftstheorie Karl-Heinz Ladeurs*, Tübingen.

Augsberg, Steffen (2003), *Rechtsetzung zwischen Staat und Gesellschaft. Möglichkeiten differenzierter Steuerung des Kapitalmarkts*, Berlin.

Baecker, Dirk (1988), *Information und Risiko in der Marktwirtschaft*, Frankfurt a. M.

– (1994), *Postheroisches Management. Ein Vademecum*, Berlin.

Berger, Peter L./Luckmann, Thomas (1969), *Die gesellschaftliche Konstruktion der Wirklichkeit, Eine Theorie der Wissenssoziologie*, Frankfurt a. M.

Bittlingmayer, Uwe H./Bauer, Ullrich (Hg.) (2006), *Die »Wissensgesellschaft«: Mythos, Ideologie oder Realität?*, Wiesbaden.

Bonß, Wolfgang (1995), *Vom Risiko. Unsicherheit und Ungewißheit in der Moderne*, Hamburg.

Bora, Alfons (Hg.) (1999), *Rechtliches Risikomanagement. Form, Funktion und Leistungsfähigkeit des Rechts in der Risikogesellschaft*, Berlin.

Calliess, Christian (2001), *Rechtsstaat und Umweltstaat. Zugleich ein Beitrag zur Grundrechtsdogmatik im Rahmen mehrpoliger Verfassungsrechtsverhältnisse*, Tübingen.

Di Fabio, Udo (1994), *Risikoentscheidungen im Rechtsstaat. Zum Wandel der Dogmatik im Öffentlichen Recht, insbesondere am Beispiel der Arzneimittelüberwachung*, Tübingen.

Engel, Christoph u.a. (Hg.) (2002), *Wissen – Nichtwissen – Unsicheres Wissen*, Baden-Baden.

Genenger, Angie (2010), »Das neue Gendiagnostikgesetz«, *Neue Juristische Wochenschrift*, S. 113–117.

Gottweis, Herbert (2005), »Governing Genomics in the 21st Century: Between Risk and Uncertainty«, *New Genetics and Society* 24, S. 175–193.

Hiller, Petra (1999), »Probleme prozeduraler Risikoregulierung«, in: Bora, Alfons (Hg.), *Rechtliches Risikomanagement. Form, Funktion und Leistungsfähigkeit des Rechts in der Risikogesellschaft*, Berlin, S. 29–40.

Hoffmann-Riem, Wolfgang (2004), »Methoden einer anwendungsorientierten Verwaltungsrechtswissenschaft«, in: Eberhard Schmidt-Aßmann/ders. (Hg.), *Methoden der Verwaltungsrechtswissenschaft*, Baden-Baden, S. 9–72.

– (2005), »Gesetz und Gesetzesvorbehalt im Umbruch. Zur Qualitäts-Gewährleistung durch Normen«, *Archiv des öffentlichen Rechts* 130, S. 5–70.

– (2009), »Wissen als Risiko – Unwissen als Chance. Herausforderungen auch an die Rechtswissenschaft«, in: Augsberg, Ino (Hg.), *Ungewissheit als Chance. Perspektiven eines produktiven Umgangs mit Unsicherheit im Rechtssystem*, Tübingen, S. 17–38.

– /Schmidt-Aßmann, Eberhard (Hg.) (2000), *Verwaltungsrecht in der Informationsgesellschaft*, Baden-Baden.

Huber, Peter Michael (2008), *Staat und Wissenschaft*, Paderborn u.a.

Jaeckel, Liv (2010), *Gefahrenabwehrrecht und Risikodogmatik. Moderne Technologie im Spiegel des Verwaltungsrechts*, Tübingen.

Japp, Klaus Peter (1997), »Die Beobachtung von Nichtwissen«, *Soziale Systeme* 3, S. 289–312.

– (1999), »Risikoreflexion – Beobachtung der Gesellschaft im Recht«, in: Bora, Alfons (Hg.), *Rechtliches Risikomanagement. Form, Funktion und Leistungsfähigkeit des Rechts in der Risikogesellschaft*, Berlin, S. 239–258.

Kaufmann, Jean-Claude (2010), *Wenn ICH ein anderer ist*, Konstanz.

Köck, Wolfgang (1996), »Risikovorsorge als Staatsaufgabe«, *Archiv des öffentlichen Rechts* 121, S. 1–23.

Kreibich, Rolf (1986), *Die Wissenschaftsgesellschaft. Von Galilei zur High-Tech Revolution*, Frankfurt a. M.

Krücken, Georg (1997), »Risikotransformation. Voraussetzung, Strukturen und Folgen der politischen Regulierung von Arzneimittelgefahren«, in: Hiller, Petra/ders. (Hg.), *Risiko und Regulierung. Soziologische Beiträge zu Technikkontrolle und präventiver Umweltpolitik*, Frankfurt a. M., S. 116–146.

Ladeur, Karl-Heinz (1991), »»Gesetzesinterpretation‹, ›Richterrecht‹ und Konventionsbildung in kognitivistischer Perspektive. Handeln unter Ungewißheitsbedingungen und richterliches Entscheiden«, *Archiv für Rechts- und Sozialphilosophie* 77, S. 176–194.

– (1992a), »Drittschutz bei der Genehmigung gentechnischer Anlagen«, *Neue Zeitschrift für Verwaltungsrecht*, S. 948–950.

– (1992b), »Gefahrenabwehr und Risikovorsorge bei der Freisetzung von gentechnisch veränderten Organismen nach dem Gentechnikgesetz«, *Natur und Recht*, S. 254–262.

– (1993), »Die rechtliche Steuerung von Entwicklungsrisiken zwischen zivilrechtlicher Produkthaftung und administrativer Sicherheitskontrolle. Prozeduralisierung von Sicherheitspflichten in vergleichender Perspektive«, *BetriebsBerater*, S. 1303–1312.

– (²1995a), *Postmoderne Rechtstheorie. Selbstreferenz – Selbstorganisation – Prozeduralisierung*, Berlin.

– (1995b), *Das Umweltrecht der Wissensgesellschaft. Von der Gefahrenabwehr zum Risikomanagement*, Berlin.

– (2008), »Die Kommunikationsinfrastruktur der Verwaltung«, in: Hoffmann-Riem, Wolfgang u.a. (Hg.), *Grundlagen des Verwaltungsrechts, Bd. II: Informationsordnung – Verwaltungsverfahren – Handlungsformen*, , § 21, München, S. 37–105.

– (2010a), »Die Netzwerke des Rechts«, in: Bommes, Michael/Tacke, Veronicka (Hg.), *Netzwerke in der funktional differenzierten Gesellschaft*, Wiesbaden, S. 143–171.

– (2010b), »Kommunikation über Risiken im Rechtssystem. Das Beispiel Nanotechnologie«, in: Büscher, Christian/Japp, Klaus Peter (Hg.), *Ökologische Aufklärung. 25 Jahre »Ökologische Kommunikation«*, Wiesbaden, S. 131–155.

– /Augsberg, Ino (2008), *Die Funktion der Menschenwürde im Verfassungsstaat. Humangenetik – Neurowissenschaft – Medien*, Tübingen.

Lepsius, Oliver (2009), »The Problem of De-individualisation in the Risk Society«, in: Woodman, Gordon R./Klippel, Diethelm (Hg.), *Risk and the Law*, Abingdon, S. 36–52.

Lindner, Josef Franz (2010), »Neuro-Enhancement« als Grundrechtsproblem«, *Medizinrecht* 28, S. 463–471.

Luhmann, Niklas (1990a), *Beobachtungen der Moderne*, Opladen.

– (1990b), *Die Wissenschaft der Gesellschaft*, Frankfurt a. M.

– (1991), *Soziologie des Risikos*, Berlin/New York.

– (1997), *Die Gesellschaft der Gesellschaft*, Frankfurt a. M.

– (2005), »Entscheidungen in der ›Informationsgesellschaft«, in: Corsi, Giancarlo/Esposito, Elena (Hg.), *Reform und Innovation in einer unstabilen Gesellschaft*, Stuttgart, S. 27–40.

May, Stefan/Holzer, Boris (2005), »Herrschaft kraft Nicht-Wissen? Politische und rechtliche Folgeprobleme der Regulierung neuer Risiken«, *Soziale Welt* 56, S. 213–230.

Mechel, Friederike/Prall, Ursula (³2010), »Gentechnikrecht«, in: Koch, Hans-Joachim (Hg.), *Umweltrecht*, München, S. 553–602.

Möllers, Christoph (2008), »Materielles Recht – Verfahrensrecht – Organisationsrecht. Zu Theorie und Dogmatik dreier Dimensionen des Verwaltungsrechts«, in: Trute, Hans-Heinrich u.a. (Hg.), *Allgemeines Verwaltungsrecht – zur Tragfähigkeit eines Konzepts*, Tübingen, S. 489–512.

Nowotny, Helga (1999), *Es ist so. Es könnte auch anders sein. Über das veränderte Verhältnis von Wissenschaft und Gesellschaft*, Frankfurt a. M.

– /Testa, Giuseppe (2009), *Die gläsernen Gene. Die Erfindung des Individuums im molekularen Zeitalter*, Frankfurt a. M.

Polanyi, Michael (1985), *Implizites Wissen*, Frankfurt a. M.

Poscher, Ralf (1999), *Gefahrenabwehr. Eine dogmatische Rekonstruktion*, Berlin.

Preuß, Ulrich K. (1996), »Risikovorsorge als Staatsaufgabe. Die epistemologischen Voraussetzungen von Sicherheit«, in: Grimm, Dieter (Hg.), *Staatsaufgaben*, Frankfurt a. M., S. 523–551.

Püschel, Jan Ole (2006), »Vom Informationszugang zur Informationsweiterverwendung«, *Datenschutz und Datensicherheit*, S. 481–489.

Röhl, Hans Christian (Hg.) (2010), *Wissen – Zur kognitiven Dimension des Rechts* (Die Verwaltung Beiheft 9), Berlin.

Scherzberg, Arno (1993), »Risiko als Rechtsproblem. Ein neues Paradigma für das technische Sicherheitsrecht«, *Verwaltungsarchiv* 84, S. 484–513.

– (2002), »Wissen, Nichtwissen und Ungewissheit im Recht«, in: Engel, Christoph u.a. (Hg.), *Wissen – Nichtwissen – Unsicheres Wissen*, Baden-Baden, S. 113–144.

– (2004), »Risikosteuerung durch Verwaltungsrecht: Ermöglichung oder Begrenzung von Innovationen?«, *Veröffentlichungen der Vereinigung der Deutschen Staatsrechtslehrer* 63, S. 214–263.

– (2008), »Zum Umgang mit implizitem Wissen – eine disziplinenübergreifende Perspektive«, in: Schuppert, Gunnar Folke/Voßkuhle, Andreas (Hg.), *Governance von und durch Wissen*, Baden-Baden, S. 240–256.

Schmitt, Carl (⁷2010), *Theorie des Partisanen*, Berlin.

Schoch, Friedrich (¹⁴2008), »Polizei- und Ordnungsrecht«, in: Schmidt-Aßmann, Eberhard/ders. (Hg.), *Besonderes Verwaltungsrecht*, Berlin, S. 127–303.

– (2009), *Informationsfreiheitsgesetz (IFG), Kommentar*, München.

Scholl, Patrick (2005), *Der private Sachverständige im Verwaltungsrecht*, Baden-Baden.

Schwabenbauer, Thomas (2010), »Legislative Reaktionen auf Risiken«, in: Dalibor, Marcel u.a. (Hg.), *Risiko im Recht – Recht im Risiko*, Baden-Baden, S. 157–176.

Seidel, Achim (2000), *Privater Sachverstand und staatliche Garantenstellung im Verwaltungsrecht*, München.

Sellmann, Christian/Augsberg, Steffen (2006), »Chancen und Risiken des Bundesinformationsfreiheitsgesetzes«, *Wertpapier-Mitteilungen*, S. 2293–2301.

Spiecker gen. Döhmann, Indra (2010), »Wissensverarbeitung im Öffentlichen Recht«, *Rechtswissenschaft*, S. 247–282.

– (2011), *Staatliche Entscheidungen unter Unsicherheit*, Tübingen.

Spiecker gen. Döhmann, Indra/Collin, Peter (Hg.) (2008), *Generierung und Transfer staatlichen Wissens im System des Verwaltungsrechts*, Tübingen.

Stehr, Nico (1994), *Arbeit, Eigentum und Wissen. Zur Theorie von Wissensgesellschaften*, Frankfurt a. M.

– /Weiler, Bernd (Hg.) (2008), *Who Owns Knowledge? Knowledge and the Law*, New Brunswick/London.

Stichweh, Rudolf (1994), *Wissenschaft, Universität, Professionen. Soziologische Analysen*, Frankfurt a. M.

Teubner, Gunther (1982), »Reflexives Recht. Entwicklungsmodelle des Rechts in vergleichender Perspektive«, *Archiv für Rechts- und Sozialphilosophie* 68, S. 13–59.

Trute, Hans-Heinrich (2010), »Wissen – Einleitende Bemerkungen«, in: Röhl, Hans Christian (Hg.), *Wissen – Zur kognitiven Dimension des Rechts* (Die Verwaltung Beiheft 9), Berlin, S. 11–38.

Vesting, Thomas (2004), »Nachbarwissenschaftlich informierte und reflektierte Verwaltungsrechtswissenschaft – ›Verkehrsregeln‹ und ›Verkehrsströme‹«, in: Eberhard Schmidt-Aßmann/Wolfgang Hoffmann-Riem (Hg.), *Methoden der Verwaltungsrechtswissenschaft*, Baden-Baden, S. 253–292.

– (2008), »Die Bedeutung von Information und Kommunikation für die verwaltungsrechtliche Systembildung«, in: Hoffmann-Riem, Wolfgang u.a. (Hg.), *Grundlagen des Verwaltungsrechts, Bd. II: Informationsordnung – Verwaltungsverfahren – Handlungsformen*, § 20, München, S. 1–35.

Voßkuhle, Andreas (2002), »Methode und Pragmatik im öffentlichen Recht«, in: Bauer Hartmut u.a. (Hg.), *Umwelt, Wirtschaft und Recht*, Tübingen, S. 171–195.

– (2008), »Das Konzept des rationalen Staates«, in: Schuppert, Gunnar Folke/ders. (Hg.), *Governance von und durch Wissen*, Baden-Baden, S. 13–32.

Wehling, Peter (2006), *Im Schatten des Wissens. Perspektiven der Soziologie des Nichtwissens*, Konstanz.

Weingart, Peter (2001), *Die Stunde der Wahrheit? Zum Verhältnis der Wissenschaft zu Politik, Wirtschaft und Medien in der Wissensgesellschaft*, Weilerswist.

– /Carrier, Martin/Krohn, Wolfgang (2007), *Nachrichten aus der Wissensgesellschaft. Analysen zur Veränderung der Wissenschaft*, Weilerswist.

Willke, Helmut (2002), *Dystopia. Studien zur Krisis des Wissens in der modernen Gesellschaft*, Frankfurt a. M.

Wolf, Rainer (1999), »Die Risiken des Risikorechts«, in: Bora, Alfons (Hg.), *Rechtliches Risikomanagement. Form, Funktion und Leistungsfähigkeit des Rechts in der Risikogesellschaft*, Berlin, S. 65-91.

Wollenschläger, Burkard (2009), *Wissensgenerierung im Verfahren*, Tübingen.

Wollenschläger, Ferdinand (2011), »Der Drittbezug prädiktiver genetischer Untersuchungen. Ein Grundrechtskonflikt um Wissen, Nichtwissen und Geheimhaltung von Krankheitsveranlagungen im Familienverbund und das neue Gendiagnostikgesetz«, Ms. 2011 (Veröff. i.V.).

Theologie

Ethik des Nichtwissens: Ein theologisch-ethisches Angebot

Klaus Arntz

»Ich schreibe diese Zeilen in den letzten Tagen meiner seligen Unwissenheit.« (Powers 2010: 5). Mit diesen Worten beginnt Powers seine literarische Reportage, in der er von seinen Erlebnissen und Erfahrungen im Zusammenhang der Entschlüsselung seines persönlichen Genoms berichtet. Er gehört damit weltweit zu den neun ersten Menschen, die sich diesem experimentellen Abenteuer gestellt haben. Einer der Protagonisten der personalisierten DNA-Sequenzierung, Church von der Harvard Medical School, verdeutlicht: das Projekt der »Genomsequenz für jedermann [sei] Teil eines Experiments, bei dem es um die Frage geht, wie es uns verändert, wenn wir mehr über uns wissen« (ebd.: 35).

Mit dieser Aussage wird die genetische Sequenzierung in einen größeren inhaltlichen Zusammenhang eingeordnet, der die fachwissenschaftlichen Grenzen von Medizin und Biologie überschreitet. Letztlich geht es bei dem groß angelegten »*personal genom project*« (PGM) um die Frage: Welche Beziehung besteht zwischen größerem biologisch-genetischem Wissen und der persönlich-moralischen Verantwortung des Einzelnen? Die zugrunde liegende Gleichung für die Antwort liegt auf der Hand: Ein Zuwachs an biomedizinischem Wissen steigert zugleich die bioethische Verantwortung der Betroffenen. Damit wird aus dem biologischen Forschungsprogramm letztendlich ein anthropologisches Modellprojekt.

Für unseren Autor steht am Ende des kleinen genetischen Selbstfindungskurses eine eher ernüchternde Erfahrung: »Es heißt ja, die Wahrheit solle uns befreien. Doch ein immer größeres Wissen erweist sich auch als immer kürzere Leine« (ebd.: 59). Diesen Grundtenor unterstreicht unter anderem Hans-Martin Sass: »Das ›Erkenne dich selbst‹ ist in unserer technisch bedingten Welt kein luxuriöser philosophischer Wunsch, sondern eine Vorbedingung für sittliches verantwortliches Handeln für sich und für andere. Die Kenntnis der Information, meiner genetischen Information, macht das Leben [...] nicht leichter, nicht problemloser, aber es macht mein Leben menschlicher, weil es mich zu verantwortlicher Gestaltung meines Lebens aufruft« (zitiert nach Künzler 1990: 58f.). Powers verschweigt nicht, dass sich unter den Gesetzen des Marktes genetisches Wissen leicht zu Geld machen lässt, weil aus Risiko Verantwortung wird (ebd.: 62). Die durch den Zuwachs an Wissen vermittelte Umdeutung der Gefahren- in Risikowahrnehmung generiert einerseits gänzlich neue Handlungsspielräume. Andererseits werden neue Entscheidungssituationen und -zwänge geschaffen, die einen verantwortlichen Umgang mit den zum Teil ungesicherten Wissensbeständen erfordern.[1] Die schleichenden Veränderungen im gesamtgesellschaftlichen Risikodiskurs auf der Basis moderner biotechnologischer Fortschritte hatte vor Jahren bereits die Soziologin Beck-Gernsheim (2001 und in diesem Band) in den Blick genommen und die »soziale Konstruktion des Risikos« (ebd.: 21) im Zusammenhang mit den Möglichkeiten der modernen Pränatalmedizin kritisch reflektiert. Sie konnte aufzeigen wie aus einer inszenierten Bedrohungsrhetorik, die bei den möglichen oder tatsächlichen biologisch-genetischen Risiken für eine Schwangerschaft ansetzt, vermittelt über eine von den Möglichkeiten der modernen Pränatalmedizin begründeten Rettungsrhetorik, eine Verantwortungsrhetorik entwickelt wird. Über diese wird die Schwangere persönlich und damit auch moralisch dafür verantwortlich gemacht, die potenziellen Gefährdungen für die Schwangerschaft möglichst frühzeitig zu wissen. Aus einer diagnostischen Möglichkeit wird unversehens eine ethische Notwendigkeit. Darüber hinaus verlagert sich das Risikopotenzial von der Technik zu Lasten der Natur. Die wirkliche Bedrohung für das werdende Leben und die Schwangere, so die Botschaft der Verantwortungsrhetorik, komme von der unberechenbaren und unvernünftigen Natur und sei nur durch den gezielten und verantwortungsvollen Einsatz der Technik zu beherrschen. Unter dieser Perspektive werden Gesundheit und Krankheit weniger als schicksalhafte Widerfahrnisse gedeutet, sondern vielmehr als Resultate der eigenen Handlungen und somit als »Erzeugnisse [...] des eigenen Willens« (Maio 2010: 808 und 2011).

Eine neue, bislang ungeahnte Dynamik gewinnt diese Entwicklung durch den rasanten Fortschritt in der molekularen Biomedizin und den daraus resultierenden Möglichkeiten. Die ethischen Diskussionen zur Pränataldiagnostik gehören inzwischen der Vergangenheit an und sind von der gesellschaftlichen Realität längst überholt worden. In der jüngsten Vergangenheit beherrschten die Kontroversen um die begrenzte Zulassung der

---

1 Zur Transformation von Gefahren in Risiken ausführlich und umfassend: Luhmann 1991; 1993.

Präimplantationsdiagnostik die biopolitische Debatte. In naher Zukunft, so prophezeien die Fachleute, wird auch dieses Kapitel zu den Akten gelegt werden, weil diese Auseinandersetzungen durch die in absehbarer Zeit mögliche Präkonzeptionsdiagnostik abgelöst würden.[2] Bei diesen Verfahren sollen die potenziellen Eltern bereits vor der Zeugung neuen Lebens auf genetische Defekte untersucht werden, um ihnen die Angst vor der Geburt eines von schweren Erbkrankheiten betroffenen Kindes zu nehmen. Aufmerksame Beobachter der Entwicklung stellen die Frage, ob die moderne Gesellschaft tatsächlich reif ist für diese Form biologischer Selbsterkenntnis und darüber hinaus auch bereit, die sozialen Folgekosten dieser Durchleuchtung zu akzeptieren (Bahnsen 2011).

Der von kommerziellen Gentestfirmen bereits begonnene Weg in die *consumer genomics* bedeutet – bei sinkenden Kosten der Verfahren – womöglich das unausweichliche Ende jener »seligen Unwissenheit« (Powers 2010: 5), von der eingangs die Rede war. Ob es sich dabei tatsächlich nur um eine nostalgisch verklärte Romantik handelt, sei einstweilen dahingestellt. Die begonnene Entwicklung kann man bedauern, beklagen oder kritisieren, aufhalten wird man sie nicht. Daher ist es gerade auch aus ethischer Sicht notwendig, nach den sinnvollen Grenzen des Wissens zu fragen. Diese Grenzen des Wissens können sich nur aus einem gleichermaßen epistemologisch wie ethisch aufgeklärten Wissensbegriff ergeben. Dieser darf keinesfalls Resultat eines grundlegenden Wissenschaftsskeptizismus oder das erkenntnistheoretische Vehikel für Fortschrittsfeindlichkeit sein.

In den bioethischen Diskursen wurde in der Vergangenheit – vor allem im Rahmen der Beschäftigung mit der prädiktiven Medizin – das so genannte Recht auf Nichtwissen betont. Vor allem in kirchenamtlichen Stellungnahmen zur Bioethik spielt dieses Postulat eine wichtige Rolle. Zumeist wird es als reines Defensivrecht der Betroffenen im Kontext der informationellen Selbstbestimmung verstanden.[3] Notwendig wäre jedoch eine weiterreichende Interpretation, die es möglich machen würde, das Recht auf Nichtwissen im Dienst einer aufgeklärten Patientenautonomie und einer patientenorientierten Medizin zu profilieren.

---

2 Zur Methode der Präkonzeptionsdiagnostik: Strech 2003.

3 Überspitzt äußert Reinhard Damm die Vermutung: »Bei dem Recht auf Wissen (Optionsrecht) könnte es sich zunehmend um einen Selbstläufer in Konformität mit dem Entwicklungsprozess der Genmedizin handeln, bei dem Recht auf Nichtwissen (Schutz-, Abwehrrecht) eher um einen defensiv technikaversen antizyklischen Irrläufer« (ebd. 2008: 215).

Die nachfolgenden Ausführungen wissen sich diesem Anliegen verpflichtet. Mit der Reklamation eines Rechts auf Nichtwissen soll in erster
Linie der schleichenden Verantwortungsüberforderung des Einzelnen –
vor allem in den biomedizinischen Fragestellungen – argumentativ entge-
gengewirkt werden. Selbstverständlich kann es nicht darum gehen, hinter
das einmal erreichte Niveau der freiheitlich autonomen Selbstbestimmung
des Einzelnen und deren Bedeutung für die Bioethik zurückzufallen.
Ebenso wenig kann es das Anliegen sein, einem wie auch immer gearteten
neuen Paternalismus das Wort zu reden. Richtig ist darüber hinaus, dass
Restriktionen oder Verbote im Bereich der allgemeinen Persönlichkeitsrechte – auch in der Biomedizin – in einer liberalen Gesellschaft rechtferti-
gungsbedürftig sind.

Dennoch kann nicht übersehen werden, dass sich mit dem Erkenntnisgewinn und Wissenszuwachs in der modernen Biomedizin nicht nur medizinische, sondern auch gesamtgesellschaftliche Fragestellungen verbinden.
Anthropologische und ethische Überlegungen gewinnen vor diesem Hintergrund an Bedeutung. In dieses Koordinatensystem sind die Reflexionen
einzutragen, die sich darum bemühen, das Recht auf Nichtwissen positiv
zu begründen und als eine denkbare Option im Umgang mit dem möglichen Wissen darzustellen.

Die bereits im Versicherungswesen erkennbare Tendenz, persönliche
Risiken nicht länger gesellschaftlich abzufangen und gemeinsam zu tragen,
sondern den Betroffenen zuzulasten, ist daher kritisch zu hinterfragen. Die
Möglichkeiten der modernen Medizin und Genomik könnten das Verant-
wortungsgefüge für das eigene biologisch-genetische Schicksal zuunguns-
ten der persönlichen Verantwortung des Einzelnen maximieren, um gleichzeitig die gesellschaftliche Mitverantwortung zu minimieren. Die in anderem Zusammenhang von Römelt (2002) beobachtete zunehmende Individ-
ualisierungslogik in der Gesellschaft, die gemeinhin unter dem Stichwort
des Zugewinns an persönlicher Entscheidungsfreiheit thematisiert wird,
wäre dann ein subtiler Versuch der gesellschaftlichen Entsolidarisierung
(dazu auch Lemke 2008: 131).

Die weit verzweigten Fragen zur sozialen Gerechtigkeit, die hier auf-
scheinen, können an dieser Stelle nicht weiter besprochen werden.[4] Ein
exklusiv die Freiheitsrechte des Einzelnen im Kontext der allgemeinen

---

4 Mit den zentralen gerechtigkeitsbezogenen Fragen im Kontext der postnatalen Prädiktiven Gendiagnostik befasst sich aus sozialethischer Sicht ausführlich und differenziert:
Schröder 2004.

Persönlichkeitsrechte in den Vordergrund rückendes Paradigma, demzufolge jeder so viel wissen darf, wie er persönlich wissen möchte, reicht offensichtlich nicht aus. Insofern bleibt die eingangs gestellte Frage aktuell, ob die Gesellschaft tatsächlich bereit ist, die sozialen Folgekosten zu tragen, die mit den Erkenntnissen der modernen Medizintechniken verbunden sind. Aber nicht nur die Offenheit der Gesellschaft für die tatsächlichen Folgen des Wissenszuwachses ist kritisch zu hinterfragen. Offen ist auch die Frage, ob die Betroffenen selber die mit den Möglichkeiten der prädiktiven Medizin verbundenen Herausforderungen bewältigen können. Das postulierte Recht auf Nichtwissen in biomedizinischen Fragen könnte folglich nicht nur einer Verantwortungsüberforderung entgegenwirken, sondern auch im Dienste der persönlichen Lebensqualität stehen. Inwieweit gerade der zuletzt genannte Aspekt aus theologischer Perspektive in einem neuen Licht erscheint, wird noch zu erläutern sein.

1. Nichtwissen – theoretisch

Der wissenschaftliche Diskurs zum Nichtwissen hat in den vergangenen Jahren in unterschiedlichen Fachdisziplinen zu einem höchst differenzierten Panorama dieses Begriffs geführt. Nichtwissen erscheint aus wissenschaftstheoretischer und -soziologischer Sicht in verschiedenen Formen: als vermeidbares Nichtwissen, als spezifiziertes Nichtwissen (und damit als eine Durchgangs- oder Vorstufe künftigen Wissens), als irreduzibles Nichtwissen und als unerkanntes Nichtwissen.[5]

Die wissenssoziologische Diskussion in den 1980er Jahren führte zu einer grundlegenden Typologisierung wissenschaftlichen Nichtwissens. Der Begriff »*specified ignorance*« (Merton 1987: 7) steht in diesem Zusammenhang für identifiziertes Nichtwissen, das in ein Auffinden neuer Forschungsfragestellungen mündet und insofern von Nutzen ist für den Wissensfortschritt (Wehling 2004: 43). Unter »*science based ignorance*« versteht Ravetz hingegen ein Nichtwissen, das es ohne die Wissenschaft gar nicht gäbe (zum Beispiel die Unsicherheiten hinsichtlich der Langzeitfolgen radio-

---

5 Die wissenssoziologischen Unterscheidungsdimensionen des Nichtwissens entfaltet idealtypisch unter Berücksichtigung der Konsequenzen für die Folgenantizipation: Wehling 2006: 118–147.

aktiver Endlagerung) und das nicht ohne weiteres zu einem Forschungsprogramm für eine einzige Disziplin anregt, weil es zu viele externe Faktoren birgt und insofern jeden einzeldisziplinären Horizont übersteigt (Ravetz 1990: 217).

Auch zu ökonomischen Nichtwissensstrukturen (Strulik 2004) und zur Nichtwissensproblematik verschiedener Technologie- und Politikfelder liegen bereits einschlägige Fallstudien vor (Böschen u.a. 2004). Der im Zusammenhang mit diesen Fragestellungen entwickelte Begriff »Nichtwissenskultur« (Böschen u.a. 2003, 2008) wird im komplementären Bezug zum Terminus »Wissenskultur« (Knorr-Cetina: 2004) verstanden. Demnach sind Nichtwissens- und Wissenskultur zwei verschiedene Aspekte der einen epistemischen Kultur. Epistemische Kulturen »unterscheiden sich nicht nur hinsichtlich der Konstitution von Wissensobjekten, sondern auch hinsichtlich der Wahrnehmung ihres Nichtwissens und der Relevanz, die diesem für die Validierung der Erkenntnisse und dem weiteren Wissensgewinn beigemessen wird« (Böschen u.a. 2003: 6).

Die theologisch-ethische Tradition wird diesen Hinweis aufgreifen und vor dem Hintergrund ihrer eigenen Geschichte verdeutlichen, welche spezifischen Grundierungen sich aus ihren eigenen anthropologischen Prämissen für die ethische und existenzielle Bedeutung des Nichtwissens ergeben. Offensichtlich ist bereits die Wahrnehmung des Nichtwissens ein Spezifikum der jeweiligen Wissenskultur. Welche Bedeutung diesem dann konkret zugemessen wird, ist darüber hinaus ebenfalls wissenschaftstypisch charakterisiert. Insofern ermöglicht die dargestellte Problematik nicht nur einen wissenschaftstheoretischen, sondern auch einen anthropologisch-ethischen Zugang.

Das Recht auf Nichtwissen betreffend wurde dieses bislang primär im Zusammenhang mit prädiktiver Gendiagnostik thematisiert und zeigt sich hier im Kontext der allgemeinen Persönlichkeitsrechte als Variante des Rechtes auf informationelle Selbstbestimmung (Siep 1993: 152). Ausgehend von der Erfahrung, nach der genetisches Wissen Entfaltungsmöglichkeiten einschränken und die individuelle Lebensgestaltung hemmen kann, forderte Jonas (1985) erstmals ein Recht auf Nichtwissen.[6] In Verbindung mit dem am 1. Februar 2010 in Kraft getretenen Gendiagnos-

---

6 Das Plädoyer für ein Recht auf Nichtwissen entwickelt Jonas unter verantwortungsethischer Perspektive: »Niemals darf einem ganzen Dasein das Recht zu jener Ignoranz versagt werden, die eine Bedingung der Möglichkeit authentischer Tat, d.h. der Freiheit überhaupt ist [...]« (Jonas 1985: 194).

tikgesetz[7] soll das Recht auf Nichtwissen den Einzelnen vor den Überforderungen und den unter Umständen identitätsstörenden Folgen des genetischen Wissens schützen.

Die Bedrohung durch Information wird dabei meist als eine doppelte angesehen: Insbesondere vor dem Hintergrund fehlender therapeutischer Optionen bedroht Wahrscheinlichkeitswissen über künftige Krankheiten die subjektive Lebensqualität. Zeitlich manifeste Erkrankungssymptome werden in Form von Risikokalkülen in die Gegenwart vorverlagert. Man spricht in diesem Zusammenhang von einer »Entzeitlichung von Krankheit« (Wehling u.a. 2007: 555).[8]

Unter zeitlichen und biographischen Gesichtspunkten kommt es zu einer Antizipation des Krankseins: zu einer vorgezogenen Verschlechterung der allgemeinen Befindlichkeit, die unabhängig einsetzt von den tatsächlich erst viel später auftretenden belastenden Symptomen der zu erwartenden Erkrankung. Besonders im Blick auf therapeutisch oder präventiv nicht zu verhindernde Krankheitsmanifestationen eröffnet zusätzlich gewonnenes und vertieftes Wissen keine ersichtlichen Handlungsspielräume. Es führt häufig in einen Zustand, der von Proctor als »aufgeklärte Ohnmacht« (ebd. 1995: 247, zit. nach Lemke 2009) beschrieben wird. Die damit verbundenen Lebensqualitätseinbußen sind offensichtlich, zum anderen besteht die Gefahr einer objektiven sozialen Diskriminierung auf dem Arbeits- und Versicherungsmarkt.[9] Wenn im Rahmen der prädiktiven Medizin vom Recht auf Nichtwissen gesprochen wird, dann geht es vor allem um die existenzielle Verortung des Themas. Dadurch rückt die Frage in den Vordergrund: Welches anthropologische Vor- und Selbstverständnis charakterisiert die theologisch-ethische Begründung des Rechts auf Nichtwissen und welche Bedeutung gewinnt es für den bioethischen Diskurs?

---

7 Gendiagnostikgesetz (Gesetz über gendiagnostische Untersuchungen beim Menschen), 29.03.2011, www.bundesrecht.juris.de/bundesrecht/gendg/gesamt.pdf.

8 Die Rede vom präsymptomatischen Patienten oder vom »gesunden« Kranken steht Pate für diese als »Entzeitlichung von Krankheit« bezeichnete Entwicklung. Weiterführend zur Verhältnisbestimmung von Prädiktion und Prävention: Leanza 2010.

9 Ausführlich thematisiert das Recht auf Nichtwissen in Verbindung mit dem Arbeitsrecht: Schröder 2004; unter versicherungsrechtlicher Perspektive: Taupitz 2000. Es sei allerdings darauf hingewiesen, dass die betroffenen Patienten selbst den Wert eines Rechtes auf Nichtwissen eher gering veranschlagen. Der internationalen empirischen Studie von Wertz u.a. 2001 zufolge befürwortet nur ein Drittel der 1.400 befragten Patienten aus Frankreich, den USA, Kanada und Deutschland ein Recht auf Nichtwissen.

Folglich geht es vorrangig um ein ethisch legitimiertes Nichtwissen, das im bisherigen Nichtwissensdiskurs in seinem Existenzrecht und in seiner moralischen Dignität weitgehend unterbelichtet geblieben ist. Das Recht auf Nichtwissen theologisch-ethisch positiv zu begründen, ohne auf das vormoderne Niveau religiöser Erkenntnisverbote zurückzufallen, kann im Rahmen der modernen biomedizinischen Diskussion von besonderem Interesse sein.

2. Nichtwissen – theologisch

Der theologischen Tradition ist die Lehre von der Unsichtbarkeit, Unbegreiflichkeit und Unaussprechlichkeit Gottes von allem Anfang an vertraut. Die biblischen Texte, aber auch die Lehre der Kirchenväter des Ostens wie des Westens verdeutlichen: Im göttlichen Offenbarungsgeschehen hebt dieser sein Geheimnis nicht auf. Die damit verbundenen theologischen Überzeugungen und Bekenntnisse haben in die offizielle kirchliche Lehrverkündigung (IV. Laterankonzil 1215/DH 800) Eingang gefunden (Kasper 1983: 159–167). Mit dieser Akzentsetzung begründet die Dogmatik eine eigenständige theologisch-systematische Nichtwissenskultur im Rahmen der Gotteslehre.

Wie wenig dieser Zugang einem erkenntnistheoretischen Skeptizismus oder gar Pessimismus geschuldet ist, verdeutlicht das Theologoumenon des Anselm von Canterbury (1034–1109), vorgetragen im Rahmen seines ontologischen Gottesbeweises, wonach Gott etwas ist, worüber hinaus nichts Größeres gedacht werden kann (Canterbury 1984: 85ff., siehe auch Müller 2001: 63–83). Die Entwicklung des Gottesbegriffs aus der spekulativen Vernunft kennzeichnet in gleicher Weise Größe wie Grenze des menschlichen Erkenntnisvermögens und geht – wie Müller unterstreicht –»bis an die äußerste Grenze des überhaupt Vergewisserbaren« (ebd. 2001: 76).

Ein historisch bedeutsamer Ansatz zum Thema findet sich sodann im Werk des Nikolaus Cusanus (Hochstaffl 1989: 117–141; Flasch 1998; Flasch 2006: 79–100, Flasch 2008: 227–241) und seinem Konzept der »docta ignorantia« (Kues 1964–1977). In gewisser Weise kann die gesamte Traditionslinie der so genannten »negativen Theologie« (Hochstaffl 2006, 723ff.)[10] als

---

10 Eine Grundlagendiskussion aus theologisch-systematischer Sicht bei Striet 2003.

systematisch-theologischer Gesprächspartner für eine theologische Fundierung des Nichtwissensbegriffs angesehen werden (Faber 1999; Faber 2002; Halbmayr/Hoff 2008).

Der Begriff des Geheimnisses wurde in diesem Zusammenhang ein wichtiges Leitmotiv und darüber hinaus zu einem kritischen Gegenbegriff zu den wissenschaftstheoretischen Entwicklungen in der Neuzeit. Denn vor allem in dieser geschichtlich-philosophischen Zeitenwende kam es zu zahlreichen Sollbruchstellen zwischen dem Wissenschaftsideal der Aufklärung und der Theologie (Schaeffler 1980).

In kritischer Auseinandersetzung mit dem neuzeitlichen Erkenntnisideal und dessen rationalistischer Einfärbung entwarf die Theologie ein Verständnis des Geheimnisses, das »negativ am Nicht-Begreifbaren und Überrationalen orientiert war« (Kasper 1983: 162). Dadurch geriet der Begriff des Geheimnisses in direkte Opposition zur menschlichen Vernunft und wurde einseitig gegen das kategoriale menschliche Erkenntnisvermögen in Stellung gebracht.

Kasper verdeutlicht die hinter dieser theologischen Verteidigungsstrategie liegenden, berechtigten Motive: Der Satz vom Geheimnis und von der Verborgenheit Gottes ist demnach keine erkenntnistheoretische Aussage über die Leistungsfähigkeit oder Begrenztheit der menschlichen Vernunft. Vielmehr steht sie im Dienst der Selbstoffenbarung Gottes, indem sie den grundlegenden Inhalt dieser göttlichen Offenbarung bezeichnet. Gott offenbare sich – so führt Kasper aus – gerade nicht als das dem Menschen unzugängliche und abgewandte, sondern als ein zugewandtes Wesen. Wenn mithin vom Geheimnis Gottes gesprochen wird, dann steht dieses Wort nicht im Dienst theologischer Spekulation, sondern ist zu verstehen als ein »praktisches‹ Wort des Heils (…), ein Wort des Gerichts wie ein Wort der Gnade (…), weil es definitiv sagt, dass der Mensch weder erkennend noch handelnd des Geheimnisses Gottes mächtig ist« (ebd.: 167). Zugleich handelt es sich aber auch um ein Wort gnadenhafter Zusage der göttlichen Annahme, weil der Mensch seine Grenzen nicht nur erkennen, sondern auch anerkennen darf. Die Rehabilitierung des Nichtwissens in der dogmatischen Gotteslehre und im Offenbarungstraktat kann Widerstand bedeuten gegenüber einem problematischen »Imperialismus des Wissens: Das Reich des Wissens darf nichts jenseits seiner Grenzen lassen; Wissen ist ja immer schon der Vollzug der Grenzüberschreitung, der Überschreitung der Grenzen zum Anderen, dem Nicht-Gewußten.«, so Werbick (2000: 363).

Im Kontext der jüngeren Theologiegeschichte hat Rahner mit seinem transzendentaltheologischen Ansatz eine vertiefte Theologie des Geheimnisses vorgelegt. Vor allem wendet sich Rahner mit dem Hinweis auf die Unbegreiflichkeit Gottes und dem daraus für den Menschen resultierenden Nichtwissen gegen den Versuch, eine alles zusammenfassende, einer wissenschaftlichen Erkenntnis gleichkommende Aussage über Gott, den Menschen und deren Beziehung zueinander zu machen. In seinem anthropozentrischen Zugang zur Theologie ist der Mensch als Wesen des Geheimnisses der Ausgangspunkt der Überlegungen. Die Erkenntnis des Geheimnischarakters Gottes, der Welt und des Menschen, ist nicht, wie man zunächst vermuten möchte,»ein defizitärer Modus des Erkennens« (Kasper 1983: 164), nicht etwas Negatives, keine Grenze, sondern die ursprüngliche Weise der Erkenntnis, die alle andere Erkenntnis erst aufschließt. In diesem theologischen Konzept wird die Selbstoffenbarung des Geheimnisses Gottes zur Antwort auf das Geheimnis des Menschen. Rahner hat in seiner anthropozentrisch konzipierten Transzendentaltheologie die Bedeutung dieses fundamentaltheologischen Ansatzes für die Ethik fruchtbar gemacht.

3. Nichtwissen – theologisch-ethisch

Zunächst sollen zwei Ansätze vorgestellt werden, die von Hans Jonas und Trutz Rendtorff entwickelt wurden, bei denen der ethische Verantwortungsbegriff vor dem Hintergrund der modernen technologischen Entwicklung weiter differenziert wurde.

Explizit ethischer Natur ist der Zugang bei Hans Jonas (1984) und dem Konzept einer Verantwortungsethik für das technologische Zeitalter. Die von ihm ganz generell präferierte Heuristik der Furcht wäre dann nicht ein fortschrittsfeindliches Postulat, sondern trüge der Tatsache Rechnung, dass vor allem die langfristigen Folgewirkungen des technologischen Fortschritts eine Veränderung des ethischen Verantwortungsbegriffs zur Folge haben. Die globalen und generationenübergreifenden Konsequenzen moderner Technologien verlangen – so Jonas – ein risikoscheues Vorgehen.

Vor allem die Diskussionen um die ethische Legitimität atomarer Abschreckung im Dienst der Kriegsverhinderung (Henrich 1990) sind in diesem Zusammenhang in Erinnerung zu rufen. Gegenwärtig zeigen die Debatten zur friedlichen Nutzung der Kernenergie die Aktualität des Anliegens.

Angesichts eines unvermeidlichen Nichtwissens im Blick auf die Gefahrenpotenziale wird die Forderung dringlicher, technologische Prozesse und Entwicklungen nicht nur aus der Optik der Innovation und möglicher Erfolgsaussichten, sondern auch im Blick auf eine mögliche Revision zu betrachten: dieser Perspektivenwechsel ist für den aktuellen Risiko- und Verantwortungsdiskurs von entscheidender Bedeutung.

In diese Richtung verweisen Überlegungen von Trutz Rendtorff, der – auf der Basis des Nichtwissens von technologischen Restrisiken – einen neuen Kategorischen Imperativ für den verantwortlichen Umgang mit der Technik formuliert hat. Die Gesamtproblematik wird von ihm mit dem Stichwort Reflexivität (Rendtorff 1981: 131–135) verbunden. Er will dieses Paradigma in spezifischen technisch-ökologischen Konflikten einsetzen, wenn die weithin akzeptierten Ziele der kulturellen Naturaneignung (zum Beispiel Bekämpfung von Krankheiten, gesundheitsunschädliche Ertragssteigerung in der Landwirtschaft, Bereitstellung von Energie usf.) zu Entscheidungen führen, deren Nutzen – im Endresultat – von schädlichen Folgen (Klimawandel, Jahrhunderte während Folgelasten etc.) übertroffen werden. Ein solcher Konflikt wäre unlösbar, wenn die eingetretenen Folgen überhaupt keine Korrektur des eingeschlagenen Weges mehr zulassen würden. An dieser setzt die Forderung an, dass das beabsichtigte wissenschaftlich-technisch vermittelte kulturelle Handeln hinsichtlich seiner eigenen Folgen korrekturfähig sein muss. Die Ethik der Folgen lässt sich in eine Maxime kleiden: »*Handle so, dass Du Dich durch die Folgen Deines Handelns korrigieren lassen kannst*« (ebd.: 133).

Damit ist nicht die Forderung verbunden, dass ökosystemisch sensible Entscheidungen gar nicht mehr getroffen werden dürfen. Vielmehr geht es darum, dass »die tatsächlichen Folgen des Handelns in der Differenz von beabsichtigten und unbeabsichtigten Folgen so auf das Handeln zurückwirken, dass sie eine korrigierende Wirkung haben und zu einer Neudefinition der Handlungsintentionen und der Handlungsinstrumente führen« (ebd.).

Auf die Unzulänglichkeit der Folgenabschätzung in komplexen Zusammenhängen geht Vogt (2009) ein. Er will der subjektiven Entscheidungskompetenz eine stärkere Bedeutung zukommen lassen:

»Die Begrenzung der Möglichkeit einer Folgenabschätzung führt auch zu einer Rückkehr von ›Entscheidung‹ in einem ethisch und personal qualifizierten Sinn, weil diese nicht mehr an die scheinbar neutrale, rein sachliche Kalkulation der Folgenoptimierung abgegeben werden kann. Das subjektiv-dezisionistische Moment gewinnt stärkere Bedeutung« (ebd.: 49).

Die existenzielle Bedeutung der Entscheidungssituation steht im Zentrum der Überlegungen Rahners. Er hat auf der Grundlage von fundamentaltheologischen und anthropologischen Überlegungen seinen Entwurf einer formalen Existenzialethik konzipiert (Rahner 1955; auch Lob-Hüdepohl 1994). In diesem Konzept wird der Unhintergehbarkeit des Einzelnen für die ethischen Entscheidungssituationen angesichts der Grenzen subjektiver Selbstaufklärung Rechnung getragen.[11]

In besonders nachdrücklicher Weise wurde dieser Gedanke durch Bernhart (1990) profiliert, der die Sittlichkeit als Quellgrund des Tragischen bezeichnet hat (Arntz 2003; Claret 2011). In origineller Weiterführung einer bereits von Kant vorgetragenen Überlegung spricht Bernhart von einer grundlegenden sittlichen Antinomie. Sie besteht für ihn darin, dass sich bei genauerer Betrachtung ein Geschehen feststellen lässt, »in dem ein Wert durch eine in ihm selbst oder seiner wesentlichen Verkettung gelegene Notwendigkeit untergeht« (ebd.: 53). Mit diesen Ausführungen fokussiert Bernhart nicht so sehr ein Problem der normativen Ethik im Kontext von unvermeidlichen Güterabwägungen. Er hat vielmehr existenzielle Dilemmasituationen im Blick, die sich einer glatten ethischen Lösung entziehen. Eine Beantwortung dieser aporetischen Situation ist für ihn nur möglich, indem die sittliche Persönlichkeit des Einzelnen diese Spannung aushält und ausgleicht: »Es bleibt uns, wovon wir noch zu handeln haben, die Freiheit, die dauernde Wertverminderung der Welt in persönlichem Adel aufzuheben« (ebd.: 55).

Weitlauff (1990) bezeichnet die von Bernhart diagnostizierten Antinomien des Sittlichen als die »[…] ›eigentlichen Quellgebiete(s) des Tragischen‹ […]« (ebd.: 301). Bedeutsam ist aus theologisch-ethischer Sicht, dass die fragmentarische Verwirklichung des ethischen Anspruchs nicht nur eine Folge der menschlichen Sündhaftigkeit oder eines fehlgeleiteten Gebrauchs der menschlichen Freiheit ist, sondern in der Sittlichkeit selbst eingeschlossen ist. Zeit seines Lebens ist Bernhart – wie Wachinger (1981) betont –

---

11 Den damit verbundenen Beitrag für die Erneuerung der Moraltheologie erläutert Goertz (1999: 240):»Die Existentialethik trägt das Moment der Geschichtlichkeit und Individualität menschlicher Existenz und sittlicher Entscheidung neu ins Bewusstsein der Moraltheologie […]. Nicht mehr eine statisch-ungeschichtlich vorgegebene Wesensnatur des Menschen ist normatives Maß des Sittlichen, das Wesen des Menschen liegt in seiner Personalität und Freiheit.«

sensibel gewesen und geblieben für »den ›Schatten‹ des Ethischen« (ebd.: 294).

Die Schatten, die auf der Schöpfung und der Ethik liegen, bedeuten jedoch keine grundsätzliche Verdunkelung des ethischen Anspruchs oder die Infragestellung der Möglichkeit, das Gute zu erkennen und zu tun. Aber Bernhart sieht sich – angeregt durch die existenzielle und intellektuelle Erfahrung der Grenzen des sittlichen Subjektseins dazu ermutigt, entschieden für eine Ethik des Möglichen einzutreten. Weitlauff (1990) präzisiert diesen Sachverhalt, wenn er für Joseph Bernhart feststellt, dass dieser »dem angeborenen verführerischen Drang zum Menschenmöglichen in mannigfacher Variation die Frage nach dem Menschengemäßen entgegenstellt« (ebd.: 311).

Während Bernhart von einem stark religionsphilosophischen Ansatz ausgehend seine Bedenken gegen eine ethische Überforderung des Einzelnen vorgetragen hat, kommt Rahner aus fundamentalanthropologischen Überlegungen zu ähnlichen Ergebnissen. Auch er begegnet einer vollständigen Selbstdefinition und Selbstaufklärung des Menschen sehr skeptisch. Bei ihm steht die aus der ignatianischen Spiritualität (ausführlich dazu Fraling 1997) gewonnene Haltung eines Nicht-Sagens, Nicht-Wissens und Nicht-Beherrschens dessen, was den Menschen zuinnerst ausmacht, im Vordergrund (Rahner 1984: 52). Die unwiderrufliche Einmaligkeit einer jeden menschlichen Person gestattet es nicht, so führt Rahner aus, diese als bloßen Spezialfall des Allgemeinen zu betrachten. Die klassisch neuscholastische Prinzipienethik stieß mit ihrer traditionellen Aktmoral vor dem Hintergrund dieser Überlegungen an eine Grenze. Die von Rahner vorgeschlagene Formale Existenzialethik macht diesen Gedanken für moralische Fragestellungen anschlussfähig und bietet die Möglichkeit, das unausweichliche Nichtwissen im Selbstverhältnis des Menschen und im Verhältnis zu den Mitmenschen unter moralischer Rücksicht zur Geltung zu bringen.

Im Umgang miteinander verpflichtet uns diese konstitutive Unschärfe, dieses unauflösbare Nichtwissensverhältnis des Menschen gegenüber dem Menschen, zur Behutsamkeit und verbietet kategorisch, uns und unsere Mitmenschen auf das kategorial Wissbare zu reduzieren. Weil diese anthropologisch-theologisch motivierte Perspektivenverschiebung (unter erkenntnistheoretischer Rücksicht) nicht nur das Außenverhältnis des Menschen zu Gott und zu seinem Mitmenschen, sondern ganz fundamental auch das Selbstverhältnis verändert, gewinnen diese Überlegungen eine eigenständige Bedeutung für die Wahrnehmung des Nichtwissens und dessen ethischer Relevanz. Eine transzendentaltheologisch informierte Präventivethik gibt erste Impulse zur theologischen Fundierung eines Rechts auf Nichtwissen.

4. Nichtwissen – moraltheologisch

Von jeher reflektierte und verteidigte die Theologie den Glauben als eine epistemische Einstellung, die eine eigenständige Sicht auf einen Sachverhalt darstellt. Vor diesem Hintergrund erscheint das neben dem Wissen stets andere Wirklichkeitsverhältnis des Glaubens legitim und eine theologische Ethik des Nichtwissens hat hier ihren Anfang zu nehmen. Im Hinblick auf die gelebte Sittlichkeit wurde in der jüngeren moraltheologischen Diskussion – unter dem Stichwort einer autonomen Moralbegründung im Horizont des christlichen Glaubens – die integrierende, kritisierende und motivierende Kraft dieses Glaubens thematisiert (Auer 1984; Demmer 1996; Schnackenburg 1986; Stoeckle 1977). Mit diesem Konzept sollte verdeutlicht werden, dass die Relevanz theologischer Überlegungen sich nicht primär in exklusiv aus dem Glauben begründeten Normen niederschlägt, sondern die Intentionalitätsstruktur und Motivation des sittlichen Handelns prägt und verändert (Fuchs 1988–1997).

Im Gefolge dieser Überlegungen veränderte sich auch das wissenschaftstheoretische Profil der Moraltheologie, die immer weniger als ethische Prinzipienlehre, sondern vielmehr als Fundamentalmoral (Demmer 1999: 15–40) konzipiert wurde. Deren Begriff und Aufgabe hat Böckle wie folgt skizziert: »Bezogen auf die gegenwärtige geistesgeschichtliche Situation, soll *die Berechtigung einer ethischen Theorie zur Wert- und Normbegründung aufgezeigt und dabei speziell die dem christlichen Glauben zufallende Funktion dargestellt werden*« (Böckle 1991: 15f.).

Im Zuge dieser systematischen Neuausrichtung der Moraltheologie, die sich dadurch den Anforderungen an eine theologisch konzipierte Ethik im pluralistischen Gesellschaftsdiskurs stellte, profilierte diese ihr eigenes Wissenschaftsverständnis als Integrationswissenschaft.[12]

---

12 Beginnend in den 1960er Jahren: Schöllgen 1961. Die Diskussion wurde weitergeführt in den 1970er Jahren durch Auer 1971, Ringeling 1974 sowie vor allem durch Mieth 1977; 1998.

Deren Spezifikum ist zunächst darin zu sehen, dass sie nicht primär methodologisch definiert ist, weil sie in keiner Methodologie einer Einzelwissenschaft aufgeht. Integrationswissenschaften verstehen sich nicht als Einzelwissenschaften, sondern vielmehr als Einheitswissenschaften und tendieren alle zur Anthropologie. Folglich besteht das zentrale Kennzeichen von Integrationswissenschaften nicht in der Methode, sondern in den anthropologischen Voraussetzungen.

Die Ausgangsfrage lautete: Wie kann das Gespräch zwischen den empirischen Wissenschaften und der theologischen Ethik ohne Profilverluste gelingen? Zwei Vorgehensweisen wurden vorgeschlagen. Im Rahmen einer empirisch-induktiven Methode wurde die Erhebung von empirischen Sachverhalten mit der Beschreibung der realen Gesamtkonstitution des Menschen in Verbindung gebracht. Dieser Zugang ist vor allem bei den biomedizinischen Fragestellungen in der prädiktiven Medizin, der Stammzellenforschung oder allen pränatalen diagnostischen Techniken von großer Bedeutung (Hilpert 2006; 2009). Hier werden empirische Sachverhalte aus der Biologie und der Medizin in den weiteren Horizont der philosophischen oder theologischen Anthropologie gestellt: man denke in diesem Zusammenhang an die strittige Frage, welcher Schutz dem beginnenden menschlichen Leben zukommen soll. Keine der involvierten Disziplinen kann diese ethisch bedeutsame Frage im Alleingang entscheiden. Dazu ist der interdisziplinäre Diskurs notwendig.

Bei den induktiv-hermeneutischen Verfahren wurde die Wirklichkeit als vielschichtiger, sinnvoller Text begriffen und in deren Kontext Sittlichkeit als die Verpflichtung verstanden, zu diesem anerkannten Sinn der Wirklichkeit handelnd Stellung zu beziehen. Zugänge dieser Art sind vor allem bei medizinischen Fragen in Grenzsituationen bedeutsam. Die sinnvollen Grenzen bei der Maximaltherapie können nicht allein durch medizinische Kriterien bestimmt werden. Das Wertbild des Patienten ist mindestens so bedeutsam wie das Blutbild des Betroffenen. In den 1970er Jahren wurde die Forderung laut, nicht dem Leben Jahre, sondern den Jahren Leben zu geben: das Stichwort Lebensqualität (Arntz 2002) wurde dafür zum Leitbegriff.

Im Zusammenhang mit einer synoptischen Methodologie wurde vorgeschlagen, die ethisch relevanten Aussagen und Resultate der empirischen Wissenschaften in den Sinnzusammenhang der philosophischen und theologischen Anthropologie zu integrieren. Die doppelte hermeneutische Herausforderung besteht darin, eine empirisch fundierte Anthropologie zu entwerfen, die zugleich empiriekritisch konzipiert ist. Darüber hinaus bedurfte es einer besseren empirischen Fundierung der Ethik, ohne deren hermeneutisches Profil preiszugeben.

Mieth hat in diesem Zusammenhang vorgeschlagen, in einem ersten Schritt eine hypothetische Integrität des Menschen zu skizzieren, die für verschiedene Alternativen des Sinnverstehens offen ist. In einem weiteren Schritt könnten dann Prioritäten als Handlungsmaximen entwickelt werden (Mieth 1977: 37).

Im Rahmen der theologischen Ethik wurden unterschiedliche hermeneutische Verifikationskriterien präsentiert. Diese waren entweder – wie etwa bei Gründel – stärker sozialethisch geprägt: Das »*Glücken menschlichen Lebens und Zusammenlebens*«, oder deutlicher individualethisch ausgerichtet, wenn etwa – bei Auer – von einer »*sinnvollen und fruchtbaren menschlichen Existenz*« oder – wie bei Demmer – das »*umfassend gelingende menschliche Leben*« im Vordergrund steht.

Die hier für die theologische Ethik und deren Selbstverständnis vorgetragenen anthropologisch begründeten Zielperspektiven dokumentieren das Bemühen, das *Proprium christianum* in der Ethik als theologisch geprägte Vollendungsgestalt des Humanum zu profilieren. Auf diese Weise soll der Brückenschlag zu all jenen Ethikentwürfen gelingen, die keine theologischen Prämissen zum Ausgangspunkt ihrer Überlegungen machen. Die Konvergenzen im anthropologischen Vorverständnis dienen dann als eine erste wichtige Verständigungsebene. Mieth verdeutlicht: »Integrierungskriterium ist daher nicht einfach ›Gott‹, sondern der den Sinn des Humanum implizierende Christusglaube des Menschen.« (ebd.: 144).

Damit wird deutlich, in welche übergeordnete Perspektive sich dieses anthropologisch-theologische Programm einordnet: Die Theologie versteht sich als eine Sinnwissenschaft. Wolfers hat die Moraltheologie – ohne den Anspruch damit eine erschöpfende, sondern vielmehr pointierte Definition vorzulegen – als eine »handlungsleitende Sinnwissenschaft« bezeichnet (Wolfers 2003: 15).

Mit den Ausführungen von Schockenhoff lässt sich dieser Ansatz theologisch schärfer profilieren. Für ihn ist die Moraltheologie jedoch nicht nur eine auf Sinn ausgerichtete »Theorie der menschlichen Lebensführung unter dem Anspruch des Evangeliums, sondern zugleich die hermeneutische Selbstverständigung des christlichen Glaubens mit dem Ziel, seine eigenen Konsequenzen für die menschliche Lebensführung und das menschliche Handeln hervortreten zu lassen« (Schockenhoff 2007: 20).

In seinen Studien zur moraltheologischen Hermeneutik hat Mieth nicht nur den Erfahrungsbegriff analysiert, sondern auch die spezifische Bedeutung der Glaubenserfahrung für die Ethik herausgearbeitet und verdeutlicht:»Die ethische Empirie ist nicht die Sinneserfahrung, sondern die Sinnerfahrung« (Mieth 1977: 40). Ausgehend von dieser Klarstellung entwickelt Mieth sein Programm der Moraltheologie als experientielle Wissenschaft (grundlegend dazu: Mieth 1998). Der Begriff»experientiell« für die Bestimmung des Erfahrungskriteriums in der Theologie« (Mieth 1977: 154) wurde im Anschluss an Überlegungen in der theologischen Tradition bei Thomas von Aquin gewonnen.

Im Rahmen der theologischen Ethik bietet dieser Ansatz eine hilfreiche Weiterführung, befürwortet Mieth doch systematisch die kontextuelle Beglaubigung von Wissen:»Die aus komplexen Prozessen der Wahrnehmung, des Erlebnisses und der menschlichen Begegnung entstehende Erfahrung und die sich daraus herausbildende Erfahrenheit als Erfahrungskompetenz erweisen sich [...] als Kraft der Motivation zum Handeln« (Mieth 1998: 183) und fallweise sicher auch als Legitimierungsinstanz gegenüber Nichtwissen.

Aufschlussreich sind diese Überlegungen für die»Reziprozität von wissenschaftlicher Erfahrung und Glaubenserfahrung« (Mieth 1977: 153). In einem ersten Schritt setzt sich Mieth mit der unscharfen Trennung der Begriffe Empirie und Experienz auseinander. Bezeichnen beide zunächst den Erfahrungsvorgang selbst, so geht doch die daraus resultierende Erfahrenheit nicht im empirisch wahrnehmbaren, feststellbaren – gegebenenfalls sogar messbaren – Vorgang auf. Wenn von experientieller Erfahrung die Rede ist, dann ist jene kombinatorische Kompetenz gemeint, die dazu befähigt, das empirische Material in einen größeren Interpretationshorizont und damit in einen übergeordneten Sinnzusammenhang einzuordnen, der genauer zu benennen ist:

»Theologie als Integrierungswissenschaft legitimiert ihre eigenen Ergebnisse aus der Integrierungsfähigkeit von Einzelerkenntnissen in die integrierende Erfahrung des Humanum im Glauben [...]. Theologie als experientielle Wissenschaft legitimiert ihre Aussagen aus der Entsprechung zwischen den der Erfahrung eignenden, aber sie überschreitenden Momenten einer unausweichlichen und unbedingt angehenden Wirklichkeit, die den Menschen primär ändert und erst sekundär von ihm expliziert werden kann« (ebd.: 162f.).

Ohne die Relevanz der empirischen Wahrnehmung gering zu schätzen, wird dennoch deutlich, dass die für die theologisch-ethische Reflexion entscheidende Weise der Erfahrung in der »experientiellen Lebenserfahrung beziehungsweise im Sinne der verarbeiteten Erlebnisse und Begegnungen zu verstehen ist« (Mieth 1998: 171). Die auf diesem Wege gewonnene Erfahrungskompetenz wird damit in gewisser Weise zur Bedingung der Möglichkeit für die Einsicht in Wertorientierungen und zur Grundlage der Tugendethik.

Im Rahmen des experientiellen Ansatzes kann die Tugendethik für das therapeutische Handeln in der modernen Medizin fruchtbar gemacht werden. Eine experientiell grundierte Tugendethik würde angesichts der Komplexität der modernen biomedizinischen Möglichkeiten einen präventiven Effekt bewirken. Das könnte unter Umständen auch bedeuten, »sich auf bestimmte Forschungseinrichtungen und die Ausdehnung beziehungsweise Spezialisierung therapeutischer Maßnahmen gar nicht erst einzulassen, weil sie die Probleme auf eine Weise lösen, dass durch die Problemlösung neue Probleme entstehen, die größer sind als die Probleme, die gelöst werden« (ebd.: 175).[13]

Eine solche präventive Klugheitsethik auf experientieller Basis enthält – aus patientenzentrierter Perspektive – Impulse für das Umgehen mit Wissens- und Nichtwissensbeständen in der modernen Medizin. Klugheit als Kunst der praktischen Verantwortung und als Fähigkeit zwischen technischer Effizienz und personaler Richtigkeit abzuwägen, ist folglich eine Kunst der Interpretation (ebd.: 179). Interpretiert werden dabei nicht nur diagnostische Daten und daraus resultierende therapeutische Optionen, sondern es handelt sich ebenso sehr um eine Selbstinterpretation der Betroffenen. Beim dargestellten Abwägungsprozess kann es folglich nicht allein um die Analyse empirisch gewonnener Daten oder die Erkenntnis neuer Fakten gehen. Aus experientieller Sicht steht die Balancierung und Bilanzierung dieser Ergebnisse aus der Erfahrenheit des betroffenen Individuums im Vordergrund des Interesses.

Eine von Kaulbach getroffene Unterscheidung kann in diesem Zusammenhang weiterführen. Demnach ist die transzendentale Wahrheit als »*Sinnwahrheit*« (Kaulbach 1986: 152) von der bloßen Objektwahrheit abzugrenzen. Im Spannungsfeld der Sinnwahrheit geht es nicht vorrangig um

---

13 Siehe auch Leanza 2010: 256. Mit Blick auf die Verbindung von prädiktiver und präventiver Medizin erinnert Leanza an die »Paradoxie der Risiko generierenden Risikovermeidung«. Im Bestreben Gesundheitsrisiken zu reduzieren, werden häufig zuvor nicht existierende Risiken erzeugt. »Der Versuch Risiken zu vermeiden, ist selbst riskant, während die Suche nach Sicherheit keineswegs sicher ist.«, so Esposito 2007: 79.

die Angemessenheit eines Begriffs oder eines Urteils mit Blick auf ein vorgegebenes Objekt. Für die Sinnwahrheit ist die »Tauglichkeit einer Perspektive, dem Anspruch, beziehungsweise dem Bedürfnis oder Interesse des Denkenden und Handelnden die diesen erfüllende Weltauslegung zu verschaffen« (ebd.) konstitutiv.

Die Moraltheologie wird diesen Gedanken aufgreifen und die eigene Disziplin als Beitrag zu einer Metaphysik der Lebensdeutung verstehen (Arntz 2003: 220–225). Die autobiografische Reflexion enthält immer schon erlebte, erprobte und gegebenenfalls auch gescheiterte Strategien im Umgang mit alltäglichem Nichtwissen. Eine lebensgeschichtlich getönte Klugheitsethik des Nichtwissens – wie sie Mieth vor allem für den biomedizinischen Kontext vorgeschlagen hat –, welche die Grenzen autonomer Selbstgewissheit und Selbstverfügung konstruktiv in die Moraltheologie integriert, bedeutet in diesem Zusammenhang eine weiterführende Perspektive, denn die lebensgeschichtlich erworbenen Sinnerfahrungen und Interpretationskompetenzen befähigen zur intelligenten Selbstbindung und stabilisieren die persönliche Entschiedenheit.

Für die Bewertung von biomedizinischen Nichtwissensbeständen aus theologisch-anthropologischer Sicht ergibt sich daraus eine Akzentverschiebung im Blick auf das vorgeschlagene Verifikationskriterium eines umfassend gelingenden menschlichen Lebens. Wenn der Moraltheologe nach den Rahmenbedingungen gelingenden Lebens, also letztlich nach dem Glück des Menschen[14] fragt, geht es ihm vor allem darum, die vielfältigen menschlichen Glücksvorstellungen für die Sinnfrage transparent zu machen. Die sinnerschließenden Potenziale des christlichen Glaubens können auf diese Weise mit der allgemein menschlichen Suche nach Lebensglück und Lebenssinn in Verbindung gebracht werden.

Im allgemein philosophischen Verständnis verbindet sich mit dem Lebenssinn »die Auffassung von einer inneren Absicht des menschlichen Daseins, das dadurch als eine erfüllte Zeit gesehen wird und darin seinen eigentümlichen Wert hat […]« (Gerhard 1995: 815). Aus theologischer Sicht kann dieser Gedanke aufgegriffen und um die Dimension der aus dem Glauben gewonnenen Selbst-Bejahung erweitert werden. Guardini (1995) hat als eine erste fundamentale moralische Herausforderung des menschlichen Leben die Zustimmungsfähigkeit zum eigenen Dasein be-

---

14 Demmer (1992: 111) verweist auf den kritischen Einspruch der moraltheologischen Tradition gegen eine eudämonistische Engführung bei der Interpretation dieses Verständnisses.

zeichnet: Die Annahme seiner Selbst als ethische Aufgabe bedeutet demnach vor allem das grundlegende Einverstandensein mit dem eigenen Dasein und dem Dasein des anderen.[15]

5. Nichtwissen – spirituell

Aus der Perspektive eines ethischen Ansatzes, der sich an der Idee eines geschenkten Lebenssinns orientiert, ist ein menschlich sinnvolles und erfülltes Leben nicht primär eine Frage der Machbarkeit.[16] Der für die Lebensqualität bedeutsame Anspruch auf Selbstverwirklichung und Selbstbestimmung sowie die Fähigkeit zu Selbstüberwindung und Selbstlosigkeit stehen einander nicht unversöhnlich gegenüber. Selbstzentrierung und Selbstdistanz gehören zum bewussten Leben wie zwei Seiten einer Medaille (Henrich 2000: 11–48).

Vor allem die theologische Ethik – die sich als handlungsleitende Sinnwissenschaft (Wolfers 2003) profiliert – kann verdeutlichen, dass es – im Rahmen einer Metaphysik der Lebensdeutung – nicht vorrangig um die Ausarbeitung einer normativen Theorie, sondern um Bilder gelingenden Lebens geht. Der christliche Glaube gewinnt seine Vorstellungen in enger Verbindung zu den biblischen Zeugnissen und aus der Theologie des geistlichen Lebens. Dabei steht nicht eine abstrakte Wahrheit im Vordergrund, sondern – in christologischer Perspektive – wird das praktische Lebensbeispiel und Lebensschicksal Jesu zum hermeneutischen Verifikationskriterium ethischer Reflexionen, weil hier eine fundamentalanthropologische Wahrheit in personaler Verwirklichungsgestalt sichtbar wird.[17]

---

15 Guardini (1995: 17f.) verdeutlicht:»So wird der Akt des Selbstseins in seiner Wurzel zu einer Askese: ich muss auf den Wunsch verzichten, anders zu sein, als ich bin [...]. Ich soll damit einverstanden sein, der zu sein, der ich bin. Einverstanden, die Eigenschaften zu haben, die ich habe. Einverstanden, in den Grenzen zu stehen, die mir gezogen sind.«

16 »Das christliche Verständnis, das zu aufrichtiger Auseinandersetzung über die Frage von Lebenssinn und Grenzakzeptanz, von Angst und Hoffnung, Last und Vertrauen an der Basis des Lebens einlädt, kann [...] helfen, moderne Medizin gelassen und sachgerecht gebrauchen zu können.«, so urteilt Römelt 2009: 359.

17 Vgl. Fuchs 1988: 133:»Das punctum saliens ist, dass das Christusereignis eben nicht unmittelbar auf dieser Ebene liegt, d.h. in sich nicht von der Art sittlich-normativer zwischenmenschlicher Ethik ist. Es gehört vielmehr direkt dem grundlegend theologalen und religiösen Bereich an. Dadurch erhält der personale Mensch in seiner Ganzheit – d.h. als auch hinsichtlich seiner Ethik – einen neuen Gesamthorizont und -sinn.«

Demmer fasst das Grundanliegen treffend zusammen: »Wenn Gottes Selbstmitteilung in der Lebensgeschichte Jesu Christi dem Menschen den endgültigen Sinn seines Daseins eröffnet, dann kann es für den Glaubenden fürderhin keine lebensgeschichtliche Situation mehr geben, die sich der Möglichkeit einer endgültigen Sinngebung verschließen würde« (Demmer 1985: 123).

Diese Sinnerschließung wird für den gläubigen Menschen nicht unmittelbar handlungstheoretisch oder normativ-ethisch relevant. Aber ein Glaube, der einen transzendenten Lebenssinn eröffnet, schafft Freiräume für den verantwortlichen Umgang mit einem möglichen Wissen im Rahmen der prädiktiven Medizin und ermutigt gegebenenfalls zum ausdrücklichen Verzicht auf dieses Wissen.

Und schließlich kann der Glaube an einen letzten Sinn des Lebens »im Grenzfall sogar den Ausfall unerlässlicher Werte erträglich machen. Der Glaube kann trösten« (Henrici 1975: 182).

Literatur

Arntz, Klaus (²2002), *Unbegrenzte Lebensqualität? Bioethische Herausforderungen der Moraltheologie*, Münster.

– (2003), *Melancholie und Ethik. Eine philosophisch-theologische Auseinandersetzung mit den Grenzen sittlichen Subjektseins im 20. Jahrhundert*, Regensburg.

Auer, Alfons (1971), *Autonome Moral und christlicher Glaube*, Düsseldorf.

Bahnsen, Ulrich (2011), »Drum prüfe, wer sich bindet. Neuartige Gentests sollen Paaren die Angst nehmen, ihre Kinder könnten mit schweren Erkrankungen zur Welt kommen«, in: *Die ZEIT*, 03.02 2011, S. 33–34.

Beck-Gernsheim, Elisabeth (2001), »Die soziale Konstruktion des Risikos – das Beispiel Pränataldiagnostik«, in: Geyer, Christian (Hg.), *Biopolitik. Die Positionen*, Frankfurt a. M., S. 21–40.

Bernhart, Joseph (1990), *Tragik im Weltlauf*, hg. v. M. Weitlauff, Weißenhorn (Erstauflage: München 1917).

Böckle, Franz (?1991), *Fundamentalmoral*, München.

Böschen, Stefan u.a. (2008), »Entscheidungen unter Bedingungen pluraler Nichtwissenskulturen«, in: Mayntz, Renate u.a. (Hg.), *Wissensproduktion und Wissenstransfer*. Bielefeld, S. 197–220.

Böschen, Stefan u.a. (Hg.) (2004), *Handeln trotz Nichtwissen. Vom Umgang mit Chaos und Risiko in Politik, Industrie und Wissenschaft*, Frankfurt a. M.

Böschen, Stefan u.a. (2003), *Nichtwissenskulturen. Analysen zum Umgang mit Nichtwissen im Spannungsfeld von epistemischen Kulturen und gesellschaftlichen Gestaltungsöffentlichkeiten*.

Vorhabenbeschreibung für das Programm »Wissen für Entscheidungsprozesse. Forschung zum Verhältnis von Wissenschaft, Politik und Gesellschaft« des BMBF (AZA6) [unveröffentlicht].

Canterbury, Anselm von (²1984), »Proslogion II«, in: ders., *Proslogion*, hg. v. Schmitt, Franciscus Salesius, Stuttgart/Bad Cannstatt.

Claret, Bernd J. (2011), *Warum ist die Schöpfung so, warum nicht anders?: Ein Denkversuch über »die eschatologische Frage« im Anschluss an Joseph Bernharts geschichtstheologische Reflexionen*, Weißenhorn.

Damm, Reinhard (2003), »Prädiktive genetische Tests: Gesellschaftliche Folgen und rechtlicher Schutz der Persönlichkeit«, in: Honnefelder, Ludger u.a. (Hg.), *Das genetische Wissen und die Zukunft des Menschen*, Berlin, S. 203–228.

Demmer, Klaus (1985), *Deuten und handeln. Grundlagen und Grundfragen der Fundamentalmoral* (Studien zur theologischen Ethik 15), Freiburg i. Br.

–   (1992), »Die sittliche Persönlichkeit«, in: ders./Ducke, Karl-Heinz (Hg.), *Moraltheologie im Dienst der Kirche* (FS Wilhelm Ernst), Leipzig, S. 102–113.

–   (1996), »Die autonome Moral. Eine Anfrage an die Denkform«, in: Holderegger, Adrian (Hg.), *Fundamente der theologischen Ethik. Bilanz und Neuansätze* (Studien zur theologischen Ethik 72), Freiburg i. Ue., S. 261–276.

–   (1999), »Die wissenschaftstheoretischen Rahmenbedingungen der Fundamentalmoral«, in: ders., *Fundamentale Theologie des Ethischen* (Studien zur theologischen Ethik 82), Freiburg i. Ue.

Esposito, Elena (2007), *Die Fiktion der wahrscheinlichen Realität*, Frankfurt a. M.

Faber, Eva-Maria (1999), »Negative Theologie heute. Zur kritischen Aufnahme und Weiterführung einer theologischen Tradition in neuerer systematischer Theologie«, *Theologie und Philosophie* 74, S. 481–503.

–   (2002), »Zur Bedeutung negativer Theologie in der christlichen Rede von Gott«, *Internationale Katholische Zeitschrift* 3, S. 468–478.

Flasch, Kurt (1998), *Nikolaus von Kues. Geschichte einer Entwicklung*, Frankfurt a. M.

–   (2006), »Docta ignorantia und negative Theologie«, in: Beierwaltes, Werner/ Senger, Hans-Gerhard, *de Cusa Opera Omnia*, Heidelberg, S. 79–100.

–   (2008), »Wissen oder Wissen des Nichtwissens«, in: ders., *Kampfplätze der Philosophie. Große Kontroversen von Augustin bis Voltaire*, Frankfurt a. M., S. 227–241.

Fraling, Bernhard (1997), »Existentialethik – spirituelle Mitte der Moraltheologie«, *Geist und Leben* 70 (1), S. 12–27.

Fuchs, Josef (1988–1997), *Für eine menschliche Moral* (Studien zur theologischen Ethik 25/26/36/74), Freiburg i. Ue.

–   (1988), »Autonome Moral und Glaubensethik«, in: ders., *Für eine menschliche Moral. Grundfragen der theologischen Ethik* (Studien zur theologischen Ethik 25), Bd. 1, Freiburg i. Ue., S. 117–140.

Gerhard, Volker (1995), »Artikel Sinn des Lebens«, in: *Historisches Wörterbuch der Philosophie*, hg. v. Ritter, Joachim u.a., Bd. IX, Basel, S. 815–824.

Goertz, Stephan (1999), *Moraltheologie unter Modernisierungsdruck. Interdisziplinarität und Modernisierung als Provokation theologischer Ethik – im Dialog mit der Soziologie Franz-Xaver Kaufmanns* (Studien der Moraltheologie 9), Münster.

Guardini, Romano ([7]1995), *Die Annahme seiner selbst*, Mainz.

Halbmayr, Alois/Hoff, Gregor Maria (Hg.) (2008), *Negative Theologie heute?* (QD 226), Freiburg i. Br.

Henrich, Dieter (1990), *Ethik im nuklearen Frieden*, Frankfurt a. M.

– (2000), *Bewusstes Leben. Untersuchungen zum Verhältnis von Subjektivität und Metaphysik*, Stuttgart.

Henrici, Peter (1975), »Lebensqualität – vom Theologen aus gesehen«, in: *Jahrbuch der Neuen Helvetischen Gesellschaft* 46, S. 176–183.

Hilpert, Konrad (2006), *Kriterien biomedizinischer Ethik. Theologische Beiträge zum gesellschaftlichen Diskurs* (QD 217), Freiburg i. Br.

– (2009), *Forschung contra Lebensschutz? Der Streit um die Stammzellforschung* (QD 233), Freiburg. i.Br.

Hochstaffl, Joseph (1989), »Die ›negative Theologie‹ des Dionysios vom Aeropag und die ›wissende Unwissenheit‹ des Nikolaus von Kues«, in: Schilson, Arno (Hg.), *Gottes Weisheit im Mysterium*, Mainz, S. 117–141.

– (2006) »Art. Negative Theologie«, in: *Lexikon für Theologie und Kirche*, hg. v. Kasper, Walter u.a., Freiburg i. Br., Bd. VII, S. 723–725.

Jonas, Hans (1984), *Das Prinzip Verantwortung. Versuch einer Ethik für die technologische Zivilisation*, Frankfurt a. M.

– (1985), *Technik, Medizin und Ethik. Zur Praxis des Prinzips Verantwortung*, Frankfurt a. M.

Kasper, Walter ([2]1983), *Der Gott Jesu Christi*, Mainz.

Kaulbach, Friedrich (1986), »Handlung und Wahrheit im Aspekt der Kantischen Philosophie«, in: Prauss, Gerold (Hg.), *Handlungstheorie und Transzendentalphilosophie*, Frankfurt a. M., S. 144–159.

Knorr-Cetina, Karin (2004), *Wissenskulturen. Ein Vergleich naturwissenschaftlicher Wissensformen*, Frankfurt a. M.

Künzler, Ingrid (1990), *Macht der Technik – Ohnmacht des Tests. Regelungsbedarf und Regelungsmöglichkeiten im Bereich Gentechnologie* (Bielefelder Rechtsstudien 1), Frankfurt a. M.

Kues, Nikolaus von (1964–1977), *Die belehrte Unwissenheit, Band I – III*, Schriften des Nikolaus von Kues in deutscher Übersetzung. Im Auftrag der Heidelberger Akademie der Wissenschaften hg. v. Hoffmann, Ernst u.a., Hefte 15a–c, Hamburg.

Leanza, Matthias (2010), »Die Gegenwart zukünftiger Erkrankungen. Prävention und die Person«, in: Paul, Bettina/Schmidt-Semisch, Henning (Hg.), *Risiko Gesundheit. Über Risiken und Nebenwirkungen der Gesundheitsgesellschaft*, Wiesbaden, S. 241–262.

Lemke, Thomas ([2]2008), *Gouvernementalität und Biopolitik*, Wiesbaden.

– (2009), »Die Genetifizierung der Medizin. Dimensionen, Entwicklungsdynamiken und Folgen«, *Widerspruch 56*, 01.04.2011, www.schattenblick.de/ infopool/ medien/altern/wider023.html

Lob-Hüdepohl, Andreas (1994), »Tragische Entscheidungen? K. Rahners Logik existenzieller Erkenntnis«, in: Delgado, Mariano/Bachmann, Michael Lutz (Hg.), *Theologie aus Erfahrung der Gnade*, Hildesheim, S. 198–232.

Luhmann, Niklas (1991), *Soziologie des Risikos*, Berlin u.a.

– (²1993), »Risiko und Gefahr«, in: ders., *Soziologische Aufklärung 5. Konstruktivistische Perspektiven*, Wiesbaden, S. 131–169.

Maio, Giovanni (2010), »Abschaffung des Schicksals? Zum impliziten Versprechen einer Medizin ohne Maß«, *Stimmen der Zeit* 228 (12), S. 807–816.

– (2011), »Medizin in einer Zeit, die kein Schicksal duldet. Eine Kritik des Machbarkeitsdenkens der modernen Medizin«, *Zeitschrift für medizinische Ethik* 57 (2), S. 79–98.

Merton, Robert K. (1987), »Three Fragments for a Sociologist's Notebook. Establishing the Phenomenon, Specified Ignorance, an Strategic Research Materials«, *Annual Review of Sociology* 13, S. 1–28.

Mieth, Dietmar (1977), *Moral und Erfahrung. Beiträge zur theologisch-ethischen Hermeneutik* (Studien zur theologischen Ethik 2), Freiburg i. Ue.

– (1998), *Moral und Erfahrung II. Entfaltung einer theologisch-ethischen Hermeneutik* (Studien zur theologischen Ethik 76), Freiburg i. Ue.

Müller, Klaus (2001), *Gottes Dasein denken. Eine philosophische Gotteslehre für heute*, Regensburg.

Powers, Richard (2010), *Das Buch Ich #9. Eine Reportage*, Frankfurt a. M.

Proctor, Robert N. (1995), *Cancer Wars. How Politics Shapes What We Know and Don't Know About Cancer*, New York, S. 247.

Rahner, Karl (1955), »Über die Frage einer formalen Existentialethik«, in: ders., *Schriften zur Theologie*, Bd. II, Zürich u.a., S. 227–246.

– (1984), *Grundkurs des Glaubens. Einführung in den Begriff des Christentums* (Sonderausgabe), Freiburg i. Br.

Ravetz, Jerome (1990), *The Merger of Knowledge with Power. Essays in Critical Science*, London u.a.

Rendtorff, Trutz (1981), *Ethik. Grundelemente, Methodologie und Konkretionen einer ethischen Theologie*, Bd. II, Stuttgart/Berlin/Köln/Mainz.

Ringeling, Hermann (1974), »Ethik als Integrationswissenschaft«, *Gesellschaft und Entwicklung* 3, S. 84–94.

Römelt, Josef (2002), »Autonomie und Sterben. Reicht eine Ethik der Selbstbestimmung zur Humanisierung des Todes?«, *Zeitschrift für medizinische Ethik* 48, S. 3–14.

– (2009), »Gesundheit – höchstes Gut? Theologisch-ethische Hermeneutik der Herausforderungen der modernen Medizinkultur«, in: Augustin, George u.a. (Hg.), *Christliches Ethos und Lebenskultur*, Paderborn, S. 345–359.

Schaeffler, Richard (1980), *Glaubensreflexion und Wissenschaftslehre. Thesen zur Wissenschaftstheorie und Wissenschaftsgeschichte der Theologie* (QD 82), Freiburg i. Br.

Schnackenburg, Rudolf (1986), »Warum eine neutestamentliche Ethik«, in: ders., *Die sittliche Botschaft des Neuen Testaments* (Herders Theologischer Kommentar zum Neuen Testament), Erg.-Bd. I. 1, Freiburg i. Br., S. 17–27.

Schockenhoff, Eberhard (2007), *Grundlegung der Ethik. Ein theologischer Entwurf*, Freiburg i. Br.

Schöllgen, Wilhelm (1961), *Konkrete Ethik*, Düsseldorf.

Schröder, Peter (2004), *Gendiagnostische Gerechtigkeit. Eine ethische Studie über die Herausforderungen postnataler genetischer Prädiktion* (Ethik in der Praxis 16), Münster.

Siep, Ludwig (1993), »Ethische Probleme der Gentechnologie«, in: Ach, Johann S./Gaidt, Andreas (Hg.), *Herausforderung der Bioethik*, Stuttgart/Bad Cannstatt, S. 137–156.

Stoeckle, Bernhard (1977), »Flucht in das Humane? Erwägungen zur Diskussion über die Frage nach dem Proprium christlicher Ethik«, *Internationale Katholische Zeitschrift* 6, S. 312–325.

Strech, Daniel (2003), *Analyse und Kritik der medizinethischen Diskussion zur Präimplantationsdiagnostik. Eine Übersichtsarbeit zum Diskussionsstand bis 2003*, Norderstedt, S. 22–23.

Striet, Magnus (2003), *Offenbares Geheimnis. Zur Kritik der negativen Theologie* (ratio fidei 14), Regensburg.

Strulik, Torsten (2004), *Nichtwissen und Vertrauen in der Wissensökonomie*, Frankfurt a. M.

Taupitz, Jochen (2000), *Genetische Diagnostik und Versicherungsrecht* (Frankfurter Vorträge zum Versicherungswesen 32), Karlsruhe.

Vogt, Markus (2009), »Was wird aus meiner Entscheidung? Folgenabschätzung unter komplexen Bedingungen«, in: Scheule, Rupert M. (Hg.), *Ethik der Entscheidung. Entscheidungshilfen im interdisziplinären Diskurs*, Regensburg, S. 47–75.

Wachinger, Lorenz (1981), *Joseph Bernhart. Leben und Werk in Selbstzeugnissen* (ausgewählt und mit einer biographischen Einführung hg. v. Lorenz Wachinger), Weißenhorn.

Wehling, Peter (2004), »Weshalb weiß die Wissenschaft nicht, was sie nicht weiß? – Umrisse einer Soziologie des wissenschaftlichen Nichtwissens«, in: ders./Böschen, Stefan (Hg.), *Wissenschaft zwischen Folgenverantwortung und Nichtwissen. Aktuelle Perspektiven der Wissenschaftsforschung*, Wiesbaden, S. 35–105.

– (2006), *Im Schatten des Wissens? Perspektiven der Soziologie des Nichtwissens*, Konstanz.

– /Viehöver, Willi/Keller, Reiner/Lau, Christoph (2007), »Zwischen Biologisierung des Sozialen und neuer Biosozialität: Dynamiken der biopolitischen Grenzüberschreitung«, in: *Berliner Journal für Soziologie* 4, S. 547–567.

Weitlauff, Manfred (1990), »Joseph Bernharts ›Tragik im Weltlauf‹ im Spiegel seiner Biographie«, in: Bernhart, Joseph , *Tragik im Weltlauf*, hg. v. Weitlauff, Manfred, Weißenhorn, S. 277–312.

Werbick, Jürgen (2000), *Den Glauben verantworten. Eine Fundamentaltheologie*, Freiburg i. Br.

Wertz, Dorothy u.a. (2001), »Ethik und Genetik aus der Patientenperspektive: Ergebnisse einer internationalen Studie«, GenomXPress 2/01, S. 15–16.

Wolfers, Melanie (2003), *Theologische Ethik als handlungsleitende Sinnwissenschaft. Der fundamentalethische Entwurf von Klaus Demmer* (Studien zur theologischen Ethik 99), Freiburg i. Ue.

Wissenschaft vom Nichtwissen? Theologie und der ihr inhärente Umgang mit den Grenzen des Wissens

Christoph Hausladen

Wird der Begriff Nichtwissen mit der Theologie in Verbindung gebracht, könnten aufgeklärte Zeitgenossen Verdacht schöpfen. Verstehen sich doch Wissen und die Wissenschaft als wichtigste Ressourcen der modernen Gesellschaft. Die Wissenschaft gilt als verlässliche, täuschungsfreie und unparteiische Instanz, die allein Erkenntnis als legitim ausweist. Glaubensbestände gelten dagegen vielfach als eine Reflexionsebene aus einer früheren Entwicklungsphase der Menschheit, die zu überwinden möglich und daher nun auch notwendig ist. Die Frontstellung scheint klar und in einen Generalverdacht gegenüber der Legitimität des Glaubenswissens zu münden. Der Theologe Jürgen Werbick bringt diese Außenwahrnehmung der Theologie treffend auf den Punkt:»Wunschbefreites, illusionsloses, Wissenschafts-generiertes Wissen steht gegen Wunsch-generiertes Pseudo-Wissen beziehungsweise gegen Überzeugungen, die sich gegen das von den Wissenschaften erzeugte Wissen immunisieren, um nicht von ihm ersetzt zu werden.« (Werbick 2010: 37)

In entsprechender Weise argumentieren aktuell Stimmen, insbesondere aus dem angelsächsischen Bereich, wenn sie Religion und Glaube nicht nur als sinnlos und überholt, sondern vielmehr als in sich schlecht und gefährlich für die Entwicklung des Menschen charakterisieren.[1] Sie stehen in der Tradition einer Religionskritik des 19. Jahrhunderts, die metaphysische Er-

---

[1] McGrath (2010: 376) bemerkt zu dem in Hinblick auf Öffentlichkeitswirksamkeit derzeit zentralen Vertreter dieser Richtung:»[Richard] Dawkins stellt die Religion als etwas Irrationales dar, das überhaupt keine Erklärungsfunktion erfüllt. Ihre Hauptfunktion bestehe darin, den wissenschaftlichen und sozialen Fortschritt zu behindern.« Eine weiter zunehmende Infragestellung von Glaube und Glaubenswissenschaft kann konstatiert werden, auch wenn es einzelne gegenläufige Entwicklungen zum lange prognostizierten Ende der Religion gibt: eine vermehrte Präsenz des Religiösen in der Öffentlichkeit, eine verstärkte Aufmerksamkeit für die Bedeutung religiöser Gehalte in säkularer Gesellschaft, wie sie beispielsweise bei Jürgen Habermas zu beobachten ist, oder die erneuerte Position einer Einheit von Glaube und Vernunft, wie sie Benedikt XVI. vertritt.

klärungsansprüche allein auf die Psyche des Menschen zurückzuführen, als Täuschung zu entlarven und derart zu destruieren sucht. Religion und Glaube als Modus des Verstehens von Welt und Mensch erscheinen somit als naiv, unbegründet und damit illegitim. Doch auch abseits eines lautstark vorgetragenen neuen Atheismus mehren sich die kritischen Stimmen gegenüber dem Glauben als rational verantwortetem Wirklichkeitsverständnis. Die Universität als angemessener Ort für theologisches Denken wird in Frage gestellt, die Vereinbarkeit ihres Selbstverständnisses als Glaubenswissenschaft mit dem geltenden Wissenschaftsverständnis bezweifelt (Schärtl 2009: 257; Eckholt 2010: 239).[2] Theologie gilt Teilen auch der wissenschaftlichen Öffentlichkeit mehr als Nicht-Wissenschaft denn als Nichtwissens-Wissenschaft.

Der folgende Beitrag will demgegenüber aufzeigen, wie Theologie vernunftgemäßer Umgang mit den Grenzen des Wissbaren, Integration von methodischem Wissen sich entziehenden Dimensionen, also des Nicht-Gewussten, und einer auf dieser Basis aufruhenden Selbstverständigung ist, die dennoch Gewissheit beansprucht. Sie wird dabei in ihrer ganzen Gestalt von einem Nichtwissen geprägt, das der erkenntnistheoretischen Situation des Menschen geschuldet ist, ohne vor diesem zu kapitulieren.

Dazu soll zunächst ein Blick auf epistemische Grundeinstellungen geworfen werden, mittels derer der Mensch sich seine Welt erschließt, einen Wirklichkeitsbezug herstellt. So kann die erkenntnistheoretische Ausgangssituation verdeutlicht werden. Stellt sich hier der Wissensbegriff allein als nicht zureichend heraus, um zu gesicherten und differenzierten Erkenntnisformen zu gelangen, zeigt sich mit der Grenze des Wissens auch die Bedeutung der Vergewisserungsform des ›Glaubens‹ vorab einer religiösen Konnotation. Aus dieser epistemischen Grundeinsicht lässt sich über eine vordergründige und engführende Dominanz wissensförmiger Erkenntnis hinaus und hinter sie zurück fragen. Das lenkt den Blick auf die Rolle grundlegender Überzeugungen, die sich in Weltbildern ausprägen, für Selbstverständigung und Erkenntnis. Neben objektiv-herleitenden, analytisch ausgerichteten Wissensformen zeigen sich anerkennende, integrative Verständigungsformen als Voraussetzung, um Identität und Handlungsorientierung zu gewinnen. Gehen sie nicht in Wissen auf, so haben sie doch als ausweisbar und nicht beliebig zu gelten.

---

2 Und das nicht nur von Seiten einer kirchen- und theologiekritischen Öffentlichkeit, sondern mitunter auch aus einer internen Sicht, die Theologie mehr im kirchenunmittelbaren Bereich als in der universitären Öffentlichkeit situieren will.

In Folge dieser erkenntnis- und wissenschaftstheoretischen Verortung der Theologie ergibt sich in einem weiteren Schritt auch ihre besondere Gestalt. Ihre Art der Selbstverständigung abseits empirisch-methodisch gesicherter Eindeutigkeit muss um ihre Begründungsformen ringen. In ihrem besonderen ›Gegenstandsbereich‹, ihrem Umgang mit Gottesbegriff und Gotteserfahrung, stößt sie an Grenzen des Erkennbaren und Bestimmbaren. Daher steht sie vor der Spannung von gleichzeitiger Notwendigkeit und Unmöglichkeit, ihre zentralen Inhalte in einer adäquaten begrifflichen Form aussagen zu können. Daher wird die Form der Negation wichtige Ergänzung affirmativen Sprechens. Aporetische, symbolische und metaphorische Rede zeigen sich als mögliche, Räume eröffnende Sprachformen angesichts des bleibend Undefinierbaren und Unaussagbaren, die weder im Schweigen verstummen, noch ihr Nichtwissen übergehen.

1. Glaube als vernünftiger Zugang zur Wirklichkeit

Wohl sind Rolle und Verständnis von Rationalität auch im Inneren des christlichen Glaubens nicht unumstritten. Seinem Selbstverständnis, wie es sich in der Theologiegeschichte in spannungsreichen und fortwirkenden Debatten ausgebildet hat, entspricht jedoch nicht eine totale Gegenwendung zur Vernunft, sondern eine Vernünftigkeit des Glaubens an sich wie die Begründungsfähigkeit theologischer Aussagen. Dabei wird sich jedoch zeigen, dass das Denken an Grenzen des Denk- wie Aussagbaren kommt. Als Rationalitätsform ist derart verstandener Glaube imprägniert mit einer Form des Nichtwissens, da er weder in begrifflich-inhaltlichem Wissen aufgeht, noch zu einer endgültig abgeschlossenen systematischen Synthese durch die menschliche Vernunft gebracht werden kann.

1.1 Wissen und Glauben

Die Unterscheidung der epistemischen Einstellungen ›wissen‹, ›glauben‹ und ›meinen‹ geht in ihrer Abgrenzung wie ihrer daraus resultierenden qualitativen Rangfolge bis auf Platon zurück und wirkt darin bis heute in das Alltagsverständnis fort (Müller 2008: 17–38). Während Wissen ein Verhältnis zwischen Subjekt und Sachverhalt beschreibt, das sich durch

Objektivität, Allgemeinheit und Überprüfbarkeit auszeichnet, bezeichnet Meinen eine Überzeugung geringerer Validität im Hinblick auf Wahrheit und Gewissheit. Glauben reiht sich zwischen den beiden anderen Begriffen ein. Es wird damit zu einer am Wissen gemessenen und gleichzeitig diesem gegenüber minderwertigen Erkenntnisweise, durch einen »qualitativen Sprung« (Schärtl 2006: 96) von ihm abgesetzt. Mit dieser Abstufung verbunden wäre die Verpflichtung, im Rahmen eines »epistemischen Ethos« Glauben in Wissen zu transformieren (Schärtl 2004: 26). Einiges spricht jedoch dafür, dass damit der Glaubensbegriff nicht adäquat gefasst ist.[3]

1.1.1 Epistemische Einstellungen

Zum einen lässt sich die Validität des Wissensbegriffs anfragen. Platons anfängliches Wissensverständnis als »wahre Meinung« muss erweitert werden auf drei Säulen als *begründete wahre Meinung,* um Wissen von durch Raten erzielten Zufallstreffern zu unterscheiden. Mit der Begründungsforderung wird jedoch entgegen dem ersten Anschein keine Eindeutigkeit erreicht, sondern eine neue Problematik eröffnet: Was kann als begründet gelten? Jede in der Herleitung von anderen Sachverhalten, in der Methodik oder der Kompetenz der Person begründete Verlässlichkeit stellt kein Kriterium höchster Sicherheit dar, das Irrtum ausschließen kann. Dies kann einzig dann geschehen, wenn sich der entsprechende Sachverhalt auf selbstevidente Prämissen stützt. Ein derart »perfektes Wissen« ist jedoch die Ausnahme, die auf mathematisch-logische Axiome und subjektive Überzeugungen beschränkt ist (Müller 2008: 22). Wissen im gebräuchlichen Sinn zeichnet sich somit weder durch höchste Sicherheit noch durch fraglose Begründung aus.[4] Es ließe sich von anderen epistemischen Einstellungen allein mittels eines verschärften Wissensbegriffs durch eine eindeutige Definition abgrenzen, der massiv einschränkt, was dann noch Wissen genannt werden darf (Schärtl 2004: 48f). Der auch in den Wissenschaften verwendete Wissensterminus steht hingegen für begründete

---

3 Müller stellt die Frage, ob Platon auf diese Weise nicht die »ganze Reflexion des Glaubensbegriffs auf einen Holzweg gewiesen hat« (2008: 33).

4 Weiter verschärft wird die Begründungsproblematik durch die »Gettier-Fälle«, die deutlich machen, dass nicht nur die Richtigkeit, sondern darüber die korrekte Zuordnung und Interpretation der Begründungen zur Begründungsleistung notwendig ist, um von Wissen sprechen zu können. Daher entsteht ein weites Feld alternativer erkenntnistheoretischer Modelle mit unterschiedlichem Begründungsanspruch, um Wissen zu begründen (vgl. zur Übersicht Schärtl 2006: 100–105).

und gerechtfertigte Annahmen, geht jedoch nicht einher mit fragloser Verlässlichkeit, absoluter Objektivität und strikter Kontextunabhängigkeit.[5] Auch der Glaubensbegriff ist weiter zu differenzieren. Der erkenntnistheoretische Glaubensbegriff bezeichnet anders als der bisher verhandelte alltagssprachliche Glaubensbegriff, der auch jede unreflektierte Form des Meinens einschließt, eine Überzeugung höchster Gewissheit, die rational verfasst ist, das heißt, in einem kohärenten Zusammenhang mit anderen Überzeugungen steht. Dieser starke Glaubensbegriff steht für einen Anerkennungsakt, der am Anfang von Erkenntnisprozessen steht und auf Dauer ausgerichtet ist (Wendel 2002; Müller 2008: 28–38). Er ist als epistemische Einstellung zunächst noch von einem philosophischen, moralischen oder religiösen Glauben zu trennen.

Die Anerkenntnis richtet sich nach Aristoteles auf diejenigen Vernunftprinzipien oder Erkenntnisaxiome (wie das Nichtwiderspruchsprinzip), die das Wissen erst ermöglichen, ohne selbst deduktiv begründet zu sein. Vielmehr erscheinen sie der Vernunft in Klarheit, sie leuchten ein und fordern derart, anerkannt zu werden. Damit ist diese Form von »glauben« nicht nur ein Vernunftvollzug, sondern die Bedingung der Möglichkeit, überhaupt wissen zu können. Wissen ist so gesehen nicht das Erste im Erkenntnisprozess, sondern es gibt eine grundlegendere Stufe: »Denken basiert auf der Inanspruchnahme und Anerkennung einer nicht-reflexiven Gewissheit jenseits des Denkens, die diskursives Wissen ermöglicht – und diese Inanspruchnahme jener Gewissheit deckt sich mit der epistemischen Einstellung ›glauben‹« (Wendel 2002: 258). Hier zeigt sich also gerade im Blick auf die ausgezeichneten Wissensformen evidenten Wissens, dass sie in die Nähe des Glaubensbegriffs führen. Das ›glauben‹ ist dasjenige Moment an Evidenzwissen, dass dessen Verlässlichkeit für das Erkenntnissubjekt garantiert. Die formalen Vernunftprinzipien erlangen nicht durch einen infiniten Begründungsprozess Geltung, sondern durch einen Akt der Anerkennung. Evidenzen beruhen auf dem Vertrauen gegenüber dem, was sich in ihnen und dem Vollzug der Vernunft als solcher zeigt.

Der spezielle Charakter des Glaubens lässt sich auch im Blick auf den Sprachgebrauch feststellen. Darin zeigt sich eine Differenz zwischen dem

---

5 Wie sehr bestimmte Konstellationen die Forschung und ihre Ergebnisse auch in den vermeintlich höchst exakten Wissenschaften prägen, wird bei Knorr-Cetina unter dem Begriff der »Wissenskulturen« verdeutlicht (vgl. Knorr-Cetina 2002).

Glauben dass und dem *Glauben an.*[6] Nicht alle in der zweiten Weise formulierten Sätze lassen sich ohne Bedeutungsverlust in Glauben-dass-Sätze umwandeln. Glauben-an-Sätze bringen ein Mehr zum Ausdruck, das weniger als zusätzliche wissende Gewissheit, sondern in Entsprechung zu dem epistemischen Glaubensbegriff eher als Anerkennen, als Vertrauensmoment und wollendes Festhalten trotz der Ungesichertheit auftritt (Müller 2008: 32). Gegenüber dem »doxastischen« Glauben, der sich an den Inhalten festmacht, besteht das Charakteristikum dieses »fiduziellen« Glaubens in einem »Akt des Vertrauens und Verlassens«, der aus sich heraus weitere Erkenntnisprozesse freisetzt, die ohne ihn nicht möglich wären (Wendel 2002: 260). Dieser die Möglichkeit von Erkenntnis als solche bejahende und weitere Erkenntnisprozesse in Gang setzende Akt nimmt Stellung gegen den tiefgründigsten Täuschungsverdacht, alle Erkenntnis sei reine Illusion.

Bereits hier ist klar geworden, dass weder Wissen sich allein durch seine Begründung rechtfertigt, noch der Glaube unbegründet auftritt. Glaube ist eine andere, aber nicht weniger belastbare und epistemisch weichere Einstellung als Wissen (Müller 2008: 36). Sie ist Grundprinzip der Vernunft. Freilich ist zugleich mit dem formalen Glaubensakt noch keineswegs ein inhaltlich gefüllter Glaube, wie ihn die Religionen vorstellen, legitimiert. Jedoch ist zum einen eine grundlegende epistemische Einstellung im Erkennen freigelegt, die »den Charakter eines Wagnisses, einer Entscheidung, einer Option, die auf kommende Bewährung angewiesen ist«, besitzt (Wendel 2002: 260). Darüber hinaus lassen sich die gewonnenen Beobachtungen in ihrer Bedeutung über den Bereich rein formaler Vernunftprinzipien hinaus ausdehnen.

1.1.2 Philosophische Fortschreibungen

Diesen Weg hat bereits Immanuel Kant gewiesen, daran sei hier nur kurz erinnert. So sind »Ich«, »Welt« und »Gott« keine innerweltlich gegenständlichen Sachverhalte, so dass es für Kant von ihnen kein Wissen geben kann.[7] Dennoch entstammen die Begriffe der Vernunft, in ihrem Status als ›Idee‹ sind sie sogar Postulate der theoretischen Vernunft, ohne die ihr einheitlicher

---

6 In der theologischen Glaubensanalyse ist diese Unterscheidung vertraut unter den Termini *fides quae* für den begrifflichen Inhalt des Glaubens und *fides qua* für den zugrunde liegenden Glaubensakt.

7 Dass der Gottesbegriff auch in der gegenwärtigen Erkenntnistheorie aus sich notwendig unerreichbar bleibt, zeigt Schärtl unter Verweis auf Chisholm (vgl. 2000: 188f.).

Vollzug nicht gewährleistet wäre. Den Modus des Glaubens jedoch verankert Kant in der praktischen Vernunft. Hier gibt es, in Gegensatz zu dem pragmatischen Glauben, der mangels besseren verfügbaren Wissens oft das Alltagshandeln orientiert, aber grundsätzlich überwindbar ist, einen notwendigen Glauben, den niemand in Wissen überführen kann (Jüngel 2004: 325–328). Dieser erweist sich handlungsorientierend als moralischer Glaube. Das Glücken moralischen Handelns ist nicht logisch zu erschließen und somit objektiv ungewiss, und muss doch zugleich von unüberbietbarer subjektiver Gewissheit sein, um Moralität als solche nicht zu destruieren. Die Identität des moralischen Subjekts hängt an diesem seinem moralischen Glauben, der mit seinem Selbstkonzept einhergeht. Die Anerkennung des verpflichtenden moralischen Gesetzes und die Existenz Gottes stehen in Begründungszusammenhang, jedoch bei Kant ausgehend von der Erfahrung, sittlich in Anspruch genommen zu sein. Zu seiner Selbstverständigung und angemessenen Existenz als sittliches Vernunftwesen braucht der Mensch diesen moralischen Glauben, der daher nicht minderwertig, sondern von höchster Bedeutung ist. Er offenbart sich nicht in Definitionen, sondern in der Praxis eines sittlichen Lebens. Dass keine Gewissheit im Sinne von Objektivität erreicht wird, kann die Relevanz der subjektiven Gewissheit als unbedingtem Involviert-Sein nicht mindern, zwischen den beiden Formen von Gewissheit ist notwendig zu trennen. Eine Überführung der erfahrenen moralischen Gewissheit in Wissen ist daher unerreichbar, ohne dass damit der erfahrene Anspruch gemindert würde (Schärtl 2008: 136f).

Von dieser Einsicht Kants ist es nur ein kleiner Schritt zu einem umfassenderen Begriff philosophischen Glaubens der Neuzeit. Diese Denkform zeigt auf, dass es »eine konsistente Selbst- und Weltbeschreibung des Menschen« weder einzig vom Begriff des Wissens her noch in Anlehnung an einen vom Wissensbegriff abgeleiteten Glaubensbegriff geben kann (Müller 2008: 33). Sie nimmt ihren Ausgang von der Offenheit des Subjektes gegenüber der Welt und seiner Freiheit. Um aber diese Phänomene und damit sich selbst angemessen zu verstehen, ist das Subjekt darauf verwiesen, die konkret begegnende Welt zu überschreiten. Ein Transzendieren auf das nicht gegenständlich Fassbare und Erkenntliche zeigt sich als notwendig und angemessen. Damit unterstreicht der philosophische Glaube die »Einsicht in die Grenzen der wissenschaftlichen Erkenntnis« und die »Abwehr von Wissenschaftsaberglauben« (Fries 1985: 45). Jedes umfassende Selbstverstehen geht auf mehr als Gewusstes, beinhaltet Geglaubtes als »das, was weder kraft Evidenz aus sich selbst einleuchtet noch in irgendeiner Form, sei es durch

Sinne, sei es durch Argumente – überprüft werden kann«, sondern in einem willentlichen, aber nicht willkürlichen Akt übernommen wird (Müller 2008: 33). Dabei handelt es sich um eine freie vertrauenserfüllte Zustimmung, die sich nicht in Widerspruch zur Vernunft bringt.

1.2 Überzeugungen als Grundlage der Lebensführung

Das Gewissheitsverständnis von »glauben« muss sich somit nicht zwangsläufig und ausschließlich am Wissensbegriff messen. Entsprechend konturiert gegenwärtig Schärtl einen Begriff des Glaubens als Gewissheit, der im Blick auf seine eigene und eigen geartete epistemische Qualität aus dem »Windschatten« des Wissens tritt und auch für den speziellen Fall religiösen Glaubens anschlussfähig ist (Schärtl 2006; auch Schärtl 2004: 69–101; Schärtl 2008). Damit setzt er sich ab von einer »monolinearen« Konzeption (Schärtl 2008, 134f.), die Gewissheit mit der höchsten Form von Wissen gleichgesetzt und Glauben vorrangig von dem eher kognitiv gefärbten Charakter des Wissens her betrachtet. Wie aufgezeigt wird, beruht die Gewissheit des Glaubens nicht auf der gleichen erkenntnistheoretischen Basis wie Wissen. Sie rekurriert darauf, dass in der gelebten Praxis gegen den Verdacht des Irrtums eine Sicherheit handelnd in Anspruch genommen wird, die von wenigen Ausnahmen abgesehen logisch gar nicht erreichbar ist. Gewissheit steht in der Konsequenz von Kants moralischem Glauben in einem auf Wittgensteins »Über Gewissheit« beruhenden Verständnis für eine persönliche Handlungsgewissheit angesichts des Mangels objektiver theoretischer Gewissheiten: »Im Handeln zeigt sich also, was wir als gewiss erachten« (Schärtl 2008: 140) Als nicht ableitbare »Grammatik« jedes Sprechens ist sie der umfassendere Rahmen, innerhalb dessen erst begriffliche Gewissheiten als deren spezieller »Sonderfall« (ebd.), abgeleitet aus der umfassenderen Form, durch die Tätigkeit der Vernunft entdeckt werden.

Hier versteht Glaube sich aus der Nähe zum Begriff der »Überzeugung« als einer zentralen Säule einer Erkenntnistheorie. Grundlegende Überzeugungen (*cardinal convictions*) gehen nicht mit den Begründungsansprüchen einher, die Wissen mit sich führt. Sie rechtfertigen sich nicht durch unumstößliche, nahtlose Herleitung aus konkreten Sachverhalten. Dennoch sind sie von herausragender Bedeutung für den Einzelnen und großer Stabilität, in ihrem Gewissheitscharakter dem Wissen ähnlich. Sie prägen die individuelle Lebensführung wie das gesellschaftliche Miteinander. In engem Zusammenhang stehen sie mit Werten und Präferenzen, die sich genauer besehen aus ihnen ergeben. An der Schnittstelle von theoretischer und praktischer Vernunft bilden sie ein Gefüge, das die notwendige Einheit und Kohärenz des Handelns in Form eines Weltbildes zur Verfügung stellt. Damit sind sie zunächst einmal außerhalb des Zweifels und unumstößlich. Die Identität des Subjekts geht soweit mit ihnen einher, dass sie »Rückgrat jeder subjektiven Gewissheit« (Schärtl 2004: 97) genannt werden können. Ihnen eigen ist ein starkes Vertrauensmoment und oft eine Dimension, die in die Zukunft weist und sich erst dort legitimieren kann. Ihre bedeutsame Rolle und Unaufgebbarkeit für das Selbstverständnis erweist diese Art von Überzeugungen als *grundlegend.*

Stellen sie somit Ankerpunkte des Weltbildes dar, die selbst sich nicht rechtfertigen müssen, so sind Überzeugungen basaler als Wissensinhalte[8]. Nicht durch Erfahrung können sie begründet werden, da sie selbst das Grundlegende vor jeder Form von Wissen sind: »Das Überzeugtsein ist fundamentaler Glaube, ein Sich-Anhalten und Haltgewinnen, ein Standpunkt, eine Weltsicht.« (Schärtl 2006: 137) Sie leiten ihrerseits alles weitere Erkennen und sind Orientierungspunkte der Wahrnehmung einer Welt, wie sie von ihnen strukturiert wird, Grundlage und Rahmen des Erfahrens, Urteilens und Wissenserwerbs. Noch allen Methoden des Wissenserwerbs, den »Wege(n) zum Wissen« (Schärtl 2004: 97) liegen sie voraus. Jedes Argumentieren beruht in der Bezugnahme zu gemeinsamen Überzeugungen dieser Art, hätte ohne sie gar keinen Anknüpfungspunkt. Deren Rationalität und irrtumsfreie Sicherheit liegt darin begründet, dass eine wahrnehmende und kommunikative Praxis in ihrer Folge möglich wird, als Sprache, die dieser Grammatik folgt. Grundlegende Überzeugung einerseits und Sprach- und Erkenntnispraxis als interpersonales Geschehen andererseits stehen in einem engen Verweisungs- und Bekräftigungszusammenhang: »In unserer rationalen Praxis bringt sich zum Ausdruck, was wir als Fundament erachten«, wie gleichzeitig ebendieses Fundament durch die realisierte Praxis bestätigt wird (Schärtl 2006: 137). Daraus ergeben sich epistemische Konsequenzen für beide Begriffe: Während Überzeugungen selbst nicht gewusst, d.h. an dieser Stelle nicht epistemisch gerechtfertigt werden können, sondern dem Wissen vorausgehen und es ermöglichen, ist jedes Wis-

---

8 Schärtl umschreibt die umfassende Funktion, die diese Überzeugungen ausüben, indem er sie den »Rahmen, die Leinwand und die Farben meines Weltbildes« nennt, »eine Form von Gewissheit, die den Rahmen und die Grundlage aller anderen Formen von Gewissheit bildet« (Schärtl 2004: 97).

sen mit dem vorausgehenden Weltbild verbunden und somit »weltbildsensitiv« (Schärtl 2008: 147). Überzeugungen können somit als nicht absolut gesichert, nicht in Wissen zu transformierend gelten. Dennoch sind sie in der Sprachpraxis grundgelegt und von einer Solidität und Gewissheit, dass handlungsorientierende Weltbilder auf ihnen aufbauen. Sie sind sogar die ausgezeichnete Weise, Selbst- und Weltverständnis zum Ausdruck zu bringen (Schärtl 2004: 77). Erworben werden sie entsprechend nicht unmittelbar, nicht vorrangig als »Produkt unseres Erkenntnisapparats«, weder durch reine Sinneserfahrung noch durch die theoretische Vernunft, sondern in »kommunikativen Prozessen und lebenspraktischen Kontexten« (Schärtl 2006: 138). Schärtl benennt die Faktoren Erfahrung, Autorität und Unterricht als vermittelnde Instanzen. Dabei bezeichnet Erfahrung mehr als die empiristische einzelne Beobachtung, sondern ein gefestigtes Gesamt der Lebenserfahrung, das eine stabile, dauernde Form gefunden hat. Sie lässt das Weltbild mehr aus sich hervorgehen, anstatt es in Durchsichtigkeit und Stringenz begründen zu können. Autorität bezeichnet wiederum die Anerkennungs- und Vertrauensdimension, Unterricht das Einüben in ein Weltbild, um nach dessen Regeln kommunizieren und seine Lebenspraxis als Teil einer Gemeinschaft gestalten zu können.

Religiöse Überzeugungen zählen zu den Grundüberzeugungen, die das Urteilen und Handeln vorformieren, insofern dürfen sie zu der dargelegten Gattung gerechnet werden. Ihr »Gegenstandsbereich« ist von einer Art, dass er nur in der Form der Überzeugung, nicht des Wissens zu haben ist, wie bereits gesehen: ›Ich‹, ›Welt‹ und ›Gott‹ sind nicht über einen Erkenntnis- und Wissensbegriff aufzuklären, der theoretischen und praktischen Vernunft notwendig, aber nicht verfügbar. Religiöses Denken kann als Vermittlungskonzept zwischen Ich- und Weltbegriff gelten, wenn das Denken sich auf ein Unbedingtes zubewegt, von dem her beides in seiner Eigenart verstanden und zusammengeführt werden kann. Es stellt den Ausgriff auf eine als ursprünglich zu verstehende Einheit dar, »in der die Rede von Ich und von Welt in eine Vermittlung miteinander geführt werden können, weil mit der Bezugnahme auf Gott von einem Grund die Rede ist, der Ich und Welt trägt, aus sich entlässt und aufeinander bezieht« (Schärtl 2004: 79). Religion ist damit die Ausfüllung der formalen Grundlagen eines Vernunftkonzepts mittels eines konturierten Weltbildes, das in der Lebenspraxis verankert ist und über Erfahrung wie interpersonal-kommunikative Prozesse vermittelt wird. Der Glaube steht nicht im Widerspruch zur Vernunft, sondern entspricht ihren

Grundprinzipien, wobei er jedoch wie alle weltbildkonstitutiven Grundlagen nicht wissensförmig dargestellt werden kann.

Das von Schärtl profilierte Glaubensverständnis als grundlegende Überzeugung bringt den Charakter der subjektiven Gewissheit zur Geltung[9] und kann überzogene Rechtfertigungsansprüche an den religiösen Glauben zurechtrücken. Es muss sich jedoch abgrenzen von einer reinen Weltbildimmanenz des Glaubens, sei sie religiös-fideistischer Natur oder kulturalistischer Herkunft. Sie würde jede Verständigungsperspektive außerhalb des jeweiligen »Sprach-Raumes« ausschließen. Die Frage nach der rationalen Verantwortbarkeit und der Kommunikabilität der Überzeugungen stellt sich also weiterhin, auch wenn sie ohne eine ableitende Fundierung erfolgen muss und soll. Der Ort dieser verantworteten Stellungnahme zu den grundlegenden Überzeugungen findet sich dort, wo unterschiedliche Weltbilder aufeinander treffen und/oder grundlegende Überzeugungen in einen Wandel geraten. Denn ihre Stabilität entzieht sie nicht grundsätzlich dem Wandel. Jedes Weltbild ist der Horizont eines endlichen Menschen und kann damit nicht mit einem endgültigen erkenntnistheoretischen Abschluss einhergehen. Das bisher taugliche Regelsystem kann unbrauchbar werden für den Alltag, dann ändern auch die grundlegenden Sätze schrittweise ihren Status. In diesem Vorgang werden bisher nicht begründungspflichtige weltbildkonstituierende Sätze wieder zu Erfahrungssätzen, die sich ausweisen müssen. Bislang grundlegende Überzeugungen verlieren ihren besonderen Stellenwert und werden durch Alternativen aus geronnener Erfahrung ersetzt, die nun brauchbarer erscheinen.[10] An diesem Ort des Oszillierens der Sätze werden Plausibilierungswege und Begründungsansätze im Dialog mit den alternativen Konzepten notwendig, auch wenn die Überzeugung bisher nicht fundamental auf ihnen aufruhte. Vermittelt werden kann auf dem Begründungsweg die Rationalität der Überzeugung: es ist vernünftig, so zu denken. Dagegen kann die innere, subjektive Gewissheit, die den Glaubenssatz als solchen auszeichnet, nicht herbeiargumentiert werden, sondern ist Ergebnis der vermittelten, erworbenen und bewährten Praxis.

---

9 Hier zeigt sich die Entgegnung zu allen probabilistischen Glaubensrechtfertigungen, die doch den individuellen Grad an Überzeugtheit nicht erfassen, der als »geradezu unbeirrbares Für-wahr-Halten« nicht aus der Konkurrenz der Argumente zu errechnen ist (Schärtl 2008: 172).

10 Schärtl spricht hier von »Petrifizierung von Erfahrungssätzen« und »Wiederverflüssigung von grundlegenden Überzeugungen« (Schärtl 2008: 148).

Die Frage nach universalisierbaren Maßstäben, denen sich auch die begründungsfreien Überzeugungen stellen müssen, wird dennoch unausweichlich, soll nicht der Beliebigkeit das Wort geredet werden. Können Überzeugungen nicht extern begründet werden, muss die Legitimierung handlungstheoretisch, im Blick auf den Prozess der Aneignung der Überzeugungen und der dort praktizierten Haltungen erfolgen. So hat sie besonders auf die »Güte der [mit dem Weltbild verbundenen, C.H.] Lebensform«, die »Vertrauenswürdigkeit einer Person, die mich ein Weltbild lehrt« und die »weisheitliche Unterscheidungskunst« des Aufmerksamwerdens auf die Bedeutung der Inkonsistenzen jeden Weltbilds zu achten (Schärtl 2008: 167). Ergänzt werden diese Kennzeichen »personaler Einsicht« durch eine »Authentizität«, die sich in »Realität und Relevanz« (ebd.: 168) jener Überzeugung im konkreten Leben spiegelt, das heißt ihrer alltäglichen Bewährung, und einem Anerkennungsvorgang als »freier Selbstverpflichtung«.

Auf diese Weise werden für Schärtl nicht nur Mindestanforderungen, sondern in vorbildhafter Weise die epistemischen Ausweispflichten erfüllt, um an Überzeugungen festhalten zu können. Ohne sie ist Leben und Erkennen nicht möglich. Daher steht ihre Legitimation nicht grundsätzlich in Frage. Welche hingegen im Speziellen als gerechtfertigt gelten können, scheidet sich im prüfenden Blick auf Modalitäten des Erwerbs mittels Erfahrung, Autorität und Exerzitium, auf Vertrauenswürdigkeit und Bewährung.

Die Theologie hat verschiedene Begründungsstrategien entwickelt, um sich der dargestellten Aufgabe zu stellen. Schärtl führt u.a. die natürliche Theologie, die Darlegung der Konsistenz im Inneren des eigenen Weltbildes, die differenzierende Bezugnahme auf andere Überzeugungssysteme und die Verifizierung über mittelbare (bezeugte) und unmittelbare (erfahrene) Beglaubigung der Glaubensinhalte an (Schärtl 2006: 145). So verteidigt sie die Vernünftigkeit des christlichen Weltbildes in gleichzeitiger kritischer Anfrage an die auftretenden Alternativen – insbesondere auch dort, wo diese sich nicht als Weltbild ausweisen, aber als solches fungieren. In Bezug auf ihre Gottesrede gelingt ihr dies, wenn sie den eigenen Gottesbegriff durch Bezugnahme auf theologia naturalis als rational erweist; wobei die Entsprechung beider nicht vorausgesetzt werden kann, sondern als Begründungsleistung ansteht: als »die schwierige Aufgabe der Identifikation des christlichen Gottes mit dem begrifflich als sinnvoll ausgewiesenen Gott der Philosophen« (Schärtl 2000, hier: 190). Auf diese Weise gelangt sie an ein kommunizierbares und jenseits eigener Grundüberzeugungen universal verstehbares »Grundvokabular«, um den Gottesgedanken auszudrücken, an einen »semantischen Artbegriff« (ebd. 186). Da die Wirklichkeit, auf die er sich richtet, epistemisch notwendig nicht als Wissen deduziert werden kann, ist mit dem Erweis, die richtige Grammatik des Redens zu verwenden, eine Grenze erreicht. Die Gewissheit, in der aus Grammatik Ontologie wird, steht auf anderem epistemischem Fundament.

Der dem christlichen Gottesbegriff inhärente Anspruch richtet sich zwar auf mehr, ihm geht es nicht nur um ein als sinnvoll erwiesenes Reden von Gott, sondern um dessen universale Geltung, die sich nicht nur auf den Bereich eines einzelnen (christlichen) Weltbildes beschränkt. Diese Geltung über den Ausweis eines in der menschlichen Existenz unabwendbar grundgelegten Begriffs letztgültigen Sinns herzuleiten, dem die christliche Antwort in unüberbietbarer Weise entspricht, soweit will Schärtl nicht gehen. Rationalität religiöser Überzeugung erweist sich für ihn eher in Adäquatheitsbedingungen als in Letztbegründungsstrategien (Schärtl 2008: 172). Vielmehr ist auch der Universalitätsanspruch des christlichen Gottesbegriffs noch als rational auszuweisen, indem er alle anderen Partikularitäten umgreifend integrieren und somit als übergreifende Erklärungsperspektive deutlich werden kann. Dazu muss er sowohl in der Lage sein, »die Partikularität konkurrierender weltanschaulicher Systeme begrifflich aufzufangen«, wie auch in seiner Orientierungsfunktion sich erkenntnistheoretisch wie existenziell zu bewähren (Schärtl 2000: 190f).

Glauben zeigt sich so als ein vernünftiges, das heißt, nicht irrationales Wirklichkeitsverhältnis. Indem die Perspektive der persönlichen Involviertheit, der ersten Person, eine große Rolle spielt, geht er nicht einher mit einer Neutralität des Standpunkts in Anspruch nehmenden Objektivität des Wissens, sondern ist ein Zugang eigener Art. Dennoch ist er nicht unbegründet, auch wenn er seine Gründe nicht als letztes Wissen zu fassen bekommt. Er handelt nicht unreflektiert, sondern aus einer beständigen Haltung heraus. Sie steht wiederum in einem Kontext und lässt sich kritisch befragen (Schärtl 2009: 266f.). Dieser Deutungskontext ist in sich konsistent, verschließt sich gleichzeitig nicht nach außen, sondern strebt nach einer »größtmöglichen Kohärenz mit anderen Überzeugungen« (ebd.: 267) und unterzieht seine Autoritäten und bezeugten Instanzen einer Prüfung auf ihre Glaubwürdigkeit hin. Sein Erfahrungsbegriff beruht nicht allein auf enggeführter direkter empirischer Erfahrung, sondern bezieht eine umfassendere Erfahrenheit ein, die sich aus der Bewährung der Glaubensannahmen in der gelebten Wirklichkeit (im Gegensatz zu »kraftlosen« und wirkungslosen Überzeugungen) ergibt (ebd.: 269).

1.3 Charakteristika des christlichen Glaubens als epistemisches Verhältnis

Die Vollzugsform und das Wirklichkeitsverständnis des christlichen Glaubens tragen einige Charakteristika, die mitunter schon erwähnt, nun jedoch nochmals im Überblick dargestellt werden. Bereits an ihnen wird die Differenz zu objektiv-deduktiven Wissensformen deutlich, die immer eine Grenze des Wissens als Form der Bemächtigung gegenüber dem Objekt darstellt.

1.3.1 Personales Anerkennungsverhältnis

Der Glaube ist zunächst ein personaler Akt, der Anerkennung und Vertrauen in der Begegnung mit einem Gegenüber zum Ausdruck bringt (Fries 1985: 19–27, Knapp 2009: 132–135). Er erreicht Gewissheit über ein Sich-Festmachen, Gründen, Festhalten am Anderen, das dem Glaubenden selbst Sicherheit und Beständigkeit gibt.[11] Dies ist nicht nur als epistemischer Grundakt vertraut, sondern auch aus interpersonalen Beziehungen, auf denen menschliche Gemeinschaft aufbaut. Was wir hier unter Kenntnis einer Person verstehen, reduziert sich nicht auf die äußeren objektivierbaren Beobachtungen. Die eigentliche Tiefe und das Wesen einer Person werden erst kenntlich, wenn sie selbst etwas von sich preisgibt: über ihre Selbstoffenbarung, deren Stimmigkeit nur im Modus des Glaubens entgegengenommen und verständlich gemacht werden kann. Wirkliche personale Erkenntnis beruht auf freier Kundgabe und freier vertrauender Entgegennahme:»Ich glaube dir«. Sie erweitert meine Erkenntnis durch den Zuwachs einer Perspektive, die aus der vertrauenden Wertschätzung heraus als gültig akzeptiert werden kann. Dabei ist der Freiheitsraum wesentlich, Vertrauen muss sich in Freiheit entwickeln und bewähren.

Zu den Eigenarten dieses Glaubens gehört, dass die Glaubwürdigkeit des Gegenüber, auf die er ausgerichtet ist, nicht im logischen Schluss deduktiv gesichert werden kann, sondern nur aus einer Zusammenschau vieler einzelner Hinweise, die ein Bild ergeben (Fries 1985: 25). Die erreichte Glaubensgewissheit steht nicht im Widerspruch zum Aufkommen von Zweifel und Anfragen:»Personales Vertrauen bleibt immer auch Situationen des Zweifels ausgesetzt und muss sich in ihnen bewähren«. (Knapp 2009: 133) Auch der Inhalt bleibt im *Glauben an* weit undeutlicher als im

---

11 In diesem Sinn ist auch der biblische Glaubensbegriff, insbesondere in seiner alttestamentlichen Wurzel bei Jesaja, zu verstehen. Zum biblischen Glaubensbegriff, der hier nicht ausgeführt werden kann (vgl. beispielsweise Knapp 2009: 337f.; Fries 1985: 105ff.).

Glauben dass oder im Wissen, lässt sich nicht nahtlos in eine definitorische Aussage überführen. *Glauben an* ist zudem mit einer Parteinahme verbunden, von der her erst zusätzliche Kenntnis zugänglich wird. Die Gewissheit gründet im vollzogenen Vertrauensakt und nicht in einem demonstrablen Beweis. Im Gegensatz zu einer Sache offenbart sich das Gegenüber nicht in vollständiger Klarheit und kann dennoch anerkannt werden. Personale Realität ist nicht restlos in den Begriff zu bringen, es bleibt immer ein dem Erkennen entzogenes ›mehr‹. Aus der Intersubjektivität heraus ist der Akt des Glaubens jedoch aufgrund der Verfasstheit des jeweiligen Gegenübers nicht in seinem umfassendsten Sinne zu vollziehen: kein Mensch ist in der Lage, in seiner Begrenztheit es zu rechtfertigen, ihm bedingungslos und in jeder Hinsicht zu vertrauen. So lässt sich in transzendentaler Begründung für den Glauben sagen, dass »im Menschen selbst, im Grundvollzug des Glaubens als personalem Akt, als Akt der Begegnung und des Vertrauens, eine Voraussetzung, eine Bedingung der Möglichkeit für den Glauben an Gott [...] gegeben ist, weil der Glaube [...] in seinem endlichen Vollzug sich nicht endlich vollenden kann« (Fries 1985: 27).

Glauben ist ein vernünftiger personaler Akt anerkennenden Vertrauens, der meine Erkenntnis ermöglicht und auf vielfältige Weise vertieft.

1.3.2 Einheit alles Wirklichen

Der Glaube denkt die Einheit alles Wirklichen von Gott her. Er geht von Gott als »alles bestimmender Wirklichkeit« aus (Müller 2008: 36). Damit eröffnet sich eine Gesamtperspektive, ein bestimmtes erkenntnisleitendes Selbst- und Weltverständnis, wie es für jedes Erkennen vorausgesetzt werden muss. Mit einem angemessenen Gottesbegriff geht einher, dass keine Wirklichkeitserfahrung mehr neben ihm zum Stehen gebracht werden kann, sondern auf ihn hin bezogen werden muss.[12] Religiöser Glaube begründet keine Sonderwelt, in die er die Glaubenden hineinführt, sondern bietet ein Modell, die vertraute und in der Praxis zu gestaltende Welt zu verstehen. Er ist damit unterschieden von Einzelwissenschaften und ihrem nomologischen Erkenntnisinteresse, steht aber nicht in einem Gegensatz zu ihnen. Es ist die

---

12 »Die Theologie kann somit ihr exklusiv eines Thema, nämlich die Wirklichkeit Gottes, nur dadurch glaubwürdig verantworten, dass sie zugleich und in einem, mithin inklusiv, alle Gegenstände der Wirklichkeitserfahrung und Wirklichkeitserkenntnis zum Thema macht. Indem sich die Theologie vollzieht als Explikation des einen Themas Gottes, muss sie sich zugleich als Theologie der universalen Wirklichkeit aufbauen.« (Koch 2002: 188).

Frage nach dem Ganzen von Wirklichkeit, die er stellt und der er folgt. Als vernünftige Integrationsgestalt der wahrgenommen Realität muss er vielmehr die Erkenntnisse der einzelnen Teilwissenschaften vermitteln und auf sein Ganzes so beziehen können, dass sich kein unauflöslicher Widerspruch zwischen diesen und seinen Aussagen ergibt. Sein Horizont muss dergestalt sein, dass »das Fragen und die Antwortversuche der empirischen Wissenschaften darin vorkommen können, dass also von den empirischen Gegebenheiten her nichts dagegen spricht, dass der auf Gott hin geöffnete Horizont des Unendlichen das Feld sein beziehungsweise umfassen kann, auf dem endliche Gegebenheiten als empirisch gegebene angemessen erfasst und verständlich gemacht werden können« (Werbick 2010: 256f).[13] Insofern ist der Dialog beider Perspektiven auf Welt und Mensch nicht spannungslos, aber doch fruchtbar und bereichernd, solange von allen Seiten die eigenen Grenzen anerkannt werden, die »Deskriptionsperspektive« der Wissenschaften und die »Erlebnis- und Selbstverständigungsperspektive« des Glaubens sich nicht gegenseitig ersetzen wollen (ebd.: 274).

Vom Gottesgedanken kommen ›Ich‹ und ›Welt‹ in eine Vermittlung. Dies geschieht über den Gedanken eines Unbedingten, das beide umfasst: »Es ist die Dimension des Unendlichen beziehungsweise Unbedingten, die religiöse Überzeugungen zu ebensolchen macht.« (Schärtl 2009: 264) Dabei ist der Einheitsbegriff vernunftnotwendig (vgl. oben), und doch dem Begreifen entzogen. Um seinen eigenen Anspruch zu wahren, denkt das endliche Denken über Endlichkeit hinaus auf Absolutes.[14] Der Mensch öffnet sich im Vollzug der Vernunft über die begreifbare Wirklichkeit auf Unbedingtes.[15] Dieses, so die christliche Perspektive, ist nicht schon mit

---

13 Dass damit das Verhältnis Glaube beziehungsweise Theologie einerseits und Naturwissenschaften andererseits von dem Gegensatz unvereinbarer Antipoden abgesetzt wird, kann freilich nicht darüber hinwegtäuschen, dass diese Verhältnisbestimmung auch vom Glauben her im Sinne einer notwendigen Selbstbeschränkung erst erkannt, erlernt und im Durchgang durch Konflikte erstritten werden musste, und fortdauernd als Aufgabe bleibt: in kritischer Anfrage sowohl an Glaubensvorstellungen im Hinblick auf die Notwendigkeit einer der theologischen Aussage adäquateren Reformulierung in Vereinbarkeit mit neuen empirischen Erkenntnissen, wie auch an nur scheinbar wissenschaftliche »Allerklärungs-Ideologien« (Werbick 2010: 309).

14 Entsprechend interpretiert der größte Rivale religiöser Entwürfe, das naturalistische Denken, geistige Prozesse als Epiphänomene absoluter Naturalität und kommt so ebenfalls zu einem Absolutheitsbegriff.

15 Dass der Ausrichtung des Vernunftvollzugs auf Unendlichkeit eine entsprechende ontologische Wirklichkeit entspricht, kann nach der Ablösung substanzontologischer Metaphysiken nicht mehr als notwendig gefordert werden, Logik ist konsequent zu unter-

einem der Elemente, ›Ich‹, ›Welt‹ oder ›Natur‹ identisch. Wie sich dieses Unbedingte weiterhin dem Einzelnen zugänglich macht und in dessen Wirklichkeit erfahrbar wird, entwickelt sich zu einer der größten Herausforderungen religiösen Denkens unter den Stichworten Transzendenz und Immanenz, die mit den herkömmlichen rationalen Formen, in begrifflicher Festlegung, nicht mehr in den Griff zu bekommen ist.

1.3.3 Sinnperspektive

Untrennbar verbunden mit dem Blick auf das Ganze ist für den Glauben die daran anschließende Frage nach Sinn. Es treten neben die Fragen nach Warum und Woher des einzelnen Lebens auch diejenigen nach dessen Wozu und Wohin. Von der Gesamtperspektive aus ergibt sich, welcher Rang dem endlichen Einzelnen zukommt. Besitzt es eine Bedeutung oder ist seine vergehende Existenz nur belangsloser Teil eines richtungslosen, alles wieder dem Untergang zuführenden Prozesses? Hier trifft der Glaube die fundamentale Entscheidung zugunsten der Sinnhaftigkeit. Das Ganze der Wirklichkeit wird unter die Annahme gestellt, dass »Übereinstimmung zwischen dem, was ist, und dem, was ›eigentlich‹ sein soll« (Fries 1985: 28), als vom Unbedingten her ermöglicht gelten kann. ›Welt‹, ›Geschichte‹ und ›Ich‹ sind damit nicht allein dem Zufall unterworfen, sondern besitzen Relevanz. Das Gesamt der Wirklichkeit ist so strukturiert, dass in ihm ein letzter Sinn auffindbar ist, der auch das Einzelne affirmiert und in seiner einzigartigen Bedeutung würdigt, und das Gelingen seiner Existenz denkbar macht.[16]

In der Konsequenz dieser Entscheidung kann das Leben und Handeln des Menschen auf eine gefestigte Bahn gebracht werden. Sie ist praxisorientierend, weil sie ein Glücken des Lebensentwurfs, der sich an bestimmte von der Vernunft freigelegte sittliche Handlungsprinzipien bindet, voraussetzen darf. Im Blick auf das orientierende Wohin wird der Überschritt vom Erklären zum Verstehen des Lebens vollzogen. Ein solcher ist unabdingbar notwendig, weil das Leben auszurichten und zu gestalten ist, will es sich nicht auf reine Reaktionsmechanismen auf Außenreize reduzieren. Er

---

scheiden von Ontologie. Ein ontologischer Gottesbegriff zeigt sich so aber als der Vernunft entsprechenden Entwurf.

16 Werbick spricht der »Liebe als Zugang zur Wirklichkeit«, die als Wahrnehmung leitende Intuition das Denken des Glaubens begleitet und den Weg zu einer Wirklichkeit eröffnet, in der sich individuelles Dasein im Ganzen als affirmiert sehen kann (vgl. Werbick 2010: 23f.).

soll in einer Weise geschehen, die das Leben nicht unnötig eigner Möglichkeiten beraubt und verkürzt, sondern die Potenziale wahrt, die sich in ihm und seiner Vernunft offenbaren. Der in der Theologie reflektierte Glaube möchte den »Entwurf einer Deutungs- und Handlungsperspektive, in die hinein Menschen den besten Möglichkeiten ihres Menschseins auf der Spur bleiben können«, zur Verfügung stellen (Werbick 2010: 255). Eine solche Orientierungsfunktion entspricht dem menschlichen Grundverlangen nach Relevanz seines Tuns und Lebens. Dabei kann die getroffene Option zugunsten des Sinns durch einzelne Erfahrungen plausibilisiert werden, sei es von positiven Erfahrungen her oder aus der Kontrasterfahrung heraus, als unbedingtes Verlangen nach Sinn, wo dieser aussteht. Die Notwendigkeit, zu einer Entscheidung zu kommen, lässt sich aus der Weltoffenheit des Menschen erklären, Sinnhaftigkeit ethisch zu postulieren. Bleibt jedoch das Ganze der Wirklichkeit unumgreifbar, so bleibt auch die Sinnfrage im Sinne eines theoretischen Wissens offen. Jede Antwort kann nicht als Erklärung gewusst, sondern »als Akt des ganzen Menschens für das Ganze seines Lebens« glaubend ergriffen werden:

»Diese Entscheidung geschieht nicht grundlos, aber sie ist mehr als die erhebbare Summe der möglichen Gründe, sie ist ein in Vernunft, Freiheit und Mut gesprochenes Ja. Diese Entscheidung im Blick auf das Ganze des Daseins, der Welt, der Geschichte ist nicht das Ergebnis exakter Einzelwissenschaft mit logischer Stringenz, mit unwiderleglichen Beweisen, sondern ein Akt des Glaubens des Menschen«. (Fries 1985: 33)

Auf einer Ebene, in der Wissen nicht mehr zu Verfügung steht, aber eine Entscheidung praktisch so oder so fällt, lässt der Glaube sich auf die positive Variante im Sinne eines Urvertrauens ein, dass sich allerdings in aller begegnenden Sinnwidrigkeit bewähren muss.

Der christliche Glaube und seine Glaubenssätze verstehen sich als in höchstem Maße konsistente inhaltliche Füllung eines glaubenden Weltverständnisses. Daher ist er vernunfthafter Glaube, kein Rückgang in den Mythos, keine Flucht in ein von der Vernunft distanziertes Verstehen. Zugleich ist das Verhältnis von Vernunft (hier enggeführt verstanden als die Rationalität unter Absehung des Glaubens) und Glaube komplex und in der genauen Bestimmung von Positionierungen abhängig, die durchaus unterschiedlich ausfallen können. Wissen und Glauben sind unterschiedliche Modi, die um der Einheit des Verstehens willen dennoch nicht in einem Gegensatz zueinander bleiben können. Versteht sich auch der Glaube als vernünftig, so kann er nicht zu Ergebnissen führen, die nicht in überwindbarem Widerspruch zu einer anderen Vernunftform wie der des Wissens stehen, ohne den Gedanken der Vernunft als solchen zu sprengen.

Festgehalten werden kann jedenfalls: Die Vernunft der Wissenschaft und die Vernunft des Glaubens sind weder vollständig ineinander überführbar, sie schließen sich nicht gegenseitig aus, sondern ergänzen sich als Denkformen. Sie stehen in einer »elementaren Spannung« von Identität und Differenz (Koch 2002: 186). Daher bedarf es einer möglichen »vernünftigen Vermittlung zwischen Glauben und Vernunft« (Werbick 2008b: 106). Diese ist im Sinne des Glaubens: Er kann sich auf diesem Weg sowohl in der Innenperspektive seiner selbst vergewissern wie in der Außenperspektive als glaubwürdig ausweisen – in der Spannung zwischen unbedingter Gewissheit und bedingter Glaubwürdigkeit. In diesem Sinne braucht der Glaube die Vernunft, weil er sich selbst verstehen und legitimieren will. Von der anderen Seite gesehen, benötigen auch die einzelnen Wissens- und Vernunftformen diese grundsätzlichere Perspektive, wenn sie nach einem integrierenden Grund jenseits hochspezialisierten, jedoch unvermittelt nebeneinander stehenden Expertentums in den Einzelwissenschaften suchen (Koch 2002: 188f.) und die Frage nicht aus dem Blick verloren haben, was legitimes, dem Selbstverständnis des Menschen angemessenes Handeln sein kann.

2. Mit Nichtwissen imprägniert – der besondere Charakter der Theologie

Der besondere Horizont, den die Theologie in den Blick nimmt, entzieht sich jedoch einer begreifenden Analyse, die alles in Fraglosigkeit überführen könnte. Die Wissenschaft vom Ganzen kann nicht mit der gleichen Sicherheit des Wissens und Erkennens hantieren wie Einzelwissenschaften. Der Umgang mit Wissensgrenzen und Nichtwissen wird hier zu einem wesentlichen Kennzeichen, das diese Form des Denkens auszeichnet. Das Verhältnis der endlichen Vernunft zu ihrem ›Erkenntnisgegenstand‹, die Relation von Bedingtem auf Unbedingtes führt hier zu einer steten Infragestellung des Wissensbegriffs, der angemessenen Kriterien und der aus anderen Bereichen vertrauten Aussageweisen. Gleichzeitig können diese jedoch nicht einfach über Bord geworfen werden, wenn der Anspruch des Selbstverstehens, auf vernünftige Rede, nicht aufgegeben werden soll. Der

Glaube kann sein Objekt nicht in den Begriff bekommen und muss es dennoch angemessen zur Sprache bringen.

2.1 Wie viel Erkenntnis? Interne Begründungsdiskurse der Theologie

Die Problematik zeigt sich bereits auf einer Metaebene in einer internen Debatte um den Stellenwert von Rationalitätskriterien in Geschichte und Gegenwart der Theologie. Das Verhältnis von Vernunft, Wissen und Glauben, die Rolle der Vernunft im Glauben ist seit Anbeginn nicht unumstritten, sondern Gegenstand heftiger Auseinandersetzung. So steht auf der einen Seite die Anstrengung frühchristlicher Schriftsteller und Philosophen wie Klemens von Alexandrien († um 215) oder Augustinus von Hippo († 430), in Abgrenzung zu allen mythischen Religionsformen das Christentum als »wahre Religion« auszuzeichnen. Durch die Integration von Denkformen griechischer Philosophie in den Glauben durchdringen sie ihn gedanklich und begrifflich. Die Gleichsetzung des Gottesgedankens der biblischen Tradition mit dem philosophischen Logos-Begriff erweist sich ersten als vernünftig, die Theologie wird logosförmig. Philosophie und durch die biblischen Schriften bezeugter Glaube öffnen sich füreinander, ergänzen sowie korrigieren sich gegenseitig und finden zu so einer Synthese als dem »paradigmatisch fruchtbare[n] Fall jener Korrelativität zwischen Glaube und Vernunft, in der beide zu gegenseitiger Heilung und Reinigung berufen sind« (Werbick 2008b: 87). Gottglaube und Vernunft gehen einher, durch eine theologia naturalis vermittelt. Theologie wird auf diesem Weg zu einer Form höchsten Wissens, die sich als universale Wahrheitserkenntnis versteht. Diese Gestalt einer kongenialen Zuordnung bringt für den christlichen Glauben das Selbstverständnis, anders als bisherige Religionen in einzigartiger Weise auf Erkenntnis aufzubauen. In der Konsequenz dieser Linie versteht Joseph Ratzinger das Christentum als »Sieg der Erkenntnis«, denn »im Christentum [ist] Aufklärung Religion geworden und nicht mehr ihr Gegenspieler« (Ratzinger 2003: 137). Auch nach seiner Wahl zum Papst benennt er 2006 in der Schlagzeilen machenden Regensburger Rede ebendiese »Synthese von Griechischem und Christlichem« als normatives Modell für einen angemessenen Glaubens- wie Vernunftbegriff. Damit erhält auch die Vernunft ein spezielles Gepräge, das gegen eine »Verkürzung des Radius von Wissenschaft und Vernunft« in neuzeitlichem und wissenschaftlichem Denken ihre Ausrichtung auf Wahrheit, ihr Umgreifen von religiösen und ethischen Fragestellungen rehabilitiert (Benedikt XVI.: 2006).

2.1.1 Kritik an der Hellenisierung des Glaubens

Die Idealgestalt der Synthese wird jedoch nicht nur von der zeitgenössischen Philosophie, in Verteidigung der Autonomie der Vernunft gegenüber dem Glauben, als der Realität fremdes »harmonisches Wunschbild« zurückgewiesen (Habermas 2006). Sie kann auch theologisch daraufhin befragt werden, ob die Spannungen, Konflikte und Brüche im Verhältnis nicht vorschnell in eine endgültig-normative Gestalt gebracht werden.[17] Der Verdacht, dass vom Charakter des biblischen Glaubens etwas verloren geht, verdrängt und verfälscht wird, zieht die Forderung nach Enthellenisierung des Glaubens nach sich, um dem Eigentlichen des Glaubens gegen die begriffliche Gewalt der Philosophie wieder zur Geltung zu verhelfen. Diese Wendung gegen die Dominanz der Vernunft im Glauben hat ihre prägnanteste Formulierung bei Blaise Pascal gefunden, der den persönlich erfahrenen Gott der biblischen Tradition dem Gott der Gelehrten entgegensetzt. Diese Linie, in der Erfahrung und In-Anspruch-genommen-Sein durch die Offenbarung Gottes für den Glaubenden im Zentrum stehen, keiner Legitimierung durch die dem Glauben äußerliche Vernunft mehr bedürfen, diese sogar als Anmaßung des Menschen ansehen, findet sich insbesondere auch in der reformatorischen Theologie von Luther bis zu Karl Barth (Koch 2002: 184). Insofern hat die Glaube-Vernunft-Debatte auch eine deutliche konfessionelle Komponente. Die Vernunft gilt hier als das dauerhaft Nachträgliche gegenüber der vorausgehenden, apriorischen Offenbarung und deren Ergreifen im Glauben, dem das Denken nur nachfolgen, nach-denken kann (Jüngel 2008). Der Glaube bleibt das grundlegend ›Andere‹ gegenüber der Vernunft, so dass jede notwendige und notwendig geschehende Annäherung die beiden Modi nicht egalisieren kann.

So darf mit Werbick eher davon ausgegangen werden, dass das Verhältnis von Glaube und Wissen keinesfalls ein für alle Mal geklärt ist, sondern immer neue Ausdrucksformen sucht (Werbick 2008b). Zwar wendet

---

17 Werbick merkt kritisch an: »Bei so viel Synthese gerät das Konflikthafte und Spannungsreiche, das für die wechselseitige kritische Korrelation mit der modernen Vernunft prinzipiell als produktiv angesehen wird, leicht aus dem Blick« (Werbick 2008b: 88). Ein Beispiel für diese Spannung findet sich zwischen der philosophischen Vorstellung eines Absoluten und dem biblischen Gott, der zum Menschen spricht.

sich die Theologie, wie sie hier verstanden werden soll, sowohl gegen Reduktion des Glaubens auf Vernunfteinsichten im Sinne eines Rationalismus, wie sie einen Rückzug der Vernunft aus dem Glauben zurückweist, der im Sinne eines Fideismus allein auf Glaubensprinzipien aufbaut, die sich nicht verständlich machen können.[18] Der Glaube muss sich begründen, und er kann sich zugleich in seiner inhaltlichen Füllung nicht in eine wissenschaftliche Beweisführung überführen, die nicht mehr angezweifelt werden könnte.[19] Doch innerhalb dieser Grenzen gibt es einen großen Spielraum an unterschiedlichen Begründungsformen, die eine Rationalität des Glaubens kenntlich machen, ohne ihn bruchlos in ein Vernunftkonzept zu integrieren, das zuvorderst auf Durchschauen und Erschließen ausgerichtet ist. In der Vielfalt von Denkformen (metaphysisch, transzendentalphilosophisch, erstphilosophisch, nachmetaphysisch) mit unterschiedlichem Begründungsanspruch versucht die Theologie das Ganze der Wirklichkeit in den Blick zu nehmen und von ihrem Selbstverständnis einer von Gott her gegebenen Sinnhaftigkeit zu deuten (Knapp 2009: 127ff.). Dabei ist die Vielperspektivität nicht Ausdruck ihrer Ratlosigkeit, sondern der bewussten Auseinandersetzung mit den Möglichkeiten und Grenzen der Reichweite menschlicher Vernunft, dem Erspüren und Ertasten ihrer Potenziale und dem Bewusthalten ihrer Endlichkeit.

Die beanspruchten Vernunft-Standards können mit Schärtl nach ihrer Intensionalität und ihrer Extensionalität jeweils unterschieden werden (Schärtl 2006: 91f.). In diese Kartographie von Begründungsstärke und -reichweite lassen sich dann verschiedene theologische Ansätze einschreiben.

Starke Intentionalität stellt hohe Anforderungen an Vernunft, sie fordert Einsehbarkeit und Einsichtigkeit ausgesagter Inhalte, das heißt aktive Begründung, während die schwache Variante nur die Einhaltung gewisser Mindeststandards von Rationalität, wie Nichtwidersprüchlichkeit, Ausweis der Autoritäten et cetera fordert. Universale Extensionalität beansprucht die unbedingte Geltung der gleichen Vernunftstandards in maximaler Reichweite, an allen Orten, während regionale Extensionalität verschiedenen Bereichen unterschiedliche Vernunftstandards zuschreibt. An den genannten

---

18 Von diesem in der lehramtlichen Verkündigung (zu erinnern ist an die Aussagen des Vaticanum I und die Enzyklika »Fides et Ratio« von Johannes Paul II.: 1998) und fundamentaltheologischen Standardwerken formulierten Mindestanspruch soll hier ausgegangen werden, auch wenn seine Geltung nie fraglos war und sein wird.

19 Eine »letzte Beweisbarkeit der christlichen Option« schließt auch die vernunftoptimistische Variante Benedikts XVI./Ratzingers aus (vgl. Ratzinger 2003: 146).

Kategorien lassen sich zwei Grundfragen an die Theologie ablesen: zum einen, wie stark die Theologie transzendental orientiert ist, das heißt die Frage nach den Bedingungen der Möglichkeit des Vernunftvollzugs im Blick behält und daher philosophisch-theologische Argumente aufweist. Zum anderen geht es um den Selbstanspruch der Theologie, sich auf dem Forum der Vernunft zu bewegen und über den Glauben gegenüber der neuzeitlichen Vernunft Rechenschaft abzulegen (Müller 2000: 198–201).

Hier zeigt sich, dass stark vernunftskeptische postliberale Theologie-Konzepte unweigerlich einen gnadentheologisch aufgewerteten Sprung in einen Glauben offerieren, der eine Gestalt des Fideismus darstellt. Denn sie ziehen die Konsequenz, aus einer »negativen Philosophie«, von der her eine Selbstverständigung der Menschen nicht mehr möglich erscheint, direkt zu einer positiven Dogmatik überzugehen. Lassen sich jedoch Glaubensinhalte nicht mehr nach formalen universalen Vernunftstandards differieren, so findet nach außen für den Beobachter eine rein dezisionistische Entscheidung statt, urteilend nach der momentanen Attraktivität, die aber nicht weiter bewertet werden kann und in ständiger Konkurrenz zu Alternativen steht, wobei die Abgrenzung ideologisch statt logisch erfolgt.[20] Ein derart auftretender Glaube bietet noch nicht das Mindestmaß an Begründungsleistung, das eine Fundamentaltheologie zu leisten hat. Daher ist Vorsicht angebracht gegenüber allen theologischen Konzepten, die zu sehr auf rein regionale Vernunfteinsichten, auf ein nur in sich schlüssiges, aber nicht an andere Bereiche der Vernunft anschließbares Glaubenssystem bauen. Der Glaube wird so ein Sonderbereich, dessen Realität und Wirkkraft über die Grenzen der Involvierten nicht mehr plausibilisierbar ist.

2.1.2 Denken in Letztbegründungen?

Gegen alle reduzierten Begründungsansprüche[21] steht als Gegenpol ein Denken, das Letztbegründung, das meint die rational-philosophische Aufdeckung letzter, unbedingter, unhintergehbarer Gedanken für möglich hält. Entsprechende Denkansätze, die sich auf unterschiedlich gefüllte Begriffe

---

20 »In einer radikal globalisierten und pluralisierten Welt warten interessante und ›verheißungsvolle‹ Geschichten (Narrationen) an jeder Ecke« (Schärtl 2010: 62).

21 Diese liegen auch vor in Theologien, die sich an eine Kohärenztheorie von Gewissheit im Anschluss an Nikolaus Wolterstorff anschließen, an einer Fundamentalpragmatik im Sinne von Edmund Arens orientieren oder auf externe Autoritäten sich stützen müssen (vgl. Müller 2001; auch Müller 2000: 198–207).

von Unbedingtheit richten, werden auch als »Erstphilosophie« bezeichnet. Hier wird starke Intentionalität, das heißt begründungstheoretische Fundierung aufrechterhalten. Dieser Anspruch wird beispielsweise von Müller offensiv verteidigt (u.a. Müller 2005: 198-214). Er hält diese Form der Begründung für die Voraussetzung, um überhaupt zu verantworteten Überzeugungen, zu wirklichem Verstehen zu kommen, das den Begriff rechtfertigt, und weist alle Hermeneutik in einen Rahmen. Es bedarf einer »kriterielle(n) Metaebene«, auf der Verstehen als solches möglich bleibt (Müller 2001: 20). Sie liefert die Kriterien, die Hermeneutik als Deutung und Verstehen von Zeichen in Bezugnahme auf andere Zeichen nicht zu einer Endlosschleife macht, sondern sinnvolle von unsinniger Deutung unterscheiden lässt. »Nur wenn ich der Vernunft zutraue, Letztgültiges denken zu können, kann ich auch mit Überzeugung bestimmte Überzeugungen vertreten und bestimmte ablehnen [...] Soll Verstehen (bei allen Grenzen, die es auch zeichnen) nicht im Prinzip eine Illusion sein, muss Hermeneutik um ihrer selbst willen mit Erster Philosophie als dem Ort letztgültiger Gedanken in Beziehung gesetzt werden« (ebd.: 20). So steht die Vernunft vor der Aufgabe, autonom in reiner Selbsttätigkeit einen Begriff letztgültigen Sinns zu entwickeln, der sich als unhintergehbar erweist. Erst wenn es möglich ist, aus dem Potenzial der Vernunft einen solchen Begriff zu entwickeln, kann in einem weiteren Schritt einem faktisch begegnenden Sinnanspruch, wie er mit dem christlichen Glauben auftritt, absolute Gültigkeit zugeschrieben werden: wenn er nun einer Prüfung unterzogen werden kann und die Kriteriologie dieses absoluten Sinns erfüllt. Dann ist es auch möglich, einem geschichtlich auftretenden Wort eine universale, absolute Bedeutung zuzuweisen.

Hier wird Theologie also eine starke Begründungsleistung zugetraut, auf einem autonom philosophisch erreichten Begründungsfundament aufgebaut. Es soll unzweifelhaft gemacht werden, dass der Glaube einem in der Vernunft vorhandenen Sinnbegriff entspricht.[22]

Dass diese Begründungsleistung jedoch nicht mit einem letzten sicheren Wissen über den ›Gegenstand‹ Gott einhergeht, nicht einen deduktiven Rückgriff auf ihn darstellt, zeigt sich, wenn die verschiedenen Konzeptionen eines Begriffs von letztgültigem Sinn genauer betrachtet werden.

Ein dementsprechender Begriff ist von Verweyen im Hinblick auf die Elementarstruktur des Erkennens entwickelt worden: Als Überwindung des

---

22 Dabei benennt die Passung ein optimales Entsprechungsverhältnis, kein beweisendes Herleiten.

Subjekt-Objekt-Gegensatzes (der von dem ihr zueigenen Einheitsanspruch des Verstehens her eine Antinomie der Vernunft darstellt), die darauf beruht, dass das Objekt sich zum Abbild des Subjekts macht und so die Differenz außer Kraft setzt. Wie hier Einheit und Differenz über den Abbild-Begriff zusammengehalten werden (Verweyen 2002: 154-159; Pröpper 1988; Müller 1994), so kann sich wiederum auch das endliche Subjekt gegenüber dem Absoluten verstehen: Als Abbild einer differenzfähigen Einheit, die das Abbild in seine Freiheit entlässt. Pröpper entwickelt den letztgültigen Sinn dagegen durch eine transzendentale Freiheitsanalyse im Blick auf endliche Freiheit, die sich als formal unbedingt, real jedoch in Kontingenz eingebunden, nur als freigesetzt durch absolute Freiheit angemessen verstehen kann: Im Blick auf eine Freiheit, die ihren angemessensten Gehalt, der in der Anerkennung anderer Freiheit besteht, in einer Weise bejahen kann, dass sie sein Sein nicht nur akzeptiert, sondern sich für es verbürgt. Erst von dieser absoluten Freiheit her lässt sich sinnvoll von Freiheit als bedingter reden. In einer weiteren Variante kommt Müller zu einem letztgültigen Sinnbegriff über die Analyse des Selbstbewusstseins. Dieses ist – hier folgt Müller Einsichten der Philosophie Dieter Henrichs – von der unaufhebbaren Polarität von präreflexiver Selbstvertrautheit einerseits und deren Unableitbarkeit und Herleitungsresistenz andererseits gekennzeichnet. So muss Selbstbewusstsein sich einen entzogenen Grund voraussetzen, um sich selbst verstehen zu können. Alle diese Konzeptionen letztgültigen Sinns erheben zwar einen fundamentalen Begründungsanspruch für menschliches Selbstverständnis, ohne es jedoch im Sinne einer letzten Durchsicht auf den Grund aufklären zu können. Immer verweist die Begründung auf eine Relation, die nicht definitorisch abschließbar ist, weil es sich um ein Verhältnis von Freiheiten, eine Bezugnahme zu einem entzogenen Grund handelt. So lässt sich dieser Sinn formal aufzeigen, aber nicht material ergreifen, gerade in seiner Letztgültigkeit ist seine Gestalt dem Wissen notwendig entzogen. Eine absolute Freiheit, ein Grund von Subjektivität versperrt sich jeder methodischen Kontrolle und widerstrebt damit den vertrauten Kategorien des Gewussten.

2.1.3 Würdigung des Anderen anstelle unterwerfender Vernunft?

Einen weniger starken Begründungsanspruch in Begründungstiefe und -weite erhebt ein hermeneutisches Theologieverständnis, wie es beispielsweise bei Werbick vorliegt. Es erweist die Rationalität des Glaubens nicht grundsätzlich durch ein letztes Fundament, sondern in Auseinandersetzung mit den Anfragen und Verdächtigungen, die an ihn gerichtet werden, in ständiger hermeneutischer Bemühung und Abarbeitung an der Glaubenskritik. Dabei kann der Glaube den jeweiligen Einwänden entgegentreten, ohne sie jedoch dauerhaft überwinden zu können. »Nach Werbick gibt es keine Letztbegründung, die der Hermeneutik des Verdachts definitiv die Grundlage entziehen würde« (Knapp 2009: 98).

Zwar geht Werbick ebenfalls von der Notwendigkeit eines leitenden Kriteriums aus, auch wenn Begründungsfindung für Geltungsansprüche weniger autoritativ, in sicheren Fundierungen, sondern eher kommunikativ-netzwerkartig abläuft: Die Stabilität auch des Netzes hängt an einem Aufhängepunkt, an dem es festzumachen ist (Werbick 2005: 206). Anstelle des letztgültigen theoretisch orientierten Begriffs tritt hier jedoch der praktisch begegnende Gedanke eines »Unbedingt zu Würdigenden« (ebd.: 207). Seine Unhintergehbarkeit geht mit seinem realen Auftreten einher. Sein unbedingter Anspruch, um seiner selbst willen Würdigung zu finden, steht jedoch nicht mit eigener Mächtigkeit in Verbindung, diesen auch zur Durchsetzung zu bringen. Das erweist sich von der Praxis her: als das begegnende Andere, das konkrete ›Antlitz‹ (Levinas), kann es seinen angemessenen Anspruch auf Geltung nicht im Sinne einer Vernunftwahrheit erzwingen, es »verlangt«, ja mehr noch, es »erbittet« ihn (ebd.: 207).

Das konsequente Weiterdenken dieses begegnenden Unbedingten hin zum Gottesgedanken ist dann mit ebensolcher Anerkennung in Freiheit verbunden, auch der Glaube an Gott ist Modus einer Würdigung. »Die Herausforderung, die Bitte nach unendlicher Würdigung zu Ende zu denken, ist nicht [...] das Gesetz, das sie [die menschliche Vernunft – C.H.] sich selbst gibt; so kann die Vernunft auch nicht gezwungen sein, ihr zu folgen. Die Bitte selbst bittet darum, sie zu Ende zu denken.« (ebd.: 221f). Für die Vernunftleistung ergibt sich, dass sie Unbedingtes denken, dieses Denken als sinnvoll erweisen kann, aber nicht jedem Zweifel entziehen kann. Werbick hält es für »überzogen« (ebd.: 224), durch Letztgültigkeitserweise dem Glauben ein sicheres Fundament zu verschaffen, das Beständigkeit gegen Infragestellung garantieren könnte. Die glaubende Praxis und ihre Gewissheit ruht auf mehr auf als auf den guten Gründen: auf einer freien Antwort auf ergehende Bitte. Der Glaube entzieht sich der Beweisbarkeit, denn »zwingende‹ Argumente darf es nicht geben, wo es um eine Herausforderung geht, die der Mensch nur in Freiheit annehmen kann« (ebd.: 226).

Scharf wendet sich Werbick daher gegen ein Selbstverständnis der Theologie, aus ihrer Offenbarung zu einem besonderen Wissen zu kommen. Sie stellt eben kein ein für allemal festzuhaltendes »zuverlässigstes Wissen« für letzte Fragen, »Patentlösungen« für alle Bereiche »menschlicher Ratlosigkeiten« zu Verfügung (ebd.: 2000: 361), sondern muss ihre Grundlagen je neu herbeiklagen, erfahren, glauben. In der Tradition der kritischen Theorie T. W. Adornos und M. Horkheimers wendet sich Werbick gegen ein zu starkes Vernunftverständnis, das alles der erklärenden Vernunft unterwirft. An diesem darf die Theologie nicht anknüpfen, sie ist keine Allerklärungstheorie im Sinne eines affirmativ zu verstehenden absoluten Wissens.[23] Gerade im Bereich der Theologie muss sich ein Vernunftverständnis absetzen von instrumenteller Vernunft, muss behutsam darauf achten, dass Erkennen die Tendenz besitzt, die Andersheit des Begegnenden von eigenen Maßstäben her zu missachten. Der Modus des Angleichens und Unterwerfens, der wissendem Erkennen inhärent ist, führt unweigerlich zu Ausgrenzungen und Verdrängungen. Es ist die Sensibilität für die zu würdigende Andersheit des Begegnenden, die vor dessen erkennender Aneignung stehen muss. So kann Theologie nicht Fortsetzung eines Wissensimperialismus sein (ebd.: 363), sondern richtet den Blick auf ein Anderes, das nicht mehr wissend in den Griff zu bekommen ist. Es bringt als unbedingte Wirklichkeit, als Realität Gottes, vielmehr eine »Gegenwirklichkeit« zur instrumentellen Vernunft zur Geltung (ebd.: 366), die den Wirklichkeitsbereichen neue Geltung verschafft, die von letzter ausgeblendet werden.

2.2 Sprachformen der Theologie zwischen Aussagbarkeit und Entzogenheit

Damit ist eine der zentralen Fragen der Theologie erreicht: in welcher Weise die absolute Wirklichkeit Gottes gewusst und zum Ausdruck gebracht werden kann. Ist das Denken Gottes als rationaler Vollzug mit der Vernunft vereinbar, so ist der Theologie die Möglichkeit der Entwicklung eines verantwortbaren Gottesbegriffs als Anspruch und Aufgabe zuzeigen. Sie muss eine in sich konsistente und mit verschiedenen Bereichen der Wirklichkeitserfahrung kohärente Gott-Rede entwickeln.

---

23 »Die Wahrheit der biblischen Gottesoffenbarung lässt sich nicht einfach ausmünzen in kleine Münzen oder große Scheine des Bescheidwissens theologischer Problemlöser« (Werbick 2000: 361).

2.2.1 Gottesgedanke und negative Theologie

Obwohl eine empirische Überprüfbarkeit ausscheidet, begibt sie sich auf den Weg, einen über individuelle Bedeutung hinaus relevanten Begriff herauszuarbeiten, der auch eine Konturierung durch bestimmte Eigenschaften besitzt. Gegen diese nähere Bestimmung Gottes in Form positiver Aussagen steht jedoch der Gedanke der unüberwindbaren Andersheit Gottes und seiner schlechthinnigen Unbegreiflichkeit. Daher kann es nie hinreichendes Wissen von Gott als Erkenntnis geben. Mit Gott als dem zentralen »Gegenstand« der Theologie ist nicht ein Einzelnes gemeint, sondern ein übergreifender und gründender Integrationsgedanke aller Wirklichkeit, es geht um die »Klärung der Art und Weise, wie in einer Gesellschaft über das Ganze der Welt und des Lebens gesprochen wird« (Eckholt 2010: 250). Ein derartiges Denken kann nicht aufgehen in einem »Pathos des Erklärens« (Werbick 2008a: 119), der das Ganze zu durchschauen meint. Der Theologie und dem Glauben sind daher ein Ringen ihrer Aussageformen inhärent, das zwischen Sprachnotwendigkeit und Sprachgrenzen nach Wegen sucht, das qua Ausgangsbestimmung nicht abschließend Definierbare auszudrücken, und dabei unterschiedliche Optionen wählt. Die Unzulänglichkeit der menschlichen Sprache im Hinblick darauf, Aussagen über Gott zu machen, wird theologisch unter dem Begriff der Analogie eingeführt: Jede Aussage über Gott ist nur als analog zu verstehen. Die Erklärungskraft der Sprache und des Denkens greifen hier zu kurz, da das Verhältnis von Schöpfer und Geschöpf als von grundsätzlich größerer Unähnlichkeit gegenüber aller Ähnlichkeit zu bestimmen ist, mit entsprechenden erkenntnistheoretischen Konsequenzen.[24] Über die Relativierung der Erkenntnismöglichkeit durch den Analogiegedanken hinaus geht die Infragestellung der Legitimität affirmativer Aussagen über Gott durch eine »negative Theologie«. Sie verweist darauf, dass alle positiven Aussagen immer unzureichend bleiben, und will die Größe und Entzogenheit des Gegenübers nicht durch endliche Bestimmungsgrößen einschränken. Sowohl Erkenntnisobjekt wie Erkenntnissubjekt werden kritisch betrachtet: »Negative Theologie ist eine Denkhaltung, welche für das Sprechen von Gott Negationen und ihnen verwandte Sprachformen bevorzugt, um *im Blick auf Gott* alle begrenzenden Prädikationen abzuweisen und *im Blick auf den Menschen* dessen Vermögen zur letzten Erkenntnis des Wesens Gottes zu negieren.« (Faber 2002: 469)

---

24 So hat es das IV. Laterankonzil 1215 lehramtlich festgehalten.

2.2.2 Von Gott reden können

Diese das Potenzial der menschlichen Vernunft in Bezug auf das Erkennen des Absoluten eher skeptisch einschätzende Haltung erfährt Widerspruch von einem vernunftoptimistischen sowie praktisch gelebten Offenbarungsglauben. So wird die Aussagbarkeit Gottes auch durch qualifizierende Sätze durch vielfältige Argumente verteidigt und zur Voraussetzung für die Vermittlung eines Gottesglaubens erklärt.[25] Kreiner weist eine radikale Unbeschreibbarkeit als weder haltbar noch stimmig zurück und verweist alle nichtunivoken Sprechweisen in klare Schranken, um sinnvolle Rede auch angesichts des Gottesbegriffs nicht zu gefährden. Wenn zwischen Erkennbarkeit und Beherrschbarkeit, Vergegenständlichung und Verdinglichung unterschieden wird, kann demzufolge eine aussagekräftige Rede von Gott aufrechterhalten werden, ohne dessen Absolutheitsstatus zu untergraben. Daneben wird auf die zerstörerischen Konsequenzen für die Glaubenspraxis verwiesen, die eine sich jeder Bestimmtheit verweigernde Glaubenslehre nach sich zöge. So wie überhaupt die radikale Unaussagbarkeit und Unaussprechbarkeit einer vom Menschen radikal zu differierenden Wirklichkeit die Frage aufwirft, wie sich deren Relevanz aufrechterhalten und eine derartige Position sich noch von nicht-theistischen Denkweisen unterscheiden lässt. So unterliegen diese Formen, die anstelle positiver Aussagen einzig die Sprachlosigkeit als legitim aufrechterhalten wollen, dem Verdacht, tatsächlich eine Form des Atheismus darzustellen.

Dass hier nicht nur von der Legitimierung einer ideologischen Praxis her argumentiert wird, wird deutlich, wenn es gelingt, einen Gottesbegriff als philosophisch möglich herauszuarbeiten, der ein Beziehungsverhältnis zwischen absolutem Schöpfer und endlichem Geschöpf beschreibt, in dem das Absolute sich dem Endlichen in einer sich selbst erschließenden Weise offenbart:

»Solange philosophisch nicht ausgeschlossen werden kann, dass ein sich durch Freiheit auszeichnender Gott existieren kann, kann auch die Möglichkeit einer Wesenserschließung Gottes und damit das Ende der philosophisch auszuschließenden prinzipiellen Nichtaussagbarkeit des letzten Grundes aller Wirklichkeit nicht ausgeschlossen werden«. (Striet 2008: 31)

Striet (2003: 213-264) verdeutlicht einen bestimmbaren Gottesbegriff als *vollkommene* Freiheit gegenüber *geschöpflich-endlicher* Freiheit, dem Eigen-

---

25 Zu dieser Position zählen die theologischen Ansätze von Armin Kreiner, Magnus Striet oder Wolf Krötke.

schaften von Persönlichkeit, Allgegenwart und Allmacht zugeschrieben werden können. Dieser ist sehr viel eher als das neuplatonische Absolutheitsverständnis von einfachster, relationsloser Einheit, dessen Spuren sich in der negativen Theologie abbilden, mit dem biblischen Gottesbild vereinbar.[26] Auf der Grundlage der biblischen Schriften begegnet kein unbestimmt bleibender, sondern durch seine praktizierte Barmherzigkeit konkret werdender und als solcher für Gegenwart und (unmittelbare wie eschatologische) Zukunft Relevanz beanspruchender Gott (Striet 2008: 22-26). Es ist die Realität der Offenbarung selbst, die der Negation ein letztes Recht nimmt. Gott will sich kundgeben im Endlichen, sich frei kenntlich machen im Endlichen. Die »Logik des Gottesbegriffs« ist nicht von Bestimmungsunfähigkeit, sondern von seiner freien Selbstbestimmung als Liebe her geprägt (Striet 2008: 25). Diese Erkenntnis aus der Offenbarung dürfe nicht nochmals auf einer Metaebene unterlaufen werden durch negative Theologie. Alle Erkenntnisgrenzen dürften nicht diese Dynamik, die eine Bewegung Gottes *auf den Menschen zu* darstellt, relativieren und verdunkeln, solange sich dieser Glaubensbestand nicht als denkunmöglich erwiesen ist. Schöpfung und Offenbarung haben durchaus einen Erkenntniswert, auch wenn dieser, im Unterschied zu vorneuzeitlichen Formen, nicht mehr notwendig im Sinne einer ontologisch-begrifflichen Beweiskraft interpretiert wird.

2.2.3 Das Potenzial negativer Theologie

Dennoch wird nicht nur die bleibende Bedeutsamkeit negativer Theologie, sondern darüber hinaus ihre aktive Rehabilitierung für eine Gottesrede in postsäkularer Kultur gefordert (Höhn 2008: 85)[27]. Hier geht es um mehr als das, was zunächst unter dem »positiven Erkenntniswert der Negation«, als Erkenntnisprinzip qua Negation, als transzendierende Denkbewegung zu fassen ist (Faber 2002): dass über diese ein noch nicht Bestimmbares dennoch in Sprache und damit zu einer Repräsentationsform gebracht wird: »Die Negation lässt ein Unbestimmtes in die Funktionsstelle von Bestimmtem eintreten und ermöglicht damit den Fortgang von Operatio-

---

26 Nach Striet fließt insbesondere über Dionysius Areopagita, der eine Grundgestalt negativer Theologie im Christentum etabliert, stark hellenistisches Gedankengut ins Christentum ein und wird wirkmächtig (Striet 2003: insbesondere 147).

27 Neben Höhn sind unter anderem Jürgen Werbick, Hildegund Keul, besonders im Blick auf die Sprachform der Mystik, und Gregor Maria Hoff Vertreter dieser Position.

nen, selbst wenn nicht alle Faktoren geklärt sind« (Faber 2002: 471). Sie setzt eine Loslösung von rein bestätigenden, an Gegenständliches gebundenen Satzaussagen in Gang und führt zu einer Dynamik, die um des besseren Verstehens willen die Negation als Überschritt über Vorläufiges, nicht als letzte Zielgestalt einsetzt, um mit der Negation weiter zu denken als bisher. Dabei versinkt sie mangels triftiger Affirmationen nicht in Schweigen, sondern hält auch in negierender Bewegung den Bezug zu dem Gegenüber, das doch nicht explizit passend benannt werden kann. Ein solches Vorgehen ist dem Gottesbegriff angemessen, der an sich einer umfassenden Beschreibbarkeit qua des auszusagenden Gehalts widerstrebt. So wird er nicht aufgegeben, hat seine Stelle, auch solange sie unbestimmt besetzt bleibt.

Die Gegenwartsbedeutung negativer Theologie steht im Kontext der kritischen Infragestellung von Gottesvorstellungen, um unzureichende, überholbare und verendlichte Gottesbegriffe auf den unendlichen Gott hin offen zu halten und diesen vor Vergötzung zu schützen. Dabei geht es um mehr als eine Überprüfung bestimmter konkreter Gottesbilder oder dem Göttlichen zugewiesener Eigenschaften. Von der konkret gegebenen Situation her hinterfragt sie radikal die angemessene Weise, Gott zur Sprache zu bringen. Sie steht dabei im Spannungsfeld einer Gegenwart, der nicht nur die Selbstverständlichkeit Gottes abhanden gekommen, sondern sogar eher die Gottlosigkeit selbstverständlich geworden ist (Werbick 2008a, Höhn 2008). Für die Erklärung der alltäglichen Abläufe, als Grund des Funktionierens der Welt, weiter noch für ihre Existenz als solche ist Gott als Hypothese unnötig geworden. Gott gilt für viele als weder theoretisch notwendig, noch konkret erfahrbar.[28] Alle anthropomorphen Redeweisen von Gott scheinen verdächtig geworden, und der Realitätsstatus des so anschaulich-konkret Beschriebenen wird bezweifelt: als mythische Rede, als Gestalt menschlicher Projektion, des Wunsches oder gar krankhafter Verirrung. Nicht nur ein konkretes Gottesbild, der Gedanke an Gott selbst ist in der Gegenwart weithin fremd geworden, und bedarf vermittelnder Erschließung. Es ist neu zu sagen, worauf der Gottesbegriff sich richtet und wie er ins Wort gebracht werden kann. Seine ursprüngliche Tiefe erreicht er wieder als Rede »jenseits weltimmanenter Notwendigkeiten« und »jenseits affirmativer Sprachmuster« (Höhn 2008: 68). Hier scheint ein von negativer Theologie grundierter

---

28 Es gilt: »Die Welt ist erklärbar ohne Gott« (Höhn 2008: 42), »die religiöse Grunderfahrung vieler Zeitgenossen ist, keine Erfahrung des Unbedingten, der Transzendenz mehr zu machen« (ebd.: 49).

Sprachmodus von Gott anschlussfähiger für zeitgenössische Erfahrungen als eine zu bildhafte Rede. Als »Modus des Absprechens« (ebd.: 85) bestimmt negative Theologie Gott in seiner Andersartigkeit, der er nicht ein »Etwas«, aber auch kein »Nichts« ist.[29] Eine derartige Theologie beansprucht nicht, *die* Theologie in Gänze zu sein, sondern ein notwendiger Teil des theologischen Denkens, der sie im Ganzen durchzieht als »Kritik und Korrektur am vorausgehenden Gottesdiskurs« (ebd.: 94), um ihn erneut den Erfahrungen und Sprachformen der Gegenwart zu öffnen. Sie hebt die positiven Erfahrungen und Zeugnisse der Tradition nicht auf, wahrt aber eine Tiefgründigkeit des Gottesbegriffs. Sie verweist auf die Vorläufigkeit aller menschlichen Sprachmuster und die Gefahr aller Bilder, die hier nur legitim sind, wenn sie ihren Verweischarakter behalten auf das Unbedingte, das in keinem Bild aufgeht.

Nur so kann eine »Gott los gewordene Welt« wieder in theologischer Sprachform gedeutet werden: Über eine Form des Bestreitens herkömmlicher Gottesrede, die die postmoderne Erfahrung der Gottlosigkeit, die Nicht-Erfahrbarkeit Gottes ernst nimmt und integriert, zum Ausgang neuen Fragens macht: Indem sie Gott keine Funktion in der Welt zuweist, zugleich jedoch den nun leeren Platz als Verlust wahrnimmt, der nun an die Stelle eines vertrauten Gottes getreten ist. Dieser leere Platz wird sichtbar in der Existenzdeutung, bei der Frage nach der Sinnstruktur menschlichen Daseins. Negative Theologie kann hier nach Höhn zugleich »das Bestreiten und das Vermissen Gottes« (ebd.: 88) zum Ausdruck bringen, in der Destruktion überkommener Bilder und dem Offenhalten der Lücke, auch gegen vorschnelle Antworten einer oberflächlichen Frömmigkeit. Ihre »Hermeneutik des ›Gott-Vermissens«« (ebd.: 97)[30] bemerkt die Leerstelle in Hinblick auf eine zufriedenstellende Daseinsakzeptanz in einer geschlossenen Welt, stellt ein »Fehlen« fest und hält Ausschau nach einer möglichen Füllung der Lücke, ohne diese aus eigener Kraft erreichen und als gewusst festhalten zu können. Sie schließt sie nicht in Form einer gesicherten gegenständlich-begrifflichen Gotteserkenntnis, sondern sucht eine Antwort aus der konkret verantworteten Existenz, an Zeit und Ort gebunden. Eine verantwortete Gottesrede kann dann ihre Gestalt nur aus der stetig neuen Übersetzung aus

29 Diesseits seiner ist alles Endliche, jenseits seiner ist Nichts. So wird es möglich, einen Bezug des Gottesbegriffs und des Nichts, das die Alternative einer gottlosen Denkform ist, zu entwickeln (vgl. Höhn 2008).
30 Höhn greift hier einen zentralen Begriff von Johann Baptist Metz auf.

den Lebenskontexten der Menschen her haben, als eine Gottesrede von vielen Orten und Subjekten her (Eckholt 2010: 254).

Gegenüber einer allzu explikationsfreudigen Rede von Gott postuliert auch Keul eine Theologie, in die sich die Spuren vom Nichtwissen eingeschrieben haben, in der Wissen und Nichtwissen, Reden und Verstummen in einem »produktiven Spannungsverhältnis« stehen (Keul 2007: 77). Eine solche Ausdrucksform verhilft dem Menschen, mit den zahllosen existenziellen Sprachlosigkeiten umzugehen, die sich in seinem Leben finden, und sie zur Sprache bringen zu können. Sie ist gerade die Sprachform, das Unsagbare, aber wirkmächtig Vorhandene zur Geltung zu bringen. So wird Gottesrede zur Fähigkeit, die Brüche, Verstellungen, aber auch Hoffnungen und Freuden zu deuten, ohne sie zu erklären in der Sicherheit der Worte. Sie bleibt einer Unbedingtheit auf der Spur, die sich aus den Erfahrungen des Lebens auftut, ohne verfügbar zu werden. Sie eröffnet sich fortschreitend im Durchgang durch den Lebenskontext, ist nicht extern zu sichern: »Worum es in der Gottesrede geht, das liegt nicht leichtfertig auf der Zunge, sondern es geht durch das Verstummen hindurch, das hellhörig macht für das, was das Leben eröffnet. [...] Gott ist kein frei verfügbarer Posten, weder im Lebens- noch im Kirchenkalkül« (ebd.: 83).

Theologische Gottesrede zeigt sich damit als eine nicht sprachlose, aber den Bedingungen ihres Redens bewusste Rede. Ihre eigenen Grenzen nimmt sie wahr und erkennt sie an.[31] Sie wendet sich dagegen, zu schnell und zu leichtfertig von Gott zu reden. Die Reflexion der Bedingungen ihrer Möglichkeit macht den Umgang mit ihren Grenzen zur vertieften Erkenntnis: »Gott wird darin offenbar, dass man weiß, dass er nicht nach Art und Maß affirmativer Welterkenntnis erkennbar ist. Dieses Nichtwissen ist selbst ein Wissen« (Höhn 2008: 98). Es bedarf immer wieder einer neuen kritischen Neubuchstabierung aus den unterschiedlichen Erfahrungsperspektiven, um eine angemessene Gestalt in der Gegenwart zu besitzen. Erst das Verstummen vor dem Unsagbaren bewahrt sie als existenziell bedeutsame Rede davor, zu kurz zu greifen und zu oberflächlich zu reden. In unterschiedlichen, intern in ihrem Verhältnis diskutierten univoken, äquivoken und analogen Sprachformen bis hin zu Formen reiner Negation

---

31 Das gilt auch für die erkenntnis-optimistische Variante Striets, der festhält, dass die menschliche Vernunft zwar den Gedanken einer vollkommenen Freiheit entwickeln kann, ihn jedoch nicht zu durchdenken vermag: sie wird »prekär«, wenn sie ihn auf seine Ursache und Genese befragt (2008: 32).

versucht Theologie, die so die Form eines gewussten, belehrten Nichtwissens annimmt, ihrem Gegenüber gerecht zu werden.[32] Ausgehend vom Charakteristikum bleibender Unbegreiflichkeit, nimmt die Bezeichnung Gottes als »Geheimnis« in verschiedenen Theologieentwürfen des 20. Jahrhunderts (unter anderem bei Rahner) eine zentrale Rolle ein. Sie weist darauf hin, dass im Gottesbegriff immer die Spuren negativer Theologie auffindbar sein müssen, um ihn nicht zu verfehlen. Dieses Geheimnis steht nicht einer Auflösung offen und entzieht sich, wo versucht wird, sich seiner zu bemächtigen. Damit fällt auch eine Geheimnishaftigkeit auf die Existenz des Menschen, der in letzten Fragen an erkenntnistheoretische Grenzen kommt, die nicht ideologisch übergangen werden dürfen. Die Herausforderung besteht nicht darin, diese aus dem Weg zu schaffen, sondern angesichts ihrer zu einer theoretisch und praktisch verantworteten Lebensoption zu kommen. Der Geheimnisbegriff dient hier nicht dazu, das Fragen ruhigzustellen, sondern es in Gang zu halten und ihm in der Aussichtslosigkeit eines Abschlusses aus eigener Kraft dennoch ein Ziel zu bieten.

2.2.4 Die Verwendung aporetischer Sprachformen

Der christliche Glaube geht in seinem Gottesbegriff von einem Ganzen aus, das nochmals unterschieden ist von der Summe materieller Wirklichkeit: Es ist nicht identisch mit einer absoluten Welt, und ist somit Korrektiv einer »harmonistischen Einbettungsfrömmigkeit« (Werbick 2008a). Daher hat sich das Leben nicht einfach in einen naturhaften Prozess einzufügen. Es erfährt sich als ausgerichtet auf ein Absolutes von grundlegender Differenz, das dennoch nicht in Jenseitigkeit verbleibt: Gott ist der ganz Andere und doch der sich erfahrbar Machende. Diese Transzendenz-Immanenz-Spannung durchzieht monotheistische Religionsformen, solange sie eine Wirkmächtigkeit des Absoluten im Endlichen annehmen, und in besonderer Weise den christlichen Glauben, der in Zuspitzung dessen von einer leibhaften Offenbarung des Unendlichen in fassbar-kontingenter Gestalt ausgeht.

---

32 Die im Hintergrund des Begriffs belehrten Nichtwissens stehende ›Docta Ignoratia‹ des Nikolaus Cusanus (†1464) ist selbst eine Variante negativer Theologie, die den Gottesgedanken jenseits der rationalen Begreifbarkeit in der coincidentia oppositorum, dem Zusammenfall der Gegensätze, festmacht.

Diese Spannung zeigt sich auch auf einer konkret-existenziellen Seite: Gerade sein konturierter Gottesbegriff, der das Unbedingte als dem Menschen zugewandt versteht, als das Endliche affirmierend, darf nicht die begegnende Wirklichkeit ausblenden, die auch eine ganz andere Sprache spricht. Wird Gott als »Liebe« bestimmt, aus der sich eine Sinnperspektive für das einzelne Dasein ergibt, bedürfen die dem kontrastierenden Realitäten einer unheilen Welt einer Integration, die sie nicht vorschnell ›hinwegerklärt‹. Weil Gott der ganz Andere und Transzendente ist, gibt es eine größere Hoffnung über das hinaus, was ist. Dennoch bleiben Fragen angesichts der fragwürdigen Realitäten der Welt. Jede leidsensible Theologie[33] sperrt sich gegen Erklärungsmuster, die erniedrigende sinnwidrige Erfahrung in der Weise banalisieren, dass sie stets noch eine Antwort zur Verfügung haben.[34] Richtige Relativierung dieser Erfahrung ausbleibenden Sinns kann nicht in einer theoretischen Auflösung der Fragwürdigkeit bestehen, sondern im Wahrnehmen der Spannung zwischen erhoffter und im Glauben verheißener Perspektive einerseits und der vorliegenden Situation andererseits.[35] Wo Theologie im Angesicht der Theodizee-Frage mit vorschnellen Antworten kommt und Gottes Liebe wortreich dagegen setzt, verliert sie ihre Verhaftung in der Lebenssituation und wird unglaubwürdig. Die Spannung, die sich überall zeigt, wo das Leben eben nicht in der angestrebten Weise aufgeht, kann nicht durch ein Dagegenhalten beseitigt werden, will Glaube nicht zur Realitätsflucht werden: »Es bleibt das präsentisch Unabgegoltene, durch keine bejahende Gottesrede zu Beruhigende« (Striet 2008: 33), das durch keine Vernunftoperation, kein dialektisches Muster, keinen Erlösungsdynamismus in seiner Sperrigkeit beseitigt werden kann.

Theologie kann und darf sich nicht darauf beschränken, hier Lösungen theoretisch zu denken, sondern muss Sprachmuster für die Aporetik des Daseins entwickeln. Diese zeigen sich als Optionen, widerstreitende Pole von Sinnwidrigkeit und Sinn, Endlichkeit und Unendlichkeit, Immanenz und Transzendenz Gottes zusammenzubringen, ohne eine Synthese herstellen zu können. Hier hilft ein Blick auf eine aktuelle profilierte Theolo-

---

33 Hier ist an erster Stelle die Perspektive einer Theologie als memoria passionis zu nennen, wie sie Johann B. Metz entwickelt hat (vgl. derselbe 2006).

34 »Angesichts des Theodizeeproblems ergibt sich ein notwendiger Einhalt der philosophischen Vernunft vor dem Geheimnis Gottes« (Hoff 2001: 96).

35 Für Metz findet diese Spannung den angemessenen Ausdruck in der Form eines Schreis, letzten Aufschreis des Bedrängten, der in seiner Not sich kundtut, und sich dabei dem Anderen gegenüber öffnet.

giegestalt, die Hoff in seinem Konzept einer »Aporetischen Theologie« in Kontinuierung der Aussageabsicht negativer Theologien als »Stil« einer fundamentalen Theologie entwickelt.[36] Aporetik, die selbst auch nur annäherungsweise in den Begriff zu bringen ist, wird verstanden als »Ausweglosigkeit (von Denken und Existenz), die sich (unter futurischem Vorbehalt) rational und existenziell nicht auflösen lässt« (Hoff 1997: 51). Solche Aporetik begegnet nicht nur konkret in den einzelnen Erfahrungen des Lebens, sondern wird für Hoff zur Zeitbeschreibung eines postmodernen Denkens, das in praktischer und theoretischer Vernunft, in Ethik und Erkenntnis der Welt gegenüber einem grenzenlosen aufklärerischen Vernunftoptimismus die eigene Brüchigkeit, die Entgleisungen der Vernunft wahrnimmt, und dem geschlossenes Systemdenken fraglich wird. Dabei versteht sich aporetisches Denken nicht als Kapitulation des Denkens, sondern als Kritik, als »offenes, ideologiefreies Denken« (ebd.: 157), das noch dort »in aporetischem Angang«, der eigenen Unruhe folgend, einen Weg sucht, wo sicherer Boden unmöglich und die Sicherheit des Weges unerreichbar scheinen. Die Theologie steht dabei vor der doppelten Aufgabe, sich auf diese Gebrochenheit als Charakteristikum der Gegenwart einzulassen und ihren eigenen aporetischen Charakter in den Blick zu nehmen.

Für den Glauben scheint die aporetische Grundierung im angesichts der Struktur von Erkenntnissubjekt und -objekt »stets mitvollzogene(n) Unsicherheitsfaktor« (ebd.: 189) durch, im »je neue(n) Anlaufen«, da sie ihren Grund nicht objektivierbar zweifelsfrei stellen kann. So sind ihre Grundoptionen nur aporetisch in Sprache zu bringen. Beim Gottesbegriff wurde das schon deutlich:»Das Sprechen von Gott erweist sich aporetisch vor seinem Gegenstand – ausgesagt werden soll, was sich nicht anders als im Verfehlen des Intendierten sagen lässt, was sich nur anders sagen lässt, um das je Andere Gottes in formaler Ent-Sprechung zu nähern, vorzustellen, gerade indem das Aussichtslose in den Sprechvorgang selbst eindringt und ihn so kenntlich macht« (ebd.: 215). Paradigma und »Mitte« (ebd.: 218) aporetischen Denkens in der Theologie wird jedoch die Christologie. Die Gleichzeitigkeit von Göttlichkeit und Menschlichkeit des Gottmenschen Jesus Christus[37] lässt sich nur durch eine paradoxale, doppelte Negation

---

36 So im Titel: Aporetische Theologie. Skizze eines Stils fundamentaler Theologie.

37 Dabei handelt es sich jedoch nicht um eine christliche Sondervorstellung, sondern um die radikale Zuspitzung der grundlegenden religiösen Frage nach dem Wesen und dem Ort Gottes: ist er nur jenseits der Welt, nur mit ihr identisch oder beides zugleich? Wird

zum Ausdruck bringen, wie im Konzil von Chalkedon (451) geschehen. ›Unvermischt und unverändert‹, ›ungeteilt und ungetrennt‹ müssen menschliche und göttliche Natur sein. Jedoch sperrt sich diese begriffliche Fassung jeder weiteren definitorischen Auflösung, hier kommen alle begrifflichen Möglichkeiten an ein Ende. »Festhalten lässt sich das Entscheidende nur, indem man sagt, was sich von ihm nicht sagen lässt« (ebd.: 234), in einem »differenztheologische(n) Denken jenseits allen identifikatorischen Zugriffs« (ebd.: 235). Dies führt nicht in die Sprachlosigkeit oder zum Ende vernünftigen Redens, aber zu einer »Brechung der eigenen Theorie«, die zum Grundmuster theologischen Redens wird. In der Folge kann nur in einem steten Neuansatz, in Vielperspektivität und in »theoretischer Bescheidenheit« über den uneinholbaren Gegenstand des Glaubens gesprochen werden.[38] Kann Theologie vor diesem Verständnis als »nur um den Preis eigener Glaubwürdigkeit reduzierbare Fragwürdigkeit« gelesen werden, bestimmt sich Glaube als Nachfolge im »konsequenten Nachvollzug von Spannungen« (ebd.: 299). Von diesem praktischen Interesse einer kontextsensiblen Theologie ist das Denken geleitet. Sie sucht die Nähe zu den nicht aufgehenden Lebenssituationen, ohne an ihnen zu verzweifeln. Die Behutsamkeit einer wiederholenden Suchbewegung, die sich eingedenkend unterbrechen lässt und Sensibilität für das begegnende Andere zeigt, als Formgestalt einer Theologie steht in Entsprechung zu einer Glaubenspraxis, einer »Lebenshaltung, die offen ist für das Unabgeschlossene von Leben« (ebd.: 318). Dem Gottesgedanken, dem Sinngehalt der Wirklichkeit und der gebrochenen Existenz begegnet sie nicht aus einer Posi-

---

als Form der letztgenannten Variante Gott als Schöpfer und Begleiter seiner Schöpfung gedacht, stellen sich Folgefragen: Sie unterliegen alle der Spannung von Endlichkeit und Unendlichkeit, von natürlichem und übernatürlichem Element. Wie kann die Anwesenheit eines transzendenten Gottes in der Welt gedacht werden? Wie kommt Gott dem Menschen nahe, wie geschieht Erlösung? Auch die Frage der christlichen Soteriologie nach Gnade und Natur lässt sich als Folge dieses Verhältnisses ausbuchstabieren. Dabei gilt: Die christologische Grundfrage ist eine Option des Transzendenz-Immanenz-Problems, das Religionen in unterschiedlicher Weise angehen, jedoch immer als Denkoption, die sich der wissenden Erkenntnis entzieht.

38 Dies setzt sich nahtlos fort in der Trinitätslehre: »Was weiß christlicher Glaube von sich, wenn er sich als trinitarischer ausspricht? Dass er sich artikulieren muss in Kategorien und Bildern, die das unendlich spannungsreiche Verhältnis von endlich und unendlich, von bedingt und unbedingt zu fassen versuchen; dass er sich immer in diesem Spannungsverhältnis vorfindet und damit in der nie endgültig zu ermittelnden Mitte zwischen dem Horror eines gleichgültig Unendlichen und der Pseudo-Vertrautheit mit einem hemmungslos vermenschlichten Gott ›nahe unserem Fühlen‹.« (Werbick 2010: 339).

tion der Stärke, die mit Erkenntnissicherheit verbunden ist, sondern im Sich-Stellen gegenüber der Aporie. Im Durchgang durch sie bejaht sie das aporetisch Begegnende, ohne an der Aporie verzweifeln zu müssen.

Hier zeigt sich in der Bezugnahme von Erkenntnisstruktur und existenzieller Verfassung, wie sich eine Integrationsgestalt menschlichen Daseins gerade im Blick auf die darin aufscheinenden Grenzen entwickeln lässt, die sich von einer spannungsfreien, idealistischen Selbstdeutung abwendet, ohne unvernünftig zu werden.

2.2.5 Sensible Sprache

Theologie bedarf also besonderer Sprachformen. Will sie die Wirklichkeit des Unbedingten in menschliche Sprache fassen, so liegt immer ein Übersetzungsproblem vor. Erkennen und Verstehen beruhen auf Einordnung und Bezugnahme zu Bekanntem, auf Identifikation und Unterscheidung zu Vertrautem, Begriffsbildung bedarf der Vergleiche. Nun kann jedoch weder ein ›ontologisches‹, noch ein ›sprachliches‹ oder ein ›Vorstellungskontinuum‹ zwischen Endlichem und Unendlichem von sicherer Warte aus eingefordert werden, dass diese Vergleichbarkeit rechtfertigt (Werbick 2005: 409). Daher ist Glaubenssprache stets symbolische Sprache. Dabei darf der Symbolbegriff nicht zu kurz gefasst werden als reine, äußerliche Zeichenhaftigkeit. Er geht vielmehr davon aus, dass eine Wirklichkeit, die selbst nicht abbildbar ist, in einer von ihr verschiedenen einen angemessenen Ausdruck finden kann, und dadurch erkennbar wird, wobei die Symbolwirklichkeit eben nicht analytisch, sondern integrativ zu erschließen ist, und sich somit von der vertrauten wissenschaftlichen Methodik unterscheidet.

Sprache an sich ist nicht reine Abbildung der Wirklichkeit, sondern deren Strukturierung. Dabei bedient sie sich vielgestaltiger Formen. Sie sagt Wirklichkeit in doppelter Perspektivität aus, sowohl generalisierend, auf Allgemeingültigkeit ausgerichtet, in Begriffen, wie zugleich individualisierend in »Ausdrücke(n) einer gebrochenen Ähnlichkeit (Metaphern)«, die aus jeweiligem Blickwinkel heraus das durch Begriffe Uneinholbare in die Sprache holen (Werbick 2010: 169).

Auf der Begriffsebene muss die religiöse Sprache der inhärenten Gefahr aller Begrifflichkeit begegnen, gegenüber dem Bezeichnenden übergriffig zu werden, es dem Begriff unterzuordnen anstatt in seinem Eigensein wahrzunehmen. Als Vernunftform an den Grenzen des Begreifbaren stellt sie der zugreifenden Begrifflichkeit korrektive ›Widerstands- und

Grenzbegriffe‹ zur Seite, unterschieden von Definitionen, eben weil sie den
Mechanismus des Begreifens und dessen Grenzen durchschaut hat. Ihre
Begriffe beschreiben nicht nur das experimentell Fassbare: Gegen eine Reduktion auf das, was ist, bringen sie einen unbedingten Anspruch, einen
Ideengehalt zu Präsenz und Geltung: als »in sich«, »um seiner selbst willen«, »unbedingte Würdigung«, vom dem her eine Sinndimension menschlicher Existenz sich eröffnet (Werbick 2010: 175). Sie weiten menschliche
Verständigung über die pragmatische Beschränkung auf das Anschauliche
mittels »sprachliche(r) Platzhalter für das draußen im Drinnen der begrifflichen Einordnungen und Verständigungen« (Werbick 2010: 176).

2.2.6 Über Begriffe hinaus: Metaphern

Gegen die »Definitionsgewalt« der affirmativer Begriffe und Prädikationen
setzt religiöse Rede daneben insbesondere metapherngefüllte Sprache, den
Aussagegegenstand mehr »Umspielen« als festnageln (Werbick 2005: 414).
Die Metapher beruht auf einer nach außen offensichtlichen Differenz, ja
Nicht-Passung: »Sie hält zusammen, was zunächst nicht zusammenpasst«
(ebd.).[39] Damit irritiert sie das gewohnte Verständnis und sprengt es auf,
weitet den Blick über das Vertraute und hinterlässt die Herausforderung,
die durch die Metapher erzeugte Spannung in eigener aktiver Auseinandersetzung aufzuarbeiten. Dabei ist das Verstehen ihres Gehalts nicht begrifflich abschließbar, sondern immer neu zu leisten. Sie spielt mit Anschaulichkeit und Entzug, indem sie ein konkretes Bild zum Ausgang nimmt, das
doch zerbrochen werden muss, um zur Metapher zu werden: »Die Bilder
geben zu verstehen, aber sie geben zu verstehen, indem sie das Verstehen
über ihre Anschaulichkeit hinaus treiben« (ebd.: 416). Eine Metapher ist
somit Gabe und Entzug zugleich, die bisherige Gewissheiten hinterfragt,
Spannungen entdecken lässt und Raum gibt für Ausgeblendetes. Sie eröffnet eine Spur, ohne eine Zielgestalt abschließend präsentieren zu können: »Das Verstehen holt die Neuheit des zu Verstehenden niemals ein, es
wird einer definitorisch nicht mächtig« (ebd.: 418).
    Damit ist die Metapher auch eine Sprachform an der Grenze. Sie sprengt
das vertraute Verständnis auf zu einem begrifflich entzogenen ›ganz anders‹,
das von ihr her zugänglich wird. Dennoch bleibt sie im Rahmen verlässlichen, sinnvollen und nachvollziehbaren Sprechens, wenn auch der Gehalt

---

39 Als Beispiel führt Werbick unter anderen den König am Kreuz, die Herrschaft in Ohn-
    macht an (Werbick 2010: 176).

nicht vollständig einholbar bleibt. Die Spannweite, die in ihr zum Ausdruck kommt, muss aufruhen auf Erfahrung, so dass die Metapher als angemessene Artikulation existenzialer Bedingungen des menschlichen Daseins wird, sprachfähig macht, wo Begriffe fehlen und unmöglich bleiben.

Metaphern stellen dergestalt die angemessene Weise da, einen Sinnhorizont zum Ausdruck zu bringen, der alle Vergeblichkeitserfahrungen noch umgreift. Sie bringt dessen umfassende wie verborgene Wirklichkeit zur Geltung gegen alle konkret begegnenden Selbstverständlichkeiten, die sie als solche hinterfragen.»Gottesmetaphern wollen auf eine Spur setzen, in der das noch unvorstellbare Selbstverständliche als die unausdenkbare Logik der göttlichen Liebe entdeckt werden kann« (Werbick 2005: 419). Sie stellen Bilder von Erlösung in Spannung zu den Unheilserfahrungen des Lebens, stellen den Anspruch der begegnenden Welt, Ganzes und Letztes zu sein, dadurch in Abrede. Ihre Zusage von Heil bringen sie in der Spannung zu konkreter Heillosigkeit, vor diesem Hintergrund, zur Sprache. Die Metaphern denken und sagen aus, was aus größerer Perspektive von Gott her als Korrektiv, ja als Verwandlung alltäglicher Wirklichkeit möglich erscheint. Diese Aussageformen über göttliche Wirklichkeit dürfen als Metaphern für eine Zukunft von Gott her nicht idolisiert, zu stark von der Ähnlichkeit zu dem anschaulichen Bild her, von dem sie ihren Ausgang nehmen, interpretiert oder gar mit empirischem Wissen verwechselt werden. Sonst setzen sie eine Wirklichkeit ähnlicher Art kontrastierend gegen Erfahrungen von Sinnlosigkeit, anstatt sie zu unterfangen, und bewegen sich auf eine Form der Realitätsverweigerung zu. Ihre Richtigkeit kann nicht durch deduktive Beweisführung gesichert werden, sondern muss sich bezeugen: Aus konkreter Bewährung, indem sie eine Realität freisetzen, wenn man ihnen folgt; indem sie sich authentisch in individuelle Glaubens- und Lebenszeugnisse hinein übersetzen, indem sie Lebensmöglichkeiten eröffnen.

2.2.7 Glaube als Hoffnung

Die Metaphern deuten eine Wirklichkeit an, die in ihrer Fülle noch nicht anschaulich sichtbar ist. Sie bezeugt sich zwar und ist damit der Wahrnehmung keinesfalls zur Gänze entzogen. Dennoch ist von einem »Mehr« die Rede als dem gegenwärtig und empirisch Fassbaren. Damit wird deutlich, dass der Glaube sich auf Ausstehendes richtet, dass er über die Gegenwart hinaus eine Zukunft denkt. Er lebt von seinen Verheißungen. Er hat antizipatorischen Charakter, indem er eine Sinnperspektive, eine noch ausstehende Vollendungsgestalt in die kontingente Wirklichkeit hereinholt. Seine besondere, ihm eigentümliche Wissensform ist ein Sinnwissen: Wie ein Leben unter der Annahme der Sinnperspektive, eines dem einzelnen Dasein Bedeutung verleihenden Gottes, einer Vollendung des endlichen menschlichen Lebens, gestaltet werden kann und darf (Werbick 2010: 58-63). Dieses Sinnwissen ist ein Hoffnungswissen, da es keinen evidenten Beweis liefern kann, sondern Spuren folgt, und auf eine Zukunft baut, die sich ihm in der Fülle erst noch eröffnet. Es richtet sich auf eine Hoffnung, die weder aus eigener Anstrengung zu erreichen ist, noch grundsätzlich utopisch unerreichbar bleibt. Die Hoffnung des Glaubens setzt dort an, wo jede menschliche Hoffnung am Ende ist und aus sich nichts mehr erwartet, und muss als solche sich im Denken ausweisen. Sie trägt nicht einzelne Vollzüge, sondern das Leben als Ganzes:»Denkende Hoffnung muss den Grund finden, der es rechtfertigt, gewiss zu sein, dass nichts vergeblich ist« (Schäffler 2009: 13). Die Legitimität solch»praktischen Hoffnungswissens« (Werbick 2010: 60) lässt sich beispielsweise im Gefolge Kants aus der sittlichen Selbstverständigung des Menschen aufzeigen. Nur weil eine derartige, religiös konnotierte, alle menschlichen Möglichkeiten übersteigende Hoffnung begegnet, die sich als tragend erweist, können sich»ganz profane Erfahrungen« wie sittliche Verpflichtung als unbedingt ausweisen (Schäffler 2009: 12). Beobachtet werden kann das Hoffnungswissen in seiner Wirkkraft an konkreten Gestalten, in denen sich das Widerfahrnis dieser Sinnperspektive als tragend erwiesen hat:»Die Berührung vom verheißungsvoll Gegebenen und Widerfahrenden spricht sich in Zeugnissen aus« (Werbick 2010: 61), die seine Kommunikabilität ermöglichen. Erst von dieser Hoffnung her ergibt sich für den Glaubenden eine Selbstverständigung, die der Grundstruktur, der Erfahrungsbreite und den Potenzialen des Menschen entspricht.

Der Glaube kann also gute Gründe nennen, aber nicht alle Zweifel ausräumen. Die Vollgestalt dessen, auf das er sich richtet, bleibt ihm notwendig empirisch entzogen. Nicht aus sich heraus kann er die Deutung seines Daseins zu einem gesicherten Abschluss bringen, sondern nur im Sinne eines»Pilgerwissens« auf dem Weg die Richtung beibehalten, den zu gehen, er sich entscheidet. Wer ihn geht, nimmt ein»Wissen auf Hoffnung hin, ein die Vollendung vorwegnehmendes und sie antizipierendes Wissen« in Anspruch (Kasper 2009: 516). Dieses basiert auf einem vertrauenden Anerkennen, auf einer personalen Einstimmung in eine sinnaffirmierende Wirklichkeitsdeutung. Der christliche Glaube basiert auf einer Zusage, ist»ein Hoffen, das vom Hören kommt« (Schäffler 2009: 16). Vor der Aufgabe, sich dem eigenen Leben zu stellen und es zu gestalten, kann es eine letzte Neutralität nicht geben, da die Enthaltung selbst ein Votum darstellte. Hier wird die Struktur der Wirklichkeit so gedacht, dass sie nicht in der objektivierenden Beobachterperspektive, einem neutralen Geschehen, aufgeht, sondern aus der Transzendenz der Teilnehmerperspektiven, der personalen Zuwendung, zu einem Gedanken absoluter Anerkennung des Endlichen findet. In einer letzten theoretischen Unauflösbarkeit vollzieht der Glaube die »mutig hoffende Annahme der eigenen Existenz« (Rahner 2006: 290). Diese ist ein bleibendes Wagnis, ein Risiko, und genau besehen von enormer Reichweite, setzt es doch das Ganze des Lebens: »man muss sich selber riskieren« (Kasper 2009: 517). Keine der möglichen Alternativen kann jedoch eine sicherere methodische Grundlage bieten. So ist das Eingehen eines Risikos zum einem unausweichlich in jeder Selbstverständigung, zum anderen handelt es sich nicht um einen irrationalen, dezisionistischen Sprung in den Glauben, sondern um »ein verantwortetes Risiko und ein verantwortete Wette« (ebd.). Dieses macht ein kohärentes Selbstverstehen und eine entsprechende durchgehende Lebenspraxis möglich. Aus dieser Lebensaufgabe, aus der Praxis heraus, wendet sich der Glaube auch gegen die Verselbstständigung von wissenschaftlichem Wissen in Geltung und Reichweite: als technisches, theoretisches und pragmatisches Wissen ist es zum einen nicht selbstnormativ, sondern nur in Verbindung mit einer praktischen Vernunft zu verstehen, die nach Handlungszielen fragt, sind doch die Wissenschaften selbst Ergebnis eines menschlichen Handelns (Janich 2008). Zum anderen liefert es nur dann eine vollständige Welterklärung im Sinne eines Physikalismus oder Biologismus, wenn es erkenntnistheoretisch einem naivem Realismus, Empirismus und Naturalismus folgt (ebd. 242). So sei hier abschließend nochmals an Rahner erinnert, der in der anti-ideologischen Wendung gegen alle Versuchungen, wissend zu eng von Mensch und Welt zu denken, in der beständigen Erinnerung das unaufhebbare Geheimnis, vor dem die Selbstdeutung zu geschehen hat, »nicht die geringste« der Aufgaben einer Theologie erblickt (Rahner 1983: 73f.). Sie hat ein letztes Nichtwissen in sich selbst eingeschrieben und versteht sich als dessen Anwalt, »wenn wir so der Theologie innerhalb der Universität immer und heute erst recht die Rolle des Unfriedensstifters, die Rolle der unbedingten Relativierung alles eindeutig Angebbaren, die Rolle des Schreckens über eine ewige Unvollendbarkeit, die Rolle eines richtig verstandenen existenziellen, aber lebbaren Skeptizismus zuschreiben« (ebd.).

Literatur

Benedikt XVI. (2006),»Glaube, Vernunft und Universität«, Ansprache beim Treffen mit Vertretern aus dem Bereich der Wissenschaften in der Aula Magna der Universität Regensburg am 12.09.2006, 07.12.2010, www.vatican.va/holy_father/benedict_xvi/speeches/2006/september/documents/hf_ben-xvi_spe_20060912_university-regensburg_ge.html

Eckholt, Margit (2010),»Die ambivalente ›Rückkehr der Religion‹«, *ThQ* 190, S. 238–257.

Faber, Eva Maria (2002),»Zur Bedeutung negativer Theologie in der christlichen Rede von Gott«, *Communio* 31, S. 468–478.

Folkerts, Horst (2001),»Wissen und Glauben«, *NZSTh* 43, S. 208–235.

Fries, Heinrich (1985), *Fundamentaltheologie*, Graz.

Habermas, Jürgen (2006),»Die Vernunft ist keine Jacke«, in: *Berliner Zeitung* vom 22.9.2006, 07.12.2010, online unter: www.berlinonline.de/berliner-zeitung/archiv.bin/ dump.fcgi/2006/0922/feuilleton/0001/index.html

Hoff, Gregor Maria (1997), *Aporetische Theologie. Skizze eines Stils fundamentaler Theologie*, Paderborn u.a.

– (2001),»Begründungsnotstand? Zur philosophischen Leistungsfähigkeit der theologischen Vernunft«, in: Valentin, Joachim/Wendel, Saskia (Hg.), *Unbedingtes Verstehen?! Fundamentaltheologie zwischen Erstphilosophie und Hermeneutik*, Regensburg, S. 92–102.

Höhn, Hans-Joachim (2008), *Der fremde Gott*. Würzburg.

Janich, Peter (2008),»Kritik der wissenschaftlichen Vernunft«, in: Dirscherl, Erwin/ Dohmen, Christoph (Hg.), *Glaube und Vernunft* (Forschungen zur Europäischen Geistesgeschichte Bd. 9), Freiburg/Br., S. 235–251.

Jüngel, Eberhard (2004),»Der Mensch – im Schnittpunkt von Wissen, Glauben, Tun und Hoffen«, *ZThK* 101, S. 315–345.

– (2008),»Glaube und Vernunft«, in: Augustin, George/Krämer, Klaus, *Gott denken und bezeugen* (FS Walter Kasper), Freiburg/Br., S. 15–32.

Kasper, Walter Kardinal (2009),»Glaube, der nach dem Verstehen fragt. Ein Beitrag zur Diskussion um ein aktuelles Thema«, *Stimmen der Zeit* 227, 507–519.

Keul, Hildegund (2007),»Verschwiegene Gottesrede in postsäkularer Kultur«, in: Walter, Peter (Hg.), *Gottesrede in postsäkularer Kultur* (QD 224), Freiburg/Br., S. 72–86.

Knapp, Markus (2009), *Die Vernunft des Glaubens. Einführung in die Fundamentaltheologie*, Freiburg/Br.

Knorr-Cetina, Karin (2002), *Wissenskulturen*, Frankfurt a. M.

Koch, Kurt (2002),»Ist Glauben ein Rätsel im Wissen?«, *Communio* 31, S. 181–196.

Kreiner, Armin (2006), *Das wahre Antlitz Gottes – oder was wir meinen, wenn wir Gott sagen*, Freiburg/Br.

Krötke, Wolf (2007),»Gottesrede inmitten von Gottvergessenheit«, in: Walter, Peter (Hg.), *Gottesrede in postsäkularer Kultur* (QD 224), Freiburg/Br., S. 54–71.

Metz, Johann B. (2006), *Memoria passionis*, Freiburg/Br.

McGrath, Alister (2010), »Atheismus als Bestseller: Der neue Szientismus«, *Concilium* 46, S. 374–382.

Menke, Karl-Heinz (2010), »Quaerere Deum. Joseph Ratzingers Plädoyer für die Unabdingbarkeit der Wahrheitsfrage«, *ThGl* 100, S. 133–148.

Müller, Klaus (1994), *Wenn ich »ich« sage*, Frankfurt a. M.

– (2001), »Der Streit um Begründungsfiguren«, in: Valentin, Joachim/Wendel, Saskia (Hg.), *Unbedingtes Verstehen?! Fundamentaltheologie zwischen Erstphilosophie und Hermeneutik*, Regensburg, S. 9–22.

– (2005), *Vernunft und Glaube: Eine Zwischenbilanz zu laufenden Debatten*, Münster.

– (2008), *Glauben – Fragen – Denken* Bd. II, Münster.

Neuner, Peter (2008), »Die Theologie im Diskurs der Wissenschaften«, in: Dirscherl, Erwin/Dohmen, Christoph (Hg.), *Glaube und Vernunft* (Forschungen zur Europäischen Geistesgeschichte Bd. 9), Freiburg/Br., S. 352–364.

Pröpper, Thomas (1988), *Erlösungsglaube und Freiheitsgeschichte*, München

Rahner, Karl (1983), »Theologie heute«, *Schriften zur Theologie* Bd. XV, Zürich u.a., S. 63–75.

– (2006), »Glaube als Mut. Theologische Meditationen«, in: *Sämtliche Werke*, Bd. 23, Freiburg/Br., S. 281–294.

Ratzinger, Joseph (2003), *Glaube – Wahrheit – Toleranz. Das Christentum und die Weltreligionen*, Freiburg/Br.

Schäffler, Richard (2009), »Auf welche Weise denkt der Glaube?«, *ThGl* 99, S. 2–26.

Schärtl, Thomas (2000), »Glaube und Wissen. Zur Frage nach der Autonomie der Glaubenssprache«, in: Möde, Erwin/Schieder, Thomas (Hg.), *Den Glauben verantworten*, Paderborn, S. 169–193.

– (2004), *Wahrheit und Gewissheit. Zur Eigenart religiösen Glaubens*, Regensburg.

– (2006), »Der religiöse Glaube im Windschatten des Wissensbegriffs? Anfragen an den Entwurf Alvin Plantingas«, in: ders./Kampmann, Tobias (Hg.), *Der christliche Glaube vor dem Anspruch des Wissens*, Münster, S. 87–146.

– (2008), »Erfahrung, Exerzitium, Autorität und Einsicht. Überlegungen zur rationalen Verantwortung für religiöse Überzeugungen«, in: Bormann, Franz-Josef/Irlenborn, Bernd, *Religiöse Überzeugungen und öffentliche Vernunft* (QD 228), Freiburg/Br., S. 132–173.

– (2009), »Die Rationalität religiöser Überzeugungen«, *StZ* 227, S. 257–271.

– (2010), »Postliberale Theologie und die Standortbestimmung von Fundamentaltheologie«, *ZKTh* 132, S. 47–64.

Schmidt, Thomas M. (2008), »Objektivität und Gewissheit, Vernunftmodelle und Rationalitätstypen in der Religionsphilosophie der Gegenwart«, in: Bormann, Franz-Josef/Irlenborn, Bernd, *Religiöse Überzeugungen und öffentliche Vernunft* (QD 228), Freiburg/Br., S. 199–217.

Striet, Magnus (2003), *Offenbares Geheimnis* (ratio fidei 14), Regensburg.

– (2008),»Grenzen des Nicht-Sprechens. Annäherung an die negative Gottesrede«, in: Halbmayr, Alois/Hoff, Greogor Maria (Hg.), *Negative Theologie heute?*
(QD 226), Freiburg/Br., S. 20–33.

Valentin, Joachim/Wendel, Saskia (Hg.) (2001), *Unbedingtes Verstehen? Fundamentaltheologie zwischen Erstphilosophie und Hermeneutik*, Regensburg.

Verweyen, Hansjürgen (⁴2002), *Gottes letztes Wort*, Regensburg.

Walter, Peter (Hg.) (2007), *Gottesrede in postsäkularer Kultur* (QD 224), Freiburg/Br.

Wendel, Saskia (2002),»Die Rationalität der Rede von Gott. Thesen zur Legitimierung der Theologie als Wissenschaft«, *StZ* 220, S. 254–262.

Werbick, Jürgen (¹2000/³2005), *Den Glauben verantworten*, Freiburg/Br.

– (2008a),»Herausforderungen für eine Gotteslehre, die sich das Erschrecken über
das Abhandenkommen Gottes noch nicht abgewöhnt hat«, in: Augustin, George/
Krämer, Klaus, *Gott denken und bezeugen* (FS Walter Kasper), Freiburg/Br., S. 99–
126.

– (2008b),»Griechischer Geist und biblischer Glaube: Antike, Christentum und
Europa«, in: Dirscherl, Erwin/Dohmen, Christoph (Hg.), *Glaube und Vernunft* (Forschungen zur Europäischen Geistesgeschichte Bd. 9), Freiburg/Br., S. 86–106.

– (2010), *Einführung in die theologische Wissenschaftslehre*, Freiburg/Br.

Medizintheorie

Nichtwissen in der Neuromedizin: Wissenschaftliches Wissen und Nichtwissen bei gegenwärtigen Neurointerventionen im Gehirn

Kirsten Brukamp

1. Nichtwissen als Konzept in der Neuromedizin

In der Auseinandersetzung mit der Bedeutung von Wissen und Nichtwissen thematisiert sich die Wissenschaft auch selbst. Gerade in der Medizin existiert eine Vielzahl von theoretischen und praktischen Unsicherheiten. Diese müssen für pragmatische Entscheidungen oftmals angemessen gegeneinander abgewogen werden. Besonders relevant werden die Konsequenzen von Wissen und Nichtwissen dort, wo neuartige Therapiemöglichkeiten entwickelt werden, wie in den zeitgenössischen Disziplinen der Neurowissenschaft und der Neuromedizin.

Der vorliegende Artikel ist in vier große Abschnitte gegliedert: Zunächst wird der gegenwärtige Stand der Neuromedizin, bestehend aus Neurologie, Psychiatrie und Neurochirurgie sowie kleineren, verwandten Fächern, dargestellt. Darauf folgen einerseits allgemeine Überlegungen zum wissenschaftlichen Nichtwissen und andererseits spezielle Erläuterungen zum Nichtwissen in der Neuromedizin. Schließlich werden mögliche Strategien zur Reduktion von Nichtwissen in der Neuromedizin besprochen.

Zur Darstellung der gegenwärtigen Neuromedizin gehört nach einer Erörterung von universellen Prinzipien bei Neurointerventionen im Gehirn die konkrete Besprechung der tiefen Hirnstimulation und von Gehirn-Maschine-Schnittstellen. Als medizinethisch problematisch stellt sich dabei heraus, dass die tiefe Hirnstimulation mit psychischen Veränderungen verbunden sein kann, die an das Problem der Identität der Person und der Konstanz der Persönlichkeit rühren.

Im folgenden Teil werden zunächst Formen des Nichtwissens allgemein skizziert und danach auf die Neuromedizin, speziell die tiefe Hirnstimulation, bezogen. Zuerst werden dabei jeweils Nichtwissens-Typen angesprochen, die auch innerhalb von separaten Fachdisziplinen, hier Natur- und Neurowissenschaften, diskutiert werden. Danach folgen jeweils solche Typen, die strukturell oder sozial bedingt sind, so dass sie notwendigerweise im erweiterten Kontext der Geistes- und Sozialwissenschaften thematisiert werden müssen. Für den Abschnitt über Nichtwissen in der Neuromedizin treten zusätzlich zwei spezielle Aspekte hinzu: die Bedeutung von normativen Festlegungen für das Nichtwissen in der Medizin und das Auftreten von Nichtwissen im Rahmen des besonderen Status der Medizin als praktischer Wissenschaft.

2. Herausforderungen der gegenwärtigen Neuromedizin

2.1 Prinzipien von Neurointerventionen im Gehirn

Der Begriff der medizinischen Neurointerventionen umfasst alle Eingriffe in das Nervensystem im Bereich der Medizin. Hierunter fallen sowohl Eingriffe in das periphere als auch das zentrale Nervensystem, einschließlich der somatischen und autonomen Anteile. Die Methoden beinhalten pharmakologische, chirurgische und interventionelle Maßnahmen, wobei letztere vorübergehende oder permanente Gewebeveränderungen zum Ziel haben oder mit dem Einbringen von Implantaten verbunden sind (Brukamp 2010). Die pharmakologischen Neurointerventionen besitzen bereits eine längere Tradition; somit verspricht gerade die Analyse der neueren zeitgenössischen chirurgischen und interventionellen Zielsetzungen und Effekte spezifische neue Einblicke in Aspekte des Wissens und Nichtwissens für die Neuromedizin.

Hierbei soll der Schwerpunkt auf denjenigen Therapien liegen, die das Verbleiben von technologischen Vorrichtungen im Körper voraussetzen; ihre medizinischen und medizinethischen Problematiken gehen über die Folgen des bloßen Eingriffs, sei er chirurgisch oder interventionell, hinaus. Zu den letzteren zählen beispielsweise typische Nebenwirkungen wie Infektionsrisiken und lokale Komplikationen (Brukamp 2010). Unter den Therapien mit inkorporierter Technik wiederum liegt der Fokus auf den Implantaten im zentralen Nervensystem, da diese eine besondere Herausforderung hinsichtlich des Menschenbilds und der Identität darstellen: Es entsteht nicht nur ein morphologischer Mensch-Maschine-Hybrid, sondern auch ein funktioneller, weil die Medizintechnik auf Wahrnehmung, Handeln und Selbsterleben des Patienten wirkt (Clausen 2008; 2010).

Zur Klassifikation von Medizintechnologie-basierten Interventionen im Bereich des Gehirns lassen sich die Kriterien *Intention, Richtung des Informationsflusses* und *Invasivität* heranziehen.

Die derzeit verfolgten *Intentionen* betreffen unter anderem die Verbesserung der Funktionsfähigkeit des intrinsischen motorischen Systems, die Prothesensteuerung, die Restitution sensorischer Funktionen, die Erleichterung von Kommunikation und die Beherrschung von psychiatrischen Problemen, darunter in der Regel affektiven Symptomen und Zwangsstörungen. Zur Verbesserung des motorischen Systems gehören die Kontrolle von Tremor und Bewegungsstörungen sowie die Steigerung der Bewegungsfähigkeit. Bei der Prothesensteuerung werden gehirneigene elektromagnetische Signale ausgewertet und in Bewegungen von Prothesen umgesetzt (Hochberg u.a. 2006; Velliste u.a. 2008).

Des Weiteren könnten in Zukunft möglicherweise auch kognitive Fähigkeiten moduliert werden, so beispielsweise zur Steigerung von Erinnerungsvermögen, Merkfähigkeit, Aufmerksamkeit sowie Präzision und Effizienz bei der Ausführung von zielgerichteten Aufgaben. Bei diesen potenziellen Einsatzmöglichkeiten, zum Beispiel bei Demenzerkrankungen, handelt es sich aber um futuristische Überlegungen, die in einer gegenwärtigen Analyse eher nachrangig zu berücksichtigen sind.

Hinsichtlich der *Richtung des Informationsflusses* ist zu unterscheiden, ob die Neurotechnologie auf das Gehirngewebe wirkt oder ob eine Aufnahme und Ableitung von meist elektrischen Signalen vorgesehen ist. Auch beides gleichzeitig ist möglich. Eine Einflussnahme auf das Gehirngewebe geschieht beispielsweise, wenn Elektroden für die Injektion elektrischer Ströme eingebracht werden, wie etwa bei der tiefen Hirnstimulation. Eine Ableitung der Potenziale von einzelnen Neuronen und von Neuronengruppen lässt sich für die Steuerung von Prothesen einsetzen.

Die *Invasivität* entscheidet über die Art und Häufigkeit von medizinischen Komplikationen mit. Auf der einen Seite des Spektrums liegen mit oft beherrschbaren Nebenwirkungen die modernen nichtinvasiven Stimulationsverfahren, unter denen die transkranielle Magnetstimulation (TMS) und die transkranielle Gleichstromstimulation (*transcranial Direct Current Stimulation,* tDCS) bereits klinisch eingesetzt werden. Auf der anderen Seite des Spektrums ist beispielsweise die Elektrodenimplantation bei tiefer Hirnstimulation zu nennen. Bei den invasiven Methoden sind klassische, bekannte Komplikationen wahrscheinlich, beispielsweise lokale Gewebeverletzungen und Penetrationen, Blutungen und erhöhte Infektionsrisiken (Brukamp 2010).

2.2 Tiefe Hirnstimulation

Die tiefe Hirnstimulation, auch Tiefenhirnstimulation (THS) oder landläufig »Hirnschrittmacher-Therapie« genannt, englisch *Deep Brain Stimulation* (DBS), ist eine Behandlungsmethode von neurologischen und psychiatrischen Krankheiten des Gehirns, bei der Medizintechnologie eingesetzt wird. Sie ist ein invasives, stimulierendes Therapieverfahren der Neuromedizintechnologie, welches bereits einige therapeutische Erfolge vorzuweisen hat und hinsichtlich der Indikationsstellungen derzeit expandiert, wobei allein aufgrund von Bewegungsstörungen bereits mehr als 55.000 Patienten weltweit behandelt wurden (Kuhn u.a. 2010). Bei der tiefen Hirnstimulation werden Elektroden in tiefliegende Areale des Großhirns (Telencephalon) und Zwischenhirns (Diencephalon) eingebracht, die eine Stimulation mit elektrischen Impulsen bewirken. Sie demonstriert das Potenzial zur Kontrolle motorischer und psychiatrischer Symptome, obwohl die Wirkungsweisen bisher weitgehend im Dunkeln bleiben und zum Teil erhebliche psychiatrisch relevante und bedenkliche Nebenwirkungen zur Folge haben.

Die Indikationen der tiefen Hirnstimulation umfassen neurologische und zunehmend auch psychiatrische Erkrankungen (Shah u.a. 2010; Kuhn u.a. 2010). Obwohl sie bereits seit über zwanzig Jahren eingesetzt und fortentwickelt wird, kann sie für einige neue Indikationen immer noch als experimentelle, also im Forschungs- und Entwicklungsstadium befindliche, Therapieoption bezeichnet werden. Vom Stadium der Heilversuche (vgl. Parzeller u.a. 2007) kann aber bei den Hauptindikationen definitiv nicht mehr gesprochen werden, da bereits Studien mit quantitativen Resultaten zum Einsatz bei mehreren Krankheiten sowie viele Kasuistiken mit Falldiskussionen vorliegen.

Die neurologischen Indikationen der tiefen Hirnstimulation umfassen den Morbus Parkinson, den essentiellen Tremor, Bewegungsstörungen, Dystonien, Epilepsien, den chronischen Cluster-Kopfschmerz und das Tourette-Syndrom; hinsichtlich der psychiatrischen Erkrankungen wird sie bei Depressionen, Zwangsstörungen und chronischen Schmerzen eingesetzt (Shah u.a. 2010; Kuhn u.a. 2010). Dabei ist die Wirkung bei Morbus Parkinson (Deep-Brain Stimulation for Parkinson's Disease Study Group 2001) und beim essentiellen Tremor (Deutschl u.a. 2011) am besten belegt. In Deutschland wird sie für die Krankheitsbilder Morbus Parkinson (Hilker u.a. 2009), essentieller Tremor (Sixel-Döring u.a. 2009), Tremor bei multipler Sklerose (Timmermann u.a. 2009) und Dystonie (Schrader u.a. 2009) empfohlen. Hierbei handelt es sich um neurologische Erkrankungen, während der Einsatz bei psychiatrischen noch nicht standardisiert wurde. Die tiefe Hirnstimulation gilt als Mittel der letzten Wahl: Sie kommt nur zum Einsatz, wenn sich andere Behandlungsmethoden, wie beispielsweise medikamentöse Therapien, zuvor als nicht erfolgreich erwiesen haben. Das inkorporierte technische Gerät besteht aus der Elektrode, einem Impulsgeber mit Batterie und einem Verbindungskabel. Die Elektrode wird mit einem stereotaktischen, neurochirurgischen Operationsverfahren in den Körper des Patienten implantiert. Die Elektrodenspitze liegt in der Tiefe des Gehirns, je nach angesprochener Indikation in verschiedenen Arealen, beispielsweise in Globus pallidus (Pallidum), Nucleus subthalamicus, Nucleus ventralis intermedius thalami, Nucleus accumbens und Crus anterius der Capsula interna. Der Impulsgenerator wird in der Regel pektoral implantiert, also an dem Ort, wo sich auch bei kardiologischen Indikationen das Aggregat aus Impulsgeber und Batterie für Herzschrittmacher befindet. Als körperexterne Geräte kommen zur technischen Ausstattung das Programmiergerät für den Gebrauch durch den Arzt und gegebenenfalls ein Selbstmodulationsgerät für den Patienten, auch Patienten-Handprogrammiergerät genannt, hinzu. Falls der Patient die Instruktionen hierzu nachvollziehen kann, wird er in der Regel in die Lage versetzt, bestimmte Parameter der Simulation selbst einstellen zu können; vor allem wird ihm die Gelegenheit gegeben, die Stimulation selbst ein- und auszuschalten.

Stimulationselektroden können unilateral oder bilateral eingebracht werden. Hinsichtlich der Stimulation an der Elektrodenspitze können verschiedenste Parameter gezielt ausgewählt und funktionell reguliert werden. Hierzu gehören, der Feldtyp mit seiner Polarität, die Spannung, die Frequenz, die Pulsweite und davon abgeleitet die Stimulationsintensität mit der verabreichten Energie. Bereits während der neurochirurgischen Operation zum Einbringen der Elektroden wird die Elektrodenlage funktionell durch eine temporäre Teststimulation getestet. Nach der Operation halten die meisten klinischen Zentren eine Latenzzeit von circa einigen Wochen ein, bevor die eigentlich klinisch wirksame Stimulation begonnen wird.

Der genaue Wirkungsmechanismus der tiefen Hirnstimulation gilt weiterhin als unbekannt, zumal er sich je nach Stimulationsort und Indikation partiell unterscheiden könnte. Insbesondere ist Gegenstand der Debatte, ob die tiefe Hirnstimulation eine Exzitation oder Inhibition auslöst (Kringelbach u.a. 2007). Es existiert allerdings ein Modell, das eine erste Theorie anbietet, die die positive Wirkung der periodischen Stimulation in den

Basalganglien auf das Symptom des Tremors bei Morbus Parkinson und essentiellem Tremor potenziell erklärt (Brown 2003): Nach diesem Modell existiert im pathologischen Krankheitszustand eine kreisende Erregung in einer Neuronenpopulation, die einen wiederkehrenden Anstoß für sich wiederholende motorische Zitterbewegungen gibt. Durch die tiefe Hirnstimulation wird dieser Erregungskreis gestört und seine Wirkung daher unterdrückt oder vermindert. Die Patienten erleben dieses als Symptomverbesserung, da sie ihren Alltag durch die Abnahme der Zitterbewegungen besser bewältigen können.

Als Komplikationen können Operationsrisiken wie Blutungen und Infektionen, Technikfehlfunktionen wie Ausfälle der Batterien oder Elektrodendislokationen, neurologische und psychiatrische Symptome sowie Stimmungsveränderungen auftreten. Bei den neurologischen Problemen sind Dyskinesien, Parästhesien und vegetative Funktionsstörungen zu nennen.

Die psychiatrischen Nebenwirkungen sind vielfältig, im Schweregrad unterschiedlich und unter anderem abhängig von der Platzierung der Elektroden, der Lage des Stimulationsfelds (optimal versus suboptimal) und der Lateralität (Okun u.a. 2009). Sie können folgende Probleme beinhalten: vorübergehende Verwirrung, temporäre Hypomanie (Nunta-Aree u.a. 2010), Stimmungsaufhellung, Sprachstörungen (Dubiel 2006), Verringerung der Wortflüssigkeit, Ärger, Aggressivität, Impulsivität, Verwirrung, Energieverlust, Fröhlichkeitsverlust, Traurigkeit und verminderte Müdigkeit (Okun u.a. 2009). Spezielle Kasuistiken, also Einzelfallberichte, beschreiben schwere Störungen wie das Auftreten von manischen Symptomen ausschließlich in Abhängigkeit von der Stimulation (Leentjens u.a. 2004) oder im Zusammenhang mit Hypersexualität (Romito u.a. 2002). In einem Fall waren Manie, Extraversion und Hyperreligiosität relativ eng mit den Einstellungen der Stimulationsparameter korreliert und reagierten auf deren Veränderungen (Haq u.a. 2010).

Um die Perspektive der Patienten zu verstehen, ist es vielleicht am lehrreichsten, ihren Erzählungen und Erklärungen zuzuhören. Deshalb soll hier Helmut Dubiel zu Wort kommen, der an Morbus Parkinson erkrankte und mit tiefer Hirnstimulation behandelt wurde. Dubiel war, bevor ihn die Erkrankung schwer beeinträchtigte, Professor für Soziologie und unter anderem am Frankfurter Institut für Sozialforschung tätig. Er hat seine Lebens- und Krankengeschichte, begabt mit einer hohen Introspektionsfähigkeit, in dem Buch »Tief im Hirn« aufgeschrieben (Dubiel 2006). Die folgende Passage illustriert die existenzielle Betroffenheit durch die Krankheit und das Zerreißen der zwischenmenschlichen Kommunikation:

»Ich bin krank. […] Vor fünfzehn Jahren ›hatte‹ ich die Krankheit, so wie andere Diabetes oder Arthrose haben. Jetzt, da immer weniger Menschen imstande sind, die Krankheit von meiner Person zu trennen, hat mich die Krankheit. […] Diese Identifikation mit meiner Krankheit hat zunächst zu tun mit ihrer Unheilbarkeit, sodann mit dem Umstand, dass sie gerade in jene kommunikativen Kompetenzen des Körpers eingreift, mittels derer Menschen Kontakt untereinander knüpfen.« (Dubiel 2006: 9)

In Bezug auf das Thema des Nichtwissens sind die folgenden Ausführungen besonders bemerkenswert, da sie ein diagnostisches und therapeutisches Problem veranschaulichen: Helmut Dubiel nimmt als Patient schwerwiegende Symptome wahr, die entweder auf den natürlichen Verlauf der Krankheit zurückzuführen sind oder aber auf die Therapie, wobei sie im letzteren Fall dann also als Nebenwirkungen gewertet werden müssen. Er erlebt subjektiv eine emotional belastende und irritierende Unsicherheit und Ungewissheit, und erst aufgrund von weiteren, selbst initiierten medizinischen Untersuchungen können die Symptome als Nebenwirkungen eingeordnet werden:

»Die schlimmste Nebenfolge der Operation bestand in einer Störung meines Sprachzentrums im Hirn. Besonders deprimierend war, dass die Sprachstörungen allmählich zunahmen.« (Dubiel 2006: 125) »Diese spezifischen Sprachstörungen, die sich bei mir nach der OP zeigten, entsprechen denjenigen, die viele Parkinson-Kranke im Spätstadium ihrer Krankheit – ohne diese Operation – entwickeln. Dieser verwirrende Tatbestand taucht auch in der Fachliteratur zum postoperativen Management von Tiefenhirnstimulationen auf. Ärzte und Logopäden, die ich nach der OP konsultierte, waren denn auch geneigt, die Störungen als typisch für Parkinson zu klassifizieren und mir zu raten, die Symptomatik so hinzunehmen, wie ich andere Behinderungen der Krankheit hinzunehmen gelernt hatte. Aber ich weigerte mich, das zu akzeptieren, weil diese Störungen erst nach der OP aufgetreten waren.« (Dubiel 2006: 127) »Inzwischen habe ich durch eigene Initiative herausgefunden, dass diese Störungen einer falschen Einstellung des Schrittmachers geschuldet sind.« (Dubiel 2006: 101)

2.3 Gehirn-Maschine-Schnittstellen

Experimentelle medizinisch-therapeutische Neurotechnologien umfassen die so genannten »Gehirn-Maschine- oder Gehirn-Computer-Schnittstellen«, auch englisch *Brain-Computer-Interfaces* (BCI) oder *Brain-Machine-Interfaces* (BMI) genannt (vgl. Nicolelis 2003). Bei diesen Vorrichtungen zur Interaktion zwischen Gehirnfunktionen und Geräten werden Signale, die über die Gehirnaktivitäten in verschiedenen Arealen Auskunft geben, abgeleitet und digital ausgewertet. Es ist vorstellbar, dass in Hinblick auf die Schnittstellen in Zukunft auch vermehrt Enhancement-Wünsche auftreten könnten (Groß 2007; 2009). Eine solche Entwicklung würde einer gegenwärtigen Tendenz im Gesundheitssystem entsprechen, sich von therapeutischen Zielsetzungen lösend in Richtung auf subjektive Verbesserungsintentionen hin zu bewegen; ein solches Phänomen ist bereits bei psychotropen Medikamenten im Rahmen des Neuroenhancements zu beobachten, welches allerdings medizinethisch kritisch zu bewerten ist (Brukamp und Groß 2012).

Brain-Machine-Interfaces können nicht-invasiv oder invasiv angelegt sein: Im ersteren, nicht-invasiven Fall werden beispielsweise elektrische Potenziale über Enzephalographie (EEG) ermittelt, die Aktivitäten von zentimetergroßen Arealen der Gehirnoberfläche wiedergeben (Kaiser u.a. 2002; Wolpaw u.a. 2004). In diesem Zusammenhang sind auch vielversprechende Ansätze zu nennen, die eine motorunabhängige Kommunikation mittels funktioneller Magnetresonanztomographie (fMRT) ermöglichen (Monti u.a. 2010). Im letzteren, invasiven Fall können Neurochirurgen einen Chip in das Gehirngewebe einbringen, dessen Elektroden jeweils die Potenziale von einzelnen Neuronen oder kleinen Neuronengruppen ableiten, so dass je nach Elektrodenzahl sehr spezifische Signalmuster von derzeit dutzenden Quellen gesammelt werden (Hochberg u.a. 2006).

Die Auswertung für eine Prothesensteuerung kann dann unterschiedliche Wege nehmen: Zum Beispiel werden einerseits nach einer Verhaltensinstruktion das beobachtbare Verhalten und die neuronale Aktivität miteinander korreliert, so dass schlussendlich aus letzterer Verhaltenspläne rekonstruiert werden können, die dann in die entsprechende Bewegung von Prothesen umgesetzt werden (Hochberg u.a. 2006). Andererseits können Nervenzellen trainiert werden (Fetz 1969), Aktivitäten zu zeigen, die für bestimmte Bewegungen kodieren, wenn ein Regelungskreis mit Rückkopplungsmöglichkeit vorliegt (Velliste u.a. 2008). In diesem Fall nimmt die Person selbst sensorisch wahr, welche ihrer bewussten Gedanken mit welchen Prothesenbewegungen korreliert sind, und sie kann auf dieser Grundlage die Steuerung der Prothese durch Ausprobieren verschiedener kognitiver Strategien üben.

Die dargestellten neurotechnologischen Möglichkeiten, die sich in experimentellen Entwicklungsstadien befinden, erweisen sich als sehr vielversprechend für Patienten mit Lähmungen auf der Rückenmarksebene oder im peripheren Nervensystem. Die Therapien erlauben es, die gestörten Leitungsbahnen zu überbrücken, um eine technisch realisierte, direktere Verbindung zwischen dem zentralen Nervensystem und den Effektororganen herzustellen. Somit könnten beispielsweise Patienten mit Querschnittslähmungen oder *Locked-In*-Syndromen wieder erhöhte Bewegungs- und Kommunikationsfähigkeiten erlangen. Sogar beim gänzlichen Verlust von Extremitäten könnten Prothesen, sofern sie vorhanden und an die Patienten angepasst sind, bewegt werden, wenn neuronale Muster direkt im Gehirn abgelesen und für die Steuerung analysiert würden.

2.4 Neurointerventionen mit psychischen Veränderungen als Problem der Medizinethik

Die Beurteilung der Therapiemöglichkeiten durch Neurointerventionen kann zunächst einmal anhand der vier Prinzipien mittlerer Reichweite aus der medizinethischen Diskussion vorgenommen werden, nämlich anhand von Autonomie, Fürsorge und Wohlwollen (Benefizienz), Nichtschaden (Non-Malefizienz) und Gerechtigkeit (Beauchamp und Childress 2009). Im Allgemeinen ist der Fürsorge- oder Wohlwollens-Gedanke bei der Anwendung für medizinische Zwecke in der Regel gegeben (Brukamp 2010). Problematisch sind vor allem das Nichtschadens-Prinzip und das Konzept der Autonomie, die für jeden Patient individuell berücksichtigt werden müssen: Durch die Neurointerventionen können kognitive Fähigkeiten in unterschiedlichem Ausmaß beeinflusst werden, so dass sich möglicherweise Wahrnehmungen, Gefühle, Entscheidungen, Handlungen und Meinungen verändern. Unter diesen Umständen kann von Persönlichkeitsveränderungen (Müller 2010; Müller und Christen 2010; Witt u.a. 2011) gesprochen werden, die verschiedene Schweregrade annehmen können und mitunter die personale Identität, sei es im subjektiven Erleben oder von einer objektiven Außenperspektive aus, in Frage stellen. Diese möglichen Persönlichkeitsveränderungen geben zu bedeutsamen Reflektionen darüber Anlass, unter welchen Bedingungen sich Therapien mit Eingriffen in das Gehirn begründen lassen:

Wie sind die Persönlichkeitsveränderungen zu bewerten? Ist der adäquate Vergleichszustand der physiologische Zustand des Patienten oder der zu behandelnde pathologische? Wie vorgehen, wenn der physiologische Zustand nicht (mehr) feststellbar ist oder wenn er beim Vorliegen eines hereditären Problems mit Entwicklungsdefiziten nur extrapoliert werden kann? Stellen die Persönlichkeitsveränderungen eine Verbesserung oder eine Verschlechterung der ursprünglichen oder der vorübergehenden Ausgangssituation dar? Sind Verbesserungen und Verschlechterungen überhaupt differentiell zu bewerten oder Veränderungen grundsätzlich abzulehnen? Wie sollen Patienten vor dem Therapiebeginn angemessen über Persönlichkeitsveränderungen aufgeklärt werden, damit sie entsprechend dem medizinethischen Prinzips des Respekts vor der Patientenautonomie (Beauchamp und Childress 2009) ihre informierte Zustimmung geben können?

Die Persönlichkeitsveränderungen beeinflussen die Selbstbestimmung des Patienten – unabhängig davon, ob sie als positiv oder als negativ bewertet werden. Neurointerventionen stellen also die Identität der Person in Frage. Als Orientierungskriterien für angemessene oder unangemessene Veränderungen sollten am ehesten die Patientenwünsche in der ursprünglichen, nicht-pathologischen Ausgangssituation herangezogen werden. Diese können durch einen speziellen Typ von Patientenverfügung zur Kenntnis gebracht werden, die keine lebensbedrohlichen Situationen betrifft, sondern temporäre, iatrogene Veränderungen, die auch die Konsequenzen von Neurointerventionen mit einschließen. Eine solche Vorausverfügung kann als Odysseus-Verfügung bezeichnet werden (Gremmen u.a. 2008): Odysseus legte fest, wie seine Schiffsbesatzung in Situationen seiner vorübergehenden mentalen Verwirrung mit ihm umgehen sollte. Er wies sie an, ihre Ohren vorübergehend zu versiegeln und ihn während des Gesangs der Sirenen an Bord des Schiffs an einen Mast gefesselt zu lassen, auch wenn er genau dann seine Losbindung verlangen würde. Ein solcher Wunsch war objektiv nachvollziehbar, da er sich sonst ins Wasser gestürzt hätte und umgekommen wäre.

Die besprochenen Probleme führen zur Frage, welche Kriterien als Beurteilungsmaßstab für akzeptable und nicht-akzeptable Veränderungen der Persönlichkeit, des Charakters oder der individuellen Ausdrucksmöglichkeiten angemessen erscheinen. Als Aspekte sind überlegenswert:

Subjektive Vorausfestlegung: Der Patient legt im Vornhinein im Rahmen einer so genannten Odysseus-Vorausverfügung selbst fest, welche Wünsche er hat und welche Folgen der Therapie er akzeptiert. – *Objektive Einschätzung:*

Aus der Außenperspektive schätzen die engsten, am ehesten betroffenen Angehörigen in Zusammenarbeit mit Medizin- und Psychologieexperten die Veränderungen ein. – *Konstanz der Persönlichkeit:* Die Konstanz und der Erhalt der Persönlichkeit im Vergleich zur ursprünglichen Ausgangssituation könnten möglicherweise als Werte anerkannt werden. Hieraus würde das Vermeiden von plötzlichen, schwerwiegenden Änderungen, zum Beispiel durch das Ein- und Ausschalten von Neurotechniktherapiegeräten, folgen. Dieses Kriterium der Persönlichkeitskonstanz ist sicher relativ und kann mit Ausnahmen verbunden sein. Das liegt daran, dass einige Veränderungen als positiv angesehen werden können, beispielsweise die von einem querulatorischen zu einem ausgeglichenen, zufriedenen Zustand. – *Kongruenz der Persönlichkeit:* Persönlichkeitseigenschaften sind in der Regel aufeinander abgestimmt; zum Beispiel sind bestimmte Charakterzüge miteinander gepaart, wie Güte und Freigiebigkeit. Eine entsprechende Kongruenz sollte auch nach Therapieeffekten noch vorliegen, da der Patient sonst aufgrund der innerlich erlebten Spannung zwischen verschiedenen Impulsen Identitätskrisen entwickeln kann und aus der Sicht von anderen unzuverlässig, unangepasst und irritierend wirkt, was oft zu sozialer Isolation führt.

Mit diesen Überlegungen sind die medizinethischen Probleme von Neurointerventionen und Neuroimplantaten natürlich keinesfalls erschöpft. Als Themen sollten unter anderem Diskussionspunkte wie Menschenwürde, Unversehrtheit und Unantastbarkeit des Körpers, Privatheit, Datenschutz und Selbstbestimmung (The European Group on Ethics in Science and New Technologies to the European Commission 2005) verhandelt werden.

3. Typen und Dimensionen wissenschaftlichen Nichtwissens

3.1 Fundamentale Konzepte des Nichtwissens in den Natur- und Lebenswissenschaften

Die wissenschaftlichen Konzepte von Wissen und Nichtwissen beruhen auf philosophischen, soziologischen und psychologischen Überlegungen und Untersuchungen. Das wissenschaftliche Nichtwissen kann in vielfältige Typen und Erscheinungsformen differenziert werden (Wehling 2006). Im Folgenden wird eine Auswahl unter den Phänomenen des Nichtwissens im Hinblick auf Neurointerventionen und tiefe Hirnstimulation untersucht. Aus diesem Grund werden im Weiteren zwei Typen unterschieden: Der erste bezieht sich auf fundamentale Einsichten zum Nichtwissen, die auch innerhalb der betroffenen Wissenschaftstraditionen diskutiert werden. Der zweite wird darüber hinausgehend als strukturell und sozial bedeutsam betrachtet, weil die Diskussion über Einzelfragen in den Natur- und Lebenswissenschaften weit über deren jeweils eigenen disziplinären Rahmen hinaus auf größere, geistes- und sozialwissenschaftlich thematisierte Zusammenhänge verweist. Zunächst werden für den ersten Typ die Unterformen erkanntes Nichtwissen, unerkanntes Nichtwissen, statistisches Nichtwissen und nichtantizipierte Konsequenzen in einer für die Untersuchung angemessenen Weise skizziert.

Erkanntes Nichtwissen: Wissenschaftliches Nichtwissen kann Wissenschaftlern bewusst sein: Ihnen sind die Grenzen ihres Wissens bekannt, woraus sich weitere Forschungs- und Untersuchungsfragen für die Zukunft ergeben. Diese Art des erkannten Nichtwissens kann auch als bewusstes, gewusstes oder spezifiziertes Nichtwissen (*specified ignorance*; Merton 1968) bezeichnet werden. Nichtwissen wird als solches identifiziert: Im Idealfall ist bekannt, dass eine Wissenslücke besteht, welche wissenschaftlichen Fragen noch unbeantwortet sind und welche Methoden eingesetzt werden können, um sie anzugehen. Unter diesen Umständen handelt es sich um ein Noch-Nicht-Wissen, das prinzipiell bewältigt werden kann. Eine solche Art von Nichtwissen kann eine Motivationsquelle sein, wenn sich eine Bewältigungsstrategie auftut, die zu vermehrtem Wissen führen könnte. Die Motivation ergibt sich durch eine Herausforderung, wenn der Ist-Zustand mit dem Soll-Zustand nicht übereinstimmt.

Unerkanntes Nichtwissen: Nichtwissen kann unter Umständen nicht als solches erkannt werden (*unknown unknowns*; Kerwin 1993). Im Unterschied zum Motto des bewussten Nichtwissens »Ich weiß, dass ich etwas Bestimmtes nicht weiß« muss hier die Aussage »Ich weiß nicht, was ich nicht weiß« getroffen werden. Hierbei ist es möglich, dass das Nichtwissen erst nachträglich als solches erkannt wird, wenn ein Wissensinhalt zufällig entdeckt und ein Erkenntnisfortschritt erzielt wird. Irrtümer können einerseits auf fehlerhaftem Wissen, andererseits aber auch auf unerkanntem Nichtwissen beruhen.

Statistisches Nichtwissen: Nichtwissen kann die Aussagekraft von quantitativen Messergebnissen betreffen. Aus diesem Grund wurden die Qualitätsparameter der Objektivität, Reliabilität und Validität für die Erhebung experimenteller Daten eingeführt. Beim natur- und lebenswissenschaftlichen Messen werden systematische und zufällige Fehler unterschieden, bei denen erstere sich bei jeder Messung aufgrund der Versuchsanordnung wiederholen, während letztere wegen unkontrollierbarer Schwankungen zwischen den Messvorgängen entstehen. Die Zuordnung von Messschwankungen zu einem dieser Fehlertypen ist mitunter schwierig. Eine weitere Form des statistischen Nichtwissens ist das statistische Noch-Nicht-Wissen, bei dem in der Medizin zwar Wissen über die Typen von Komplikationen und Folgen vorliegt, die Auftretenswahrscheinlichkeiten (Inzidenzen und Prävalenzen) aber noch nicht bekannt sind, weil die Erkrankung oder Therapie neu ist und die Fallzahlen für eine verlässliche statistische Auswertung zu klein sind. Bei dieser Art von Nichtwissen müssen Handlungsentscheidungen aufgrund von Risikoüberlegungen getroffen werden.

In der medizinischen Epidemiologie lässt sich eine Diskrepanz zwischen statistischem Wissen und individuellem Profil finden. Aufgrund von quantitativen Erhebungen können zwar statistische Aussagen über eine Gruppe von Entitäten oder eine Population von Menschen getroffen werden, nicht aber konkret und prädiktiv für den Einzelfall. Eine beispielhafte Aussage zur Illustration der Diskrepanz lautet:»Beim Vorliegen von zwei aus fünf bekannten klinischen Risikofaktoren beträgt die Erkrankungswahrscheinlichkeit 30 Prozent.« Einerseits kann das Vorliegen von Erkrankungen im Hinblick auf die Bevölkerung, ihre Ausbreitungswege und Risikofaktoren, klar beschrieben werden. Andererseits kann dieses Wissen nur indirekt auf den einzelnen Patienten angewandt werden: Die Voraussage, ob ein Patient erkranken wird oder nicht, ist wegen der Unkenntnis individueller Determinanten meistens unmöglich. Diese problematische Diskrepanz kann durch eine Differenzierung zwischen objektiv kalkulierbarem Risiko und subjektiv abgeschätzter Unsicherheit widergespiegelt werden.

Nichtantizipierte Konsequenzen: Prinzipielles Nichtwissen liegt betreffs der Zukunft vor. Nicht alle Aspekte einer Zukunftsentwicklung lassen sich abschätzen; unvorhergesehene Handlungsfolgen sind möglich. Aus diesem Grund hat sich besonders für die Bereiche Technologie und Ökologie eine Forschungsperspektive unter dem Titel»Risikofolgenabschätzung« etabliert.

3.2 Strukturell und sozial begründete Aspekte des wissenschaftlichen Nichtwissens

Im Unterschied zum bisher diskutierten ersten Typ des Nichtwissens, der konkrete Fragen einzelner Disziplinen betrifft und auch innerhalb dieser thematisiert wird, verweist der zweite disziplinenübergreifende Typ des Nichtwissens auf Zusammenhänge, die als grundsätzliche, teilweise in der Gesellschaft formierte Probleme in den Geistes- und Sozialwissenschaften thematisiert werden müssen. Hier können hinsichtlich der strukturellen und sozialen Determinationsfaktoren von Nichtwissen folgende Unterformen umrissen werden: soziale Konstruktion von Nichtwissen, Kausalitäts-Nichtwissen und Nichtwissen aufgrund von normativen Erwägungen. *Soziale Konstruktion von Nichtwissen:* Nichtwissen ist sozial vermittelt. Wissen kann als »soziale Kategorie« betrachtet werden (Weingart 1976) – ebenso dementsprechend auch Nichtwissen. Dabei liegt eine »Prägung wissenschaftlichen Wissens durch soziale Faktoren (wie [...] die Verteilung wissenschaftlicher Reputation)« (Wehling 2006: 91) vor. Genauso wie Wissen vermittelt wird, kann auch Nichtwissen vermittelt, tradiert, suggeriert und verfestigt werden. Im Extremfall kann Nichtwissen gewollt werden, wie sonst üblicherweise Wissen (intendiertes oder beabsichtigtes Nichtwissen oder abgewehrtes Wissen; Peter 2010: 69). Wissen, das nicht explizit gemacht wird, entspricht unter Umständen Nichtwissen. Hierunter fallen auch Grundsatzhypothesen, Implikationen und unausgesprochene Wahrheiten. Nutzbares Nichtwissen muss von dysfunktionalem Nichtwissen abgegrenzt werden (Merton 1987).

Epistemologie ist abhängig von Settings, disziplinären Perspektiven und Geschichte (Daston und Galison 2007; Rheinberger 2007). Auch Ergebnisse der Laborforschung sind sozial konstruiert (Latour und Woolgar 1979). In der laborexperimentellen Forschung der Naturwissenschaften werden die Versuchsbedingungen soweit angepasst, bis sie den untersuchten Gegenstand einzufangen scheinen (Knorr-Cetina 2002).

Mehr noch – Nichtwissen kann durch Zensur politisch erzeugt werden (Wehling 2006: 259). Des Weiteren wird teilweise eine Nichtwissensrhetorik in Politik, Wirtschaft, Öffentlichkeit und in den Medien instrumentell eingesetzt (Wehling 2006: 253). Aufgrund des instrumentellen Einsatzes von Nichtwissen selbst (Smithson 1980) kann von »sozialen Funktionen« des Nichtwissens gesprochen werden (Moore und Tumin 1949). Hierzu gehören unter anderem der Erhalt privilegierter Positionen, die Festigung von Traditionen, die Bewahrung von überkommenen Wahrnehmungs- und Interpretationsgesichtspunkten und die Erzeugung von Konformität durch Anreize für das System stützende Verhaltensweisen. Alle diese Phänomene können sich auch als nützlich erweisen, um im akademischen Bereich zu reüssieren (Bourdieu 1988). Insofern ist Nichtwissen auch »nutzbar« (Wehling 2006: 99).

Kausalitäts-Nichtwissen: Die Frage, worin Kausalität besteht, bleibt letztlich eine philosophische Frage, die immer wieder neuer theoretischer Einsichten bedarf. Auf der anderen Seite besteht die Notwendigkeit, in den Natur- und Lebenswissenschaften Beobachtungen in Kausalzusammenhänge einzuordnen, um experimentelle Effekte zu testen. Hier scheint eine unauflösliche Spannung hinsichtlich des Begriffs der Kausalität auf, die sich nicht im Kontext der Wissens-Nichtwissens-Dichotomie auflösen lässt. Vielmehr handelt es sich um den Gegensatz zwischen theoretischer, festlegender und in Frage stellender Verortung einerseits und konkretem Pragmatismus andererseits. Dieser Konflikt wird in den unterschiedlichen Disziplinen jeweils anders entschieden und zieht damit andere Typen von Wissen und Nichtwissen nach sich: In der Philosophie existiert auf die Neurowissenschaft bezogen eine grundsätzliche Unsicherheit über Wechselwirkungen zwischen mentalen Inhalten und Gehirnaktivitäten; in den Natur- und Lebenswissenschaften wird die Infragestellung von Kausalität durch den Zweifel an einzelnen Ergebnissen experimenteller Daten fruchtbar. Somit offenbart sich die Nichtwissensproblematik an den unterschiedlichen Definitionsmöglichkeiten, die auch Kausalität als Konstrukt erkennen lassen. Dieses zeigt sich an Redeweisen wie der Einordnung von Prozessen in ein Kausalschema oder an Ausdrücken wie »Medium Kausalität« oder sogar »Endlosmedium der Kausalität« (Luhmann 1996).

Nichtwissen aufgrund von normativen Erwägungen: Nichtwissen kann durch normative Entscheidungen und Vorentscheidungen entstehen. Beispielsweise werden einige Forschungsfragen von vornherein nicht durch Humanexperimente bearbeitet, da die eingesetzte Methodik gegen ethische Maßstäbe verstoßen würde. Dieses wäre unter anderem bei einer absichtlichen Induktion einer Erkrankung der Fall; entsprechende Untersuchungen können gegebenenfalls an Tieren durchgeführt werden. Vulnerable Gruppen wie Kinder sind medizinethisch besonders geschützt (World Medical Association 2008). Normative Festlegungen zur Durchführung von Forschung am Menschen besitzen also eine wesentliche Bedeutung für die soziale Konstruktion von Nichtwissen: Medizinethische Überlegungen entscheiden mit darüber, zu welchen Themen aufgrund von dezidierten Selbstbeschränkungen erkanntes Nichtwissen erzeugt wird. Ein solches Phänomen lässt sich auch in anderen normativen Disziplinen feststellen, wie beispielsweise eine »durch normative Vorgaben beeinflusste Konstruiertheit der juristischen Tatsachenwelt« zu konstatieren ist (Augsberg in diesem Band).

Normative Einflüsse auf die Wissenschaft können nicht als Ausdruck von Wissen angesehen werden: Es besteht ein fundamentaler Unterschied zwischen Deskriptivität und Normativität, Sein und Sollen, Wissen und Wollen. Wissensaspekte fließen vielleicht am ehesten beim Konsequenzialismus als grundlegendem moralischen Einstellungs- und Herangehenstyp ein, wenn Handlungsentscheidungen vom Wissen um Folgen abhängen; sobald jedoch die fundamentalen Theorien der Tugendethik oder Pflichtenethik als Bezugssysteme gewählt werden, verliert explizites Wissen an Bedeutung.

4. Nichtwissen in der Neuromedizin

4.1 Fundamentale Konzepte des Nichtwissens in der Neuromedizin

Welche Dimensionen von Nichtwissen in der Medizin spielen bei Neurointerventionen, insbesondere bei der tiefen Hirnstimulation, eine Rolle? Auch bei der Anwendung der obigen Erörterung der Formen des Nichtwissens auf die Neuromedizin werden einerseits natur- und lebenswissenschaftliche und andererseits strukturell und sozial bedeutsame Themen unterschieden, wobei normative Fragen aufgrund ihrer Bedeutung noch einmal separiert werden. Zunächst geht es um die folgenden, bereits innermedizinisch diskutierten, fundamentalen Probleme: Hinsichtlich des erkannten, spezifizierten Nichtwissens sind Indikationen und Wirkungsmechanismen zu nennen. Statistisches Nichtwissen spielt ebenfalls, wie häufig in der Medizin, eine Rolle, und zwar in dem Sinn, dass individuelle Prognosen mit Unsicherheit behaftet sind. Nichtantizipierte Konsequenzen treten meistens als unerwünschte Nebenwirkungen auf.

Indikationen: Die Erkrankungen und ihre Unterformen, welche mit der tiefen Hirnstimulation am effektivsten behandelt werden können, stehen noch nicht alle gesichert fest, obwohl, wie besprochen, teilweise bereits Empfehlungen von Fachgesellschaften zu ihrem Einsatz existieren. Hier können Therapiestudien für verschiedene neurologische und psychiatrische Diagnosen schrittweise Klarheit schaffen (Rabins u.a. 2009; Shah u.a. 2010; Kuhn u.a. 2010).

Wirkungsmechanismen: Bei den zurzeit angestrebten vielfältigen Einsatzgebieten der tiefen Hirnstimulation existieren nur für einige Subgruppen

Modelle zur Wirkungserklärung. Allgemein gesprochen wird angenommen, dass es zu einer Interferenz der Stimulation mit den gehirninternen pathologischen Prozessen kommt, die die Krankheitssymptome auslösen. Für den essentiellen Tremor und den Tremor bei Morbus Parkinson wurde die Hypothese aufgestellt, dass die periodische Stimulation mit pathologischen internen Oszillationsmustern interferiert und damit deren Negativwirkungen unterbricht. Diese betrifft kreisende Erregungen in den Basalganglien, die als Grundlagen des Tremors rhythmisch die unwillkürlichen motorischen Zitterbewegungen anstoßen. Die zugrunde liegenden elektrischen Erregungen können durch die unterschiedlichen Stimulationsfrequenzen partiell unterdrückt werden (Brown 2003).

Individuelle Prognosen: Eine Voraussage ist nicht möglich, bei welchen Patienten welche Behandlungserfolge beziehungsweise Komplikationen in der Zukunft auftreten werden. Obwohl sich statistische Beziehungen zwischen Behandlungsmethode und Ergebnis beschreiben lassen, kann für den individuellen Patienten keine Voraussage gemacht werden, ob er auf die Therapie anspricht und in welchem Ausmaß. Fast völlig unvorhersehbar sind Komplikationen. Falls zu ihrem Auftreten vorher Verdachtsmomente vorliegen, werden spezielle medizinische Vorkehrungen getroffen, um sie für die einzelnen Patienten zu verhindern. Beispielsweise können bei Patienten mit kardiovaskulären Erkrankungen perioperativ prophylaktische Medikamente eingesetzt werden.

Nebenwirkungen: Nichtantizipierte Konsequenzen mit Bezug auf die tiefe Hirnstimulation umfassen nicht vorausgesehene Spätfolgen. Einige mögliche, als eher subtil zu bezeichnende Persönlichkeitsveränderungen können sich erst nach Jahren manifestieren und negative Konsequenzen zeigen, wobei sie teilweise aufgrund ihrer Komplexität schwer zu quantifizieren sind (Müller und Christen 2010).

Des Weiteren leitet die Reflexion des Begriffs der Kausalität zum Problem der Verursachung von Nebenwirkungen. Bereits in der Medizin allgemein führt der so genannte Placebo-Effekt manchmal zu entscheidenden therapeutischen Effekten, ohne dass im verabreichten Medikament ein Wirkstoff vorhanden ist. In die Gegenrichtung zielt der entsprechende Nocebo-Effekt, bei dem ebenfalls eine ungeklärte Wirkung, aber mit negativem Vorzeichen, auftritt. Gerade in der Neuromedizin scheinen Placebo-Effekte häufig aufzutreten: Sogar bei starken Depressionen lassen sich relevante Verbesserungen durch Placebos verursachen (Kirsch u.a. 2008). Es ist unklar, welche Mechanismen diese Veränderungen auslösen – offen-

sichtlich ist, dass sie psychisch vermittelt werden. Dementsprechend können bei der Hirnstimulation sowohl therapeutische, positiv bewertete Ergebnisse als auch nicht intendierte negative Nebenwirkungen, zumindest
partiell, als Placebo- und Nocebo-Effekte angesehen werden – zumal die
Wirkungsmechanismen weiterhin im Dunkeln liegen. Nebenwirkungen
können hinsichtlich des Nichtwissens unter dem Begriff »Risiko« verhandelt werden (Scherzberg/Heym in diesem Band).

4.2 Strukturell und sozial begründete Aspekte des Nichtwissens in der Neuromedizin

Die soziale Konstruktion von Wissen und Nichtwissen wird auch in der
Neuromedizin bedeutungsvoll, wenn Wissen und Nichtwissen (nur) über
privilegierte Positionen erreichbar sind beziehungsweise diese zum Erlangen jener führen. Sie zeigt sich aber auch beim Kulturvergleich von Konzepten, die im Bereich der kognitiven Neurowissenschaft wissenschaftlich
untersucht werden. Kausalitäts-Nichtwissen exhibiert sich in der Diskussion über die Verursachung mittels Kausalität versus der Beobachtung von
Korrelation.

Privilegierte Positionen: Eine spezielle Form der Instrumentalisierung von
Nichtwissen in der Wissenschaft stellt die absichtliche, gezielte Aufrechterhaltung von Nichtwissen bei anderen, konkurrierenden Personen dar,
wenn beispielsweise in der eigenen Forschungsgruppe bereits entsprechendes Wissen vorliegt. Hierbei liegt ein instrumenteller Einsatz von Nichtwissen vor, bei dem Nichtwissen für die eigenen Interessen genutzt wird.
Durch die Spezialisierung auf neuartige Therapie- und Operationsverfahren an wenigen Zentren, zumeist angebunden an Universitätskliniken, entstehen hier Expertisen, die zu wissenschaftlicher Reputation und finanziellen Vorteilen führen. Es existiert dabei eine hohe Kompetenz hinsichtlich
des Verfahrens in den Zentren und keine oder kaum eine außerhalb dieser.
Vorteile einer solchen Konstellation sind die bessere Behandlungsqualität der
Patienten und der allgemeine Wissenschaftsfortschritt, wenn das intern
geprüfte Wissen letztlich doch dem Wissenstransfer zugänglich wird. Nachteilig sind der logistische Aufwand dafür, die Patienten wohnortfern in einem
Zentrum zu behandeln, und die Ausbildung von Hierarchieunterschieden
und Machtgefällen durch den Erhalt des Nichtwissens.

Kulturabhängigkeit von Konzepten der kognitiven Neurowissenschaft: Die »soziale Konstruktion von Wissen und Nichtwissen« (Wehling 2006: 88) kann sich im Bereich der Neurowissenschaft und Psychologie in der Erkenntnis zeigen, dass konzeptionelle Konstrukte über Kognitionen zwischen unterschiedlichen Kulturen nicht auf eine einfache Weise übertragbar und verstehbar sind (Choudhury 2010). Daraus folgt, dass die wissenschaftlichen Befunde hierzu in anderen Kulturen aufgrund einer unbeabsichtigten und unwissentlichen soziokulturellen Ignoranz nicht oder nur eingeschränkt interpretiert werden können.

Ein Beispiel: In der westlichen Kultur existiert ein Konstrukt für einen emotionalen Zustand X, während in der östlichen Kultur der Begriff Y ein Gefühl bezeichnet, das sich kaum in das westliche System übersetzen lässt, beispielsweise nur annähernd durch wortreiche Umschreibungen. Für die wissenschaftliche Forschung am Gehirn mit psychologischen und neurobiologischen Methoden kann dieses bedeuten, dass Forscher in der westlichen Kultur Fragestellungen, Hypothesen und methodische Ansätze entwickeln, die X untersuchen, während Forscher der östlichen Kultur dasselbe für Y tun. Die Ergebnisse auf beiden Seiten könnten differenzielle Profile der Aktivierung von Gehirnarealen sein, die in wissenschaftlichen Fachzeitschriften publiziert werden. Was bedeuten dieses Vorgehen und die Resultate nun für das Wissen in der jeweiligen anderen Kultur hinsichtlich des Konzepts X beziehungsweise Y? Offensichtlich sind über sie kulturintern wissenschaftliche Aussagen mit den üblichen Qualitätskriterien der Objektivität, Reliabilität und Validität und mit der Quantifizierung von material-funktionellen Korrelaten möglich, ohne dass in der anderen Kultur überhaupt ein Konzept zu ihnen existiert. Dieses Phänomen demonstriert die Kulturabhängigkeit von neurowissenschaftlicher Forschung, und diese Kulturabhängigkeit betrifft auch die phänomenologischen Aspekte bei Neurointerventionen.

Kausalität versus Korrelation: Ein Diskussionspunkt, der bei der Thematisierung von Interventionen im Gehirn häufig Dissenz hervorruft, ist die Frage nach der Unterscheidung und Unterscheidbarkeit von Korrelation und Kausalität. Korrelation benennt die statistisch überzufällige Häufung des gemeinsamen Auftretens von verschiedenen Entitäten oder Merkmalen, und Kausalität bezeichnet eine Ursache-Wirkungs-Beziehung zwischen ihnen. Die Korrelation-Kausalität-Differenz wird teilweise für die Problematisierung der Geist-Gehirn-Beziehung, wie bei der Abwägung zwischen physikalistischem Monismus und Dualismus, herangezogen: Kausalitätsskep-

tiker geben zu, dass Korrelationen zwischen mentalen Inhalten und Gehirnaktivitäten unter bestimmten Voraussetzungen festgestellt werden können,
behaupten aber, dass daraus keine Kausalität folgen kann. Demgegenüber
sind einige Ansätze in den Natur- und Neurowissenschaften entwickelt worden (Singer und Gray 1995; Crick und Koch 2003), um Kausalität im natur-
und lebenswissenschaftlichen Sinn verlässlich beschreiben und nachweisen
zu können (Marinazzo u.a. 2010).

4.3 Normative Festlegungen mit Bedeutung für Nichtwissen

Die grundsätzliche Bedeutung von normativen Entscheidungen liegt auf
der Hand, wenn Fragen nach dem Umgang mit der tiefen Hirnstimulation,
die dezidiert psychische Wirkungen und Nebenwirkungen besitzt, gestellt
werden: Soll eine solche Therapie eingesetzt werden? Bis zu welchem Ausmaß sind die Nebenwirkungen tolerabel? Ist dieses abhängig von den Be-
dürfnissen des Subjekts? Welchen Risiken dürfen Patienten auf eine ethisch
vertretbare Weise in der experimentellen Studienphase ausgesetzt werden,
wenn die Nebenwirkungen noch erforscht werden müssen?

Bereits vor den Verhandlungen über diese Fragen werden normative
Vorentscheidungen getroffen, nämlich einmal bei der Diagnose von Erkrankungen und dann bei der Identifikation von Nebenwirkungen. Falls die
Therapie bei einer Krankheit als Korrektur im Hinblick auf ein Ideal oder
Normalbild eingesetzt oder wahrgenommen wird, ist darin bereits eine normative Entscheidung eingeschlossen: Das Ideal oder Normalbild wurde zuvor explizit oder implizit als solches aufgestellt; es wird aufgrund von normativen Setzungen verfolgt. Die Beschreibung von Nebenwirkungen betrifft
ebenfalls keine ausschließlich innermedizinische oder psychologische Diskussion: Der Definitionsprozess, welches Phänomen überhaupt eine Nebenwirkung darstellt, ist normativ geladen. Die Bestimmung als Nebenwirkung
schließt die Erkenntnis, dass etwas als nicht normal, anders oder unge-
wöhnlich zu betrachten ist, ein und setzt üblicherweise die Bewertung als
negativ, schädlich oder ablehnenswert voraus.

Bei der therapeutischen Intention muss zwischen zwei Typen von psychischer Wirkung tiefer Hirnstimulation unterschieden werden: Einmal
kann die tiefe Hirnstimulation dazu dienen, eine Erkrankung zu behandeln,
die sich am ehesten somatisch äußert, wie beispielsweise eine neurologische mit einer Bewegungsstörung; zum anderen wird sie eingesetzt, um

Krankheiten zu therapieren, die psychische Symptome aufweisen, welche als sehr persönlichkeitsnah erlebt werden. Zu den letzteren gehören Depressionen und Angststörungen: Hierbei werden die Symptome oft durch Strategien wie Narrationen und Assoziationen mit bereits Erlebtem als Teil der Persönlichkeit »erklärt«.

Beim ersten Typ kann neben dem medizinischen Fachpersonal auch der Patient in der Regel gut abgrenzen, welche Wirkungen die tiefe Hirnstimulation auf die Krankheit hat und welche Nebenwirkungen demgegenüber auftreten. Beispielsweise ist der Patient in der Lage, Tremor und Bewegungsfähigkeit bei Morbus Parkinson oder Zwangssymptome bei Zwangserkrankungen selbst einzuschätzen. Beim zweiten Typ hingegen ist die angesprochene Differenzierung nur sehr eingeschränkt möglich. So wie die Krankheitssymptome als Teil der Persönlichkeit erlebt werden, so auch die psychischen Wirkungen der Therapie. Voraussetzungen für eine subjektive Unterscheidung des Patienten sind dann eine hohe Introspektionsfähigkeit und die Entwicklung von Krankheitseinsicht.

Eine spezielle Form des subjektiven Nichtwissens wird in dem Fall erkennbar, wenn ein Patient zunächst keine Krankheitseinsicht besitzt und seine Einschätzungen und Entscheidungen erst später, im Lauf der therapeutischen Maßnahmen, revidiert. Beispielsweise ist bekannt, dass in die Psychiatrie zwangseingewiesene und untergebrachte Patienten ihre Meinung zu diesem Schritt ändern: Zum Zeitpunkt der Einweisung lehnen viele eine stationäre Aufnahme ab, so dass Zwangsmaßnahmen erforderlich werden, die in der Zuständigkeit der Bundesländer unter anderem durch Psychisch-Kranken-Gesetze (auch unter den Namen Unterbringungsgesetze oder Freiheitsentziehungsgesetze bekannt) geregelt werden. Nichtsdestotrotz ändert ungefähr ein bis zwei Drittel der Patienten ihre retrospektive Einschätzung der Lage und gibt an, die Begründung der Zwangseinweisung nachvollziehen zu können (Priebe u.a. 2010). An dieser Stelle wird die Bedeutung von normativen Einflüssen aus Gesetzgebung und Rechtsprechung deutlich, da diese die Persönlichkeitsrechte von Patienten etablieren und regeln. Was Wissen und Nichtwissen konstituiert, wird also in sehr komplexer Weise durch ein Zusammenspiel von objektiven normativen Faktoren und subjektiven psychischen Vorgängen bestimmt.

4.4 Nichtwissen in der (Neuro-)Medizin als praktischer Wissenschaft

In der Medizin ergeben sich spezielle Formen des Nichtwissens aufgrund ihres Status als so genannter »praktischer Wissenschaft« (Wiesing 2004: 22f.), im Unterschied zu einer theoretischen oder angewandten Wissenschaft. Wissen existiert in der Medizin nicht nur als explizites, verbalisierbares Wissen, sondern auch als implizites, praktisches Wissen. Wenn es die Weitergabe praktischer Fähigkeiten betrifft, ist es nicht immer darstellbar. Dieses ist gerade in der Medizin als praktischer Wissenschaft der Fall: Hier ist die Ausübung der »Kunst« abhängig von klinischer Erfahrung, die nicht durch Worte transferierbar ist. Dieses Handlungs- und Anwendungswissen wird, häufig unter Anleitung und Korrektur durch klinische Experten, gesammelt.

An diesem Punkt kommt die Frage des Status der Medizin als Wissenschaft ins Spiel. Lange hat sich die Medizin als Naturwissenschaft verstanden (Wiesing 2004: 23; 18); später wurde sie auch als angewandte Wissenschaft (Wiesing 2004: 19) angesehen, die die Ergebnisse der Natur- und Lebenswissenschaften im Humanbereich zum Wohl des Menschen einsetzt. Allerdings ist das Vorgehen nicht immer deduktiv, so dass Schlüsse nicht einfach aus naturwissenschaftlichen Fakten abgeleitet werden. Tatsächlich ist die Medizin anscheinend am ehesten als praktische Wissenschaft (Wiesing 2004: 22f.) charakterisierbar, die sich zum Erreichen praktischer Ziele, idealerweise der Heilung von Kranken, pragmatischer Methoden bedient und natur- und lebenswissenschaftliche Erkenntnisse nutzt, entsprechend dem Motto: »from science as knowledge to science as practice« (Pickering 1992). Dieses bedeutet unter anderem, dass sich ihr Wissen, mindestens zum Teil, aus Erfahrung ergibt.

In Bezug auf das Konzept des Nichtwissens bedeutet dieser Status als praktische Wissenschaft, dass ein Defizit in der verbalen, aber auch in der praktischen Wissensvermittlung von komplexen Sachverhalten und Prozessen vorliegt und damit in Form einer praktischen Wissenslücke negativ auffällig werden kann. Einfache praktische Wissensvermittlung in der Medizin kann beispielsweise durch die Teilnahme an Operationen und die dabei erfolgende vorsichtige Heranführung an das eigene Operieren erfolgen. Dieser Vorgang ist nicht vollständig in Worte übersetzbar: Die visuellen und haptischen Elemente würden dabei fehlen. Diese sind aber gerade wesentlich, um Erfahrungen zu sammeln und die eigenen praktischen Fähigkeiten zu verbessern.

Entsprechend der Absicht des Erreichens eines praktischen Lernziels soll die klinische Arztausbildung nicht nur intellektuelle, sondern auch praktische Elemente enthalten. So lassen sich auch einige Bedingungen in den Weiterbildungsordnungen für Facharzttitel interpretieren (Bundesärztekammer 2010): Die dort aufgeführten Bestimmungen nennen die für verschiedene medizinische Fachdisziplinen erforderlichen Weiterbildungszeiten, Inhalte und Prozeduren. Alle Komponenten verweisen dabei sowohl auf theoretisches Wissen als auch auf praktische Erfahrungen: Die Weiterbildungskandidaten sollen sich einmal innerhalb der vorgesehenen Zeiten verbalisierbares Wissen über Krankheitsbilder und Behandlungen aneignen. Gleichzeitig ist die Weiterbildungszeit aber auch dafür vorgesehen, möglichst viele Patienten zu sehen und an ihnen Symptome und Probleme zu erleben. Auch die Untersuchungsmethoden und Interventionen müssen erst eingeübt werden. Auf diese Weise werden die praktischen Anteile definitiv in der ärztlichen Weiterbildung festgeschrieben, da sonst Nichtwissen aufgrund von Diskrepanzen beim Wissenstransfer entstehen würde.

In Bezug auf die tiefe Hirnstimulation lässt sich schlussfolgern, dass bei der neurochirurgischen Implantation und der neurologisch-psychiatrischen Parameteranpassung praktisches Wissen akquiriert wird. Angewandt auf die Hauptindikation, den Morbus Parkinson, kann ein solches eher schwer explizierbares Wissen bei der Einschätzung von neurologischen Symptomen gesehen werden. Die Untersuchung von neurologischen Patienten hinsichtlich der Ausprägung von Symptomen des Morbus Parkinson, wie Rigor, Tremor, Bradykinese und posturale Instabilität, ist der verbalen Vermittlung nur zum Teil zugänglich und erfordert den Erwerb von Erfahrung. Einige dieser Symptome stellen gerade die Kriterien für die Anpassung von Therapien dar, also auch für die Einstellung der Parameter bei der tiefen Hirnstimulation. Zu ihrer Objektivierung existieren teilweise Rating-Skalen, bei denen verbale Definitionen als Kriterien für die Klassifizierung angegeben werden. Trotzdem müssen die klinisch tätigen Neurologen die Formulierungen und die Untersuchungsergebnisse praktisch aufeinander beziehen, um zu verlässlichen Zuordnungen zu gelangen.

Je häufiger die Ärzte diese Vorgänge durchführen, desto besser, schneller und effizienter werden sie, und ihre zunehmenden Erfahrungsexpertisen kommen zukünftigen Patienten zugute. Andersherum bedeuten diese Voraussetzungen, dass sich praktische Wissenshierarchien über den Zugang zur Praxis bilden: Da Zentren für die Implantation und Einstellung bei tiefer Hirnstimulation existieren, ist dadurch bereits automatisch eine Benachteiligung anderer Krankenhäuser und ihrer Ärzte gegeben. Letztere haben nicht den Zugang zu speziellen Untersuchungs- und Eingriffsmethoden, um hiermit Erfahrungen zu sammeln.

5. Reduktion von Nichtwissen in der Neuromedizin

5.1 Mögliche Strategien zur Reduktion von Nichtwissen in der Neuromedizin

Nach der ausführlichen Erläuterung der zahlreichen unterschiedlichen Formen des Nichtwissens könnte es fast scheinen, als gäbe es kaum Hoffnung, unter diesen Umständen sinnvolle Handlungsentscheidungen zu treffen, wenn die Frage aufkommt: »Wie kann unter Bedingungen von Nichtwissen ›rational‹ und ›legitim‹ entschieden und gehandelt werden […]?« (Wehling 2006: 88)

Welche Strategien haben sich herauskristallisiert, um mit erkanntem, spezifiziertem Nichtwissen bei Neurointerventionen und gerade bei der tiefen Hirnstimulation umzugehen? Als erste Ansatzpunkte sind hierbei Expertendiskurs, Wissenskommunikation, Hypothesenbildung, Individualbehandlungen, Haftungsrecht und Ethikstandards nennenswert.

Expertendiskurs: Im Expertendiskurs (Van den Daele 1996) arbeiten die Spezialisten zusammen, um ihr Fachwissen und ihre Erfahrung auszutauschen und zu neuen Einsichten und lohnenden Forschungsfragen zu gelangen. Expertendissenz ist möglich und offenbart Wissenslücken selbst auf hohem Niveau, sei es zwischen Individuen oder Schulen im wissenssoziologischen Sinn. Praktisch geschieht der Austausch auf großen neurowissenschaftlichen Kongressen, aber vor allem durch Publikationen und kleine Tagungen, die nur eng umschriebene Fragestellungen thematisieren.

Wissenskommunikation: Aus dem Expertendiskurs heraus wird Wissen an Ärzte desselben Fachs oder an die Fachöffentlichkeit der klinischen Medizin und medizinischen Forschung allgemein weitergegeben, zum Beispiel durch das Dokumentieren von Ergebnissen in der Fachliteratur. Aus dem impliziten Wissen der Erfahrung wird durch Kategorisierung und Klassifizierung von Therapieindikationen und -effekten explizites Wissen destilliert. Im Rahmen des Ansatzes einer evidenzbasierten Medizin (Sackett u.a. 1996) werden verschiedene Ebenen der Evidenz beschrieben, fortschreitend von Expertenmeinungen über nicht-randomisierte Studien und randomisierte Studien zu Überblicksarbeiten über randomisierte Studien. Auf den höheren Ebenen sind dabei statistische Aussagen möglich.

Hypothesenbildung: Der Wirkungsmechanismus der tiefen Hirnstimulation gilt weiterhin als unbekannt, auch wenn für ihn einige Modelle entwickelt wurden. Aus solchen Modellen lassen sich dann konkrete Fragestellungen für experimentelle und klinische Studien ableiten. Insofern fließt in die Modellbildungen spezifiziertes Nichtwissen als Vorstufe künftigen Wissens ein. Die genauen Wirkungsmechanismen sind mit hoher Wahrscheinlichkeit je nach den behandelten Erkrankungen unterschiedlich. Die Modelle, die hypothetische Wirkungsmechanismen beschreiben, beziehen sich in der Regel auf eine mögliche Interferenz der periodischen elektrischen Impulse mit körperinternen, pathologischen periodischen oder kreisenden Erregungen in Neuronenverbänden; daraus soll eine Unterdrückung der Wirkungen der letzteren resultieren (Brown 2003). Solche Modelle können sukzessive experimentell getestet werden.

Individualbehandlungen: Obwohl die tiefe Hirnstimulation bereits seit über zwanzig Jahren eingesetzt wird, hat sie sich aufgrund ihres Status als letzte empfohlene Therapieoption, nach Ausschöpfung anderer Behandlungsmöglichkeiten, nicht weit verbreitet. Nur erfahrene Neurochirurgen in großen medizinischen Zentren führen die Operation zur Implantation durch, und die Patienten werden in Spezialambulanzen betreut, wo sich Ärzte auf bestimmte klinische Untergebiete spezialisieren. Aus diesem Grund werden Patienten relativ individuell und engmaschig betreut, und die Ärzte können klinische Erfahrungskompetenz und implizites Wissen sammeln, welche dann wiederum den Patienten zu Gute kommen.

Haftungsrecht: Laut Berufsrecht haftet der Arzt für seine Behandlungsfehler. Die Haftung bietet aus der gesellschaftlichen Perspektive eine Möglichkeit des Nichtwissensmanagements: Einerseits stellt die Bedrohung des einzelnen Arztes durch eine mögliche Klage eine subjektive Motivation für das kontinuierliche Wahrnehmen von Fortbildungsmaßnahmen zur Reduktion von erkanntem und unerkanntem Nichtwissen dar. Andererseits wird dem Arzt die Verantwortung für seine Handlungen, möglicherweise im Rahmen einer »modifizierten Zurechnungspraxis« (Heidbrink in diesem Band), zugeschrieben, auch wenn nicht jede ihrer Folgen voraussagbar und beherrschbar ist (May 2003). Verhält sich der Arzt dann »kunstgerecht«, also unter anderem gewissenhaft und fürsorglich sowie orientiert an den derzeitig üblichen medizinisch-wissenschaftlichen Überzeugungen, ist er vor dem Vorwurf des Behandlungsfehlers gefeit.

Ethikstandards: Wie angesprochen wirft die tiefe Hirnstimulation medizinethische Probleme auf. Für die Durchführung klinischer Studien unter Einschluss von Patienten mit tiefer Hirnstimulation wurden bereits Ethikstandards entwickelt und in der Literatur dokumentiert (Rabins u.a. 2009). Solche konsensuellen Standards sind noch deutlich ausbaufähig, da ähnliche Empfehlungen für die Betreuung der Patienten im klinischen Alltag und die Anpassung der Stimulationsparameter noch detaillierter objektiviert werden könnten. Hier ergibt sich also eine Zukunftsaufgabe, welche den Umgang mit Ungewissheit auf diesem Gebiet hoffentlich erleichtert.

5.2 Vom Nichtwissen zum Wissen?

Wissen wird in den verschiedenen Disziplinen der Wissenschaft unterschiedlich definiert, und Nichtwissen kann vielfältige Formen annehmen. Manchmal ist dieses Nichtwissen auch innerhalb der Wissenschaftstraditionen bekannt, manchmal wird es nur aus dem sozialen Kontext ersichtlich.

Neurointerventionen, in Form von tiefer Hirnstimulation oder Gehirn-Maschine-Schnittstellen, stellen aufgrund ihrer Wirkungen das klassische Menschenbild in Frage; insbesondere psychische Veränderungen als ihre möglichen Konsequenzen werfen ethische Probleme auf. Die Problematik des Nichtwissens tritt bei Neurointerventionen in mannigfaltiger Weise auf: innermedizinisch hinsichtlich von Indikationen, Wirkungsmechanismen, Unvorhersagbarkeiten individueller Prognosen und Nebenwirkungen; mit Hinblick auf sozial bedingte oder vermittelte Aspekte durch privilegierte Positionen, der Kulturabhängigkeit von Konzepten der kognitiven Neurowissenschaft und der Unterscheidung von Kausalität versus Korrelation; dazu kommen als Einflussfaktoren die Normativität von definitorischen Festlegungen und der Status der Neuromedizin als praktischer Wissenschaft.

Angesichts dieser Fülle von Nichtwissen und Nichtwissensdeterminanten könnte sich Pessimismus ausbreiten. Allerdings gibt es in der Medizin allgemein erprobte Strategien zur Reduktion von Nichtwissen für die Neuromedizin, wie Expertendiskurs, Wissenskommunikation, Hypothesenbildung, Individualbehandlungen, Haftungsrecht und Ethikstandards. Doch viel bleibt unbekannt; Nichtwissen ist manchmal systematisch und prinzipiell. Der Zustand des Nichtwissens erscheint dann entweder als Normalfall oder als Ausgangspunkt weiterer Forschung; Wissen ist immer ein Gewinn und wird oft nur gegen Widerstände erreicht. Von daher gibt es keinen Grund zur Kapitulation angesichts des Nichtwissens – stattdessen wird die hoffnungsvolle Tätigkeit an beherrschbaren Faktoren zum Erlangen von Wissen wesentlich.

Literatur[1]

Beauchamp, Tom L./Childress, James F. (2009), *Principles of Biomedical Ethics*, Oxford/New York.

Bourdieu, Pierre (1988), *Homo academicus*, Frankfurt a. M.

Brown, Peter (2003), »Oscillatory Nature of Human Basal Ganglia Activity: Relationship to the Pathophysiology of Parkinson's Disease«, *Movement Disorders* 18 (4), S. 357–363.

Brukamp, Kirsten (2010), »Aspekte zur medizinethischen Beurteilung von inkorporierter Technologie im Bereich des Gehirns«, in: Groß, Dominik u.a. (Hg.), *Akzeptanz, Nutzungsbarrieren und ethische Implikationen neuer Medizintechnologien: die Anwendungsfelder Telemedizin und Inkorporierte Technik*, Kassel, S. 119–124.

– /Groß, Dominik (2012), »Neuroenhancement – a controversial topic in contemporary medical ethics«, in: Clark, Peter A. (Hg.), *Medical Ethics*, Rijeka (Kroatien), S. 39–50.

Bundesärztekammer (2010), *(Muster-)Weiterbildungsordnung 2003 in der Fassung vom 25.06.2010*, www.bundesaerztekammer.de/downloads/MWBO 25062010V3.pdf

Choudhury, Suparna (2010), »Culturing the Adolescent Brain: What Can Neuroscience Learn from Anthropology?«, *Social Cognitive and Affective Neuroscience* 5, S. 159–167.

Clausen, Jens (2008), »Gehirn-Computer-Schnittstellen: Anthropologisch-ethische Aspekte moderner Neurotechnologien«, in: Clausen, Jens u.a.(Hg.), *Die »Natur des Menschen« in Neurowissenschaft und Neuroethik*, Würzburg, S. 39–58.

– (2011), *Technik im Gehirn. Ethische, theoretische und historische Aspekte moderner Neurotechnologie*, Köln.

Crick, Francis/Koch, Christof (2003), »A Framework for Consciousness«, *Nature Neuroscience* 6, S. 119–126.

Daston, Lorraine/Galison, Peter (2007), *Objectivity*, New York.

Deep-Brain Stimulation for Parkinson's Disease Study Group (2001), »Deep Brain Stimulation of the Subthalamic Nucleus or the Pars Interna of the Globus Pallidus in Parkinson's Disease«, *New England Journal of Medicine* 345 (13), S. 956–963.

Deuschl, Günther u.a. (2011), »Treatment of patients with essential tremor«, *Lancet Neurology* 10 (2), S. 148–161.

Dubiel, Helmut (2006), *Tief im Hirn*, München.

---

1 Bei den Literaturangaben, bei denen im Folgenden die Vornamen der Autoren und Autorinnen nur mit dem Initialbuchstaben angegeben sind, waren die Vornamen bereits abgekürzt in der Originalquelle angegeben.

Fetz, Eberhard E. (1969),»Operant Conditioning of Cortical Unit Activity«, *Science* 163 (870), S. 955–958.

Gremmen, I. u.a. (2008),»Ulysses Arrangements in Psychiatry: A Matter of Good Care?«, *Journal of Medical Ethics* 34, S. 77–80.

Groß, Dominik (2007), »Neurobionisches und psychopharmakologisches Enhancement – Teil I: Definitionen, Einsatzbereiche und gesellschaftliche (Vor-)Urteile«, in: Groß, Dominik/Müller, Sabine (Hg.), *Sind die Gedanken frei? Die Neurowissenschaften in Geschichte und Gegenwart*, Berlin, S. 226–241.

– (2009),»Blessing or Curse? Neurocognitive Enhancement by ›Brain Engineering‹«, *Medicine Studies* 1 (4), S. 379–391.

Haq, Ihtsham U. u.a. (2010),»A Case of Mania Following Deep Brain Stimulation for Obsessive Compulsive Disorder«, *Stereotactic and Functional Neurosurgery* 88, S. 322–328.

Hilker, R. u.a. (German Deep Brain Stimulation Association) (2009), [Deep Brain Stimulation for Parkinson's Disease. Consensus Recommendations of the German Deep Brain Stimulation Association], *Nervenarzt* 80 (6), S. 646–655.

Hochberg, Leigh R. u.a. (2006),»Neuronal Ensemble Control of Prosthetic Devices by a Human with Tetraplegia«, *Nature* 442 (7099), S. 164–171.

Kaiser, J. u.a. (2002),»A Non-invasive Communication Device for the Paralyzed«, *Minimally Invasive Neurosurgery* 45 (1), S. 19–23.

Kerwin, Ann (1993),»None too Solid: Medical Ignorance«, *Science Communication* 15, S. 166–185.

Kirsch, Irving u.a. (2008),»Initial Severity and Antidepressant Benefits: A Meta-analysis of Data Submitted to the Food and Drug Administration«, *PloS Medicine* 5 (2), S. 45.

Knorr-Cetina, Karin (2002), *Wissenskulturen*, Frankfurt a. M.

Kringelbach, Morten L. u.a. (2007),»Translational Principles of Deep Brain Stimulation«, *Nature Reviews Neuroscience* 8 (8), S. 623–635.

Kuhn, Jens u.a. (2010),»Deep Brain Stimulation for Psychiatric Disorders«, *Deutsches Aerzteblatt International* 107 (7), S. 105–113.

Latour, Bruno/Woolgar, Steve (1979), *Laboratory Life. The Social Construction of Scientific Facts*, Beverly Hills.

Leentjens, A.F.G. u.a. (2004),»Manipuleerbare wilsbekwaamheid: een ethisch probleem bij elektrostimulatie de nucleus subthalamicus voor ernstige ziekte van Parkinson«, *Nederlands Tijdschrift voor Geneeskunde* 148, S. 1394–1398.

Luhmann, Niklas (1996),»Das Risiko der Kausalität«, in: Harabi, Najib (Hg.), *Kreativität – Wirtschaft – Recht*, Zürich, S. 1–24.

Marinazzo, Daniele u.a. (2010),»Nonlinear Connectivity by Granger Causality«, *Neuroimage* doi:10.1016/j.neuroimage.2010.01.099.

May, Stefan (2003),»Nebenfolgen: Veränderungen im Recht durch Nichtwissen in der Biomedizin«, in: Böschen, Stefan/Schulz-Schaeffer, Ingo (Hg.), *Wissenschaft in der Wissensgesellschaft*, Wiesbaden, S. 236–249.

Merton, Robert King (1976), *Sociological Theory and Social Structure*, New York.

– (1987), »Three Fragments from a Sociologist's Notebook: Establishing the Phenomenon, Specified Ignorance, and Strategic Research Materials«, *Annual Review of Sociology* 13, S. 1–28.

Monti, Martin M. u.a. (2010), »Willful Modulation of Brain Activity in Disorders of Consciousness«, *New England Journal of Medicine* 362 (7), S. 579–589.

Moore, Wilbert E./Tumin, Melvin M. (1949), »Some Social Functions of Ignorance«, *American Sociological Review* 14, S. 787–796.

Müller, Sabine (2010), »Personality Changes through Deep Brain Stimulation of the Subthalamic Nucleus in Parkinsonian Patients – An Ethical Discussion«, in: Fangerau, Heiner u.a. (Hg.), *Implanted Minds. The Neuroethics of Intracerebral Stem Cell Transplantation and Deep Brain Stimulation*, Bielefeld, S. 223–250.

– /Christen, Markus (2010), »Mögliche Persönlichkeitsveränderungen bei Parkinson-Patienten«, *Nervenheilkunde* 29, S. 779–783.

Nicolelis, Miguel A.L. (2003), »Brain-Machine Interfaces to Restore Motor Function and Probe Neural Circuits«, *Nature Reviews Neuroscience* 4 (5), S. 417–422.

Nunta-Aree, Sarun u.a. (2010), »SW2-year Outcomes of Subthalamic Deep Brain Stimulation for Idiopathic Parkinson's Disease«, *Journal of the Medical Association of Thailand* 93 (5), S. 529–540.

Okun, Michael S. u.a. (2009), »Cognition and Mood in Parkinson Disease in STN versus GPi DBS: The COMPARE Trial«, *Annals of Neurology* 65 (5), S. 586–595.

Parzeller, Markus u.a. (2007), »Aufklärung und Einwilligung bei ärztlichen Eingriffen«, *Deutsches Ärzteblatt* 104 (9), S. A576–586.

Peter, Claudia (2010), »Zum Umgang mit Ungewissheit beim Einsatz neuer Medizintechniken«, in: Groß, Dominik u.a. (Hg.), *Akzeptanz, Nutzungsbarrieren und ethische Implikationen neuer Medizintechnologien: die Anwendungsfelder Telemedizin und Inkorporierte Technik*, Kassel 2010, S. 67–71.

Pickering, Andrew (1992), »From Science as Knowledge to Science as Practice«, in: Pickering, Andrew, *Science as Practice and Culture*, Chicago, S. 1–26.

Priebe, Stefan u.a. (2010), »Patients' Views of Involuntary Hospital Admission after 1 and 3 Months: Prospective Study in 11 European Countries«, *British Journal of Psychiatry* 196, S. 179–185.

Rabins, Peter u.a. (2009), »Scientific and Ethical Issues Related to Deep Brain Stimulation for Disorders of Mood, Behavior, and Thought«, *Archives of General Psychiatry* 66 (9), S. 931–937.

Rheinberger, Hans-Jörg (2007), *Historische Epistemologie zur Einführung*, Hamburg.

Romito, Luigi M u.a. (2002), »Transient Mania with Hypersexuality after Surgery for High Frequency Stimulation of the Subthalamic Nucleus in Parkinson's Disease«, *Movement Disorders* 17, S. 1371–1374.

Sackett, David L u.a. (1996), »Evidence-based Medicine: What it is and What it isn't«, *British Medical Journal* 312(7023), S. 71–72.

Schrader, C. u.a. (German Deep Brain Stimulation Association) (2009), [Deep Brain Stimulation for Dystonia. Consensus Recommendations of the German Deep Brain Stimulation Association], *Nervenarzt* 80 (6), S. 656–661.

Sixel-Döring, F. u.a. (German Deep Brain Stimulation Association) (2009), [Deep Brain Stimulation for Essential Tremor. Consensus Recommendations of the German Deep Brain Stimulation Association], *Nervenarzt* 80 (6), S. 662–665.

Shah, Rahul S u.a. (2010),»Deep Brain Stimulation: Technology at the Cutting Edge«, *Journal of Clinical Neurology* 6 (4), S. 167–821.

Singer, Wolf/Gray, Charles M. (1995),»Visual Feature Integration and the Temporal Correlation Hypothesis«, *Annual Review of Neuroscience* 18, S. 555–586.

Smithson, Michael (1980),»Interests and the Growth of Uncertainty«, *Journal for the Theory of Social Behaviour* 10, S. 157–168.

The European Group on Ethics in Science and New Technologies to the European Commission (2005), *Opinion on the Ethical Aspects of ICT Implants in the Human Body, Opinion N°20, 16 March 2005, Office for Official Publications of the European Communities,* Luxembourg.

Timmermann, L. u.a. (Deep Brain Stimulation Association) (2009), [Deep Brain Stimulation for Tremor in Multiple Sclerosis: Consensus Recommendations of the German Deep Brain Stimulation Association], *Nervenarzt* 80 (6), S. 673–677.

Van den Daele, Wolfgang (1996),»Objektives Wissen als politische Ressource. Experten und Gegenexperten im Diskurs«, in: van den Daele, Wolfgang/Neidhardt, Friedhelm (Hg.), *Kommunikation und Entscheidung,* WZB-Jahrbuch, Berlin, S. 297–326.

Velliste, Meel u.a. (2008),»Cortical Control of a Prosthetic Arm for Self-feeding«, *Nature* 453 (7198), S. 1098–1101.

Wehling, Peter (2006), *Im Schatten des Wissens? Perspektiven der Soziologie des Nichtwissens,* Konstanz.

Weingart, Peter (1976), *Wissensproduktion und soziale Struktur,* Frankfurt a. M.

Wiesing, Urban (2004), *Wer heilt, hat Recht? Über Pragmatik und Pluralität in der Medizin,* Stuttgart.

Witt, Karsten u.a. (2011),»Deep Brain Stimulation and the Search for Identity«, *Neuroethics* DOI 10.1007/s12152-011-9100-1.

Wolpaw, Jonathan R./McFarland, Dennis J. (2004),»Control of a Two-dimensional Movement Signal by a Noninvasive Brain-computer Interface in Humans«, *Proceedings of the National Academy of Sciences USA* 101, S. 17849–17854.

World Medical Association (2008), *Declaration of Helsinki – Ethical Principles for Medical Research Involving Human Subjects,* 15.05.2011, www.wma.net/ en/30publications/ 10policies/b3/index.html

Felduntersuchungen zu neuen
Medizintechnologien und -techniken

Das individualisierte Risiko und die Grenzen des Wissens: Ungewissheit und Gewissheitsäquivalente im Bereich der vorgeburtlichen Diagnostik

Alexander Bogner

Der folgende Beitrag geht von soziologischen Beschreibungen aus, wonach mit der Zunahme von Wissen und Entscheidungsoptionen im Zuge fortschreitender Verwissenschaftlichung und Technisierung etablierte Grenzziehungen und darauf abgestimmte Handlungsmuster unter Druck geraten (Bauman 2000; Latour 1998). Daran anschließend geht es um die Frage, auf welche Weise im Alltag Entlastungen gefunden werden, etwa in Form der Konstruktion temporär stabiler »Gewissheitsäquivalente« (Willke 2002: 70). Folgt man der Argumentation Latours, so sind Grenzziehungen wie zum Beispiel jene zwischen gesund und krank immer schon Fiktionen gewesen, die lediglich aufgrund der Stabilität der kognitiven Grundlagen nicht als solche erkennbar wurden (Latour 2003). Jedoch waren und sind derartige Unterscheidungen zur Aufrechterhaltung von Routinen, aber auch zu Legitimationszwecken bedeutsam, da sie Wahrheitsansprüche immunisieren und Hierarchien stabil halten, etwa jene zwischen Experten und Laien. Daher wäre es soziologisch naiv, in differenzierten Gesellschaften von einer Auflösung der Unterscheidungen in Beliebigkeit auszugehen (Beck u.a. 2004). Es wird immer Arbeitskonstrukte für derartige Leitorientierungen beziehungsweise Entlastungskonstruktionen für den Umgang mit überfordernder Uneindeutigkeit und Ungewissheit geben.

In diesem Sinne geht es im Folgenden um die empirische Rekonstruktion funktionaler Äquivalente für das, was aufgrund von Ontologisierungen und Routinen im Medizinalltag bisher nicht als fragil, unsicher und uneindeutig erlebt werden musste. Wenn jedoch Schicksal, Planung oder das Expertenwissen keine hinreichenden oder gültigen Stabilisierungsoptionen mehr sind, dann wird die Frage interessant, auf welche Weise drohende Destabilisierungen in professionellen Handlungskontexten abgefangen werden. Thematisch steht die Pränataldiagnostik im Zentrum dieser Analyse. Dies ist kein Zufall, stellt doch die Pränataldiagnostik ein weithin beachtetes Technisierungsprojekt dar, in dem ganz offenkundig Zuwächse an Wissen und Entscheidungsoptionen mit neuen Ungewissheiten sowie neuen Rationalitätserwartungen und Entscheidungszwängen kombiniert werden (Bogner 2005; Wieser 2006). Die Pränataldiagnostik lässt sich, wie gleich ausführlicher gezeigt werden wird, als moderne Variante eines wissenschaftlich-technischen Risikoregimes beschreiben, partizipiert sie doch am individualisierten Risikodiskurs der Humangenetik. Darum lautet eine der entscheidenden Fragen in unserem Zusammenhang: Lassen sich Entlastungskonstruktionen für Entgrenzungen innerhalb des wissenschaftlich-technischen Risikoregimes finden oder führen sie darüber hinaus?

Die zentrale These dieses Beitrags lautet, dass der im Zuge fortschreitender Verwissenschaftlichung zunehmend individualisierte Risikodiskurs Ungewissheiten induziert, deren Entlastungsformen das etablierte, wissensdominierte Risikoregime transzendieren. Im Umgang mit Ungewissheit dominiert, kurz gesagt, nicht mehr der Modus »Wissen«, sondern es wird vielmehr auf den Modus »Werte« umgestellt. Das heißt, man setzt im Entscheidungsprozess nicht vorrangig auf mehr Expertenwissen und exaktere Risikoberechnungen, sondern – zumindest vom Anspruch her – auf Deliberation und verstärkte Laienbeteiligung. Das moderne Beratungsideal der Humangenetik lässt sich auf diese Weise als Repräsentation eines grundlegenden Wandels verstehen. In sozialer Hinsicht kommt es zu einer Aufwertung alternativer Wissensformen und Wertstandpunkte, das heißt zur Emanzipation der Patientin (die nun Klientin heißt). Auf der Sachebene kommt es zur Etablierung eines Problemrahmens, in dem Werte, Abweichung und Dissens ihren legitimen Platz erhalten.

Diese Argumentation wird in fünf Schritten entwickelt. Im ersten Abschnitt wird im Rückgriff auf die aktuelle Biopolitikdebatte der Begriff des individualisierten Risikos konkretisiert (1.). Im zweiten Abschnitt wird gezeigt, dass mit dem individualisierten Risikodiskurs in der Pränataldiagnostik neue Entscheidungsoptionen beziehungsweise Gestaltungszwänge einhergehen, die aus der Auflösung traditioneller Grenzziehungen resultieren (2.). Im dritten Abschnitt wird empirisch rekonstruiert, welche Entlastungskonstruktionen im Beratungskontext für solche Entgrenzungen gefunden werden (3.). Im vierten Abschnitt wird die zentrale These begründet, dass die gegenwärtige Reaktion auf Ungewissheiten, die auf Entgrenzung basieren, eine Aufwertung von Wertaspekten bedeutet. Seinen Ausdruck findet dies in der Durchsetzung eines deliberativen Beratungsideals (4.). Nach einer pointierten Darstellung dieser Argumentation im letzten

Abschnitt wird in einem Ausblick diskutiert, inwiefern der hier am Beispiel der Pränataldiagnostik beschriebene *deliberative turn* sich heute im größeren Maßstab der Technologiepolitik abbildet.

1. Biopolitik und Risikodiskurs

Pränatale Diagnostik und genetische Beratung sind auf vielfältige Weise zum Gegenstand sozialwissenschaftlicher Beobachtung geworden. Das Spektrum reicht von rein empirischen Studien, die meist im Kontext der klinischen Praxis entstehen und das »Konsumentenverhalten« zum Thema haben (zum Beispiel Santalahti u.a. 1998; Markens u.a. 1999) und Sachstandsberichten aus der Technikfolgenabschätzung (Hennen u.a. 2000) bis hin zu einschlägig theoretisch informierten Analysen. Aus professionssoziologischer Perspektive ist thematisiert worden, inwiefern mit der Infragestellung des medizinischen Codes von gesund/krank durch die Fortschritte der Humangenetik ein reflexiver Expertentyp im Entstehen begriffen ist (Pfadenhauer 2003; May/Holzinger 2003). Aus risikosoziologischer Perspektive wurde die Etablierung und weitgehend konfliktfreie Durchsetzung der Pränataldiagnostik in der klinischen Praxis mit dem reduktionistischen Risikodiskurs der Experten in Verbindung gebracht (Beck-Gernsheim 1996). Mit Bezug auf die Wissenschaftssoziologie und das Konzept des *boundary work* (Gieryn 1983) wurde gezeigt, wie die Autonomiespielräume einer lange Zeit umstrittenen Disziplin wie der Humangenetik durch bestimmte Grenzziehungsdiskurse gesichert werden (Bogner 2004; Cunningham-Burley/Kerr 1999). Traditionsbildend sind insbesondere jene Analysen geworden, die den Bezug auf die Arbeiten Foucaults und damit die Anbindung an Debatten um die Biopolitik gesucht haben (Lemke 2000; Lösch 2001). Weil in diesen Debatten die oben bereits erwähnte Individualisierung des Risikodiskurses zu einem zentralen Thema geworden ist, soll dieser Diskursstrang etwas ausführlicher dargestellt werden.

Biopolitik ist heute ein breit etablierter Begriff in Politik, Medien und dem öffentlichen Diskurs. Die »Frankfurter Allgemeine Zeitung« unterhält seit einiger Zeit einen Biopolitik-Blog auf ihrer Homepage, und spätestens mit der Kontroverse um die Stammzellforschung ab dem Jahr 2000 haben es biopolitische Themen hierzulande auf die Titelseiten der großen Tageszeitungen geschafft. Biopolitik wird in diesem Bereich meist als Kategorie gebraucht, um Formen und Folgen biowissenschaftlicher Forschung und Anwendungen zu thematisieren. Biopolitik erscheint auf diese Weise als ein relevantes – wenngleich auf staatlich-administrativer Ebene noch nicht als eigenständig gekennzeichnetes – Politikfeld, das sich in Folge des biologischen und technischen Fortschritts herausgebildet hat (van den Daele 2005). In der Soziologie ist der Begriff der Biopolitik keineswegs eindeutig oder unumstritten. Mittlerweile hat sich sogar eine kleine Kontroverse über die Frage entwickelt, ob der Rekurs auf Foucaults Begriff der Biopolitik für soziologische Analysen in kritischer Absicht tatsächlich notwendig ist. Braucht man Foucault, um biologisch-genetische Optimierungsvisionen grundsätzlich hinterfragen zu können (Wehling 2008) – oder ist dies lediglich theoretisches Geklingel, das die Konventionalität der empirischen Forschungsperspektiven nur schlecht verbirgt (van den Daele 2009)?

Foucault hat sein Konzept der Biopolitik erstmals systematischer in »Der Wille zum Wissen« vorgestellt (Foucault 1983). Darin zeichnet er die Biopolitik (oder – als Synonym – die Biomacht) als einen Machtmechanismus, der die zuvor dominante repressive, als Zugriffsrecht und Todesdrohung funktionierende Souveränitätsmacht abzulösen oder zu überlagern beginnt. Diese Biomacht zielt nicht auf Unterdrückung, Hemmung oder Vernichtung des Lebens, sondern auf dessen Verwaltung, Entwicklung und Steigerung. In Foucaults griffiger Formulierung: Während die Souveränitätsmacht sterben macht und leben lässt, ist die Biopolitik eine Macht, die leben macht und sterben lässt (Foucault 1999: 278).

Foucault unterscheidet in seinen Schriften zwei Aspekte oder Technologien der Biomacht: die sich in Schule, Gefängnis und Fabrik vollziehende Disziplinierung des Individualkörpers, deren Beginn er auf das 17. Jahrhundert datiert, sowie die ab Mitte des 18. Jahrhunderts einsetzende (staatliche) Regulierung der Bevölkerung. Mit der Herausbildung biopolitischer Regulierung werden Fortpflanzung, Geburten- und Sterblichkeitsraten, das Gesundheitsniveau und die Lebensdauer zum Gegenstand eingreifender, regulierender Technologien. Damit richtet sich der Fokus auf Methoden der »Akkumulation von Menschen« (Foucault 1983: 168). Die Biopolitik erscheint auf diese Weise – neben der Akkumulation des Kapitals – als eine wesentliche Voraussetzung für die Durchsetzung des Kapitalismus und der modernen Nationalstaaten. Dass Foucault seine Ausführungen zur Biomacht dabei in den Kontext einer Geschichte der Sexualität stellt, ist kein Zufall: Die Sexualität bildet so etwas wie ein »Scharnier«, das die beiden

Pole der Biomacht – Disziplinierung und Bevölkerungsregulierung – in einem Feld der Machtbeziehungen und Praxen miteinander verbindet.

Foucaults Analysen sind inzwischen für die deutschsprachige Soziologie der Biopolitik zum Dreh- und Angelpunkt geworden, was keineswegs selbstverständlich ist. Foucault hinterließ auf diesem Gebiet eher Ideen und Arbeitsempfehlungen denn konsistente theoretische Konzepte und präzise Begrifflichkeiten. Außerdem galt er manchen als politisch unzuverlässig. Wenn Foucault heute als maßgeblicher Bezugspunkt für empirische Analysen zu genetischer Diagnostik, Schönheitschirurgie (Maasen 2008) oder pharmakologischem Doping (Wehling u.a. 2007) dient, dann ist dies nicht zuletzt ein Ausdruck dafür, dass seither bedeutende »Übersetzungsarbeiten« geleistet worden sind, die Foucaults Ideen für soziologische Analysen zu Biomedizin und Medizintechnologie nutzbar gemacht haben (etwa Lemke 1997).

Die heute maßgeblichen soziologischen Thematisierungen der Biopolitik gehen von einem biopolitischen Epochenwandel aus (Im Überblick Lemke 2007). Im Zentrum steht dabei die Beobachtung, dass biologische Optimierung sich heute nicht länger durch staatliches Kommando und Expertenkontrolle verwirklicht; es kommt vielmehr vermittels verschiedener, teils expertenwissenbasierter Praktiken zu einer Art individueller Selbstoptimierung. An die Stelle staatlicher (Zwangs-)Maßnahmen zur Verbesserung der biologischen Qualität der Bevölkerung treten die rastlosen Bemühungen des Individuums, vermittels Selbstkontrolle und Vorsorge sein genetisches »Schicksal« zu gestalten.

Nikolas Rose hat diesen biopolitischen Wandel in seinem Konzept der Ethopolitik deutlich akzentuiert (Rose 2001). Ethopolitik definiert Rose als Variante moderner Biopolitik, in der das »Ethos« der menschlichen Existenz (das heißt seine Moral, seine Gefühle) zum Gelenk wird, mit dem sich individuelle Selbststeuerung und die Imperative eines guten politischen Regierens miteinander verbinden lassen (ebd.: 18). Anders als die historischen Formen der Biopolitik, so Rose weiter, konzentriert sich Ethopolitik auf die Selbsttechniken, die die Individuen zwecks Selbstoptimierung praktizieren. Ethopolitik ist demnach eine modernisierte oder demokratisierte Form der Biopolitik, in der sich biologische Optimierung nicht durch staatliches Kommando und Expertenkontrolle aufgrund vorgegebener Normen verwirklicht; diese Optimierung vollzieht sich vielmehr durch Partizipation an Untersuchungs- und Beratungsprogrammen, die die Verwirklichung von »Gesundheit« im Sinne einer positiven und umfassenden Glücksutopie versprechen. Dieser biopolitische Wandel vollzieht sich vor dem Hintergrund tiefgreifender Veränderungen in den politischen und wissenschaftlichen Diskursen und Praktiken, wobei hier Rose die neoliberale Kritik am Wohlfahrtstaat (der Staat als »Bevormundung«), den spezifischen Lebensbegriff der modernen Biomedizin sowie modernisierte Gesundheits- und Hygienediskurse hervorhebt. Eine besondere Bedeutung erhält in diesem Zusammenhang der Wandel des Risikodiskurses. Während die Ideologien von Eugenik und Rassenhygiene durch die Konstruktion eines populationsbezogenen Risikos bestimmte Gruppen als Gefahr für die »Volksgesundheit« stigmatisierten (Kevles 1995; Weingart u.a. 1992), entwirft die moderne Genetik das Individuum und nicht irgendwelche Kollektive als potenziellen Risikoträger. Im Zuge der Molekularisierung der Biologie, die nunmehr Lebensphänomene nahe des Nanobereichs in den Blick nimmt, wird das Leben von einer schicksalhaften Ausstattung zu einem plastischen Gegenstand. Greifbar wird dies beispielsweise in der genetischen Beratung, die über genetische Prädispositionen aufklärt und damit zu verantwortungsvollem Handeln beitragen will. Der moderne Risikodiskurs produziert also Individuen, die sich genetische Aufklärung verschaffen können, in Kenntnis ihrer genetischen Risikofaktoren dann aber auch gehalten sind, ihr Leben vorsorglich zu managen. Auf diese Weise etablieren sich biopolitische Praktiken, die darauf abzielen, den Körper optimal, das heißt entsprechend der individuellen Risikoparameter, einzustellen. Im Ergebnis muss dies nicht Leistungssport heißen, im Gegenteil, aber zumindest kontrollierter Genuss mit Rücksicht auf die jeweils spezifischen Risikofaktoren.

In diesem post-eugenischen Zeitalter herrschen also nicht mehr die durch Expertendiskurse vorgegebenen Kriterien von Normalität und Pathologie. Normalisierungswirkungen ergeben sich vielmehr vermittels der individuellen Praktiken, etwa durch Diät, Sport oder Vorsorgeroutinen. Diese auch von anderen Autoren vertretene These einer Subjektivierung der Biopolitik wird in Roses Konzept der Ethopolitik besonders anschaulich. Konstatiert wird im Kern ein biopolitischer Wandel, in dessen Folge das Geschäft des Überwachens und Vorsorgens nicht mehr dem Souverän überlassen bleibt. Mit der wissenschaftlichen Thematisierung des individuellen Risikos wird der/die Einzelne zum Gestalter eines genetischen Schicksals, das kein Schicksal mehr sein soll. Im Zentrum der modernisierten Biopolitik steht demnach eine an medizinisch-genetischen Risikodiskursen ausgerichtete Körperethik eigenverantwortlicher Unternehmer-Individuen.

2. Individualisiertes Risiko und generalisierte Ungewissheit

Die Pränataldiagnostik lässt sich als ein Aufklärungsprojekt verstehen, das auf Sicherheits- und Kontrollzuwächse durch (mehr) Wissen setzt. Im Sinne dieses Projekts sollen Schwangerschaft und Geburt nicht mehr als Schicksal erlitten werden müssen, sondern – vermittels verschiedener Untersuchungen und Tests – kontrolliert, geplant und gesteuert werden können. Der wissenschaftlich-technische Fortschritt soll Schwangerschaft sicher machen. Mittlerweile zeichnet sich jedoch ab, dass dieses Aufklärungsprojekt in gleicher Weise neue Ungewissheiten und Unsicherheiten provoziert, mit denen sowohl Klientinnen wie Experten erst umzugehen lernen müssen. So bekommt die Pränataldiagnostik im Zuge fortschreitender Verwissenschaftlichung in vielen Fällen die Form einer Wahrscheinlichkeitsprognose, die klarerweise die einfache ja/nein oder gesund/krank-Logik medizinischer Diagnosen überfordert. Dementsprechend öffnen sich Interpretationsspielräume, in denen sich neue Rationalitätserwartungen einnisten. Dies resultiert aus dem Versuch, eine individuelle Risikobestimmung anstelle einer populationsbezogenen Risikoabschätzung vorzunehmen. Dieser fundamentale Wandel des Risikodiskurses lässt sich im Zusammenhang mit der Indikationsstellung im Rahmen der Pränataldiagnostik exemplarisch verdeutlichen.

Noch bis vor kurzem war das Alter der Frau für die Experten die maßgebliche Indikation für eine Pränataldiagnostik. Diese Konvention hat eine nachhaltige Wirkung. Viele Frauen gehen davon aus, dass aufgrund eines extrem ansteigenden Risikos für ein behindertes Kind eine Amniozentese ab 35 Jahren medizinisch indiziert sei (Schindele 1995). Heute gilt die Altersindikation in Expertenkreisen zuweilen noch als eine – aufgrund der beschränkten Ressourcen und medizinischen Risiken – akzeptable, jedoch keinesfalls wissenschaftlich begründete Grenze. In diesem Sinne wird die Altersindikation als eine pragmatische, nicht jedoch den medizinischen Kriterien und Zielsetzungen entsprechende Grenzziehung charakterisiert. Das folgende Exzerpt aus einem Interview, das ich mit einem Gynäkologen und Humangenetiker in leitender Stellung an einer österreichischen Universitätsklinik geführt habe, bringt diese Lesart auf den Punkt:

»Das ist bis vor etlichen Jahren sehr banal gemacht worden, dass man gesagt hat: Frauen über 35 haben ein erhöhtes Risiko einer Chromosomenaberration. Es geht hier nicht ausschließlich, aber vorwiegend um die Trisomie 21. [...] Da hat man es relativ simpel, aber wahrscheinlich dümmlich gemacht und hat gesagt: Wir machen einen willkürlichen cut off bei 35, und alle, die über 35 sind, denen biete ich eine diagnostische Methode, nämlich die Amniozentese an. Das screening wäre also die Frage: Wie alt sind Sie? Sind Sie unter 35, dann sind Sie ausgescreent als gesund und sind Sie über 35, dann sind Sie das Risikokollektiv. Und wenn Sie über 35 sind, biete ich Ihnen die Amniozentese an. Das ist insofern wahrscheinlich ein besonders dümmliches screening, weil die Häufigkeit zwar minimal zunimmt über 35, aber die Anzahl der Trisomie 21-Kinder in dem Haufen der Frauen unter 35 wesentlich höher ist als in dem Haufen von über 35.«

Die Altersgrenze erscheint in dieser Darstellung als Relikt aus einer vorwissenschaftlichen Ära der Pränataldiagnostik, auch wenn natürlich schon damals auf Expertenwissen (über das statistische Altersrisiko) rekurriert wurde. Diese pragmatische Grenzziehung ist nun insofern dysfunktional für die Praxis, weil sie nichts anderes bedeutet als eine zwangsläufige »Für-Gesund-Erklärung« aller Frauen unter 35 Jahren – und damit die bewusste Inkaufnahme eines geringen »Fahndungserfolgs« nach Ungeborenen mit Down-Syndrom (Trisomie 21). Deshalb charakterisiert der Experte im obigen Zitat das allein auf dem Kriterium des Alters der Frau basierende *screening* als »besonders dümmlich«.

Derzeit lässt sich erkennen, wie die pragmatische Grenzziehung infolge verfeinerter diagnostischer Verfahren von einer medizinisch-wissenschaftlich begründeten abgelöst wird. So wird etwa durch die Messung des so genannten Nackenödems (oder Nackenfalte) des Fötus mittels Ultraschall, einer Methode, die in großen Spitälern und Universitätskliniken bereits Routine ist, das individuelle Risiko ein Stück weit spezifizierbar. Zwar bleibt das Alter der Frau weiterhin eine wichtige Grundlage der Risikoberechnung; der enge Zusammenhang zwischen Alter und Risikozuschreibung wird nun allerdings aufgebrochen. Das konkrete Ergebnis einer Nackenödemmessung trägt dazu bei, den rein statistisch ermittelten Risikowert zu korrigieren. Es wird also für den Arzt möglich, beispielsweise einer zwanzigjährigen Patientin mitzuteilen: »Sie haben zwar rein statistisch gesehen das Risiko einer Zwanzigjährigen, also ein minimales Risiko, circa 1 zu 1.400. Aber aufgrund der auffälligen Nackenfalte des Fötus, die wir im Ultraschall sehen, müssen wir diese Zahl korrigieren: Ihr persönliches Risiko beträgt 1 zu 100. Sie haben also in etwa das Risiko einer Vierzigjährigen.« Die Ablösung der Altersindikation bedeutet insofern eine Individualisierung des Risikos, wobei die Diagnose die Form einer statistischen Information behält.

Welche Folgen verbinden sich mit dieser Verwissenschaftlichung? (1) Welche Folgen hat sie für die Grenzziehung zwischen gesund und krank?

(2) Und was bedeutet die individualisierte Risikoabschätzung für die Klientinnen? (1) Mit der Ablösung der Altersindikation wird die Grenze zwischen gesund und krank unscharf. Früher waren alle unter Fünfunddreißigjährigen gewissermaßen gesund, weil sie aufgrund des statistischen Risikos nicht als untersuchungsbedürftig galten. Fortan müssen alle Frauen als potenzielle »Krankheitsträgerinnen« gelten. Nur vermittels der risikospezifizierenden Tests wird es möglich, sich von diesem Verdacht zu befreien. Insofern setzt die oft beklagte Pathologisierung der Schwangerschaft infolge fortschreitender Verwissenschaftlichung auf einer neuen Stufe an: Der Versuch, die Unterscheidung zwischen gesund und krank in medizinisch-wissenschaftlichen Begriffen zu begründen, resultiert in einer Universalisierung des Risikos. Es gibt nun von vorn herein keine definitiv kranken, aber auch keine wirklich gesunden Frauen mehr – und zwar unabhängig von deren individuellem Zustand und Befinden. Eine Frau, die ihre Schwangerschaft ohne weitere Auffälligkeiten oder Beschwerden durchlebt, gilt nicht etwa als gesund, sondern – um es im Klinik-Jargon zu formulieren – als *low risk*-Patientin.

Der Versuch, das Risiko individuell zu bestimmen, führt also dazu, dass das Risiko letztlich nicht positiv, sondern negativ bestimmt wird: Die Schwangeren müssen sich durch die Inanspruchnahme bestimmter Tests erst einmal von dem Generalverdacht des Risikos »frei machen«. Durch die Existenz der *screening*-Tests ändern sich nicht nur die Anwendungsvoraussetzungen dieser Tests, sondern letztlich auch die Definitionsverhältnisse: Als krank muss in dieser Logik nicht allein jemand gelten, der die medizinische Assistenz braucht, sondern auch derjenige, der sie verweigert.

(2) Die mittlerweile überkommene Altersindikation hatte gewissermaßen eine Entlastungsfunktion für die Frauen, wenngleich in paradoxer Form: Mithilfe dieser Konstruktion wurde zwar eine Minderheit der Schwangeren (ab 35) als behandlungsbedürftig und damit als krank etikettiert; Frauen unter 35 Jahre durften jedoch quasi als gesund gelten. Damit waren beide Gruppen von einem Entscheidungsdruck weitgehend entlastet. Das Alter galt als so schicksalhaftes wie entscheidungsrelevantes Datum. Mit der Ablösung der Altersindikation eröffnen sich für die Frauen neue Entscheidungsspielräume – und neue Entscheidungszwänge. Denn an die Stelle expertengesteuerter Handlungsroutinen tritt im Idealfall eine bewusste, selbstständige Entscheidung – allerdings auf Basis uneindeutiger, auf Wahrscheinlichkeiten beruhender Expertenaussagen über das individuelle Risiko. Denn

im Rahmen der frühen Pränataldiagnostik (zum Beispiel durch Nackenödemmessung oder den Triple-Test) erhält die Frau nicht eine definitive
Aussage über die genetische Qualität des Kindes, sondern eine Risikokenn-
ziffer, also eine Information über die individuelle Wahrscheinlichkeit, ein
behindertes Kind zu bekommen. Diese Information lautet dann in der Praxis
beispielsweise: »Sie haben ein Risiko von 1 zu 500« oder »1 zu 850« oder
ähnliches. An die Stelle der traditionellen Ja/Nein-Diagnose tritt eine statistische Information. Nicht: »gesund« oder »nicht-gesund«, sondern: wahrscheinlich gesund, aber möglicherweise auch nicht gesund. Ob ein Risiko
von 1 zu 500 dann gesund oder vielleicht doch eher nicht gesund heißt, muss
der individuellen Interpretation überlassen bleiben. Das unsichere Wissen
der Experten formuliert also allem Anschein nach eine neue Anforderung an
die Patientin: Sie sollte idealerweise schon vor allen Untersuchungsergeb-
nissen wissen, was sie will. Schließlich gibt es keine medizinisch-wissenschaftlichen Kriterien für einen »Ausstieg« aus dem zeitlich gestaffelten
Untersuchungsprogramm der Pränataldiagnostik. Aus der Hoffnung auf eine
Entscheidungsentlastung durch Expertenwissen können sich belastende Situationen ergeben: Die Frau macht – in der Hoffnung, dass irgendein
Untersuchungsergebnis irgendwann einmal eine eindeutige Präferenz ergeben möge – die gesamte »Palette« des pränataldiagnostischen Angebots
durch. Dies beschreibt der Leiter einer pränataldiagnostischen Abteilung in
einem österreichischen Universitätsklinikum während eines Interviews mit
folgenden Worten:

»Gerade vor kurzem haben wir eine Patientin gehabt, die hatte ein IVF-Kind, die
wollte zuerst die Nackenödemmessung. Haben wir die Nackenödemmessung
gemacht, war in Ordnung. Da hat sie ein Risiko gehabt von 1 zu 500. Und aufgrund
ihres Alters hätte sie gehabt: 1 zu 200. Ja, aber sie möchte einen Triple-Test. Sag' ich:
Na, was haben Sie jetzt mit dem Triple-Test? Jetzt wissen Sie's eh schon, jetzt haben
Sie das Risiko 1 zu 500 für Trisomie 21. Jetzt kommt beim Triple-Test dann heraus: 1
zu 150, das heißt nicht, dass Ihr Kind krank ist, aber dann hängen Sie erst wieder.
Nein, sie möchte ihn machen. Haben wir einen Triple-Test gemacht. Natürlich
kommt heraus: 1 zu 150. Dann haben wir eine Amniozentese gemacht, dann kommt
heraus: Normaler Chromosomensatz. So dass wir die ganze Palette durchgemacht
haben. Im Endeffekt ist dann eh herausgekommen: Alles in Ordnung.«

Genetische Beratung erscheint vor diesem Hintergrund nicht unbedingt als
ein Prozess der Meinungsbildung; eher ist es ein Prozess, in dem die eigene
Meinung »angereichert« wird. Denn die Informationen der Experten machen
nur auf der Basis einer bestimmten Disposition Sinn. Schließlich müssen die
abstrakten Zahlenwerte und Auffälligkeitsbeschreibungen mit einer Bedeu-

tung versehen werden (vgl. auch Hartog 1996). Andernfalls entsteht im Rahmen einer rastlosen Suche nach Bedeutungen eine »Sogwirkung« der Technologie, die die medizinischen Experten angesichts einer Fülle überflüssiger Untersuchungen nur ratlos kommentieren können.

Die gängige Vorstellung geht dahin, dass eine modernisierte Beratungs- oder Dienstleistungsmedizin den mündigen, emanzipierten Patienten befördert. Vor dem Hintergrund unserer Beobachtungen scheint evident, dass ein solches Patientenideal eine praxisnotwendige Fiktion der modernen Beratungsmedizin darstellt. Schließlich sind die neuen Entscheidungsspielräume potenziell mit Uneindeutigkeiten und Konflikten belastet, die nicht einfach durch den Rückgriff auf Expertenwissen gelöst werden können. Im Zuge der Risikoindividualisierung nimmt das Wissen vielmehr eine Form an, die den mündigen Patienten bereits voraussetzen muss, um Autonomiezuwächse im Entscheidungsfindungsprozess ermöglichen zu können.

3. Die Konstruktion von Gewissheitsäquivalenten

Eingangs wurde bereits festgehalten, dass etablierte Grenzziehungen von erheblicher Bedeutung sind. Dies gilt hinsichtlich der kognitiven Erfassung der Welt im Allgemeinen, weil schließlich jede Beobachtung eine Unterscheidung zur Voraussetzung hat; für professionelles Handeln gilt dies im Speziellen, denn eingeschliffene Basisunterscheidungen wirken gleichermaßen orientierungsleitend, entscheidungsentlastend und legitimationsstiftend. So macht zum Beispiel die Krankheitsdiagnose den Betreffenden zu einem legitimen Fall der Medizin und damit zum Gegenstand von Behandlungsroutinen. Im Fall einer Krankheit (wie zum Beispiel dem Blinddarmdurchbruch oder dem Herzinfarkt) muss sich der Arzt allenfalls legitimieren, wenn er *nichts* getan hat. Sein Handeln ist aber im Prinzip legitimiert. Das alles – Routinen, Entlastung, Legitimation – ändert sich, wenn die dem professionellen Handeln zugrunde liegende Basisunterscheidung unscharf wird.

Die Auflösung handlungspraktisch routinisierter, gewissermaßen ontologisierter Grenzziehungen macht daher die Konstruktion funktionaler Äquivalente notwendig. Andernfalls drohen Ungewissheiten zu überfordern. In der Regel werden derartige Konstruktionsleistungen allerdings kaum intentionaler Art sein, sondern vielmehr aus einer Vielzahl institutioneller Praktiken resultieren, die weder homogen noch koordiniert sein

müssen. Das heißt, jene Grenzziehungsarbeiten der Experten, die hier als
Konstruktion von Gewissheitsäquivalenten verstanden werden, erschließen
sich als solche nur aus der rekonstruktiven Perspektive des Beobachters. In
unserem Zusammenhang interessieren denn auch folgende Fragen: Welche
Entlastungskonstruktionen werden innerhalb der Beratung gefunden? Und
inwiefern lässt sich die Beratung selbst als Entlastungskonstruktion verstehen? In diesem Abschnitt wird zunächst die erste Frage behandelt. Es sind
also die seitens der Experten konstruierten Gewissheitsäquivalente, die hier
vorrangig interessieren. (Entsprechende Strategien der Frauen zur Unge-
wissheitsreduktion müssen mangels eines eigenen Datenmaterials außer
Betracht bleiben.)

Aus den Expertenbeschreibungen des konkreten Beratungsprozesses –
erneut rekurriere ich auf Leitfadeninterviews mit Pränataldiagnostikern, die
ich zwischen 2000 und 2002 an verschiedenen österreichischen Universitätskliniken geführt habe – lässt sich rekonstruieren, dass bestimmte Zäsu-
ren, Zeichen oder Symboliken im Beratungsverlauf genutzt werden, um ein
diffuses Gewissheitsgefühl in einer Weise zu stabilisieren, so dass sich eine
bestimmte Entscheidung gewissermaßen in zwangloser Übereinkunft zwischen Arzt und Klientin ergibt. Dies ist nicht gleichzusetzen mit dem Versuch, der Klientin etwas vorzuschreiben oder Informationen vorzuenthal-
ten. Es ist vielmehr der Versuch, aufgrund bestimmter Zeichen oder Symboliken die uneindeutige Gemengelage zwischen Gewissheit und Ungewissheit zu asymmetrisieren. Man könnte auch sagen: Die Experten führen
in ihren verschiedenen Beschreibungen von Beratungsprozessen vor, wie
ein Entscheiden unter Ungewissheit möglich wird – und zwar vermittels
der Funktionalisierung bestimmter Zeichen oder Symboliken für die Herstellung von Gewissheitsäquivalenten.

Diese Gewissheitsäquivalente werden im konkreten Fall durch bestimmte
Beratungsmechanismen realisiert. Diese bilden sich dort heraus, wo es un-
möglich ist, eine sachlich begründete Schließung der Informationssuche be-
ziehungsweise -weitergabe vorzunehmen. Die Quantifizierung einer Risikowahrscheinlichkeit gibt keine Sicherheit, und das Vorliegen irgendwelcher
Anomalien oder Auffälligkeiten ist prinzipiell immer möglich. Doch in der
Praxis resultiert daraus keine »totale« Aufklärung im Sinne einer endlosen
Suche nach Details oder der ärztlichen Mitteilung auch unwahrscheinlichster
Eventualitäten. Der Experte kann und will nicht über alles informieren, was
prinzipiell untersuch- und mitteilbar wäre. Es müssen daher Mechanismen
der Informationsschließung gefunden werden, gewissermaßen informa-

tionelle Grenzziehungen. Solche Grenzziehungen sind auf verschiedene Weise möglich. Im Folgenden werden einige Varianten dargestellt. Damit ist natürlich nicht der Anspruch verbunden, eine empirisch erschöpfende oder wirklich trennscharfe Typologie vorzulegen. Dies ist auf Basis des hier zugrunde gelegten Datenmaterials nicht möglich, und es wäre für unseren Zweck letztlich auch unnötig. Unser Ziel ist explorativer Natur. Es geht hier um die empirisch gestützte Sensibilisierung dafür, dass Gewissheitsäquivalente, also situationsbezogene Reformulierungen von Grenzziehungen, notwendig sind für Entscheidungen. Im Folgenden werden daher einige diskursive Mechanismen zur Herstellung solcher Gewissheitsäquivalente (»Beratungstypen«) dargestellt. Es wird zwischen einem traditionalistischen, einem psychologischen und dem pragmatischen Beratungstyp unterschieden.

Der »traditionalistische Beratungstyp« rekurriert auf einen »natürlichen« Schicksalsglauben. Im Kontrast zu jenen Handlungen und Routinen, die heute als Bestandteile einer Basisversorgung und damit gleichsam als »natürlich« gelten, werden darüber hinausgehende pränatale Untersuchungen als medizinische Hybris, als ein gleichsam naturwidriges Übermaß an Aufklärung gezeichnet. Die forcierte Pränataldiagnostik führt in dieser Perspektive nur zu verstärkter Verunsicherung und überflüssigen Komplikationen. Der Versuch der Experten, möglichst lückenlos alles abzuklären, erscheint daher als kontraproduktiver Eingriff in das natürliche Gleichgewicht. Dieses Gleichgewicht stellt sich durch die allgemeine Erwartung her, dass ohnehin alles gut und in Ordnung sein wird. Insofern bildet ein natürlicher Schicksalsglaube auf Seiten des Arztes das Korrektiv gegen eine problematische »Über-Aufklärung«. Inwiefern dieser Glaube eine tragfähige Basis zur informationellen Grenzziehung sein kann, wird allerdings nicht nur innerhalb der Expertenschaft sehr umstritten sein.

Der »psychologische Beratungstyp« setzt nicht auf quasi-natürliche, sondern auf interaktiv festgelegte Grenzen. Der Arzt reguliert seine Informationsweitergabe auf der Basis seiner Einschätzung der Frau: Deren psychische Verfassung und das Maß an Selbstverständlichkeit, mit der die Frau ihre Schwangerschaft trägt, werden zum Kriterium für den Experten, nach dem er seine Informationen dosiert. Aus dem Auftreten der Frau, ihrer Sprechweise über die Schwangerschaft und letztlich wahrscheinlich auch aufgrund äußerer Merkmale, die kulturell codiert sind (wie etwa die Kleidung), versucht der Experte Indizien zu gewinnen, um seine Beratung zu konzipieren. Kurz: Die Selektivität der Information, die informationelle Grenzziehung funktioniert in diesem Fall auf der Basis einer psychologischen Ad-hoc-Expertise. In diesem Sinne formuliert ein Gynäkologe im Gespräch:

»Es gibt ja sehr viele, ich will nicht sagen ›einfache‹, aber sozusagen so natürliche Schwangere, mit einem selbstverständlichen Selbstwertgefühl, so: Man wird schwanger, kriegt ein Kind, das ist gesund, und so läuft's. Und wenn Sie dann anfangen zu sagen: Na ja, das könnte auch eine Trisomie haben, und das kann man untersuchen und so weiter – abgesehen von der Mühe für den Geburtshelfer, die das Ganze bedeutet, ist es ja auch eine tatsächliche Verunsicherung. Weil man muss natürlich zugeben: Über 99 Prozent aller Kinder haben keine Trisomie. Gott sei Dank, nicht?«

Der »pragmatische Beratungstyp« ist durch den Versuch der Experten charakterisiert, die Reflexion über die Bedeutung einer Aussage oder Diagnose an einer bestimmten, plausiblen Stelle abzubrechen. Dies ist nicht gleichbedeutend mit der Unterstellung, der Experte würde die Frau nicht korrekt aufklären. Die informationelle Grenzziehung funktioniert hier auf einer anderen Ebene. Es handelt sich nicht um eine bewusste Täuschung oder um das Vorenthalten von Befunden, Auffälligkeiten und so weiter. Es geht vielmehr um eine Komplexitätsreduktion auf Basis eines voraussetzungsreichen Einvernehmens zwischen Arzt und Patientin. Der Berater vermittelt der Patientin die korrekte Information, ohne aber die Tragweite, die Unschärfe und das »Restrisiko« dieser Aufklärung explizit zu thematisieren. Der latente Bedrohungsgehalt, der von ärztlichen Aussagen ohne Sicherheitsgarantien ausgehen kann, wird ausgeblendet, und zwar in der Annahme, dass dies auch im Sinne der Frau ist. Weil die Thematisierung sämtlicher Ungewissheiten mit einer Vervielfachung der Verunsicherung verbunden wäre, wird die Reflexion an einer bestimmten Stelle abgebrochen. Dieser Reflexionsabbruch ist in dem vorliegenden Beispiel durch den normalen Ultraschallbefund indiziert. Die Feststellung einer normalen, durchschnittlichen Anatomie ist hier das medizinische Kriterium für das erfolgreiche Erreichen des Untersuchungsziels »Beruhigung«. Dieses Ziel ist zwar nur eine labile Konstruktion, eben weil es keine Sicherheit für Gesundheit oder Normalität gibt; doch trotz deren Labilität trägt sie solange, als keine übermäßigen Irritationen durch weitere Informationen ausgelöst werden.

»Die Frau kommt und geht von uns vom Ultraschall weg mit einem Normalbefund, sie ist sehr beruhigt, glaube ich, weil wir sagen: Schaut sehr schön aus, das Bild ist ganz normal, das Kind wächst ganz normal, hat ganz normale Organsysteme, man sieht das Organsystem sehr gut heute, und es ist alles richtig angelegt. Also der Ultraschall ist in Ordnung. Trotzdem sagen wir natürlich auch nicht… – das wissen aber die Frauen eh, nur wollen wir sie ja beruhigen, und das heißt eh schon sehr viel, wenn der Ultraschall so schön ist. Aber wir können ihr auch nicht sagen, ob es eine Cystische Fibrose hat oder irgendeine Stoffwechselerkrankung. Das heißt, so entlassen wir die Frau, und das ist eine korrekte Auskunft: Es gibt keine Hinweise auf irgendwelche Fehlbildungen im Ultraschall, keine Auffälligkeiten, normaler Ultraschall. Dann sage ich aber nicht dazu, wenn sie bei der Tür steht: Aber, das heißt noch nicht gesundes Kind! Nicht? Das wäre ein Unsinn. Weil die Aufklärung damit ja trotzdem korrekt ist, wenn man sagt: Es fällt im Ultraschall nichts auf, schaut alles gut aus. Alle Organe sind da, Herz sieht man gut, Magen und so weiter. Keine Auffälligkeiten. Das ist korrekte Aufklärung. Nicht dass man sagt: Ja, super Befund, Ihr Kind ist gesund. Ist auch nicht die richtige Information. Weil die Frau versteht es eh richtig, wie man es meint. Nämlich: Unauffälliger Ultraschall ist eine große Beruhigung.«

Aufgrund der prinzipiellen Unerreichbarkeit absoluter Gewissheit bedarf es im Beratungsalltag also der Herstellung von Gewissheitsäquivalenten. Derartige Konstruktionen finden ihre Legitimation in einem gemeinsamen, vorsprachlichen Einverständnis zwischen Arzt und Patientin. Gerade das (vom Experten vorausgesetzte) gemeinsame Wissen darum, dass es keine Sicherheiten gibt, macht die Kommunikation über die Notwendigkeit von Substituten überflüssig. Über die Unerreichbarkeit von Sicherheit zu reden, macht in der Praxis wenig Sinn. Die Aufgabe des Beraters ist es, Methoden, Verfahrensformen und Sprachregelungen zu finden, sprich: bestimmte Zeichen (wie das Erscheinungsbild der Schwangeren in der Beratung) oder Symboliken (wie das Ergebnis des Ultraschalls) in einer Weise zu deuten beziehungsweise zu funktionalisieren, die die Herstellung von Gewissheitsäquivalenten ermöglicht. Auf diese Weise funktionieren die Gewissheitsäquivalente im intendierten Sinn einer Reflexionsentlastung: Die Experten nehmen – in ganz unterschiedlicher Weise – informationelle Grenzziehungen vor, um der Härte der im Beratungskontext lauernden Ungewissheiten gewissermaßen präventiv zu begegnen; die Kommunikation des potenziell verfügbaren Wissens würde diese Ungewissheiten erst voll entfalten. Festzuhalten bleibt, dass diese Entlastungskonstruktionen sich nicht vorrangig auf medizinisch-technisches Expertenwissen gründen; maßgeblich werden in der Beratungspraxis vielmehr ein spezielles »Gefühl« für die Situation, Erfahrungswissen und Alltagsideologien oder auch eine psychologisch gefärbte Ad hoc-Expertise – also alternative Rationalitäten und normative Setzungen. Dies verdeutlicht einmal mehr die Grenzen des Expertenwissens im Umgang mit Ungewissheit.

4. Die Aufwertung des Wertaspekts

Während es im letzten Abschnitt um charakteristische Mechanismen der Konstruktion von Gewissheitsäquivalenten *innerhalb* der Beratung ging, soll im Folgenden diskutiert werden, inwiefern die Beratung *insgesamt* als Versuch verstanden werden kann, mit den Überforderungen etablierter Grenzziehungen zurecht zu kommen. Die Institutionalisierung des modernen Beratungsideals, so die Argumentation, verweist darauf, dass die beschriebenen Entgrenzungen legitimerweise *nicht* länger im Rahmen des wissenschaftlich-technischen Risikoregimes rekonstruierbar sind. Die entscheidungsrelevanten Grenzziehungen werden in der Beratungspraxis vielmehr zum Aushandlungsprodukt eines deliberativen Prozesses, wenigstens dem Anspruch nach. Natürlich ist die Kluft zwischen normativem Beratungsideal und alltäglicher Praxis immer wieder Gegenstand von Kritik geworden, etwa auf Basis ethnographischer Forschung (zum Beispiel Bosk 1992). Im Folgenden geht es jedoch nicht um eine Kritik der Beratungsrealität. Im Zentrum des Interesses steht vielmehr die Bedeutung des modernen Beratungsideals für die Rekonstruktion von Grenzziehungen.

In der einschlägigen Fachliteratur wird das moderne Beratungsideal unter dem Schlagwort der »Non-Direktivität« verhandelt. Gefordert beziehungsweise konstatiert wird die Abkehr von einem direktiven beziehungsweise paternalistischen Beratungsmodell hin zum modernen Modell einer klientenorientierten, non-direktiven Beratung, die nicht mehr biopolitische Ziele wie die Verbesserung des Genpools verfolgt, sondern nur mehr auf individuelle Entscheidungshilfe abzielt (Wolff 1997; Zerres 2003). Dieses Konzept formuliert an den Arzt den Anspruch, mit der Klientin in einen Entscheidungsprozess einzutreten, in dem der Experte nur mehr unterstützend, nicht aber gestaltend aktiv wird. Im Zuge der Durchsetzung dieses Beratungsideals vollzieht sich eine Aufwertung partizipativer Entscheidungsfindung, in der Laienperspektiven und Wertstandpunkte einen legitimen Platz erhalten. Das heißt, der dem paternalistisch-direktiven Beratungsmodell der 1970er und 80er Jahre implizite Automatismus zwischen (Experten-)Wissen und Entscheiden wird aufgebrochen (Waldschmidt 1996); die vormals auf den Modus Wissen und Wissensvermittlung reduzierte Kommunikation wandelt sich und wird nunmehr explizit zu einer Kommunikation über Werte.

Diese Aufwertung des Wertaspekts ist die zwangsläufige Folge einer Beratungskonzeption, die auf Partizipation umstellt. Würde man die Entscheidungen in der Pränataldiagnostik als eine Frage des Wissens verstehen, würde man also dem Expertenwissen die allein maßgebliche Bedeutung für die Strukturierung und Legitimation von Entscheidungen zuschreiben, ergäbe sich kein vergleichbarer Zwang zur Emanzipation der Patientin. Erst die explizite Anerkennung des Wertaspekts – und damit der Rekurs auf ethisch-moralische Kategorien in Entscheidungsprozessen – erzwingt Laienbeteiligung (vgl. Bogner 2011). Denn genau dann, wenn man ein bestimmtes Problem als Wertfrage versteht und dementsprechend in ethisch-moralischen Begriffen verhandelt, kann man niemanden mehr mit guten Gründen vom Diskurs ausschließen. Wertfragen lassen sich nicht durch Expertenwissen monopolisieren; es gibt in diesen Fragen keine Wahrheit, sondern nur konkurrierende und – innerhalb eines bestimmten Rahmens – gleichermaßen legitime Wertstandpunkte. In diesem Sinne versinnbildlicht das deliberative Beratungsmodell, dass man die Entscheidung als (wissensbasierte) Wertentscheidung versteht. Gleichzeitig wird man vermuten dürfen, dass sich die Durchsetzung eines solchen Beratungsmodells erst auf dem Hintergrund einer Autoritätskrise des Expertenwissens vollziehen kann. Die Aufwertung des Wertaspekts und der Laienbeteiligung verweisen also aufeinander: Der Umstieg auf ein partizipatives Deliberationsmodell zeigt an, dass man die zu verhandelnden Probleme – im Prinzip – als Wertfrage verhandeln will (auch wenn das von den Akteuren in dieser Weise natürlich gar nicht reflektiert sein muss). Und erst, wenn vormalige Wissensfragen nunmehr vorrangig als Wertfragen verstanden werden, ist auch Laienbeteiligung notwendig und sinnvoll.

Dieser subtile Zwang zur Laienpartizipation verdeutlicht, dass eine rein expertenwissensbasierte Festlegung von Grenzen im Zuge der fortschreitenden Verwissenschaftlichung der Medizin selbst an ihre Grenzen stößt. Tatsächlich transzendieren ja Humangenetik und pränatale Diagnostik aufgrund ihrer Diagnosetechniken das traditionelle Kategoriensystem der Medizin, das heißt die dem professionellen Handeln Orientierung und Legitimität verleihende Dichotomie von gesund/krank. Die Humangenetik, schreiben Hitzler und Pfadenhauer (1999: 104), »problematisiert mit der (beiläufigen) Auflösung des Dualismus von ›Krankheit und Gesundheit‹ sozusagen dogmatische Elemente der Grundprinzipien modernen medizinischen Wissens«. Dies lässt sich – wie im Fall von Chorea Huntington oder genetischen Tests auf die »Brustkrebs-Gene« BRCA 1 und 2 – nicht nur dort beobachten, wo prädiktive Diagnostik asymptomatische Krankheitsträger schafft und damit den Druck zu vorsorglichem Handeln und spezifischen Lebensstilanpassungen erzeugt.

Auch in der Pränataldiagnostik geraten Phänomene in den Fokus, die in den traditionellen Kategorien von gesund/krank, normal/unnormal nicht eindeutig zu fassen sind. Im Zuge des humangenetischen Fortschritts sehen sich die Berater und Experten mit Phänomenen konfrontiert, die aus unterschiedlichen Gründen keine ähnlichen Routinen ermöglichen, wie dies bei der Bekämpfung von »Krankheiten« der Fall ist. Die Experten bekommen es hier mit Phänomenen zu tun, denen sie manchmal gar keinen spezifischen klinischen »Wert« zuschreiben, für die sie kraft ihres Wissens keine verbindlichen »Behandlungsregeln« formulieren können. Das bekannteste Beispiel ist heute das Down-Syndrom: Zwar ist aufgrund moderner Verfahren eine präzise Diagnostik dieser Chromosomenanomalie möglich. Eine klare Implikation für das weitere Procedere hat diese Diagnostik aber in keinem Fall. Klar ist allenfalls, dass aufgrund des Vorliegens dieser Behinderung eine Entscheidung ansteht, die nicht allein oder nicht einmal vorrangig durch das Expertenwissen, sondern vielmehr durch die Wertpräferenzen der beratenen Frau bestimmt sein wird. Kurz: Die Rede von »Behinderung« zeigt an, dass die Koordinaten von gesund und krank nicht mehr richtig passen.

Daher die Aufwertung der Laienperspektive: Die Anerkennung alternativer (Laien-)Expertise lässt sich als Hinweis darauf werten, dass die Überforderung traditioneller Grenzziehungen auch das Expertenwissen überfordert: Es gilt nicht mehr als legitim, entscheidungsrelevante Grenzen allein auf Basis von Expertenwissen neu zu bestimmen. Das Vorliegen statistisch normaler oder unnormaler Chromosomensätze lässt sich nicht umstandslos den gewohnten Kategorien von gesund und krank subsumieren. Die im strikten Sinne verwissenschaftlichte – weil auf molekularbiologische Basis umgerüstete – Medizin sieht sich also an ihren Außengrenzen, gewissermaßen im Kontakt mit der Gesellschaft, gezwungen, Wertdebatten zu führen. Dies verweist darauf, dass die medizinische »Aneignung« von Behinderung im Rahmen der Schwangerschaftsvorsorge – also die Suche nach Auffälligkeiten, die Diagnose von Fehlbildungen beziehungsweise Behinderungen – noch nicht normalisiert oder aber nicht mehr ganz selbstverständlich ist. Die neue Kooperativität der Experten kann dementsprechend als Ausdruck einer Suche nach Bedeutung gelesen werden, die die Medizin allein nicht lösen kann.

Aus einer wissenssoziologischen Perspektive lässt sich das deliberative Beratungsideal – und die damit verbundene Relativierung der Experten-Laien-Hierarchie – also als eine Reaktion auf das zunehmende Verschwimmen medizinischer Basisunterscheidungen, auf neu entstehende Uneindeutigkeiten und Unsicherheiten verstehen (ganz unabhängig davon, wie dieses Ideal in der Praxis motiviert ist und ob dies den Akteuren in dieser Form bewusst ist). Aus dieser Perspektive wird auch sichtbar, wie ein potenzieller Bedeutungsverlust des Expertenwissens – bei gleichzeitig irreversiblen Autoritätsverlusten der Experten – in der Praxis abgefangen werden kann: nämlich durch Patientenbeteiligung. Insofern ist das dialogische Beratungsideal weder nur idealistische Pädagogik (Ermutigung zur Mündigkeit) noch Ideologie oder Machteffekt. Es löst reale Probleme in der humangenetischen Praxis, die in einer Zeit, als Behinderung noch einfach als ein »zu eliminierendes Übel« galt, nicht existierten; es löst Probleme, und zwar ohne dass dies von den Experten in dieser Weise intendiert oder reflektiert sein muss. In der Beratungssituation geht es ein Stück weit darum, medizinisch uneindeutigen Phänomenen interaktiv – unter Einbeziehung von Expertenwissen und individuellen Wertvorstellungen – eine Bedeutung zu verleihen. Ob diese Partizipationspotenziale in der Praxis letztlich doch wieder expertokratisch eingefangen werden, ist eine empirische Frage. Im Prinzip jedoch kann ein autoritatives Sprechen in ethischen Wertangelegenheiten heute nicht als legitim gelten.

Man kann also mit einiger Berechtigung davon ausgehen, dass ein enger Zusammenhang zwischen der Aufwertung ethisch-moralischer Wertaspekte (Ethisierung), der Aufwertung von Laienbeteiligung und der Auflösung von Basisunterscheidungen besteht. Denn die »partizipative Wende« impliziert immer auch eine Änderung des Charakters der Grenzen zwischen gesund und krank. Die Grenzen werden – bis zu einem gewissen Grad – Aushandlungssache und damit fluid. Die Grenzen dieser Aushandelbarkeit von Grenzen wiederum werden durch die herrschenden Normalitätsvorstellungen bezeichnet. Diese Normalitätsvorstellungen kristallisieren sich zum Beispiel in professionspolitischen Stellungnahmen und Vereinbarungen. In einer ihrer Erklärungen legt etwa die deutsche Gesellschaft für Humangenetik (1990) fest, den Eltern dürfe keine Möglichkeit zur Geschlechtswahl durch pränatale Diagnostik gegeben werden. Dass derartige Begrenzungen der individuellen Wahlfreiheit kulturell geprägt sind, liegt auf der Hand. So ist pränatale Diagnostik zur Geschlechtswahl im Sinne individueller Freiheit bei der Familienplanung außerhalb Europas durchaus anerkannt (Wertz/Fletcher 1993).

5. *Deliberative turn* und *reframing*

Von Seiten der Techniksoziologie ist schon vor vielen Jahren die zunehmende Bedeutung diagnostischer Verfahren und damit des medizintechnischen Fortschritts für die Phase der Schwangerschaft thematisiert worden. Feministische Autorinnen haben in diesem Zusammenhang betont, dass im Zuge der Routinisierung vorgeburtlicher Tests sich die Selbst- und Fremdwahrnehmung schwangerer Frauen fundamental wandle: Anstatt »guter Hoffnung« seien sie heute zu »Risikofällen« geworden und kontinuierlicher Überwachung durch die Experten ausgesetzt (Beck-Gernsheim 1991).

Allerdings – so die zentrale These dieses Beitrags – führt die zunehmende Technisierung der Schwangerschaft nicht zur Stabilisierung »expertokratisch« geprägter Entscheidungsroutinen, im Gegenteil: Fortschreitende Verwissenschaftlichung und Technisierung tragen vermittels der Überforderung traditioneller Grenzziehungen vielmehr zu einer Explizierung des Normativen und damit zur Aufwertung der Laienpartizipation bei. In der Praxis spiegelt sich dies in der Abkehr vom paternalistischen Beratungsmodell, das immer die *eine beste* Lösung voraussetzen muss. Im deliberativen Beratungsmodell ist das Expertenwissen nicht mehr allein entscheidungsrelevant, sondern dient eher der Plausibilisierung individueller Wertentscheidungen. Dass die Wertvorstellungen der Patientin keineswegs mit jenen der beratenden Ärzte übereinstimmen müssen, liegt auf der Hand. Daraus ergibt sich für die Praxis ein erhebliches Konfliktpotenzial. Ablesbar wird dies heute bereits an jenen Streitfällen innerhalb der Expertenschaft, in denen um die Dosierung der Patientenautonomie gestritten wird. Ein aktueller Fall ist der Kaiserschnitt. Alle Zahlen zeigen, dass der Trend zum Wunschkaiserschnitt geht. Darf das sein? Jene Mediziner, die für ein Höchstmaß an Patientenautonomie plädieren, treten für die Abschaffung der medizinischen Indikation ein. Peter Husslein, Leiter einer der größten Geburtshilfekliniken in Europa, der Universitätsfrauenklinik in Wien, etwa fordert, den Kaiserschnitt der natürlichen Geburt gleichzustellen. Andere, wie die Schweizer Ärzteschaft, halten dagegen (Lenzen-Schulte 2010). Im Kern geht der Streit um die Frage, ob die Medizin eine reine Dienstleistungsmedizin werden darf. Und diese Frage wird aufgrund der Institutionalisierung von Patientenbeteiligung in Zukunft an Dringlichkeit noch zunehmen.

Doch zurück zu unserem Fall der Pränataldiagnostik. Es bleibt an dieser Stelle zu betonen, dass die Institutionalisierung eines deliberativen Beratungsmodells keinesfalls als koordinierte Strategie der Experten für einen sozialverträglichen Umgang mit Ungewissheit zu verstehen ist. Die These eines *deliberative turn* als Folge neuer Ungewissheiten bleibt selbstverständlich ein soziologisches Deutungsangebot. Dieses Angebot ist durch den Versuch motiviert, die Funktion des modernen Beratungsmodells vor dem Hintergrund der beschriebenen Entgrenzungen und Ungewissheiten neu zu bestimmen.

Mein Vorschlag geht nun dahin, diesen Wandel wissenssoziologisch als *reframing* zu verstehen, nämlich als Ausdruck der Reformulierung von Sach- oder Risikofragen als Wertfragen. Dieses *reframing* wird, wie oben gezeigt wurde, durch verschiedene Aspekte angestoßen, etwa durch die Überforderung der gesund/krank-Unterscheidung durch die Humangenetik oder auch durch die irreduzible Ungewissheit diagnostischer Aussagen. Erst auf der Basis eines *reframing* kann die Entscheidung zu einem deliberativen Prozess aufgelöst werden, in dem nunmehr Wissen und Werte eine Rolle spielen. Die Aufwertung von Partizipation und Wertaspekten erscheint aus dieser Perspektive als notwendige Voraussetzung für die legitime Rekonstruktion von Grenzen. Das heißt mit anderen Worten, Entlastungskonstruktionen für Entgrenzungen lassen sich nicht mehr allein innerhalb des wissenschaftlich-technischen Risikoregimes finden.

Dieser Wandel bedeutet nun freilich keinesfalls, dass das Expertenwissen bedeutungslos wird oder den Experten ein fundamentaler Machtverlust infolge der Anerkennung von Ungewissheit und Nichtwissen droht (vgl. May/Holzinger 2003). Man kann zwar darüber diskutieren, inwiefern sich die ontologisierte Differenz und Hierarchie zwischen Experten und Laien wandelt, ausdifferenziert oder fallweise auch unscharf wird. Doch auch wenn die Experten nicht länger die Autorität haben, sozial verbindliche Problemlösungen vorgeben zu können, so liefern sie doch relevantes Wissen für die Problemformulierung und die Problemwahrnehmung. Jeder noch so ethisch-moralisch aufgeladene Wertediskurs verbleibt im Horizont des pränataldiagnostischen Aufklärungsprojekts: In der Beratung geht es immer auch um genetische Risiken, Vererbungsregeln, statistische Verteilungskurven, Eintrittswahrscheinlichkeiten von bestimmten Anomalien, kurz: die Vermittlung von biologischem und genetischem Grundwissen. Erst die im Zuge der Ermittlung des individuellen Risikos entstehenden Ungewissheiten akzentuieren die Grenzen des Wissens und machen Beteiligungsansprüche plausibel. Wäre das Expertenwissen einfach bedeutungslos, müsste die Institutionalisierung der Pränataldiagnostik im medizinischen System hochprekär bleiben oder letztlich gar unverständlich erscheinen.

Man kann darum einen Schritt weiter gehen und fragen, inwiefern die beschriebene Aufwertung der Werte im Sinne einer Stabilisierung des institutionellen Settings funktioniert. Das heißt, man kann das moderne Beratungsideal im Hinblick auf seine professionspolitische Funktionalität interpretieren. Konstatieren ließe sich dann etwa, dass dieses Beratungsmodell ein Mittel ist, mit Ungewissheiten und Entscheidungsunsicherheit in einer Weise umzugehen, die die Relevanz des Expertenwissens nicht grundsätzlich in Frage stellt. Überspitzt formuliert wäre also Beratung in dieser Perspektive nicht nur eine Hilfe für die Klientinnen, sondern auch eine professionspolitische Selbsthilfemaßnahme der Mediziner.

Man kann den hier konstatierten *deliberative turn* in der Beratung aber auch in den größeren Zusammenhang eines Wandels in der Forschungs- und Technologiepolitik stellen. Tatsächlich lässt sich ein *deliberative turn* mittlerweile auch in der Regulierung neuer Technologien wie zum Beispiel der Nanotechnologie beobachten. Matthew Kearnes (2009) spricht vor dem Hintergrund der Aufwertung neuer Regierungstechniken wie Öffentlichkeitsbeteiligung, forcierter Wissenschaftskommunikation und freiwilligen Selbstverpflichtungen von einer new governance of nanotechnology. Das heißt, an die Stelle von Objektivierung und Quantifizierung, gefördert durch Methoden aus Mathematik und Statistik (Bilanzrechnungen, Monitoring), wie sie für risk governance typisch sind (vgl. Renn 2008), treten qualitative und deliberative Verfahren. Auch auf anderen Technologiefeldern, etwa im Bereich des Geoengineering oder der synthetischen Biologie, sammeln sich unter dem Titel »*Upstream Engagement*« allerhand Bemühungen zur frühzeitigen Einbeziehung von Laien in den Diskussionsprozess (Wilsdon/Willis 2004).

Natürlich gibt es Bereiche, wo das Expertenwissen nach wie vor als ausreichende und maßgebliche Entscheidungsgrundlage gilt. In diesen Fällen wird der *deliberative turn* von den Professionalisten nicht sonderlich geschätzt. Ein gutes Beispiel ist der alltägliche Arztbesuch. Im Fall jener »normalen« Krankheiten, deren Behandlung nicht als Wertfrage und damit als Abwägungsproblem zwischen Arzt und Patientin verstanden wird, sondern als Domäne der Expertenautorität, gilt das Einholen einer zweiten Meinung (zum Beispiel über Internet-Foren) als unbotmäßige Laienemanzipation. Deswegen das Aufstöhnen des Arztes, wenn man in der Sprechstunde gleich eingangs bekannt gibt:»Ich hab' schon mal gegoogelt«.

Gerade in jenen Technologiebereichen jedoch, die mit hochgradiger Ungewissheit belastet sind, wo mit dauerhaftem Dissens gerechnet werden muss und zählebige Kontroversen antizipiert werden, dürfte sich die Tendenz zu Deliberation und Beteiligung eher noch verstärken. Darauf deuten jedenfalls die vielfältigen Anstrengungen der Politik hin, eine partizipationsmüde oder zuweilen gar desinteressierte Öffentlichkeit an dem von Experten dominierten Diskurs über Technisierungs- und Innovationsprojekte zu beteiligen (Bogner 2010). Solche Beteiligungsoffensiven von oben deuten darauf hin, dass das zu verhandelnde Problem nicht vorrangig als Wissens- sondern als Wertfrage verstanden wird. Stellt man außerdem dann noch parallel laufende Entwicklungen im Umweltbereich oder sogar in der Wirtschaft (Stehr 2006) in Rechnung, die ebenfalls die Aufwertung des Wertaspekts belegen, kann man aus gesellschaftstheoretischer Perspektive fragen, was das eigentlich heißt. Was lässt sich über eine Gesellschaft sagen, der die Technik (und vieles andere) zu einer – für Laienbeteiligung anfälligen – Wertfrage wird?

Literatur

Bauman, Zygmunt (2000), *Liquid Modernity*. Cambridge.
Beck, Ulrich u.a. (2004),»Entgrenzung erzwingt Entscheidung: Was ist neu an der Theorie reflexiver Modernisierung?«, in: Beck, Ulrich/Lau, Christoph (Hg.), *Entgrenzung und Entscheidung: Was ist neu an der Theorie reflexiver Modernisierung?* Frankfurt a. M., S. 13–62.
Beck-Gernsheim, Elisabeth (1991), *Technik, Markt und Moral. Über Reproduktionsmedizin und Gentechnologie*, Frankfurt a. M.
– (1996),»Die soziale Konstruktion des Risikos – das Beispiel Pränataldiagnostik«, *Soziale Welt* 47, S. 284–296.
Bogner, Alexander (2004),»Kritik der Life-Politics – zum Grenzziehungsdiskurs der Humangenetik«, *Österreichische Zeitschrift für Soziologie* 29, S. 49–71.
– (2005), *Grenzpolitik der Experten. Vom Umgang mit Ungewissheit und Nichtwissen in pränataler Diagnostik und Beratung*, Weilerswist.

– (2010), »Partizipation als Laborexperiment. Paradoxien der Laiendeliberation in Technikfragen«, *Zeitschrift für Soziologie* 39, S. 87–105.

– (2011), *Die Ethisierung von Technikkonflikten. Studien zum Geltungswandel des Dissenses*, Weilerswist.

Bosk, Charles L. (1992), *All God's Mistakes. Genetic Counseling in a Pediatric Hospital.* Chicago/London.

Cunningham-Burley, Sarah/Kerr, Anne (1999), »Defining the ›Social‹ – Towards an Understanding of Scientific and Medical Discourses on the Social Aspects of the New Human genetics«, in: Conrad, Peter/Gabe, Jonathan (Hg.), *Sociological Perspectives on the New Genetics*, Oxford/Malden, S. 149–170.

Foucault, Michel (1983), *Der Wille zum Wissen. Sexualität und Wahrheit 1*, Frankfurt a. M.

– (1999), *In Verteidigung der Gesellschaft. Vorlesungen am Collège de France (1975–76)*, Frankfurt a. M.

Gesellschaft für Humangenetik (1990), »Erklärung zur pränatalen Geschlechtsdiagnostik«, *Medizinische Genetik* 2, S. 8.

Gieryn, Thomas F. (1983), »Boundary-work and the Demarcation of Science from Non-science: Strains and Interests in Professional Ideologies of Scientists«, *American Sociological Review* 48, S. 781–795.

Hartog, Jennifer (1996), *Das genetische Beratungsgespräch. Institutionalisierte Kommunikation zwischen Experten und Nicht-Experten*, Tübingen.

Hennen, Leonhard u.a. (2000), *Stand und Perspektiven der genetischen Diagnostik – Sachstandsbericht*, TAB-Arbeitsbericht 66, Berlin.

Hitzler, Ronald/Pfadenhauer, Michaela (1999), »Reflexive Mediziner? Die Definition professioneller Kompetenz als standespolitisches Problem am Übergang zu einer »anderen« Moderne«, in: Maeder, Christoph u.a. (Hg.), *Gesundheit, Medizin und Gesellschaft – Beiträge zur Soziologie der Gesundheit*. Zürich, S. 97–115.

Kearnes, Matthew (2009), »The Time of Science: Deliberation and the 'New Governance' of Nanotechnology«, in: Kaiser, Mario u.a. (Hg.), *Governing Future Technologies – Nanotechnology and the Rise of an Assessment Regime*, Sociology of the Sciences Yearbook, Vol. 27. Dordrecht, S. 279–301.

Kevles, Daniel J. (1995), *In the Name of Eugenics – Genetics and the Uses of Human Heredity*, Harvard.

Latour, Bruno (1998), *Wir sind nie modern gewesen. Versuch einer symmetrischen Anthropologie*, Frankfurt a. M.

Latour, Bruno (2003), »Is Remodernization Occuring – And If So, How to Prove it?«, *Theory, Culture & Society* 20, S. 35–48.

Lemke, Thomas (1997), *Eine Kritik der politischen Vernunft – Foucaults Analyse der modernen Gouvernmentalität*, Hamburg.

– (2000), »Die Regierung der Risiken – Von der Eugenik zur genetischen Gouvernementalität«, in: Bröckling, Ulrich u.a. (Hg.), *Gouvernementalität der Gegenwart – Studien zur Ökonomisierung des Sozialen*. Frankfurt a. M., S. 227–264.

– (2007), *Biopolitik. Zur Einführung*, Hamburg.

Lenzen-Schulte, Martina (2010), »Der Schein der schönen Geburt«, in: *Frankfurter Allgemeine Zeitung*, 13.10.2010, S. N1.

Lösch, Andreas (2001), *Genomprojekt und Moderne – Soziologische Analysen des bioethischen Diskurses*, Frankfurt a. M./New York.

Maasen, Sabine (2008), »Bio-Ästhetische Gouvernementalität: Schönheitschirurgie als Biopolitik«, in: Villa, Paula-Irene (Hg.), *schön normal: Manipulationen am Körper als Technologien des Selbst*, Bielefeld, S. 99–118.

Markens, Susan u.a. (1999), »Because of the Risks«: How US Pregnant Women Account for Refusing Prenatal Screening«, *Social Science and Medicine* 49, S. 359–369.

May, Stefan/Holzinger, Markus (2003), *Autonomiekonflikte der Humangenetik. Professionssoziologische und professionsrechtliche Aspekte einer Theorie reflexiver Modernisierung*, Opladen.

Pfadenhauer, Michaela (2003), *Professionalität – eine wissenssoziologische Rekonstruktion institutionalisierter Kompetenzdarstellungskompetenz*, Opladen.

Renn, Ortwin (2008), *Risk Governance. Coping with Uncertainty in a Complex World*, London.

Rose, Nikolas (2001), »The Politics of Life Itself«, *Theory, Culture & Society* 18, S. 1–30.

Santalahti, Päivi u.a. (1998), »On What Grounds Do Women Participate in Prenatal Screening?«, *Prenatal Diagnosis* 18, S. 153–165.

Schindele, Eva (1995), *Schwangerschaft – Zwischen guter Hoffnung und medizinischem Risiko*, Berlin.

Stehr, Nico (2006), *Die Moralisierung der Märkte. Eine Gesellschaftstheorie*, Frankfurt a. M.

van den Daele, Wolfgang (2005), »Einleitung: Soziologische Aufklärung zur Biopolitik«, in: van den Daele, Wolfgang (Hg.), *Biopolitik* (Leviathan-Sonderheft), Wiesbaden, S. 7–44.

– (2009), »Biopolitik, Biomacht und soziologische Analyse«, *Leviathan* 37, S. 52–76.

Waldschmidt, Anne (1996), *Das Subjekt in der Humangenetik – Expertendiskurse zu Programmatik und Konzeption der genetischen Beratung 1945–1990*, Münster.

Wehling, Peter (2008), »Selbstbestimmung oder sozialer Optimierungsdruck? Perspektiven einer kritischen Soziologie der Biopolitik«, *Leviathan* 36, S. 249–273.

– /Viehöver, Willy/Keller, Reiner/Lau, Christoph (2007), »Zwischen Biologisierung des Sozialen und neuer Biosozialität: Dynamiken der biopolitischen Grenzüberschreitung«, *Berliner Journal für Soziologie* 17, S. 547–567.

Weingart, Peter u.a. (1992), *Rasse, Blut und Gene – Geschichte der Eugenik und Rassenhygiene in Deutschland*, Frankfurt a. M.

Wertz, Dorothy C./Fletcher, John C. (1993), »Prenatal Diagnosis and Sex Selection in 19 Nations«, *Social Science and Medicine* 37, S. 1359–1366.

Wieser, Bernhard (2006), »Inescapable Decisions. Implications of New Developments in Prenatal Testing«, *Science, Technology & Innovation Studies* 2, S. 41–56.

Willke, Helmut (2002), *Dystopia – Studien zur Krisis des Wissens in der modernen Gesellschaft*, Frankfurt a. M.

Wilsdon, James/Willis, Rebecca (2004), *See-through Science: Why public engagement needs to move upstream*, London.

Wolff, Gerhard (1997), »Ethische Aspekte genetischer Diagnostik und Beratung«, in: Elstner, Marcus (Hg.), *Gentechnik, Ethik und Gesellschaft*, Berlin: Springer, S. 57–80.

Zerres, Klaus (2003), »Humangenetische Beratung«, *Deutsches Ärzteblatt* 100, S. A2720–2727.

Zwischen Ethik und Recht: Zum Umgang mit Ungewissheit in Ethik-Komitees und Ethikkommissionen der Arzneimittelforschung[1]

Elke Wagner & Gina Atzeni

Unsichere Entscheidungslagen werden in der Medizin nun schon seit geraumer Zeit auch im Verweis auf professionsexterne Instanzen behandelt: sowohl rechtliche als auch ethische Regulierungen haben dabei an Bedeutung gewonnen. Dass es in der Medizin um besondere Entscheidungslagen geht, hat die medizinische Standesethik schon mit der Genese des Hippokratischen Eides kenntlich gemacht.[2] Und auch Verrechtlichungsprozesse im 19. Jahrhundert haben dafür gesorgt, die medizinische Entscheidungslage komplexer zu machen.[3] Der aktuelle medizinethische Diskurs lässt sich indes nicht ohne weiteres als Fortführung der immer schon geltenden medizinischen Standesethik auffassen. Schließlich macht der solchermaßen gelabelte aktuelle Diskurs nicht nur den Arzt sichtbar, sondern unterschiedlichste Sprecher, die nun auf gleicher Augenhöhe im Rahmen von Gremien und Verfahren miteinander kommunizieren, wenn es um riskante Entscheidungslagen in der Medizin geht. Dabei zeichnet sich im Umgang mit medizinischen Risikoentscheidungen ein eigentümliches Verhältnis zwischen ethischen Verfahren und rechtlich bindenden Entscheidungsfindungsprozessen ab. Einerseits scheinen ethische Verfahren in Teilen als Substitution von rechtlich regulierter Entscheidungsfindung zu dienen. Das Recht

---

1 Für eine kritische Durchsicht des Manuskripts bedanken wir uns bei Martin Stempfhuber.

2 So etwa über die Festschreibung des Nichtschadensprinzips: »Ärztliche Verordnungen werde ich treffen zum Nutzen der Kranken nach meiner Fähigkeit und meinem Urteil, hüten aber werde ich mich davor, sie zum Schaden und in unrechter Weise anzuwenden.« (Wiesing 2004: 41).

3 Siehe etwa die Entscheidung des deutschen Reichsgerichts aus dem Jahre 1894, nach der jede ärztliche Behandlungsmaßnahme, welche die Körperintegrität beeinträchtigt, zunächst die juristischen Tatbestände der Körperverletzung verwirklichen: »Hintergrund dieser Rechtsprechung des Reichsgerichts war das Anliegen, die Patientenautonomie abzusichern. Nur aus der autonomen Entscheidung des Patienten vermag der (Heil-)Eingriff in dessen Körper seine Legitimation erfahren.« (Schroth 2007: 24).

verweist in manchen Fällen explizit auf Ethik, wie man im Falle der
Forschungs-Ethikkommissionen des Arzneimittelgesetzes (AMG) sehen
kann.[4] Andererseits operieren ethische Praxen oftmals nah an der Grenze
des Rechts, wenn sie ihre Inhalte im Sinne von Richt- und Leitlinien systematisieren müssen, um sie in alternative Organisationkontexte überführen zu
können. Dies zeigt das Beispiel klinischer Ethik-Komitees, einer rechtlich
nicht weiter geregelten Instanz zur ethischen Beratung in Krankenhäusern.
Der vorliegende Beitrag fragt nach dem besonderen Verhältnis von Ethik
und Recht beziehungsweise rechtsnaher Semantiken in Bezug auf die Lösung
unsicherer Entscheidungslagen in der Medizin: Wie verhalten sich in dem
besonderen Praxisfeld der Medizin Ethik und Recht zueinander? Welche
Funktion kommt der Ethik und welche dem Recht beziehungsweise rechtsnahen Semantiken zu, wenn es um die Lösung riskanter Entscheidungslagen
in der Medizin geht? Diese Fragen werden wir anhand zweier unterschiedlicher medizinethischer Verfahren diskutieren: einerseits geraten Klinische
Ethik-Komitees ins Blickfeld[5] (1). Sie wurden im Rückgriff auf die US-amerikanische Tradition seit 1997 auf Initiative der konfessionellen Krankenhaus-
verbände in der Bunderepublik gegründet und beschreiben sich explizit nicht
als rechtliches Entscheidungsgremium. Den Klinischen Ethik-Komitees geht
es vielmehr um Beratung in heiklen Entscheidungslagen, nicht aber um die
bindende Entscheidung derselben. Andererseits lässt sich das Verhältnis von
Ethik und Recht an den Forschungs-Ethikkommissionen des Arzneimittelgesetzes diskutieren (2).[6] Diese gelten als frühere Form ethischer Beratungs-

---

4 So besteht etwa laut der Verordnung des Landes Berlin die Aufgabe von Forschungs-
Ethikkommissionen gemäß § 2 I 1 darin, die ethische Vertretbarkeit *und* die Rechtmäßigkeit klinischer Prüfungen von Arzneimitteln bei Menschen zu bewerten.
5 Das verwendete empirische Datenmaterial hierzu entstammt dem DFG-Projekt»Klinische Ethik-Komitees: Weltanschaulich-konfessionelle Bedingungen und kommunikative
Strukturen ethischer Entscheidungen«(Leitung: Prof. Dr. Armin Nassehi, Prof. Dr. Reiner Anselm, Prof. Dr. Michael Schibilsky †), das im Zeitraum von Juli 2003 bis August
2004 in soziologischer und theologischer Zusammenarbeit entstanden ist. Vier klinische
Ethik-Komitees in der Bundesrepublik Deutschland wurden untersucht. Der Auswertung liegen 64 narrative Interviews mit Mitgliedern klinischer Ethik-Komitees und 74
Beobachtungsprotokolle von Sitzungen klinischer Ethik-Komitees zu Grunde. Die Daten wurden nach den gängigen wissenschaftlichen Regeln transkribiert und anonymisiert.
6 Das hier verwendete Datenmaterial entstand unter soziologischer Mitarbeit am DFG-
Projekt»Paternalismus als Grundlagenproblem der Moralphilosophie und des Rechts«
(Leitung: Prof. Dr. Ulrich Schroth, Prof. Dr. Willhelm Vossenkuhl). Neun Experten-
interviews mit Mitgliedern von Forschungs-Ethikkommissionen in Bayern wurden 2006
durchgeführt. Die Daten wurden nach den gängigen wissenschaftlichen Regeln transkribiert und anonymisiert.

gremien im Krankenhaus und gehören seit den 1970er Jahren zum festen Bestandteil von Genehmigungsverfahren klinischer Forschung am Menschen. Während die Forschungs-Ethikkommissionen des AMG einesteils immer weitere rechtliche Regulierung erfahren haben, verweist die Gesetzeslage explizit auf die ethische Form der Entscheidungsfindung. Unsere soziologische Lesart geht dabei nicht von einer theoretischen Fassung von ethischen oder rechtlichen Semantiken aus und vergleicht die in dem empirischen Material präsentierten Beschreibungen auf ihre Angemessenheit oder Unangemessenheit hinsichtlich möglicher philosophischer, ethischer oder juristischer Theorien. Unsere Bestimmung ethischer und rechtlicher Semantiken rekonstruieren wir stattdessen allein aus dem empirischen Material (Interviews, Beobachtungsprotokolle von Verfahrenssitzungen) – und damit: aus der von uns beobachteten Praxis der Entscheidungsfindung. Wir schlagen vor, die jeweiligen Verweise auf Ethik beziehungsweise Recht oder rechtsnaher Semantiken als die Etablierung unterschiedlicher Kontexturen oder Gegenwarten (Nassehi 2006) zu beobachten, die jeweils auf verschiedene Weise zur Lösung von unsicheren Entscheidungslagen in der Medizin beitragen (3). Während ethische Semantiken eher zur Öffnung von Entscheidungslagen dienen und die Zahl der an der Entscheidung Beteiligten erhöht, scheinen rechtliche Semantiken eher auf Schließungsprozesse hinauszulaufen: sie tragen dazu bei, diskursive Entscheidungsfindungsprozesse als verbindliche Entscheidung anschlussfähig zu machen und verweisen damit wiederum auf andere Orte respektive Gegenwarten des Sozialen, als der ethische Diskurs dies tut.

1. Klinische Ethik-Komitees: Zwischen ethischer Dauerirritation und Bürokratisierung

Klinische Ethik-Komitees setzen zur Lösung heikler Entscheidungslagen in der Medizin auf prinzipiell offene und interaktionsnahe Verfahren. Unterschiedliche Mitglieder eines Krankenhauses sollen hier auf gleicher Augenhöhe kommunizieren und über ethisch brisante Fälle gleichberechtigt sprechen und beraten. Klinische Ethik-Komitees beschreiben sich explizit *nicht* im Sinne rechtlicher Semantiken und verstehen sich *nicht* als (rechtliches) Entscheidungs-, sondern allein als ethisches Beratungsgremium (Simon 2000; Deutscher Evangelischer Krankenhausverband/Deutscher Katholischer Krankenhausverband 1997). Am Diskurs Klinischer Ethik-Komitees sind für gewöhnlich neben Ärzten auch Pflegekräfte, Patientenfürsprecher, Krankenhaustheologen, Vertreter des Sozialdienstes und der Krankenhausverwaltung beteiligt. Sie beschäftigen sich mit heiklen Entscheidungslagen innerhalb eines Krankenhauses und stehen den Entscheidern unterstützend zur Seite, indem sie Empfehlungen für die Entscheidungsfindung formulieren, die aber nicht bindend sind. Verhandelt werden etwa Fälle, in denen todkranke Patienten einen Abbruch der Therapie wünschen, der Umgang mit Spätabtreibung, oder schlicht allgemeine Fragen des Umgangs zwischen Arzt und Patient (vgl. Wagner 2008; Nassehi u.a. 2008). Der Verweis auf Ethik erfolgt dabei nur äußerst lose gekoppelt an mögliche Ansätze einer akademischen Theorie angewandter Ethik. Die Offenheit des Labels der Ethik scheint für den praktischen Diskurs auch gar kein Problem darzustellen, sondern vielmehr als Lösung dafür zu dienen, unterschiedlichste Perspektiven miteinander ins Gespräch zu bringen: Gerade weil das Label der Ethik weitgehend unbestimmt bleibt, finden unterschiedliche Perspektiven einen gemeinsamen Rahmen, über den sie miteinander kommunizieren können. Die Unbestimmtheit des Labels der Ethik dient also einerseits als Lösung für das Problem, unterschiedliche Perspektiven in riskanten Entscheidungslagen aufeinander einzustellen. Sie dient als Lösung für den Umgang mit Unsicherheit in der Medizin. Wir haben diese These andernorts bereits ausgearbeitet (Wagner/Atzeni 2010; Wagner 2009).

Gleichzeitig stößt dieser auf Offenheit abzielende Referenzrahmen der praktischen Ethik immer auch schon auf die Geschlossenheit rechtlicher Argumentation. Aus juristischer Sicht dürfte es zum Beispiel bereits von Interesse sein, wie diese ohne weitere Vorgaben (ethisch) hergestellte Empfehlung eines Klinischen Ethik-Komitees rechtlich einzustufen ist, wenn es zu einem Rechtsstreit kommt. Schließlich können die ethischen Empfehlungen der Klinischen Ethik-Komitees etwa in rechtlichen Verfahren herangezogen werden, um eine getroffene Entscheidung für den Richter plausibel zu machen. Aber: welchen rechtlichen Status haben die ethischen Empfehlungen eines Klinischen Ethik-Komitees?

Es wird noch ein weiterer Aspekt sichtbar, der das Verhältnis von Ethik und Recht betrifft. Die prinzipielle Offenheit und Unverbindlichkeit des ethischen Diskurses führt die Klinischen Ethik-Komitees zu dem Problem, wie es die Ergebnisse ihrer Debatten in den Organisationsalltag so überführen kann, dass sie dort wirksam werden können. Die Schwierigkeit, die sich für klinische Ethik-Komitees ergibt, besteht darin, dass sie sich einerseits genau dadurch auszeichnen, einen offenen Diskurs anzubieten, der sich all dem widersetzt, was Organisationen ausmacht: Eingespielte Verhaltensstandards und Routinen können innerhalb des ethischen Diskurses in Frage gestellt und diskursiviert werden. Um die Inhalte und Ergebnisse des ethischen Diskurses nun nicht einfach nur auf das Gremium zu beschränken, sondern auch für den Klinikalltag anschlussfähig zu machen, müssen Leitlinien, Richtvorgaben und Berichtspflichten formuliert werden. Dies produziert wiederum genau das, wovon sich der ethische Diskurs abzusetzen sucht: Routinen und Bürokratie (vgl. Sulilatu 2008). Die Klinischen Ethik-Komitees bewegen sich strukturell also zwischen einem offenen Diskurs, der weitgehend unbestimmt bleiben muss, und Geschlossenheit produzierenden, bürokratisierenden Leitlinien und Verfahren. Ein KEK-Mitglied, Angehöriger der Pflegedirektion des Klinikums berichtet von der Problematik, ethische Inhalte in den Stationsalltag einzubauen, über den Verweis auf einen vom Klinischen Ethik-Komitee erstellten Ethik-Ordner, der Informationen zur Klinischen Ethikberatung, die Geschäftsordnung des Komitees, verschiedene Vorlagen für Patientenverfügungen und ein paar Fachartikel enthält:

»Das-, ich sage mal, es wird ja schon versucht, aus dem KEK heraus zu kommunizieren, dieser Klinische Ethik-Ordner, den es da gibt, wo wir auch sagen, da haben wir einen Link bei uns im Intranet stehen, ähm, das sind natürlich alles so Impulse, also ich denke, man muss hier-, das ist so hier wie auf der Autobahn. Wir haben halt hier diese Randmarker, irgendwo dazwischen müssen sie fahren. Und ab und zu gibt es dann ein großes Schild, da steht dann irgendwie, ›Hallo Ethik‹, ja, Rasthof oder Ausfahrt, oder wie auch immer, fahren Sie mal da her. Da fährt dann einer durch, der nimmt dann etwas mit und lässt es halt irgendwo wieder einfließen. [...] aber ich sage mal, die tatsächlich greifbaren Ergebnisse, da wird es schwierig.« (E-HB-27, Z. 493-504)

Mit dem Ethik-Ordner wird versucht, den kaum standardisierbaren ethischen Diskurs zu systematisieren und für den Klinikalltag greifbar zu machen. Übrig bleiben dabei aber vor allen Dingen Formulare, Verfahren und bürokratisierende Leitlinien. Dies führt dann im Hinblick auf das Offenheit generierende Label der Ethik zu der eigentümlichen Situation, dass der prinzipiell offene Diskurs abgebrochen werden kann im Verweis auf die Vorgaben des Ethik-Ordners. Folgende Szene ereignete sich etwa in einem Ethik-Café in einem Krankenhaus, das einen offenen Diskurs der KEK-Mitglieder mit dem Krankenhauspersonal befördern soll. Dabei versichert die Koordinatorin eines Ethik-Komitees anhand eines konkreten Falles, dass Patientenverfügungen durchaus verbindlich seien, und nicht immer wieder neu in Frage gestellt werden könnten:

»Es kann sich niemand darüber hinwegsetzen.‹ Die Seelsorgerin widerspricht und sagt: ›Hier ist aber eine Tendenz dazu vorhanden.‹ Frau Stern (Koordinatorin des KEKs) entgegnet, dass sie gerade für solche Fälle einen Ordner installiert habe, in dem man nachlesen könne.« (T-HB-24, Z. 233-236)

Der auf Symmetrie abstellende Diskurs wird hier ausgehebelt unter dem Verweis auf die Aktenlage. Die ethische Rede nimmt unter diesen Bedingungen Formen an, die der rechtlichen Rede nicht unähnlich sind – und muss dies tun, wenn sie auf Station Gültigkeit erlangen will. Erst der Verweis auf die Aktenlage des Ethik-Ordners – also der Einsatz einer rechtsnahen Semantik – versetzt das Personal in die Lage, auf Station und im Krankenhausalltag ihre Empfehlungen für Verhaltensstandards zu vertreten (vgl. auch Sulilatu 2008: 300). Was sich hier empirisch zeigt, ist genau das, was Niklas Luhmann (1995: 137) als Differenz von Recht und Moral (beziehungsweise Ethik) schlechthin festhält:

»(D)ie Moral (oder in reflektierter Form: die Ethik) (ist) nicht geeignet [...], die Geltung von Rechtsnormen zu begründen. (M)an kann sich nicht auf sie berufen, wenn es darum geht, normative Erwartungen mit Erfolgs- und Stabilitätschancen auszustatten. Dann muss man die Norm, die in diese Sicherheitszone eingeführt werden soll, juridifizieren.«

Dabei ist der Ethik-Ordner des oben angeführten Ethik-Komitees noch lange keine gültige Rechtsnorm im juristischen Sinne – im praktischen Klinikalltag erfüllt der Ethik-Ordner aber ähnliche Funktionen: Verhaltensabläufe werden im Verweis auf im Ethik-Komitee erstellte und im Ethik-Ordner versammelte Richtlinien versucht zu standardisieren. Die prinzipielle Offenheit des ethischen Diskurses scheint nur über diese hier rechtsnahen semantischen Schließungsprozesse in den Organisationsalltag überführt werden zu können. Das Besondere der ethischen Rede im Klinischen Ethik-Komitee ist aber dann wiederum, dass sie genau diese Tendenz in den Blick nimmt und erneut diskursiviert – etwas anderes bleibt ihr nicht übrig. Dies wird etwa am Beispiel eines Ethik-Komitees deutlich, das sich mit dem vermehrten Aufkommen von Patientensuiziden im Krankenhaus auseinanderzusetzen hatte. Es ging vor diesem Hintergrund darum, künftig betroffenem Personal eine Hilfestellung an die Hand zu geben, die darüber informieren sollte, was sowohl im akuten Fall zu tun sei, als auch an welche Stellen sich das Personal für psychologische Hilfe (Krisenintervention) wenden kann. Um diese Leitlinie zu erstellen, zog das Komitee Erfahrungsberichte betroffener Pflegekräfte heran, klärte mit einem Polizeibeamten die notwendigen polizeilichen Untersuchungen und beriet sich mit einer Psychologin eines externen Kriseninterventionsdienstes über die psychischen Folgen eines solchen Ereignisses.

»In der aktuellen Sitzung des KEK geht es nun um die Frage, wer welche Informationen der Polizei preisgeben darf und soll und um die beim letzten Mal heiß diskutierte Frage der Erfordernis einer Aussagegenehmigung durch die Verwaltung für das Krankenhauspersonal. Frau Dr. S. (Psychoonkologin) nennt den entsprechenden Passus in Frau L.s (Juristin der Krankenhausleitung) Entwurf abfällig ›Juristendeutsch‹. Im Papier steht tatsächlich etwas von ›weitere Aussage ist mit Hinweis auf Ziffer soundso Ordnung soundso Notwendigkeit der Einholung einer Aussagegenehmigung zu verweigern‹. Dr. M. (Mediziner): ›Ja, ich hab da mit Frau L. auch noch mal drüber gesprochen, die weicht da keinen Nanometer davon ab. Das ist halt so eine Formulierung, da versteckt sie sich dahinter. Da muss man noch mal mit ihr reden, am besten eine kleine Gruppe, die das dann mit ihr aushandelt.‹« (T-WG-4, Z. 75-85)

Hieran zeigt sich das Spannungsverhältnis, in dem sich das Klinische Ethik-Komitee bewegt. Das Ethik-Komitee weiß zwar um die mit der Standardisierung – und damit dem Erfolg der ethischen Rede außerhalb des Gremiums – einhergehenden Problematik. Als Ausweg bietet sich für sie aber immer nur stets aufs Neue Diskursivierung auf gleicher Augenhöhe an, die wiederum das Problem hat, im organisationalen Rahmen sich als anschlussfähig erweisen zu müssen. Während sich rechtliche Semantiken für den komiteeinternen Diskurs als eher sperrig erweisen würden, weil sie den offenen Diskurs auf gleicher Augenhöhe einschränken würden, ermöglichen sie andererseits die Anschlussfähigkeit der ethischen Rede im Krankenhausalltag. Recht und Ethik eignen sich also auf unterschiedliche Weise zur Lösung von Problemen im Umgang mit riskanten Entscheidungslagen. Sie produzieren gleichsam unterschiedliche Kontexturen oder Gegenwarten (Nassehi 2006), in denen die riskante Entscheidungslage der Medizin auf verschiedene Weise sichtbar wird.

2. Forschungs-Ethikkommissionen: Die gute Behörde

Anhand der Forschungs-Ethikkommissionen des Arzneimittelgesetzes lässt sich das Verhältnis von Ethik und Recht noch einmal alternativ diskutieren.

Sie stellen sozusagen den gegenläufigen Pol einer möglichen Entwicklung des ethischen Diskurses hin zu rechtlichen Verfahren dar. Die Kommissionen zur Begutachtung der Zulässigkeit medizinischer Forschung am Menschen sind zwar aus der standesrechtlichen Selbstkontrolle der Ärzte hervorgegangen (vgl. Wölk 2002; Schlette 2006; Wagner/Atzeni 2010) und stellten eine Abwehr gegen rechtliche Regulierungsbestrebungen von außen dar, wurden jedoch schrittweise rechtlicher Regelung unterstellt (vgl. hierzu Oswald 2010: 669-728, insbesondere 700ff.). Seit 2004 sind Ethikkommissionen, die aus Medizinern, Statistikern beziehungsweise Biometrikern, Juristen sowie Ethikexperten[7] bestehen, faktisch Behörden, die nach gesetzlichen Vorgaben rechtlich anfechtbare Entscheide über die Zulässigkeit geplanter Humanforschungsvorhaben erlassen. Explizit verlangt §40 Abs.1 AMG:»Die klinische Prüfung eines Arzneimittels bei Menschen darf vom Sponsor nur begonnen werden, wenn die zuständige Ethik-Kommission diese nach Maßgabe des § 42 Abs. 1 zustimmend bewertet und die zuständige Bundesoberbehörde diese nach Maßgabe des § 42 Abs. 2 genehmigt hat.« Zwar sind in § 42 Abs. 1 AMG und in weiteren für die Kommissionen relevanten Verordnungen die Bewertungskriterien vorgegeben, dennoch beharrt der Gesetzgeber auf dem Namen »*Ethik*-Kommission« für die Behörde. Die landesgesetzlich geregelte Zusammensetzung für Bayern verlangt etwa, dass »ein weiteres Mitglied [...] durch wissenschaftliche oder berufliche Erfahrung *auf dem Gebiet der Ethik* in der Medizin ausgewiesen sein [soll].« (Art 29c, Gesundheitsdienst- und Verbraucherschutzgesetz). Die Aufgabe von Forschungs-Ethikkommissionen besteht gemäß §2 Abs.1 der Verordnung über die Ethikkommission des Landes Berlin darin, »die ethische Vertretbarkeit *und* die Rechtmäßigkeit klinischer Prüfungen [...] zu beraten und sie zustimmend oder ablehnend zu bewerten« (Hervorhebung d.A.). Was sich im Falle der Forschungs-Ethikkommissionen also abzeichnet, ist einerseits ein enormer Verrechtlichungsprozess, vor dessen Hintergrund das Festhalten an ethischen Semantiken insbesondere aus juristischer Sicht seltsam anmuten mag (Fateh-Moghadam/Atzeni 2009). Soziologisch lässt sich danach fragen, welche Funktion der Verweis auf Ethik für die Pra-

---

7 Experten auf dem Gebiet der Ethik in der Medizin, die in der Praxis insbesondere die Aufgabe wahrnehmen, die Laienverständlichkeit der schriftlichen Probandenaufklärung zu gewährleisten, sind in den Kommissionen oft durch Theologen (Krankenhausseelsorger), Philosophen oder auch durch Mediziner mit medizinethischer Zusatzausbildung vertreten. Eine Ausnahme bildet das Land Berlin, hier wird auf einen Ethikexperten verzichtet; stattdessen sind hier zwei Laien vertreten. (vgl. §2 Abs.2a, Ethik-Kommissionsgesetz Berlin).

xis der Entscheidungsfindung in Forschungs-Ethikkommissionen haben kann. Spielt Ethik für die Praxis der dortigen Entscheidungsfindung tatsächlich nur mehr eine untergeordnete Rolle? Und wie verhalten sich Ethik und Recht in diesem Fall der Entscheidungsfindung zueinander?

Einerseits bedeutet die Verrechtlichung der Forschungs-Ethikkommissionen einen Bedeutungszuwachs ihrer Entscheidungsfindung: Kein Forschungsvorhaben am Menschen kann mehr durchgeführt werden, ohne dass es von einer Ethikkommission positiv begutachtet wurde. Entsprechend werden die positiven Entwicklungen der Verrechtlichung und Standardisierung des Verfahrens von den Befragten hervorgehoben:

»Wie ich angefangen hab zu arbeiten, da gab's noch Studien, da waren die Patienten gar nicht aufgeklärt worden, dass sie in ner Studie sind. Und das war 1979/80 (Pause) des ist ja nicht so lange her (I: ne (lacht)). B: und äh, und alle diese Dinge, die sind vom Tisch. Also das, äh, das geht überhaupt nicht mehr. Und ich denke, dass solche Forschung in Deutschland, außer im kriminellen Bereich, nicht mehr durchführbar ist. [...] Das zweite ist, dass ich denke, in den ganzen Lesbarkeitsdiskussionen, Verständlichkeitsdiskussionen des informed consent haben die Ethikkommissionen schon auch sehr viel bewirkt (I: Mhm.) B: [...] wir ham schon auch Statistiken natürlich, die hab ich jetzt nur nicht im Kopf – hm, dass kaum ein Antrag ohne Modifikation durchgeht. Also ich schätze: ohne jede Modifikation vielleicht zehn, 15, vielleicht 20 Prozent, aber nicht mehr.« (E-M-1, Z. 496-509)

Durch die Begutachtungspflicht wird eine ethische Sensibilisierung des Forschers beobachtet, durch standardisierte Verfahren und Checklisten sprechen sich die Kommissionen einen pädagogischen Effekt in der forschenden Ärzteschaft zu. Andererseits bringt diese Aufwertung auch höhere Ansprüche an die nun rechtlich sicherzustellende Nachvollziehbarkeit und Transparenz der Begutachtung durch die Kommissionen und eine entsprechend restriktivere Regelung des Verfahrens mit sich. Diese veränderten Ansprüche erscheinen umso erstaunlicher, wenn man sich in Erinnerung ruft, dass die Teilnahme der Mitglieder ehrenamtlich erfolgt. Eine Apothekerin, die als Laienmitglied im Gremium sitzt, berichtet:

»[...] Also, es war so schrecklich, dass ich zum Teil 50 Studien aufm Tisch hatte (Pause) oh, oh, und gsagt hab, des ist ja nicht nur 'n Fulltimejob, sondern mehr als 'n Fulltimejob, und wie komm ich dazu? (I: Ja.) Also, da hab ich schon also (lacht) allergrößte Probleme, ähm, mit gehabt, und dann, pff, äh, pff, macht man halt in Gottes Namen noch weiter [...] Meine Motivation die ist wie gesagt, die, die schwankt, und jetzt im Moment sage ich einfach, ich mache es für meine (Name der Universität), für die Fakultät, und, ähm, weil ich's eben auch schon denke, dass ich's kann.« (E-L-2, Z. 348ff.)

Die Mitglieder der Forschungs-Ethikkommission des AMG erhalten zwar eine (kleine) Aufwandsentschädigung für ihre Tätigkeit, sind aber nicht hauptamtlich in der Beratung tätig. Die Teilnahme am Verfahren erfordert Sachverstand und umfangreiches Materialstudium. Umso mehr verwundert es, dass die Motivation der Beteiligten hauptsächlich aus dem Gefühl des ehrenamtlichen Engagements herrührt (Atzeni 2010; Wagner 2009). Die Entscheidungen, die getroffen werden, sind dabei nicht irgendwie nebensächlich, sondern betreffen die Zukunft des Medizinischen. Es geht bei den Entscheidungslagen der Forschungs-Ethikkommissionen um aktuelle Forschungsfragen, die auch für den Fortgang des Medizinischen von maßgeblicher Bedeutung sind. Die durch die Verrechtlichung veränderten Ansprüche an das Gremium werten also einerseits deren Bedeutung auf, führen aber zu einer strengen Verregelung der Beratungspraxis, die etwa von jener Beratungskultur der Klinischen Ethik-Komitees stark abweicht. Eben diese Schließung des Diskurses durch verrechtlichte Standards wird von den Teilnehmern durchaus auch kritisch eingestuft. Ein Jurist erklärt zu der Veränderung der Debatte durch das Arzneimittelgesetz (AMG):

»Und (Pause) dann ist halt eins, nicht wahr, eben durch das AMG ist eine sehr starke Verrechtlichung reingekommen und, ähm, ich als einziger Jurist muss dann immer sozusagen muss immer sagen, das könn' wir so jetzt nicht mehr machen. Und, äh, auch das ist natürlich führt zu einer Verlängerung der Sitzung. (I: Mhm) Verrechtlichung kostet immer Zeit.« (E-J-1, S. 612-616)

Ein Mediziner spielt die rechtliche und die ethische Komponente des Verfahrens gegeneinander aus, wenn er die Qualität der Entscheidungsfindung diskutiert:

»Wenn die Ethikkommission zu bürokratisch ist, zu juristisch oder legalistisch oder wie man das nennt. Äh, und, und herumreitet auf, oder das zu sehr im Vordergrund steht, die Versicherungen, der Datenschutz und so weiter, also das Juristische, dann könnt ich mir vorstellen, vergrämt man, äh, viele Forscher, und, und, dann wird das von vielen wirklich als, als viel red tape als Bürokratisierung, als ein Forschungserschwernis also empfunden. (I: Ja.) B: Da muss man aufpassen, dass das nicht so ist. Man muss immer sich bewusst bleiben, die Ethikkommission, dass sie helfen soll, dass sie ein Service ist für die Patienten und aber auch genauso für Forscher. Und dass sie auch dazu beitragen muss, das Bewusstsein für die Wichtigkeit des ethischen Umgangs mit den Patienten hochzuhalten, dass man nicht, dass man das hier also nicht negativ belegt ist, sondern sie positiv belegt ist.« (E-M-2, Z. 743-753)

Und auch aus der Rede eines weiteren Mediziners geht hervor, dass die Verfahrensteilnehmer die rechtlichen Standards der Behördenentscheidung der Güte der Entscheidung gegenüberstellen:

»Ja, es sind natürlich viel mehr Formulare, es gibt Fristen, es gibt Pr- ein genaues Prozedere wie, bis wann, in welchem Prozedere entschieden werden muss. [...] Das ist ja auch eine Tendenz unserer Zeit, dass man alles möglichst standardisiert. Auch die ganze Operation, nicht. (Pause) Das geht bis zu einem gewissen Punkt – wie weit man das treiben kann – weiß ich nicht, das ist vielleicht dann besser, ist, ist vielleicht gerechter, gleicher für alle. Kommt vielen Dingen der Gerechtigkeit, der Gleichheit, der Prüfbarkeit und so entgegen. Ob's im Einzelnen immer, (zögerlich) äh, für gute Entscheidungen das Richtige ist, das sei dahingestellt, das will ich nicht sagen.« (E-M-2, Z. 539-571)

Man sieht hier, dass es den Beteiligten um mehr geht als darum, behördliche Entscheide zu erlassen, die gegenüber den Antragstellern transparent, nachvollziehbar und möglichst unanfechtbar sind. Es geht darum »*gute Entscheidungen*« zu treffen. Die Doppelkonstruktion, wonach dem juristisch Gebotenen im Gesetz weiterhin der zumindest namentlich prominente Konterpart Ethik gegenüber gestellt wird, erscheint vielleicht in der rechtlich-normativen Bewertung obsolet (vgl. zur Übersicht Fateh-Moghadam/Atzeni 2009: 122-124; Fateh-Moghadam 2010: 50f), nicht jedoch für die praktisch-empirische Ausgestaltung des Verfahrens, für die Voten und deren Zustandekommen. Der Begriff Ethik wird von den befragten Mitgliedern der Ethikkommissionen zwar nicht in erster Linie normativ, sondern sachlich gefasst (Dazu genauer: Fateh-Moghadam/Atzeni 2009 und Wagner/Atzeni 2010). Die Funktion der Ethik liegt nicht in der Zuweisung moralischer Werturteile gegenüber anderen Meinungen, sondern in einem spezifischen Kommunikationsstil. Dieser verbietet es den verschiedenen Professionsangehörigen, sich hinter spezialisierten, für Angehörige anderer Professionen unverständlichen Formulierungen zu verschanzen und sich dadurch der multiprofessionellen Diskussion und Entscheidungsfindung zu entziehen. Um richtige Entscheidungen zu treffen, müssen sich alle Beteiligten darauf einlassen, das, was aus ihrer Sicht gute Gründe für oder gegen die Durchführung eines Forschungsvorhabens sind, in einer ganz bestimmten Form ins Verfahren einzubringen und andere Argumente als ebenso gute, ethische Gründe gelten zu lassen. Die sowohl historisch gewachsene als auch aktuell vom Gesetzgeber vorgeschriebene multidisziplinäre Organisation der Ethikkommissionen steht vor dem Problem, differente, prinzipiell unvereinbare Perspektiven so aufeinander zu beziehen, dass eine gemeinsame Beratung und Entscheidung möglich wird. Die prozedurale Organisation dieser Gremien führt dazu, die Bedeutung des einzelnen professionellen Entscheiders (des einzelnen forschenden Arztes) zugunsten eines multiprofessionellen Entscheidungszusammenhangs zu relativieren und so durch die Berücksichtigung verschiedener Aspekte einen besseren (oder zumindest: anderen) Umgang mit Risiken zu ermöglichen, die mit Arzneimitteltests am Menschen verbundenen sind. Diese Konzeption wird von den befragten Kommissionsmitgliedern sehr ernst genommen:

»Und des is eine Ethikkommission ähm, die, äh, muss ich sagen, äh, menschlich, äh sehr, sehr gut arbeitet, wir sehen uns zwar nie und kennen uns privat nicht, aber in der Kommission es sagt jeder wie er dazu steht, es wird diskutiert, (I: mhm) äh, de, es wird auch angenommen, wenn man mit seiner Einstellung sozusagen nicht reüssiert und die andern ne andre ham. Es wird genau hingehört, was jemand hat, wie gsagt, zu sagen hat. Ich habe mir dann auch mal erlaubt, den Juristen als spitzfindig zu bezeichnen (lacht) was er mir fast übel genommen hat, aber es hatte dann immerhin zur Auswirkung, dass er, äh, im Zug noch ein zweiseitiges Schreiben verfasst hat, warum und wieso. Also verstehn Sie, man befruchtet sich gegenseitig zum Wohle der Studie und der Kommission (I:mhm), äh, und man lernt sehr viel draus.« (E-M-3, Z. 535-544)

Die juristisch möglicherweise bedenkliche Berücksichtigung ethischer Entscheidungsgesichtspunkte ermöglicht – soziologisch betrachtet – erst eine gemeinsame Entscheidungsfindung der Kommissionen. Ethik erzeugt Offenheit und damit eine alternative Art des Umgangs mit riskanten Entscheidungen. Zudem trägt das Label der Ethik dazu bei, dass die Kommissionen sich selbst nicht lediglich als Behörden wahrnehmen, die Routineentscheidungen treffen. Ein Arzt erklärt:

»Wir sind unserem Gewissen unterstellt, also wir sind nicht, wir unterstehen, äh, äh, nicht irgendeinem anderen Organ, also andersherum wir sind frei in unserer Entscheidung und entscheiden nur nach bestem Wissen und Gewissen. (I: Mhm) Letzten Endes durch unser Gewissen da, Ausschlaggebende. – Und (zögerlich) da ist, äh, liegen letztlich die meisten auf einer ähnlichen, äh, äh, Linie, wenn klar ist, amal was Sache ist (I: Ja), da muss ma zuerst mal eben feststellen, wie hoch sind denn in etwa die Risiken, was sind die Vorteile, kann man etwas zumuten oder nicht, dann wird darüber diskutiert und dann – äh schlussend – da gibt's schon leichte Unterschiede zwischen einzelnen, aber dann einigt man sich doch im Allgemeinen auf ein Vorgehen. Und erkennt: das kann man noch machen, oder kann man machen und das nicht. Da gibt's dann zwischen den Mitgliedern eben Diskussionen, am Ende aber doch häufig eine häufig, nicht immer, nicht immer eine Linie.« (E-M-2, Z. 370-380)

Trotz des starken Gewichts auf Sachfragen wird das eigene Gewissen als letzte Entscheidungsinstanz angeführt. Darüber wird klar gemacht, dass es sich hier um gewichtige Fragen, um riskante Entscheidungen handelt, die nicht durch ein gewöhnliches behördliches Sachfeststellungsverfahren zu lösen sind. Es scheint gerade die Gleichzeitigkeit einer normierten behördlichen Verfahrensform und der Betonung der Bedeutung der Gewissensentscheidung zu sein, die eine gute Entscheidung in diesen riskanten Fragen ermöglicht. Weder das Gewissen des *einzelnen* Forschers noch ein reiner Behördenakt, sondern nur eine interdisziplinär ausgeweitete, rationalisierte Form der Gewissensentscheidung wird der Verantwortung gegenüber den Probanden, aber auch der medizinischen Forschung gerecht.

3. Fazit: Zwischen Ethik und Recht – Kontexte des Risikomanagements

Unsere bisherigen Ausführungen haben gezeigt, dass sowohl der Ethik als auch dem Recht eine maßgebliche Rolle in der praktischen Handhabung von riskanten Entscheidungslagen in der Medizin zukommt. Dabei hat sich gezeigt, dass Ethik geradezu notwendig in Rechtsformen beziehungsweise rechtsnahe Semantiken überzugehen scheint, wenn es darum geht, verbindliche Entscheidungen herzustellen. Die Inhalte und Ergebnisse der offenen, ethisierten Debatte scheinen vor allen Dingen durch rechtliche beziehungsweise rechtsnahe Semantiken für Kontexte außerhalb der ethisierten Debatte anschlussfähig gemacht werden zu können (siehe hierzu auch: Bogner 2009). Auch innerhalb der Rechtssoziologie wird von einer nahezu notwendigen Überführung von Ethik beziehungsweise Moral in Recht ausgegangen, wenn es darum geht, Erwartungen auch bei unsicheren Entscheidungslagen zu stabilisieren. So stellt etwa Niklas Luhmann in seiner Rechtstheorie zur Leistungsfähigkeit des Rechts fest:

»Es gibt keine Normordnung, die eine solche, über Verfahren laufende Reflexivität entwickelt hat. Man findet sie nur im Recht und nicht zum Beispiel in der Moral. [...] Die Moral kann Probleme der Anwendung des Codes auf sich selbst nur in der Form von Begründungsdiskursen behandeln, also nur in der Form der Ethik, also nur in der Form semantischer Abstraktionen, deren Orientierungswert unsicher bleibt.« (Luhmann 1993: 211)

Was bei einer solchen Argumentation stets mitzuschwingen scheint, ist der Hinweis darauf, dass die Ethik weniger leistungsfähig sei als das Recht im Hinblick auf die Stabilisierung einer sozialen Ordnung. Wir möchten einer solchen möglichen Lesart widersprechen, indem wir auf die unterschiedlichen Funktionen ethischer und rechtlicher Semantiken im Umgang mit Unsicherheit und riskanten Entscheidungslagen aufmerksam machen wollen. Dass ethische Semantiken einen, wie Luhmann festhält, *unsicheren Orientierungswert* besitzen, erweist sich für die Praxis der Entscheidungsfindung gerade als hilfreich und funktional. Die Offenheit des ethisierten Verfahrens ermöglicht es erst, unterschiedliche Perspektiven im Hinblick auf die Entscheidungsfindung zu berücksichtigen. Der unbestimmt gehaltene Referenzrahmen der Ethik ermöglicht eine Auslagerung der Entscheidungsfindung aus der Medizin und eine Beteiligung diverser Perspektiven am Entscheidungsfindungsprozess. Damit kann nach außen sichtbar gemacht werden, dass es sich um eine komplexe Entscheidungsfindung handelt, die alternativ – nämlich ethisch – gerahmt werden muss. Unter dieser Prämisse kann kenntlich gemacht werden, dass es sich um eine wohlabgewogene, vernünftige und damit gute Entscheidung handelt, die getroffen wurde. Die Ethisierung des Diskurses vermittelt gleichsam seinen Teilnehmern, dass es sich um wichtige, um Gewissensentscheidungen handelt, die sich genau deshalb von jenen einer womöglich gleichsam interdisziplinär besetzten Baubehörde unterscheiden.

Rechtliche Semantiken wiederum verhelfen dem ethischen Diskurs dazu, die diversen Beiträge unterschiedlicher Perspektiven zu einer Entscheidung zu verknappen. Diese können dann wiederum inner- und außerhalb des ethischen Diskurses für die Stabilisierung von Verhaltenserwartungen sorgen. Während die Ethisierung von Redeweisen dazu führt, dass immer noch weitere Einwände und Bedenken vorgebracht werden können, verhelfen rechtliche Semantiken dazu, Diskurse zu schließen und für alternative Praxen anschlussfähig zu machen. Über den Verweis auf Ethik beziehungsweise Recht entstehen damit unterschiedliche *Gegenwarten* (Nassehi 2006) oder *Horizonte* (Nassehi 2004) des Umgangs mit normativen Fragen. Sie tragen in unterschiedlicher Weise zur Problemlösung riskanter Entscheidungsfragen bei und ergänzen sich dabei. In diesem Sinne bewerten wir die Leistung von Ethik und Recht als gleichermaßen funktional für die Lösung riskanter Entscheidungslagen in der Medizin. Ohne von unserer empirisch orientierten Auffassung von Ethik und Recht abzulassen, erscheint uns Rainer Forsts Idee von unterschiedlichen Kontexten der Normativität deshalb als äußerst plausibel, um die eigenständige Bedeutung sowohl von Ethik als auch von Recht für die Lösung riskanter Entscheidungsfragen zu fassen: »Rechtliche Beziehungen ersetzen ethische Verhältnisse nicht, werden durch sie jedoch auch nicht ersetzt.« (Forst 1994: 51)

Literatur

Atzeni, Gina (2010), »Formen und Funktionen von Ethik in der Entscheidungspraxis der Ethikkommissionen des Arzneimittelgesetzes«, in: Inthorn, Julia (Hg.), *Richtlinien, Ethikstandards und kritisches Korrektiv. Eine Topographie ethischen Nachdenkens im Kontext der Medizin*, Göttingen, S. 16–32.

Bogner, Alexander (2009), »Ethisierung und die Marginalisierung der Ethik. Zur Mikropolitik des Wissens in Ethikräten«, *Soziale Welt* 60 (2), 2009, S. 119–137.

Deutscher Evangelischer Krankenhausverband/Deutscher Katholischer Krankenhausverband (1997), *Ethik-Komitees im Krankenhaus*, Freiburg.

Fateh-Moghadam, Bijan (2010), »Bioethische Diskurse zwischen Recht, Ethik und Religion. Juristische Perspektiven – Zum Einfluss der Religion in bioethischen Beratungsgremien«, in: Voigt, Friedemann (Hg.), *Religion in bioethischen Diskursen. Interdisziplinäre, internationale und interreligiöse Perspektiven*, Berlin, New York, S. 31–64.

Fateh-Moghadam, Bijan/Atzeni, Gina (2009), »Ethisch vertretbar im Sinne des Gesetzes – Zum Verhältnis von Ethik und Recht am Beispiel der Praxis von Forschungsethikkommissionen«, in: Vöneky, Silja u.a. (Hg.), *Legitimation ethischer Entscheidungen im Recht – Interdisziplinäre Untersuchungen*, in: Max-Planck-Institut für ausländisches öffentliches Recht und Völkerrecht herausgegeben von Armin von Bogdandy und Rüdiger Wolfrum, Berlin, S. 115–143.

Forst, Rainer (1994), *Kontexte der Gerechtigkeit. Politische Philosophie jenseits von Liberalismus und Kommunitarismus*, Frankfurt a. M.

Luhmann, Niklas (1995), *Das Recht der Gesellschaft*, Frankfurt a. M.

Nassehi, Armin (2004), »Die Theorie funktionaler Differenzierung im Horizont ihrer Kritik«, *Zeitschrift für Soziologie* 33, S. 98–118.

– (2006), *Der soziologische Diskurs der Moderne*, Frankfurt a. M.

– /Saake, Irmhild/Mayr, Katharina (2008), »Healthcare Ethics Comitees without Function? Locations and Forms of Ethical Speech in a ›Society of Presents‹«, in: Rothman, Barbara Katz u.a. (Hg.), *Bioethical Issues, Sociological Perspectives*, (*Advances of Medical Sociology*), Vol. 9, S. 131–158.

Oswald, Katja (2010), »Heilversuch, Humanexperiment und Arzneimittelforschung. Eine systematische Einordnung humanmedizinischer Versuchsbehandlung aus strafrechtlicher Sicht«, in: Roxin, Claus/Schroth, Ulrich (Hg.), *Handbuch des Medizinstrafrechts*, Stuttgart, S. 669–728.

Schroth, Ulrich (2007), »Ärztliches Handeln und strafrechtlicher Maßstab«, in: Roxin, Claus/ders. (Hg.), *Handbuch des Medizinstrafrechts*, Stuttgart, S. 21–46.

Simon, Alfred (2000), *Klinische Ethikberatung in Deutschland. Erfahrungen aus dem Krankenhaus Neu-Mariahilf in Göttingen, Berliner Medizinethische Schriften, Beiträge zu ethischen und rechtlichen Fragen der Medizin* 36, Dortmund.

Sulilatu, Saidi (2008), »Klinische Ethik-Komitees als Verfahren der Entbürokratisierung?«, in: Saake, Irmhild/Vogd, Werner (Hg.), *Moderne Mythen der Medizin. Studien zu Problemen der organisierten Medizin*, Wiesbaden, S. 285–306.

Schlette, Volker (2006), »Ethik und Recht bei der Arzneimittelprüfung – Landesrechtliche Ethik-Kommissionen nach der 12. AMG-Novelle und die unfreiwillige Vorreiterrolle des Landes Berlin«, *Neue Zeitschrift für Verwaltungsrecht* 7, S. 785–588.

Wagner, Elke, (2008), »Operativität und Praxis. Der systemtheoretische Operativitätsbegriff am Beispiel ethischer Medizinkritik«, in: Kalthoff, Herbert u.a. (Hg.), *Theoretische Empirie. Zur Relevanz qualitativer Forschung*, Frankfurt a. M., S. 432–448.

– (2011), *Der Arzt und seine Kritiker. Zum Strukturwandel medizinkritischer Öffentlichkeiten am Beispiel klinischer Ethik-Komitees*, Stuttgart.

– /Atzeni, Gina (2010), »Risiko und Verfahren. Zur Legitimationsfunktion der Ethik am Beispiel von Ethik-Komitees und Ethikkommissionen der Arzneimittelforschung«, in: Dickel, Sascha u.a. (Hg.), *Herausforderung Biomedizin. Gesellschaftliche Deutung und soziale Praxis*, Bielefeld.

Wölk, Florian (2002), »Zwischen ethischer Beratung und rechtlicher Kontrolle – Aufgaben- und Funktionswandel der Ethikkommissionen in der medizinischen Forschung am Menschen«, *Ethik in der Medizin* 14, S. 252–269.

Wiesing, Urban (Hg.) (2004), *Ethik in der Medizin. Ein Studienbuch*, Stuttgart.

»Das Beste aus beiden Welten?«: (Nicht-)Wissen und Verantwortlichkeit zwischen Nabelschnurblutspende, Eigenvorsorge und Pflicht

Sandra Appleby-Arnold

1. »You know, it's a very difficult thing...«

»Nobody can predict certainly in the next five to ten years what will actually come out of cord blood use. As you know there are all these clinical trials – there are all these various blood disorders, which are well documented really, where the public banks step into and say ›store altruistically because you can potentially save lots and lots of people's lives, because we can treat all these diseases‹. Great, however, if you look at things like autologous use in terms of cardiac therapies, nerve regeneration – it's not really been shown that allogeneic cells' use would work. But they're not proven. You know, it's a very difficult thing: If you don't have a family history of any blood disorders or genetic problems you would want therefore look in the future; if my family's got regenerative problems, you know, have you got joint problems... ok, by the time my child would need the cells – if it's possible they'll have developed it by then. But whether embryonic works supersedes everything... Again it's difficult to predict, because of the unknowns, if embryonic will work. Because nobody has proven that embryonics don't form tumors. One person's genetics may trigger it, another person may not, and that's the unknown. Although again, it could be scaremongering there – it could be absolutely fine [...] When it comes to cell therapy, you know, cell therapy is... you're talking about biological material – it can change, it responds to the environment.« (Interview 55/2009, biomedizinische Beraterin einer privaten Nabelschnurblutbank)

Dieser Auszug aus einem Interview, das ich zu Jahresende 2009 mit der biomedizinischen Beraterin einer privaten Nabelschnurblutbank führte, zeigt – auf sehr kompakte Weise – das »Nicht-Wissen« und die Ungewissheiten, mit welchen Forscher und Ärzte, aber auch Patienten und Eltern im Bereich biomedizinischer Entwicklungen alltäglich umgehen müssen. Wie wohl die Mehrzahl meiner Kolleginnen und Kollegen in den Sozial- (und anderen) Wissenschaften trat ich mein Forschungsvorhaben vor allem mit dem An- spruch an, *Wissen* zu produzieren – spezieller Anlass war hierbei für mich das aktuelle Aufkommen von biomedizinischen »Kombiprodukten«, bei denen eigene Stammzelleinlagerung als »Familienvorsorge« mit der öffentlichen

Spende verbunden und von privaten Nabelschnurblutbanken als »das Beste aus beiden Welten« proklamiert wird.[1] Die im öffentlichen Diskurs zum Thema »Nabelschnurblut-Stammzellen« zutage tretenden Ambivalenzen schienen mir besonders geeignet, im biomedizinischen Kontext entstehende (Bio-)Sozialitäten, individuelle und kollektive Identitätskonstruktionen sowie die Alltagspraktiken des *biological citizen* ethnografisch zu untersuchen. Als Nicht-Medizinerin begann ich zunächst mit Literaturrecherchen zum »tatsächlichen« biomedizinischen Wissensstand, jedoch vergrößerten diese eher mein *Nicht*wissen als mein Wissen. So reichten beispielsweise die vermittelten Wahrscheinlichkeiten für die Anwendung autologer, das heißt eigener Stammzelltransplantate von 1: 200 bis zu 1: 200.000 (Nietfeld et. al. 2008), und ebenso wenig medizinwissenschaftliches Einvernehmen schien hinsichtlich der Beurteilung des Erfolges von klinischen Studien (zum Beispiel zu Diabetes I[2]) zu herrschen. Dieses Nichtwissen wurde durch die im Feld geführten Interviews nicht geringer, sondern immer breiter, nahm im Verlauf meiner Studie immer vielfältigere Formen an und wurde so – anfangs noch unmerklich – selbst zum Forschungsgegenstand.

2. Theoretischer Hintergrund

Nabelschnurblut ist – so wie Knochenmark oder peripheres Blut – reich an hämatopoietischen, das heißt blutbildenden Stammzellen und wird nach abgeschlossener Geburt durch Punktion der abgeklemmten Nabelschnur gewonnen. Seit der ersten Nabelschnurblut-Transplantation 1988 in Frankreich wurden inzwischen weltweit über 20.000 Transplantationen zur Behandlung von mehr als 70 bösartigen und nicht-bösartigen Erkrankungen,

---

1 Vgl. zum Beispiel die Pressemitteilung der größten europäischen (in Belgien ansässigen) Nabelschnurblutbank Cryo-Save im Juni 2010, 01.10..2010, www.cryo-savegroup.com/company_news.html?id_news=356. In Deutschland bieten bereits seit 2007 (Vita34) beziehungsweise 2008 (Eticur) private Banken die Kombination aus privater Einlage mit einer optionalen Registrierung des Transplantats als Spende an; in Großbritannien operiert die VirginHealthBank seit Ende 2007 mit einem Splitting-Modell, bei dem das entnommene Nabelschnurblut geteilt und für die private beziehungsweise öffentliche Verwendung getrennt eingelagert wird.

2 Ziel dieser Studien ist es nicht, Typ-1-Diabetes zu heilen, sondern die Blutzuckerkontrolle zu verbessern. Es wird vermutet, dass Immunzellen im Nabelschnurblut die weitere Zerstörung der Insulin produzierenden Betazellen verhindern.

insbesondere des blutbildenden und lymphatischen Systems, Stoffwechsel-erkrankungen, Immundefekten, Tumoren, Hämoglobinopathien und genetischen Defekten durchgeführt (Broxmeyer 2010a, 2010b; Reimann u.a. 2009). Allein rund 450.000 HLA-typisierte Transplantate sind weltweit als nicht-gerichtete Spenden registriert, und die Zahl der in privaten Nabel-schnurblutbanken eingelagerten Einheiten für die autologe oder allogen-gerichtete Anwendung wird auf mindestens zwei bis drei Millionen geschätzt[3]; 2009 übertraf die Zahl der durchgeführten Nabelschnurblut-Stammzelltransplantationen erstmals die der Knochenmarktransplantationen (Rocha/Broxmeyer 2010). Ein wesentlicher Vorteil *allogener*, das heißt fremder Nabelschnurblut-Transplantate gegenüber Stammzellen aus Knochenmark oder peripherem Blut ist dessen schnellere Verfügbarkeit und die bessere Verträglichkeit der Zellen aufgrund ihrer immunologischen Unreife. Nachteilig ist die gegebenenfalls geringere Zellzahl, sofern diese nicht durch Mehrfachtransplantate ausgeglichen werden kann. Mehrfach-transplantate haben jedoch häufig einen erhöhten GVHD-Effekt[4] zur Folge und ein langsameres Angehen des Transplantats. Ein wesentlicher Kritikpunkt an *autologen* (eigenen) Stammzelltransplantationen ist die Gefahr der Rückübertragung, insbesondere bei Leukämien im Kindesalter – der bislang häufigsten Indikation für Nabelschnurblut-Anwendungen – da diese teilweise genetisch bedingt sind, sowie das Fehlen des erwünschten GvL-Effekts.[5] Dementsprechend handelt es sich bei den bislang rund 100 Anwendungen aus autologen Einlagerungen vor allem um Transplantationen bei Geschwisterkindern. Weiterhin wird oft auf das Potenzial von autologen nicht-hämatopoietischen Nabelschnurblut-Stammzellen in der regenerativen Medizin verwiesen, insbesondere zur Behandlung von Herz-infarkten, Organ- und Geweberekonstruktionen, Diabetes und neurologischen Erkrankungen wie Schlaganfall, ALS (Amyotrophe Lateralsklerose),

---

3 Diese Schätzung beruht auf eigenen Angaben von rund 10 Prozent der weltweit über 160 privaten Nabelschnurblutbanken (eigene Internetrecherche); hierbei haben allein die fünf größten Banken einen Anteil von rund einer Million Einlagerungen. Basierend auf Berechnungen in zahlreichen anderen Branchen, in deren Rahmen die Marktführer in der Regel einen Marktanteil von 50–75 Prozent aufweisen, kann meines Erachtens selbst bei vorsichtiger Schätzung von derzeit weltweit zwei bis drei Millionen privat eingelagerten Nabelschnurblut-Präparaten ausgegangen werden.

4 Graft versus host disease: Transplantat-Wirt-Reaktion; unerwünschte immunologische Reaktion der Spenderlymphozyten auf den Empfängerorganismus.

5 Graft versus Leukaemia-Effekt: Inkompatibilität, die eine gegen im Empfängerorganismus verbliebene maligne Zellen gerichtete (erwünschte) Reaktion zur Folge hat.

Parkinson, Alzheimer, Rückenmarksverletzungen oder infantile Zerebralparese und andere Hirnschädigungen. Hierbei handelt es sich jedoch größtenteils um experimentelle Anwendungen oder Zellkultur- und Kleintierversuche. Endgültige und eindeutige Ergebnisse aus laufenden klinischen Studien wie zu Diabetes I und infantilen Hirnschädigungen stehen noch aus. Darüber hinaus sind die in der regenerativen Medizin eingesetzten nichthämatopoietischen Stammzellen bereits in frischem Nabelschnurblut nur in geringen Mengen vorhanden und nach Kryokonservierung häufig gar nicht mehr nachweisbar (Kögler 2009). Die direkte Reprogrammierung hämatopoietischer Stammzellen in so genannte iPS-Zellen (induzierte, pluripotente Stammzellen) dagegen birgt ein hohes Potenzial[6] – als Zellen mit embryonalem Stammzellcharakter bergen sie jedoch auch deren Risiko von Tumorbildungen und stellen derzeit keine klinische Option dar.

Dennoch sind, entgegen allen Einschränkungen und kritischen Stimmen, in den letzten Jahren zahlreiche öffentliche und private Nabelschnurblutbanken entstanden, welche die Transplantate entweder als autologe »Familien-Gesundheitsvorsorge« oder als allogene Spende für die potenzielle Anwendung bei Fremdempfängern einlagern. Sozialwissenschaftler behandeln daher seit einigen Jahren vor allem die Thematik der Kommodifizierung von Nabelschnurblut (und die Bedeutungszunahme von Beziehungen zwischen privaten Konsumenten und biomedizinischen Dienstleistern), der elterlichen Motivationen für private Nabelschnurblut-Einlagerung oder Nabelschnurblut-Spende sowie deren individuelle und kollektive Bedeutungszuschreibung (Brown/Kraft 2006; Brown u.a. 2006; Busby 2010; Manzei 2005; Santoro 2009; Waldby/Mitchell 2007). Generell beschäftigt sich eine Vielzahl neuerer sozialwissenschaftlicher Forschungen mit den sich aus biomedizinischen Entwicklungen ergebenden Verschiebungen in der Wahrnehmung von Gesundheit und Krankheit, der Ontologie von Körpern, Körperteilen, Organen, Blut und Gewebe. Die damit in Verbindung stehenden Praktiken biomedizinischer Wissensproduktion – sowohl auf Seiten von Forschern, Ärzten, Politikern, Vertretern pharmazeutischer Unternehmen, Blut- und Gewebebanken als auch von Patienten, Familienangehörigen oder Interessensverbänden – sowie deren (Wieder-)Einschreibung in materiale Kulturen, epistemische Ordnungen und soziale Konfigurationen lässt sich herbei in drei Bereiche differenzieren (vgl. Burri/ Dumit 2007): Die Verwissenschaftlichung von Biomedizin in der alltäglichen

---

6 Vgl. dazu die jüngsten Erfolge US-amerikanischer Forscher in der Zellvermehrung (Delaney 2010).

medizinischen Praxis, die Vergesellschaftung von Biomedizin, welche auf die zunehmende Diffusion von Wissen und Wissensproduktion in neue Akteursbereiche hinein verweist und mit sich verschiebenden Machtverhältnissen und Wissensansprüchen zwischen Laien und Experten verbunden ist (vgl. Dixon-Woods u.a. 2008; Gibbon/Novas 2007; Heath 1998; Novas 2006, 2008; Oudshoorn/André 2007; Pálsson 2007; Rose/Novas 2005), sowie die Biomedikalisierung von Gesellschaften, in welcher sich biomedizinisches Wissen und biomedizinische Technologien mit Alltagswissen und Alltagspraktiken verschränken. So zeigen beispielsweise Ethnografien zu Reproduktionsmedizin, Genetik, genetischen Erkrankungen und genetischem Alltagswissen die Subtilität biomedizinischen Laienverständnisses sowie die Zirkulation und praktische Anwendung dieses Wissens (zum Beispiel Duden/Samerski 2007; Lock 2008; Rapp 2000, 2003). Leslie Sharp (2006, 2007) untersucht im Rahmen ihrer Studien zur Organspende die Formen medizinischer Wissensvermittlung zwischen Ärzten und Familienangehörigen der potenziellen Spender. Sarah Franklin und Celia Roberts (2006) argumentieren anhand ihrer Untersuchungen zur Präimplantationsdiagnostik (PID), dass im Rahmen des Wissensaustauschs zwischen biomedizinischen Experten und PID-Patienten der Umgang mit Ungewissheit als Wert geschätzt wird. Die Forschungen von Annemarie Mol (2002, 2008) zu Arteriosklerose und Diabetes schließlich stellen Ethnografien der Manipulation und Konstruktion biomedizinischen Wissens dar, in deren Rahmen sie besonders die Bedeutung von Praktikalitäten und Materialitäten herausarbeitet. Auch Bernike Pasveer (1989) und Joseph Dumit (2004) verweisen in ihrer Studie auf die Bedeutung von physischen Bedingungen. Sie arbeiten heraus, wie Röntgenbilder oder Computertomografien sich als wissenschaftliche Artefakte in der alltäglichen medizinischen Praxis zwischen verschiedenen sozialen Systemen bewegen und als solche verschiedene biomedizinische Identitäten und Wissensformen produzieren.

Diese Neuverhandlung individueller und kollektiver biomedizinisch informierter Identitäten, welche wissenschaftliches Wissen zunehmend auch als Mittel der Selbstrepräsentation und Selbstreflexion nutzen, beruht gleichzeitig jedoch auch auf einem Engagement des Staates, seine Bürger und die breitere Öffentlichkeit diesbezüglich aufzuklären und zu schulen. Nikolas Rose und Carlos Novas (2005) beschreiben diese politische Konstruktion körperlicher und genetischer Verantwortung für das »biologische Selbst« im Kontext des Konzepts von biological citizenship. Biologie sei nicht länger ein blindes Schicksal, sondern »knowable, mutable, improvable, eminently manipulable« (Rose/Novas 2005: 442). Ein solcher *(biological) citizen*, so schlägt Marilyn Strathern (2005) vor, verfüge über das Potenzial, als Konsument-Teilnehmer an der Wissensproduktion zu partizipieren und über die »Natur« des Wissens mit zu urteilen.

So beschäftigen sich die meisten der kultur- und sozialanthropologischen Studien vor allem mit der Herstellung von Wissen, kaum aber mit der Herstellung von und dem Umgang mit Nichtwissen. Im Zuge steigender Verwissenschaftlichung, Technologisierung und dem Vordringen in Bereiche zunehmend komplexerer Phänomene ist Wissenschaft jedoch kaum mehr in der Lage, gesichertes Wissen zu produzieren (Böschen u.a. 2004; Gill 2004). Aber auch Fragen, die nicht auf der Grundlage von eindeutigem Wissen beantwortet werden können, erfordern Entscheidungen – auf institutioneller ebenso wie auf privater Ebene. Diese werden getragen von den verschiedensten sozialen Akteuren, welche selbst wiederum Wissen (und Nichtwissen) produzieren, reproduzieren, umformen und in Abhängigkeit von individuellen und kollektiven Identifikationen und Rollenzuschreibungen mit unterschiedlichem Reflexionsgrad als strategische Ressource für sich nutzen. Gleiches gilt für die Produktion und soziale Wirkung von Nichtwissen, wobei jedoch zwischen dessen verschiedenen Formen und Konstruktionen sowie deren Bewertung durch die jeweiligen sozialen Akteure zu unterscheiden ist.

Einen ersten wichtigen Schritt stellt hierbei die von Peter Wehling (2004) herausgestellte begriffliche Abgrenzung zwischen Ungewissheit (als *Wissen*sform) und Nichtwissen dar – nicht nur im Sinne einer graduellen und quantitativen Differenzierung, sondern auch hinsichtlich deren qualitativer Inhalte: Die unterschiedlichen Formen des Nichtwissens können hierbei von verschiedenen Abstufungen gewussten intentionalen Nichtwissens bis hin zu nicht-gewusstem, unerkanntem Nichtwissen reichen und eine unterschiedliche zeitliche Dauer und Stabilität aufweisen. Vor allem letzteres, das heißt die Möglichkeit oder Unmöglichkeit der Auflösung von Nichtwissen in mehr oder weniger gesichertes Wissen, wird hierbei häufig zum Gegenstand politisierter sozialer Konflikte. Auch Ulrich Beck (1996) differenziert im Rahmen seiner Betrachtung von Nichtwissen als Medium reflexiver Modernisierung grundsätzlich zwischen verschiedenen Dimensionen: der selektiven Rezeption und Vermittlung von Risikowissen, der Unsicherheit des Wissens, Irrtümern und Fehlern, Nicht-Wissen-Können und Nicht-Wissen-Wollen – sowie deren unterschiedlichen Reflexionsgrad. Diese (mehr oder weniger bewussten) Reflexionsleistungen sozialer Akteure, in deren Rahmen konkurrierende Wissensformen (insbesondere wissenschaftliches Wissen, Erfahrungswissen, lokales Wissen und *tacit knowledge*) verhandelt werden, münden in öffentliche Diskurse, institutionelle und individuelle Praktiken, bei denen eine klare Grenzziehung zwischen Fakten und Werten kaum mehr möglich ist.

Die Instrumentalisierung dessen, was von wem und in welchem sozialen Kontext gewusst werden muss (oder nicht gewusst werden braucht), steht zudem in unmittelbarer Verbindung mit entsprechenden (Un-)Verantwortlichkeitszuschreibungen, welche wiederum die Fähigkeit voraussetzen, mit Komplexitäten, Ungewissheit und Nichtwissen entsprechend umzugehen. Auf analytischer Ebene kann hierbei sowohl zwischen Verantwortungsarten, Verantwortungsträgern, Verantwortungsmodalitäten sowie Verantwortungsbereichen differenziert werden. Die Kategorie der Verantwortung wird so »zu einem *diffusen Grenzbegriff,* der zwischen regelkonformem Verhalten und freiwilligem Engagement hin- und herpendelt, gesetzliche Vorgaben und moralische Orientierungen, Nichtschädigungs- und Solidaritätsangebote gleichermaßen umfasst« (Heidbrink 2007: 80f, Hervorh.i.O.). Gleichzeitig beschreibt Ludger Heidbrink den Verantwortungsbegriff als einen »Parasit, der davon lebt, dass er sich an existierende Wert- und Normengefüge anklammert und erst im Schutz bestehender Ordnungen in Aktion tritt. Er neigt dazu, soziale Komplexität nicht zu bewältigen, sondern zu eliminieren« (ebd.: 113). Die im Kontext biomedizinischer Entwicklungen entstehenden Nichtwissensformen und Ungewissheiten entziehen sich jedoch häufig der Kategorisierung in existierende Werte und Normen. Vielmehr produzieren sie spezifische Verantwortungspraktiken, in denen sich vermeintlich Widersprüchliches verbindet.

Welche spezifischen Praktiken und Identifikationen entwickeln die verschiedenen sozialen Akteure in diesem Spannungsfeld, das bestimmt ist durch sich stetig mehrendes biomedizinisches Wissen (und Nichtwissen) über Nabelschnurblut, durch kognitive Ungewissheit und durch unterschiedliche sich teilweise widersprechende Verantwortlichkeitszuschreibungen für Spende und Eigenvorsorge? Diese sind eingebettet in ein politisches und soziales Umfeld mit divergierenden Diskursen darüber, was nicht nur Eltern, sondern insbesondere auch Frauenärzte, Hebammen, Krankenversicherungen, Berufsverbände und öffentliche oder private Nabelschnurblutbanken wissen sollten, was sie nicht zu wissen brauchen und welche Aufgaben ihnen zukommen. Am Beispiel des qualitativ-empirischen Vergleichs zwischen Deutschland und Großbritannien soll daher gezeigt werden, wie lokal-,

rollen- und gesellschaftsspezifische Wissens- beziehungsweise Nichtwissenszuschreibungen im Kontext von Nabelschnurblut »traditionelle« Werte und
Praktiken wie Altruismus, Spende, Vorsorge, Eltern- oder Bürgerpflicht umschreiben, biomedizinisch überformen und »neu« erfinden.

3. Nabelschnurblut als biomedizinische Plattform

Als Kulturanthropologin geht es mir um die Beobachtung von Verände-
rungsprozessen im Kontext biomedizinischer Entwicklungen, ohne allerdings von einer einheitlichen – oder vereinheitlichenden – Dynamik auszugehen. Vielmehr geht es um die Untersuchung der *individuellen* alltäglichen
Praktiken und Routinen, um *alltägliche* Einstellungen, Gefühle und Sichtweisen, um Alltagswissen unter der Fragestellung des Nicht- beziehungsweise des Noch-Nicht-Alltäglichen. Nabelschnurblut, das im Vergleich zu
Blutspende, Organ- oder Knochenmarktransplantation eine vergleichsweise »junge« Entwicklung darstellt, ist hierbei für die kulturanthropologi-
sche Forschung eine interessante »biomedizinische Plattform« (Keating/
Cambrosio 2000), da es eine Vielzahl von Diskursen und Praktiken von
sozialen Akteuren und Artefakten koordiniert und als projektartige temporäre Konstruktion zwischen diesen vermittelt, ohne jedoch ein bereits fest
etabliertes gemeinsames Verständnis zu erfordern. Darüber hinaus besitzt
die Studie in ihrer Anlage als *multi-sited ethnography* (Marcus 1998) an
verschiedenen Orten in Großbritannien (Großraum London, Manchester,
Nottingham) und Deutschland (Großraum Rhein-Main, Hannover, Leipzig) eine vergleichende Dimension, die wesentlicher Bestandteil eines For-
schungsdesigns ist, bei welchem der Forschungsgegenstand in komplexe
soziale, gesetzliche, wirtschaftliche und politische Umfelder (zum Beispiel
unterschiedliche Gesundheitsversorgungssysteme) eingebettet ist. Die hier
angenommenen Unterschiede verstehen sich jedoch explizit *nicht* als Ansatz für einen systematischen »Kulturvergleich« im Sinne des methodolo-
gischen Nationalismus (Beck 2004), sondern dienen dazu, den Sinn für
unterschiedliche Dynamiken zu schärfen und sich Nabelschnurblut und
Nabelschnurblut-Einlagerung/-Spende als einem Phänomen zu nähern,
das verschiedene Orte und Systeme auf ähnliche Weise durchdringt. Die in
diesem Zusammenhang gegebene Notwendigkeit, sich als Forscherin den
unterschiedlichen Lokalitäten und Rollen anzupassen, ermöglicht und

erfordert gleichzeitig eine ständige Reflexivität hinsichtlich der entsprechenden Brüche, Verbindungen und Grenzen – allerdings nicht im Sinne einer reflexiven Selbstorientierung mit dem Ziel objektiven Erkenntnisgewinns, sondern verstanden als Kontextualisierung und Relationiertheit im Erkenntnisprozess (vgl. Langenohl 2009).

Die hier präsentierten Ergebnisse stellen einen Ausschnitt aus meiner rund einjährigen Feldforschung 2009-2010 für das Dissertationsprojekt »Umbilical Cord Blood Socialities – Identities and Socialities between Bio-Cosmopolitanism and Gift Economy« dar, in dessen Rahmen ich neben der Auswertung schriftlicher Materialien (Richtlinien, Gesetze, Prozessbeschreibungen etc.) teilnehmende Beobachtungen in Krankenhäusern, Laboratorien und Nabelschnurblutbanken durchgeführt habe, die in täglichen Feldprotokollen dokumentiert wurden.

Zentraler Bestandteil des empirischen Materials sind darüber hinaus 79 halboffene Interviews von jeweils ein- bis zweistündiger Dauer mit verschiedenen sozialen Akteuren aus Großbritannien (34) und Deutschland (45): 15 Eltern[7] (Mütter, Väter oder Elternpaare), fünf Gynäkologen, acht Hebammen, 44 Mitarbeiter aus zwei öffentlichen und aus vier privaten Banken[8], drei Stammzellforscher sowie vier gesundheitspolitische Vertreter. Diese Interviews bilden die Datengrundlage, um das komplexe Zusammenspiel der zahlreichen Faktoren erschließen zu können. Entsprechend modular den jeweiligen Akteursgruppen angepasst umfassten die Fragenkomplexe in der Regel ein einführendes biografisches Element, Rollen-, Identitäts- und Verantwortlichkeitskonstruktionen, be- oder entstehende Sozialitäten im Zusammenhang von Nabelschnurblut, spezifische Praktiken im Umgang mit Nabelschnurblut sowie die im Kontext dieser Praktiken und Materialitäten stehenden (Nicht-)Wissensformen. Letztere, selbst als Praxis verstanden, können dann alltägliche Handlungsentscheidungen auf der gleichen Wirklichkeitsebene beeinflussen wie zum Beispiel die Einwerbung von Forschungsgeldern, das Punkte-System deutscher Krankenkassen, Be-

---

7 Alle interviewten Eltern (beziehungsweise werdenden Eltern) hatten sich zum Gesprächszeitpunkt bereits entweder für die öffentliche Spende, die private Einlagerung oder ein Kombinationsmodell entschieden, oder sie befanden sich noch im Entscheidungsprozess. Eine Gesprächspartnerin hatte sich intensiv mit der Thematik befasst, konnte jedoch mangels Zugang zu einem Spendenkrankenhaus nicht spenden.

8 Die Mitarbeiter der Nabelschnurblutbanken kommen aus den Bereichen der biomedizinischen Beratung (zehn), arbeiten im Call Center (acht), im Labor (neun), in der Geschäftsleitung (fünf) und der allgemeinen Verwaltung (zwölf; zum Beispiel juristische Abteilung, Marketing, Expedition).

rufshaftpflichtversicherungen oder die zur Verfügung stehenden Zeit zwischen dem Abklemmen der Nabelschnur und der Blutgerinnung.

4. Die wissenschaftliche Konstruktion von Nabelschnurblutwissen

Um die dem öffentlichen Nabelschnurblut-Diskurs inhärenten Polarisierungen und Dichotomien verständlich zu machen, ist es zunächst sinnvoll, einen Blick auf die diesbezüglichen wissenschaftlichen (Nicht-)Wissensansprüche zu werfen. Der US-amerikanische Immunologe und Stammzellforscher Hal Broxmeyer unterscheidet hier in seiner aktuellen Übersichtsarbeit zum Thema Nabelschnurblut-Transplantation (Broxmeyer 2010) nicht nur medizinisch zwischen hämatopoietischen und nicht-hämatopoietischen Nabelschnurblut-Stammzellen, sondern Broxmeyer kategorisiert diese implizit auch hinsichtlich der jeweiligen (Nicht-)Wissensformen: So weist er im hämatopoietischen Bereich darauf hin, erforderlich sei »a deeper understanding of the cell biology of HSC and HPC[9], the microenvironment that nurtures these cells, and greater mechanistic insight into cell surface receptors and intracellular signaling pathways regulating HSC/HPC function« (ebd.: 2). Mehrfach formuliert er den Sachverhalt mit den einleitenden Worten »wir wissen noch nicht« und postuliert ein »besseres Verständnis«, das als erreichbares Ziel dargestellt wird. Damit konstatiert Broxmeyer für die bessere Wirksamkeit hämatopoietischer Nabelschnurblut-Stammzellen – ebenso wie für deren Expansionspotenzial – ein *Noch-nicht-Wissen*, welches durch Forschung in Wissen *aufgelöst* werden kann und eine zukünftige Entwicklungs*tatsache* darstellt: »Expansion remains a fertile, if not yet realistically accomplished, area of investigation« (ebd.: 5).

Bei der methodischen Vorgehensweise zur Erreichung dieses Ziels beschreibt Broxmeyer jedoch Ungewissheiten, die an Emotionen appellieren und nicht auf lineare Lösungswege hinweisen: Als einen entscheidenden kritischen Nachteil stellt er die begrenzte Zellzahl dar, und als bisherige »Lösung« dieses Problems den Einsatz von Mehrfachtransplantaten, welcher allerdings mit diversen »Unsicherheiten« behaftet sei: nämlich der »scheinbaren« Verbindung mit einem erhöhten GvHD-Effekt, einem »scheinbar«

---

9 HSC: Haematopoietic stem cells; HPC: haematopoietic progenitor cells.

nicht schnelleren Angehen des Transplantats und der »Unklarheit«, ob die Anwendung von Doppeltransplantaten effizienter sei als die von Einfachtransplantaten. Es sei »vielleicht möglich«, dass mit Doppeltransplantaten sich auch die Wahrscheinlichkeit verdopple, den Patienten mit einer wirkungsvolleren Einheit zu behandeln, wobei hier deutlich höhere Kosten entstünden. An den Stellen, wo Broxmeyer zu dem Schluss kommt, es sei wichtiger, die Zellbiologie und die Modulierungsmöglichkeiten der Zellen besser zu verstehen, um deren Wirksamkeit selbst zu erhöhen, verwendet er die Beschreibung »Effizienz« als Schlüsselbegriff – allerdings nicht nur für die Stammzellen selbst, sondern implizit auch für den Einsatz von Forschungsgeldern, denn Ungewissheit kann durch Handeln in Gewissheit aufgelöst werden (auch wenn das Ergebnis sowohl positiv als auch negativ ausfallen kann).

Größere Unsicherheit drückt Broxmeyer insbesondere dann aus, wenn es um den Forschungsstand und das Potenzial nicht-hämatopoietischer Stammzellen (wie Mesenchymalzellen, Endothelzellen oder induzierten pluripotenten Stammzellen) geht. – Hier sei »Vorsicht geboten« aufgrund unzureichender biologischer und präklinischer Informationen. Broxmeyer beschreibt dies als »aufregendes Forschungsgebiet«, in dem Hype allerdings teilweise die Realität überlagere und »Gefahren« berge. Patienten und Mediziner seien »anxious«, die neuen Forschungsergebnisse anzuwenden. In der Übersichtsarbeit der israelischen Hämatologen Stanevski u.a. (2010), welche unter anderem die Ko-Transplantation von hämatopoietischen und Mesenchymalzellen vorschlagen, kommt dies folgendermaßen zum Ausdruck: »Hopefully, at least some of aforementioned original and novel strategies will enter our daily clinical practice soon, changing favorably this extremely interesting and challenging field« (ebd.: 5). Schlimmstenfalls könne den Patienten jedoch »Schaden« zugefügt werden und infolgedessen der Enthusiasmus in diesem Feld versiegen. Hier verwendet Broxmeyer verstärkt Begriffe wie »Unklarheit«, »Kontroversen«, »vielleicht« und »ernsthafte potenzielle Probleme«, welche darauf hinweisen, dass sich in diesem Bereich möglicherweise verschiedene (Nicht-)Wissensformen gegenseitig überlagern:

1. Die (auflösbare) *Ungewissheit* hinsichtlich der Wirksamkeit beziehungsweise des Wirksamkeitsgrades von Nabelschnurblut-Transplantaten trotz verhältnismäßig weit fortgeschrittener klinischer Studien (wie zu Diabetes I oder infantiler Zerebralparese),

2. das *gewusste*, aber möglicherweise *nicht auflösbare* Nichtwissen hinsichtlich der tatsächlichen Wirkungsfunktionen bei bislang nur in vitro oder in

Tierversuchen nachgewiesenen therapeutischen Erfolgen (insbesondere bei neurologischen Erkrankungen),

3. das *vermutete* Nichtwissen, dass noch weitere, bislang unbekannte Zellarten in Nabelschnurblut nachgewiesen werden sowie die *potenzielle Nichtauflösbarkeit* hinsichtlich deren Funktionen,

4. das *befürchtete*, jedoch *nicht gewusste* Nichtwissen hinsichtlich potenzieller gesundheitlicher Schädigungen, sowie, nicht zuletzt,

5. die gesundheitspolitische *Unsicherheit*, inwiefern experimentelle Einzelerfolge (zum Beispiel in der Geweberekonstruktion) jemals aufgrund des finanziellen Aufwandes einer breiten Allgemeinheit als reguläre Therapie zur Verfügung stehen werden.

Auch wenn es hier überwiegend[10] um Ungewissheits- und Nichtwissensformen geht, bei denen kein Schädigungsrisiko, sondern ein Nicht-Heilungsrisiko verhandelt wird, ermöglicht – und erfordert – die Verschränkung dieser verschiedenen Deutungen *Werte*konstruktionen, welche dann im Rahmen des öffentlichen Nabelschnurblut-Diskurses *politisiert* werden.

5. Das (Nicht-)Wissen von »Laien« und »Experten«: Politisierungen

Befürworter wie der britische Stammzellforscher (und vormals wissenschaftliche Berater der privaten NSB-Bank SmartCells) Peter Hollands betrachten die Möglichkeit unentdeckter oder gerade erst nachgewiesener neuer Zellarten in Nabelschnurblut sowie Fragestellungen hinsichtlich deren potenzieller medizinischer Bedeutung explizit als *Ungewissheit* und damit als Grund *für* die private Einlagerung. Gegner wie die deutsche Forscherin (und Leiterin der öffentlichen José Carreras-Stammzellbank) Gesine Kögler dagegen stellen den gleichen Sachverhalt als *Nichtwissen* dar und sprechen sich aufgrund der Nichtüberführbarkeit dieses Wissens in objektive Tatschen *gegen* private Einlagerungen aus. Hollands bezeichnet die Nicht-Einlagerung von Nabelschnurblut als »Wette gegen das Langzeitpotenzial

---

10 Mit Ausnahme von Punkt (4); hier geht es allerdings explizit um das *bekannte* Risiko von Tumorbildungen und den *bekannt-unverantwortlichen* Umgang beziehungsweise die experimentelle Behandlung mit embryonalen Stammzellen (oder Zellen mit embryonalem Stammzellcharakter, wie zum Beispiel iPS-Zellen).

von Biowissenschaft« – wer einlagere, befinde sich dagegen »auf dem aktuellen Stand der Wissenschaft« (Hollands/McCauley 2009: 200).

Bei der Diskussion um Nabelschnurblut-Einlagerung geht es somit auch um die Verhandlung konkurrierender Formen biomedizinischen (Nicht-) Wissens, und darum, *welche* sozialen Akteure mit diesem *wie* umgehen sollen. Verhältnismäßig »neutrale« Experten wie Broxmeyer weisen besonders auf die moralische Verantwortung von Forschern und Ärzten im – vor allem praktischen – Umgang mit Nichtwissen hin; Befürworter der privaten Stammzelleinlagerung wie Hollands bezeichnen ihre Sichtweise als spezifisch »wissenschaftlich« und stellen Argumentationen von Kritikern wie Berufsorganisationen und Bioethikern als »nicht-wissenschaftlich« sowie gleichzeitig historisch bedingt dar:

»The criticisms of private cord blood banking from professional bodies and bioethicists need to be set in context of the values that underpin organ donation. Organ donation, including blood donation, has historically been seen as a gift relationship between the donor and society and the desirability of such a relationship still underpins most national policies in this field.« (ebd.: 201)

In diesem Sinne sprechen die der öffentlichen José Carreras-Stammzellbank nahestehenden deutschen Medizinerinnen beziehungsweise Forscherinnen Reimann, Creutzig und Kögler die explizite Empfehlung an Frauenärzte aus, werdenden Eltern solle geraten werden, ihr Nabelschnurblut zu spenden (Reimann u.a. 2009: 835). Ihre Ausarbeitung dient dem ausdrücklichen Ziel der Unterstützung von Ärzten bei deren Beratung werdender Eltern, denn letzteren sei es »im Normalfall unmöglich, [die komplizierten Sachverhalte] vollständig zu erfassen« (ebd.: 831). Während die Autorinnen hier – ähnlich den Massenmedien – das Bild des »vulnerablen Laien« heranziehen, wird Frauenärzten dagegen das Potenzial zum biomedizinischen Experten zugesprochen. Bei der Diskussion geht es somit auch um Patienten- beziehungsweise Laienwissen, um Patienteninformation sowie Patientenautonomie und um die sich verschiebenden Machtverhältnisse zwischen Arzt (beziehungsweise medizinischem Personal), Staat und Patient im Kontext biomedizinischer Entwicklungen – wobei die jeweiligen individuellen und kollektiven Selbstkonstruktionen und Fremdzuschreibungen erheblich differieren.

6. Romantische Biomedizin?

In denjenigen *britischen* Krankenhäusern, wo öffentliche Nabelschnurblut-*Spenden* möglich sind, liegen im Wartezimmer der für die Vorsorgeuntersuchungen zuständigen Hebammen sowie an den Empfängen der verschiedenen Geburtsstationen grundsätzlich Broschüren aus. Darüber hinaus sollten – den Spendenbanken zufolge – auch die Gemeindehebammen bei den Erst- und Folgeterminen immer wieder auf die Möglichkeit der Nabelschnurblut-Spende hinweisen, da dies noch nicht Bestandteil eines festen »Repertoires« an Dingen sei, um die sich eine werdende Mutter kümmern »muss«. Tatsächlich aber sind diese Hebammen häufig eher zurückhaltend bei der Informationsweitergabe, da sie selbst nicht in der Abnahme von Nabelschnurblut ausgebildet sind und meist auch nur eine vage Vorstellung von den medizinischen Anwendungsmöglichkeiten haben: »I'm a midwife, not a scientist. Some parents really know more than me, and that's embarrassing, but I'm an expert in midwifery, not in cord blood donation« (Interview 43/2009, Hebamme).

Aus dieser kognitiven Ungewissheit heraus kann nur schwer eine durchgängige und etablierte »Informationskette« zur Nabelschnurblut-*Spende* entstehen. Jedoch gibt es auch hinsichtlich der *privaten Einlagerung* in Großbritannien keine institutionalisierte Erstinformation: Die Krankenhaushebammen verfügen meist selbst nicht über die entsprechende Information oder sind sehr zurückhaltend, da sie wissen, dass in ihrem Krankenhaus hierzu keine Regelung oder zumindest eine negative Grundeinstellung besteht, da Nabelschnurblut-Abnahmen zur privaten Einlagerung als Erbringung einer kommerziellen Dienstleistung im Rahmen einer öffentlich und politisch ausdrücklich als altruistisch verstandenen Gesundheitsleistung wahrgenommen wird: »It goes back to the founders' principles and philosophy of the National Healthcare System, where healthcare is not a private affair in any way, shape, or form« (Interview 63/2009, leitender Mitarbeiter Gesundheitsministerium)[11].

---

11 Großbritannienweit gibt es derzeit nur zwei private Geburtskrankenhäuser (von rund 500 Geburtsstationen landesweit). Darüber hinaus verfügen die meisten der größeren staatlichen Krankenhäuser über eine private gynäkologische Abteilung, in der auch (kostenpflichtige) »Privat-Geburten« möglich sind. Diese Geburten werden allerdings von Gynäkologen geleitet – anders als in den staatlichen Geburtsstationen, die von Hebammen geleitet werden.

Darüber hinaus wurde mir in Großbritannien – vor allem aber in Deutschland – im Verlauf meiner Feldforschung von Ärzten oder Vertretern öffentlicher und privater Nabelschnurblutbanken wiederholt das stereotype Bild einer Hebamme beschrieben, die sich als vermeintlich radikale Vertreterin »natürlicher« Schwangerschaft und Geburt grundsätzlich gegen alles »Medizinische« stelle. Es handle sich dabei um eine Einstellung, die sich in Verbindung mit der Frauenbewegung der 1970er und 1980er Jahre entwickelt habe und in der Tradition »romantischer Medizin« des 19. Jahrhunderts stehe. Die Mehrheit der von mir befragten beziehungsweise im Feld begleiteten Hebammen entsprach jedoch nicht dieser Konstruktion; häufiger nutzten sie Aspekte dieser Rollenzuschreibung bewusst mit dem Ziel der Distinktion oder des Machtanspruchs gegenüber Gynäkologen als Vertretern der »medikalisierten Welt.« Dabei handelte es sich um Hebammen, die entweder im direkten Krankenhausumfeld, aber auch außerhalb der Krankenhäuser arbeiteten.

Letzteres gilt vor allem für *Deutschland*, wo rund 70 Prozent der Hebammen *freiberuflich* beschäftigt sind und in unmittelbarer wirtschaftlicher Konkurrenz zu den selbstständigen Frauenärzten stehen: »Ich sage einfach mal: Es ist ein Kampf um die Patienten. Und da die Hebamme ja besser bezahlt ist als der Gynäkologe, von der Vergütung [...] also die haben keine restriktiven Vergütungsrichtlinien wie wir sie haben« (Interview 4/2009, Gynäkologe).

Der überwiegende Teil der *britischen* Hebammen befindet sich dagegen ausschließlich im Anstellungsverhältnis bei den staatlichen Krankenhäusern. Dies ist nicht zuletzt eine Folge davon, dass es Geburtshelferinnen in Großbritannien derzeit nicht möglich ist, eine private Berufshaftpflichtversicherung abzuschließen.[12]

Gerade die wenigen, freiberuflich und auf privates Risiko arbeitenden britischen Hebammen aber betrachteten eine fundierte Aufklärung hin-

---

12 Nach Angaben von Hebammen und Gynäkologen aus Großbritannien hängt dies damit zusammen, dass das Risiko von Gesundheitsschädigungen während des Geburtsvorganges von Versicherungen als zu hoch – und damit nicht versicherbar – eingeschätzt wird. Freiberufliche Hebammen führen dies auf die ungünstigen Bedingungen in den staatlichen Krankenhäusern zurück (einer Angabe gemäß müssen Hebammen teilweise bis zu vier Geburten gleichzeitig betreuen), aufgrund deren sie freiberuflich arbeiten und den werdenden Müttern eine Geburt in einem stressfreieren – und damit sichereren – Umfeld ermöglichen wollen. Das sich hierdurch ein geringeres Gesundheitsrisiko für Mutter und Kind ergibt, ist aufgrund der geringen Anzahl an freiberuflich tätigen Hebammen jedoch statistisch nicht belegbar.

sichtlich *aller* Aspekte von Schwangerschaft und Geburt häufig als einen wesentlichen Bestandteil eines »holistischen« Betreuungskonzeptes, das als solches sowohl »traditionelle« Praktiken einer »natürlichen« Geburt (unter anderem der Verzicht auf eine medikamentöse Einleitung der Nachgeburt) als auch Nabelschnurblut-Entnahmen umfassen könne. Auch wenn die von mir diesbezüglich befragten Hebammen sich der Problematik bewusst waren, dass zum Beispiel eine möglichst späte Abnabelung zu vergleichsweise geringeren abnehmbaren Nabelschnurblutmengen (und damit geringeren Zellzahlen) führen kann, sahen sie hierin explizit *keine* sich gegenseitig ausschließenden Praktiken, sondern sie betonten in diesem Zusammenhang das zukünftige Entwicklungspotenzial von Nabelschnurblut in der regenerativen Medizin und die Forschungserfolge in der Zellexpansion. Diese Hebammen entwarfen Rollenbilder, die es ihnen ermöglichten, »traditionelle« Geburtspraktiken mit biomedizinischen Dienstleistungen zu verbinden: Sie konstruierten die Vermittlung biomedizinischen Wissens – wenn auch im Sinne begrenzter, hypothetischer und unsicherer Wissensinhalte – als einen Teil ihrer beruflichen Sorgeverantwortung, welche sie an der *Grenze* zwischen *Ungewissheit* und *Nichtwissen* positioniert.

7. Spezialisten »mit beschränkter Haftung«

Die befragten Gynäkologen dagegen, welche im öffentlichen Diskurs eher die Seite der »medikalisierten Geburt« repräsentieren, grenzten ihre ärztliche Beratungspflicht meist deutlich stärker ein: Deutsche (sowie freiberuflich tätige britische) Frauenärzte händigen ihren Patientinnen häufig zu Beginn der Schwangerschaft ein ganzes Paket an Informationsbroschüren aus, darunter auch Broschüren von öffentlichen und privaten Nabelschnurblut-Banken. Allerdings informieren sie häufig nicht aktiv, verfügen oft selbst nur über ein eher mäßiges Detailwissen und beschränken die Information auf eine Darstellung der verschiedenen grundsätzlichen Optionen (Spende, private Einlagerung oder Entsorgung). Wie ein deutscher Gynäkologe und Vorsitzender eines regionalen Gynäkologenverbandes darstellte, haben er und die Mehrzahl seiner Kollegen weder das erforderliche Wissen noch die Zeit für eine vertiefende Beratung – und sehen sich hierfür auch nicht in der Verantwortung:

»Ich denke, die Kompetenz des Frauenarztes ist es zu informieren, aber nicht, die Details zu erklären. Das ist nicht unsere Kompetenz, das gehört nicht dazu. Das ist es ja: Wenn ich eine Patientin über bestimmte Sachen in der Schwangerschaft aufkläre, dann kann ich ja auch nur über den Rahmen aufklären – aber wie sie es dann genau macht, zum Beispiel wie sie das Essen zusammenstellt, oder oder oder [...]. Ich kann nur sagen, es muss eine gesunde Ernährung sein, aber wie sie sich dann ernährt – bitte, dann bei einer Beratung. Das schafft ein Frauenarzt gar nicht mehr heutzutage.« (Interview 4/2009, Gynäkologe)

Trotz dieses tendenziellen Nicht-Wissen-Wollens hat mittlerweile eine steigende Zahl von Frauenärzten damit begonnen, die generelle Information hinsichtlich der verschiedenen Nabelschnurblut-Optionen in ihre Beratungschecklisten mit aufzunehmen – vor allem zur Vermeidung potenzieller Haftungsrisiken. Grundsätzlich betrachten sie ihre Aufgabe jedoch als Informationslieferanten, welche werdende Eltern in die Lage versetzen, sich dann bei Interesse selbst vertiefend zu informieren – hinsichtlich gesunder Ernährung oder Sport während der Schwangerschaft ebenso wie zu Nabelschnurblut-Spende beziehungsweise privater Einlagerung. Nabelschnurblut ist für diese Gynäkologen ein Thema, das sie *nicht* zum Repertoire ihres Expertenwissens zählen: Als »Spezialisten mit beschränkter Haftung« unterscheiden sie sich von denjenigen Hebammen, die ihre sowohl professionelle, vor allem aber auch persönliche Verantwortung auf umfassendere Weise beschreiben. Letztere sehen sich allerdings mit der Herausforderung konfrontiert, verschiedene Identifikationen miteinander in Einklang zu bringen, denn ein solcher Selbstanspruch erfordert das Eingehen von Kompromissen: »It [cord blood] is linking the medical with the non-medical, and that's probably why some of the midwives don't want to get near – it's too complicated.« (Interview 47/2009, Hebamme)

Abweichend von dem zuvor Beschriebenen stellte jedoch eine befragte deutsche Gynäkologin ihre berufliche Verantwortung auf ganz andere Weise dar: Ihr persönliches Ziel (sowie die Empfehlung ihres lokalen Berufsverbandsvorsitzenden[13]) sei der Aufbau einer »Hausarztfunktion« für Frauen. Dies schließt eine praktizierende Tätigkeit ein, die umfassender ist als die des spezialisierten Facharztes. Eine solche hausarztähnliche Beziehung umfasse dann ganze Familien – Großmütter, Mütter, Töchter und

---

13 Der Berufsverband der Frauenärzte e.V. umfasst derzeit 17 föderalistisch organisierte Landesverbände. Deren gemeinsames offizielles Organ »Der Frauenarzt« spricht demgemäß nur Empfehlungen an seine Mitglieder aus, lässt aber auch kontroverse Meinungen zu.

deren generationenspezifische Gesundheitsprobleme; auch zähle zu den grundsätzlichen Aufgaben eines solchen »Frauen-Hausarztes« die entsprechend vertiefende Beratung.

Eine vergleichbare Rollenkonstruktion und ein vergleichbares (Fach-) Arzt-Patienten-Verhältnis kann im *britischen* Gesundheitssystem kaum entstehen, da gesunde Mütter während Schwangerschaft und Geburt nicht von einem Frauenarzt, sondern *ausschließlich* von Hebammen betreut werden, und auch davor beziehungsweise danach reguläre gynäkologische Vorsorgeuntersuchungen über den Hausarzt (beziehungsweise Gemeindekrankenschwestern und Gemeindehebammen) erfolgen. Dementsprechend steht der Umfang, in dem werdende Eltern zu Beginn der Schwangerschaft über Nabelschnurblut informiert werden, in direkter Beziehung dazu, in welches *Gesundheitssystem* sie institutionell eingebunden sind, welchen *lokal*spezifischen *kollektiven* Berufsverantwortungen sich der Gynäkologe verpflichtet weiß, aber auch, welche *individuelle* Verantwortlichkeit der jeweilige Gynäkologe sich selbst innerhalb des Gesundheitsversorgungssystems zuschreibt – an der *Grenze* zwischen *Wissen und intendiertem Nichtwissen*.

8. Spenderwissen

Darüber hinaus wird eine generelle Verpflichtung von Ärzten, werdende Eltern auf breiter Basis zumindest über Nabelschnurblut-Spenden zu informieren, von Vertretern des britischen Gesundheitsministeriums eher aus der Befürchtung heraus abgelehnt, das Wissen einer breiten Öffentlichkeit könne auch die Nachfrage nach Nabelschnurblut-Spenden in die Höhe treiben und zu Forderungen nach einer Ausweitung der begrenzten öffentlichen Abnahme- und Lagerkapazitäten führen, welches als derzeit nicht finanzierbar betrachtet wird. Dementsprechend konzentriert sich das *lokale* Wissen zur öffentlichen Nabelschnurblut-Spendenmöglichkeit in Großbritannien vor allem auf das Umfeld der sechs staatlichen Krankenhäuser im Großraum London (sowie auf ein Krankenhaus in Leicester), wo Nabelschnurblut-Abnahmen möglich – jedoch selbst dort von den individuellen Verantwortlichkeitswahrnehmungen und der individuellen Arbeitsbelastung der jeweiligen Hebamme abhängig sind. So erfolgte beispielsweise zum Zeitpunkt meiner Feldforschung in einem Londoner Krankenhaus eine aktive und umfassende Wissensvermittlung zur Nabelschnurblut-Spende ausschließlich bei Müttern mit geplantem Kaiserschnitt (im Rahmen des erforderlichen Operationsvorgesprächs), Nabelschnurblut-Abnahmen wurden in der Regel nur bei Geburten während der Tagesschicht und nicht am Wochenende vorgenommen. Welches *konkrete* Wissen – oder Nichtwissen – wird nun aber zu dem Themenkomplex ›Spende‹ selbst vermittelt? Im Rahmen meiner geführten Interviews traf der Vertreter einer britischen gemeinnützigen Spendenbank die Aussage, dass man die Eltern grundsätzlich nicht über das konkrete Ergebnis der Nabelschnurblut-Abnahme, das heißt darüber, ob das gespendete Nabelschnurblut als allogenes Transplantat für die medizinische Anwendung oder »nur« für Forschungszwecke eingelagert beziehungsweise verwendet würde, informiere, da man ansonsten »unterschiedliche Spender-Qualitäten« produzieren würde. Denn selbst wenn das Nabelschnurblut – zum Beispiel wegen zu geringer Zellzahl oder aufgrund bakterieller Verunreinigung – verworfen werden müsste, diene es dennoch einem »guten Zweck«, da es den gesamten Testprozess durchlaufe und damit auch der Effizienzüberprüfung von Qualitätskontrollen diene. Darüber hinaus wolle man vermeiden, dass Eltern Fragen stellten wie »Warum ist die Zellzahl so niedrig?«, »Ist da etwas nicht in Ordnung mit meinem Kind?« oder »Hat da jemand bei der Abnahme etwas falsch gemacht?« Eine solche Praxis öffentlicher Nabelschnurblutbanken, die Spender nicht zu informieren, da letzteren ein unzureichendes biomedizinisches Wissen zugeschrieben wird, welches in Enttäuschung oder Kritik münden könne, beschwört das stereotype Bild des »gemeinen« Nabelschnurblut-Spenders als gutwilligen, aber vor allem unwissenden Laien herauf, der vor Enttäuschung geschützt werden muss. Dies steht jedoch im Gegensatz zu den Aussagen interviewter Spendenwilliger und Spender, die nicht nur über ein solides Grundwissen hinsichtlich der Problematik bei Nabelschnurblut-Abnahmen verfügten, sondern auch ihr deutliches Interesse am Ergebnis der Spende zum Ausdruck brachten. Darüber hinaus informieren – zumindest nach meinen Beobachtungen in Großbritannien – Hebammen, die Nabelschnurblut entnehmen, entgegen den vorgenannten formellen oder informellen Regelungen je nach eigenem Enthusiasmus die Eltern direkt nach dem ersten Wiegen des entnommenen Blutes über das »mögliche Ergebnis«, selbst wenn dies nur eine vorläufige Indikation sein kann und das letztliche, von der Qualität des Transplantats abhängige Ergebnis nicht mitgeteilt wird. Diese so genannten »Spendenhebammen« drückten nicht nur ein empfundenes »Recht« der Eltern auf ein solches Wissen aus, sondern es gab ihnen selbst auch die Gelegenheit, mit der eigenen Enttäuschung bei »schlechten Abnahmen« rational umzugehen, indem sie die auch zur Forschung eingelagerten Blute als potenziell lebensrettend definierten, vor allem aber die eigene Begeisterung bei »guten Abnahmen« zu teilen:

»I love it, when I put that bag on the scale looking at it thinking ›that is a good-looking sample‹ – and I'm looking at it and it's like 140 grams, and you think ›great‹. And so I am very pleased to go in and say ›Look that's what we've done. Now, in the scheme of things we only need a minimum of about 90 grams, 100 ml of blood, and we have 140. So that's potentially somebody's life.‹ That is actually quite exciting to tell them and share that with them. You know, they've made the decision to donate, and that's the only thing we can tell them: the potential of the sample that we've got. And so I think it's important that they know that.« (Interview 47/2009, Hebamme)

Dies gilt jedoch nicht in gleicher Weise für die Situation in allen Krankenhäusern, wo gespendet werden kann, da zum Beispiel bei großen Spendenbanken häufig aus wirtschaftlichen Gründen sehr hohe Grenzwerte (hohe Mindest-Zellzahlen für die Einlagerung) gelten.[14] Wie eine Krankenhaushebamme in Deutschland berichtete, sei aber gerade das Wissen, dass ein großer Teil (teilweise über 70 Prozent) des gespendeten Nabelschnurblutes nicht eingelagert, sondern sofort vernichtet würde, sehr entmutigend und könne auch in die Entmutigung potenzieller Spender münden. Bei einer (kleineren) deutschen Spendenbank, die – entgegen der gängigen Praxis – ihre Spender regelmäßig über das tatsächliche Ergebnis informiert, mussten die Telefonberaterinnen als Überbringer von »guten« wie von »schlechten« Nachrichten zwar auch mit den Enttäuschungen auf Seiten der Eltern umgehen, jedoch waren diese Eltern nicht nur bereits *vor* der Nabelschnurblut-Abnahme über die *konkreten* Einlagerungsbedingungen für medizinische oder Forschungszwecke informiert worden, sondern auch *detailliert* über die wissenschaftlichen Ziele der Forschergruppen, die mit dieser Nabelschnurblut-Bank ko-

---

14 Für das erfolgreiche Angehen eines allogenen Nabelschnurblut-Transplantates wird derzeit eine Mindestanzahl von 23 Millionen kernhaltiger Zellen pro Kilogramm Körpergewicht des Patienten erwartet. Jedoch auch dann ist von einem nur langsamen Angehen und langen Krankenhausaufenthalten auszugehen. Daher gilt für Transplanteure grundsätzlich »viel hilft viel«. Dementsprechend ist es für öffentliche Nabelschnurblutbanken aufgrund der hohen Lagerkosten (rund EUR 1.000 pro Einheit) wirtschaftlicher, möglichst große Transplantate einzulagern, die eine höhere Abrufwahrscheinlichkeit aus den Registern haben, da sich die Banken aus den Erlösen hieraus (rund EUR 15.000 pro verkaufter Einheit) refinanzieren.

operierten. Dieses konkret mitgeteilte *unsichere Wissen* schien im Gespräch zwischen Beratern und Eltern die Enttäuschung und Kritik deutlich abzuschwächen beziehungsweise zu entschärfen.

8.1 *Biological Citizens* – Eltern als biomedizinische Experten

Eine solche kritische Auseinandersetzung mit und Erläuterung von wissenschaftlichen Fragen kann verhältnismäßig zeitaufwendig sein, jedoch trafen die befragten Eltern sowohl in Großbritannien als auch in Deutschland die Aussage, man wolle die Auswahl, welche Information relevant sei und welche nicht, *selbst* treffen. Daneben wiesen vor allem deutsche Eltern darauf hin, dass sie sich durchaus in der Lage sehen, mit »unsicherem Wissen« umzugehen – sowohl bei vermeintlich etablierten medizinischen Verfahren als auch hinsichtlich zukünftiger biomedizinischer Forschungserfolge. Gerade eine *Offenheit* von privaten Banken hinsichtlich dieser Unsicherheit wurde von den Eltern ausdrücklich als besonderer *Wert* betrachtet. Darüber hinaus beschrieb sich die Mehrzahl sowohl in Großbritannien als auch in Deutschland als »wissenschaftsaffin« – dies galt insbesondere für in Ostdeutschland befragten Eltern, welche sich zusätzlich als »historisch bedingt« besonders offen (im Sinne einer generellen Offenheit für »Neues«) definierten – einerseits aufgrund einer durch die jahrzehntelange Erfahrung von »Mangelwirtschaft« in der DDR entwickelten Erfindungs- und Improvisationsgabe, andererseits unter Bezugnahme auf eine nach der deutschen Wiedervereinigung 1989 als Neuanfang »erzwungene« Zukunftsausrichtung. Diese offene Ausrichtung basierte auch auf dem Bewusstsein, dass die Fragmenthaftigkeit vergangenen und gegenwärtigen Wissens einen unweigerlich nur fragmentarischen Zukunftsausblick ermöglicht: Die spezifische Erfahrung im Umgang mit nicht-wissenschaftlichen (Nicht-)Wissensformen – wie lokalem, politischem und/oder Alltagswissen – dient hier als Filter, Zugangspunkt und »Brücke« zu biomedizinischem (Nicht-)Wissen. Gleichzeitig ist diese Transformation und Fusion von wissenschaftlichem und nicht-wissenschaftlichem (Nicht-)Wissen nicht auf die Produktion von »Fakten« oder »Wahrheiten« ausgerichtet, sondern auf das Stillen individueller identitätsbezogener und moralischer Bedürfnisse.

Dementsprechend umfasst der Entscheidungsprozess hinsichtlich Spende, privater Einlagerung oder einer Kombination aus beidem sowohl die Aspekte elterlicher als auch gesellschaftlicher Verantwortung in individuell unterschiedlicher Gewichtung: Eltern in Deutschland, die sich für die private Einlagerung oder ein Kombinationsmodell mit Spendenoption entschieden, beschrieben die Entscheidungsnotwendigkeit im vermeintlichen »Dilemma« zwischen diesen beiden Möglichkeiten als eine Bürgerpflicht und als ein Bestandteil individueller politischer Verantwortlichkeit. Diejenigen Eltern, die ausschließlich private Vorsorge wählten, bezeichneten es vor allem als ihre gesellschaftliche Verantwortung, andere über die verschiedenen Möglichkeiten aktiv – jedoch ungerichtet – zu informieren:

»Die Verpflichtung meinem Kind gegenüber, die spüre ich schon irgendwie. Und wenn man sich damit beschäftigt hat und so entschieden hat wie wir, fühlt man sich schon irgendwie in der Pflicht, die Information auch weiterzugeben, damit vielleicht auch mehr öffentlich gespendet wird.« (Interview 18/2009, werdende Mutter)

Diejenigen, die ein Kombinationsmodell wählten, hatten sich ein besonders umfangreiches wissenschaftliches Wissen (insbesondere zur Zellexpansion) angeeignet und diejenigen Eltern schließlich, die sich bewusst gegen die private Einlagerung und für die Spende entschlossen hatten, wiesen darauf hin, dass im Familienkreis keine der indizierten Krankheiten vorliegen würde und der Wissensstand zu Nabelschnurblut in der regenerativen Medizin für sie persönlich »noch« zu unsicher sei. So wies beispielsweise eine befragte Mutter konkret darauf hin, die Ergebnisse der laufenden klinischen Studien in ihrer nächsten Phase abwarten zu wollen. Eine andere Mutter berichtete, dass für sie bei Geburt ihres ersten Kindes vor einigen Jahren der Wissensstand noch zu »unsicher« gewesen sei, so dass sie damals lieber spenden wollte, jedoch seien die Forschungsergebnisse jetzt schon »konkreter« absehbar.

In allen Fällen beschrieben die befragten Eltern jedoch (mit Ausnahme derjenigen, die, vor allem in Großbritannien, keinen Informationszugang zu Nabelschnurblut hatten und erst im Krankenhaus kurz vor der Niederkunft über die – ausschließliche – Spendenmöglichkeit informiert wurden) im Rahmen ihres Entscheidungsprozesses eine intensive Beschäftigung mit biomedizinischer Forschung und Wissenschaft – und deren Vielzahl an »Wahrheiten« – welche auch Anlass zum Nachdenken über generelle Themen wie Wissen, Nichtwissen oder den Umgang mit Ungewissheit gebe. Damit identifizieren Eltern sich selbst als »Experten«, deren »Bildung« über die Aneignung reinen Fachwissens hinausgeht:

»Cord blood banking is not only for people with a higher education, but in itself educates people.« (Interview 60/2009, werdende Mutter)

Biological Citizenship umfasst in diesem Sinne auch die Fähigkeit (und Bereitschaft), sich mit diesen Unschärfen auseinanderzusetzen und auf stereotype Vereinfachungen zu verzichten.

9. Gute Zellen oder schlechte Zellen?

»In a complex world there are no simple binaries.« (Law/Mol 2002)

Wie eingangs beschrieben ist das (Nicht-)Wissen hinsichtlich Nabelschnurblut sowie dessen Vermittlung einerseits eng verschränkt mit den Zuschreibungen beruflicher Institutionen, welche als kollektive Identifizierungen vor allem auf eine Vereinfachung abzielen, und gleichzeitig eingebettet in die jeweiligen lokalen Gesundheitsversorgungssysteme, welche den politischen und moralischen Rahmen, insbesondere aber auch die materialen Bedingungen stellen. Andererseits kann das (Nicht-)Wissen jedoch auch Gegenstand individueller Verantwortlichkeitsübernahmen sein, die gegebenenfalls aus einem einfachen Reflex unmittelbarer Identifikation heraus entstanden und im Zeitverlauf zunehmend reflexiver werden. Damit besitzt Nabelschnurblut das Potenzial, traditionelle Rollen und Verantwortlichkeiten situationsspezifisch in Frage zu stellen und (neu) zu definieren. Dies ist möglicherweise einer der Gründe, warum Nabelschnurblut-Einlagerung häufig mit Ablehnung, Misstrauen oder intendiertem Nichtwissen begegnet wird.

Während *Wissens*ansprüche hierbei mit der Etablierung und Verschiebung von Machtansprüchen einhergehen und eine intellektuelle Leistung voraussetzen, wendet sich *Nichtwissen* – vor allem in Gestalt Komplexitäten erhöhender *konkurrierender* Nichtwissensformen – an emotional grundierte Einstellungen; gleichzeitig erfordert – oder sogar erzwingt – es in seiner Offenheit praktische Handlungskonsequenzen. Insbesondere diejenigen sozialen Akteure, die sich – freiwillig oder unfreiwillig – im unmittelbaren Spannungsfeld zwischen der Annahme und dem Ausschluss von Nabelschnurblut in ihrer alltäglichen beruflichen Praxis bewegen, erfahren daher häufig Instabilität, Unsicherheit, Risiko und letztendlich Frustration. Die Möglichkeit (oder Unmöglichkeit), Stabilität wiederherzustellen, hängt in wesentlichem Umfang davon ab, inwiefern das jeweilige institutionelle Umfeld Spielraum für individuelle Konstruktionen einräumt, die dann von unmerklichen bis hin zu radikalen Rollenverschiebungen reichen können.

Neben dieser Diffusion von biomedizinischer Ungewissheit und Nichtwissen im Berufsalltag von Hebammen und Gynäkologen, welche als Beispiel für die Vergesellschaftungstendenzen von Biomedizin gelten kann, findet gleichzeitig eine Biomedikalisierung des Alltags werdender Eltern, die sich mit der Nabelschnurblut-Stammzelleinlagerung auseinandersetzen, statt. Diese mündet in Verantwortungsübernahmen im Sinne einer *biological citizenship*, welche allerdings nicht nur die Verantwortlichkeit für das biologische Selbst umfasst und das Bewusstsein für eine neue Form des biologischen »Selbstbesitzes« repräsentiert, der sich auch an der »biologischen Zukunft« orientiert (vgl. Waldby 2006), sondern verbindet dies mit kollektiver gesellschaftlicher Verantwortung. Dieser Prozess findet in einem Umfeld widersprüchlicher Politisierungen statt: Zum einen als Aufruf seitens des Staates an seine Bürger, zum biomedizinischen Experten hinsichtlich des eigenen Körpers zu werden, zum anderen auf Seiten der Befürworter privater Nabelschnurblut-Einlagerung, die für Patientenautonomie, das Recht auf eine informierte Entscheidung und für eine private Gesundheitsvorsorge optieren, und des Weiteren – als die Position der Gegner –, welche den Schutz von Eltern-Patienten als biomedizinischen Laien und eine »Rückkehr« zur Verantwortung für das gesellschaftliche Gemeinwohl fordern, häufig unter Bezugnahme auf die Blutspende.

Hierbei bleibt jedoch die *spezifische Ambivalenz* von Nabelschnurblut unberücksichtigt: In der historischen Entwicklung sich wandelnder Wahrnehmung von medizinischem Abfall zu einem lebensrettenden Gut beruht die Kategorisierung und Deutung als Altruismus – oder Egoismus – auf Erfahrungen mit bereits existierenden Spendensystemen. Nabelschnurblut ist jedoch nur sehr eingeschränkt vergleichbar, da es – anders als Blut, Samen, Eizellen oder Knochenmark – *nicht reproduzierbar*, im Gegensatz zu Organen jedoch sowohl für allogene *als auch* für autologe Behandlungen verwendbar ist. Zudem müssen Eltern *nicht* über den eigenen Körper, sondern über das legale Eigentum ihres Kindes entscheiden: Die geforderte moralische Orientierung an den existierenden Wert- und Normengefügen eliminiert damit jedoch die Komplexitäten verschwimmender Verantwortungsbereiche und ignoriert die Tatsache, dass sich die im Kontext von Nabelschnurblut entstehenden Ungewissheiten und Nichtwissensformen einer solchen Kategorisierung weitgehend entziehen. Diese Komplexitätsreduzierung (oder sogar -eliminierung) in eine binäre Auflösbarkeit infolge einer Politisierung kommt in Narrativen zum Ausdruck, welche die vermeintlichen »Antipoden« von autolog/allogen, alte Zellen/junge Zellen, Altruismus/Egoismus, »gut/»böse« zur Schaffung einer Symbolwelt heranziehen, die, wenn auch nur auf provisorische und prekäre Weise, Identifikationsangebote schafft.

Tatsächlich aber verwenden Hämatologen und *tissue engineers* bereits seit einiger Zeit autologe und allogene Transplantate sowie adulte und naive Stammzellen gemeinsam. Spendenbanken und private Stammzellbanken schließen sich in *public-private partnerships* zusammen (oder bieten werdenden Eltern die verschiedenen Einlagerungsalternativen zusammen an). Begriffe wie Altruismus und Egoismus sowie damit in Verbindung stehende Praktiken schließen einander nicht aus und werden im biomedizinischen Kontext neu verhandelt:

»Research into cord blood means the transferability – the benefit of having related cords and non-related cords with using other related samples is meaning that there are strengthening arguments traversing from and between private use and public use. The value of cord blood is that it is much more transferable, mobile – and that's the very value of cord blood: it enables us to have partnerships.« (Interview 65/2009, Abgeordneter des House of Commons)

Solche Partnerschaften können über die (»*Best-of-both-Worlds*«-)Kombinationen von Spende und privater Einlagerung nicht nur ein weiteres Identifikationsangebot für die beteiligten sozialen Akteure leisten, sondern auch zu einem offeneren Umgang mit biomedizinischem Nichtwissen und Ungewissheit anregen.

10. »Wait a minute«

Zu Abschluss meiner Feldforschungen in 2010 führte ich ein Interview mit der leitenden Frauenärztin eines der größten Krankenhäuser Londons – ein Gespräch, welches die hier zuvor beschriebenen (Nicht-)Wissensbestände und Ungewissheiten situativ in neue Handlungszusammenhänge stellt:

»But now we have a huge amount of ignorance/ every time I sit there and have a baby there I think »when should I clamp the cord?« [...] What I now realize is – what I'm doing with my uncertainty is trying to tell other people that we don't know as much as we thought we did [...] But we actually haven't got the long-term studies. I mean, we know that if you clamp early that's more anaemia, and we know anaemia is bad for babies, but a lot say anaemia in the west doesn't really matter because babies are so well fed. But what we don't know is if it causes subtle differences, a subtle problem of hypoxia in the brain, temporarily. It might well be, if we followed the babies up/ but we haven't. It might well be that they do better – or worse. I'm prepared to say ›I don't know‹. But when I think about it, I can't see any logic to [immediate] clamping. [...] Obviously they don't die, but it may well be that we knock 2 points of IQ off – so with 1,000 babies that's 2,000 points of IQ – that's a lot of IQ loss. But I don't know! It may be that they get 2 points of IQ better, because they are so stressed at birth they become more/you know – asserted individuals later in life. I don't know! [...] So I'm trying to get through the consultant and senior midwifery body a guideline that has a ›wait a minute‹ policy in it. And when I'm on labour ward and at a delivery I say ›wait a minute, wait a minute – don't rush/ let's see if the baby – look it's got a heartbeat, it's fine – let's just wait.‹ [...] And I'm trying to increase the level of uncertainty in all the junior doctors, and I'm trying to get them all asking questions. And, of course, that unsettles everybody. That unsettles the individuals, and it unsettles the unit – but I think that's what you've got to do [...] Wherever you shine a light you see things you didn't know they were there. You know, if I shine a light in that corner I will see more than I thought was there. And the more you look at something the more you find you don't know.« (Interview 72/2010, Gynäkologin)

Gerade als sich abzuzeichnen beginnt, dass aufgrund des finanziellen Drucks einerseits und des »ethischen« Drucks andererseits öffentliche und private Nabelschnurblutbanken damit beginnen, sich einander sowohl organisatorisch als auch hinsichtlich einheitlicher Qualitätsstandards anzunähern, ziehen neue Wolken am »Stammzellhorizont« auf: Während bislang davon ausgegangen wurde, dass die Nabelschnurblut-Abnahme selbst einen für Mutter und Kind gesundheitlich unproblematischen Vorgang darstellt, der nicht in den natürlichen Geburtsverlauf eingreift, werden seit einiger Zeit vermehrt Stimmen vor allem amerikanischer und britischer Gynäkologen und Neonatologen laut, die ein Überdenken der bisherigen Abnabelungspraxis fordern (vgl. Downey/Bewley 2009). Dieser medizinwissenschaftliche Diskurs hinsichtlich einer frühen oder späten Abnabelung selbst ist zwar nicht neu (vgl. zum Beispiel Chaparro 2006) – insbesondere die Verringerung des Risikos von Eisenmangel und damit verbundener Anämie des Kindes – neu ist jedoch die Bezugnahme auf den Stammzelltransfer: Angestoßen durch die Diskussionen der zentralen amerikanischen und britischen Berufsverbände hinsichtlich ihrer politischen Positionierung im Nabelschnurblut-Diskurs wird der Nichtwissensanspruch erhoben, dass durch ein frühes Abnabeln dem Neugeborenen die »erste Stammzelltransplantation seines Lebens« entzogen würde, die – möglicherweise – das Auftreten von Diabetes oder neurologischen Erkrankungen wie Alzheimer und Parkinson im späteren Leben verzögern oder sogar verhindern könne. Prinzipiell wird hier mit denselben experimentellen Versuchsergebnissen argumentiert, welche auch Befürworter der privaten Nabelschnurblut-Einlagerung heranziehen – allerdings mit dem Argument des Nabelschnurbluttransfers während der Geburt als »natürlicher« Gesundheitsprophylaxe. Inwiefern dies durch Langzeitstudien belegt werden kann, bleibt abzuwarten.

Bemerkenswert sind in diesem Zusammenhang jedoch der vorgeschlagene pragmatische Umgang mit diesem möglicherweise *nicht auflösbaren Nichtwissen* in der alltäglichen Praxis von Hebammen und Gynäkologen sowie die potenziellen zukünftigen Entwicklungen in der *Politisierung dieses Nichtwissens.* Ein allgemeiner Trend zur Verzögerung des Abnabelungszeitpunktes widerspräche den Anforderungen von Spendenbanken, die nur große Nabelschnurblut-Transplantate einlagern. Gleichzeitig waren Gynäkologen- und Hebammenverbände bislang ausgesprochene Befürworter der Nabelschnurblut-Spende und tendenzielle Gegner der privaten Einlagerung, jedoch sind es vor allem die privaten Nabelschnurblutbanken, die eher auch infolge späterer Abnabelung kleinere Nabelschnurblut-Transplantate einlagern können – insbesondere unter Bezugnahme auf die erwarteten Entwicklungen in der Zellexpansion. Spätestens mit dieser Sachlage sind aber die aktuellen Nichtwissensbestände und Ungewissheiten hinsichtlich Nabelschnurblut nicht mehr diskursiv binär auflösbar, sondern erfordern eine *praktische* Auseinandersetzung mit den bestehenden Komplexitäten durch *alle* beteiligten Akteure.

Literatur

Beck, Ulrich (1996), »Wissen oder Nichtwissen? Zwei Perspektiven ›reflexiver Modernisierung‹«, in: Beck, Ulrich u.a. (Hg.), *Reflexive Modernisierung. Eine Kontroverse,* Frankfurt a. M., S. 19–112.

– (2004), *Der kosmopolitische Blick oder: Krieg ist Frieden,* Frankfurt a. M.

Böschen, Stefan u.a. (Hg.) (2004), *Handeln trotz Nichtwissen. Vom Umgang mit Chaos und Risiko in Politik, Industrie und Wissenschaft,* Frankfurt a. M.

Brown, Nik/Kraft, Alison (2006), »Blood Ties: Banking the Stem Cell Promise«, *Technology Analysis & Strategic Management,* 18 (3/4), S. 313–327.

Brown, Nik u.a. (2006), »The Promissory Pasts of Blood Stem Cells«, *BioSocieties* 1, S. 329–348.

Broxmeyer, Hal E. (2010a),»Cord Blood Hematopoietic Stem Cell Transplantation«, *StemBook. The Stem Cell Research Community*, doi/10.3823/stembook.1.52.1, 1.9.2010, www.stembook.org

– (2010b),»Umbilical Cord Blood Transplantation: Epilogue«, in: Wagner J.E. (Hg), *Seminars in Hematology* 47, S. 97–103.

Burri, Regula Valérie/Dumit, Joseph (Hg.) (2007), *Biomedicine as Culture. Instrumental Practices, Technoscientific Knowledge, and New Modes of Life*, New York.

Busby, Helen (2010),»The Meanings of Consent to the Donation of Cord Blood Stem Cells: Perspectives from an Interview-based Study of a Public Cord Blood Bank in England«, *Clinical Ethics* 2010, S. 22–27.

Chaparro, Camila u.a. (2006),»Effect of Timing of Umbilical Cord Clamping on Iron Status in Mexican Infants: A Randomized Controlled Trial«, *Lancet* 367 (9527), S. 1997–2004.

Delaney, Colleen u.a. (2010),»Notch-mediated Expansion of Human Cord Blood Progenitor Cells Capable of Rapid Myeloid Reconstitution«, *Nature Medicine* 16, S. 232–236.

Dixon-Woods, Mary u.a. (2008),»Human Tissue and ›the Public‹: The Case of Childhood Cancer Tumour Banking«, *BioSocieties* 3, S. 57–80.

Downey, Candice/Bewley, Susan (2009),»Third Stage Practices and the Neonate«, *Fetal and Maternal Medicine Review* 20 (3), S. 229–246.

Duden, Barbara/Samerski, Silja (2007),»›Pop Genes‹: An Investigation of ›the Gene‹ in Popular Parlance«, in: Burri, Regula Valérie/Dumit, Joseph (Hg.), *Biomedicine as Culture. Instrumental Practices, Technoscientific Knowledge, and New Modes of Life*, New York, S. 167–190.

Dumit, Joseph (2004), *Picturing Personhood: Brain Scans and Biomedical Identity*, Princeton.

Franklin, Sarah/Roberts, Celia (2006), *Born and Made. An Ethnography of Preimplantation Genetic Diagnosis*, Princeton/Oxford.

Gibbon, Sahra/Novas, Carlos (2008),»Introduction: Biosocialities, Genectics and the Social Sciences«, in: Gibbon, Sahra/Carlos Novas (Hg.), *Biosocialities, Genetics and the Social Sciences. Making Biologies and Identities*, New York, S. 1–18.

Gill, Bernhard (2004),»Nichtwissen in der postsäkularen Wissensgesellschaft – der Zuwachs an selbst- und fremddefiniertem Nichtwissen«, in: Böschen, Stefan u.a. (Hg.), *Handeln trotz Nichtwissen. Vom Umgang mit Chaos und Risiko in Politik, Industrie und Wissenschaft*, Frankfurt a. M., S. 19–36.

Heath, Deborah (1998),»Locating Genetic Knowledge: Picturing Marfan Syndrome and its Travelling Constituencies«, *Science, Technology, and Human Values* 23 (1), S. 71–97.

Heidbrink, Ludger (2007), *Handeln in der Ungewissheit. Paradoxien der Verantwortung*, Berlin.

Hollands, Peter/McCauley,Catherina (2009),»Private Cord Blood Banking: Current Use and Clinical Future«, *Stem Cell Reviews & Reports* 5, S. 195–203.

Keating, Peter/Cambrosio, Alberto (2000),»Biomedical Platforms«, *Configurations*, 2000 (8), S. 337–387.

Kögler, Gesine u.a. (2009), »Future of Cord Blood for Non Oncology Uses«, *Bone Marrow Transplant* 44, S. 683–697.

Langenohl, Andreas (2009), »Zweimal Reflexivität in der gegenwärtigen Sozialwissenschaft: Anmerkungen zu einer nicht geführten Debatte«, *Forum Qualitative Sozialforschung/Forum: Qualitative Social Research* 10 (2), Art. 9, http://nbn-resolving.de/urn:nbn:de:0114-fqs090297, Zugriff 11/2010.

Law, John/Mol, Annemarie (Hg.) (2002), *Complexities. Social Studies of Knowledge Practices*, Durham/London.

Lock, Margaret (2008), »Biosociality and Susceptibility Genes: A Cautionary Tale«, in: Gibbon, Sahra/Carlos Novas (Hg.), *Biosocialities, Genetics and the Social Sciences. Making Biologies and Identities*, New York, S. 56–78.

Manzei, Alexandra (2005), *Stammzellen aus Nabelschnurblut. Ethische und gesellschaftliche Aspekte*, Berlin.

Marcus, George E. (1998), *Ethnography Through Thick and Thin*, Princeton.

Mol, Annemarie (2002), *The Body Multiple: Ontology in Medical Practice*, Durham/London.

– (2008), *The Logic of Care. Health and the Problem of Patient Choice*, London/New York.

Nietfeld, J. J. et. al. (2008), »Lifetime Probabilities of Hematopoietic Stem Cell Transplantation in the U.S.«, *Biology of Blood and Marrow Transplantation* 14, S. 316–322.

Novas, Carlos (2006), »The Political Economy of Hope: Patients' Organizations, Science and Biovalue«, *BioSocieties* 1, S. 289–305.

– (2008), »Patients, Profits and Values: Myozyme as an Exemplar of Biosociality«, in: Gibbon, Sahra/Carlos Novas (Hg.), *Biosocialities, Genetics and the Social Sciences. Making Biologies and Identities*, New York, S. 136–156.

Oudshoorn, Nelly/Somers, André (2007), »Constructing the Digital Patient: Patient Organizations and the Development of Health Websites«, in: Burri, Regula Valérie/Dumit, Joseph (Hg.), *Biomedicine as Culture. Instrumental Practices, Technoscientific Knowledge, and New Modes of Life*, New York, S. 205–222.

Pálsson, Gísli (2007), *Anthropology and the New Genetics*, Cambridge.

Pasveer, Bernike (1989), »Knowledge of Shadows: The Introduction of X-ray Pictures in Medicine«, *Sociology of Health and Illness* 11 (4), S. 360–381.

Rapp, Rayna (2000), »Extra Chromosomes and Blue Tulips: Medico-familial Interpretations«, in: Lock, Margaret u.a. (Hg.), *Living and Working with the New Medical Technologies: Intersections of Inquiry*, Cambridge, S. 184–208.

– (2003) »Cell Life and Death, Child Life and Death. Genomic Horizons, Genetic Diseases, Family Stories«, in: Franklin, Sarah/Margaret Lock (Hg.) *Remaking Life & Death. Toward an Anthropology of the Biosciences*, Santa Fé, S. 129–164.

Reimann, Verena u.a. (2009), »Stammzellen aus Nabelschnurblut in der Transplantations- und regenerativen Medizin«, *Deutsches Ärzteblatt* 106 (50), S. 831–836.

Rocha, Vanderson/Broxmeyer, Hal E. (2010), »New Approaches for Improving Engraftment after Cord Blood Transplantation«, *Biol Blood Marrow Transplant* 16, S. 126–132.

Rose, Nikolas/Novas, Carlos (2005), »Biological Citizenship«, in: Ong, Aihwa/Collier, Stephen J. (Hg.), *Global Assemblages. Technology, Politics, and Ethics as Anthropological Problems*, Malden/Oxford, S. 439–463.

Santoro, Pablo (2009), »From (Public?) Waste to (Private?) Value. The Regulation of Private Cord Blood Banking in Spain«, *Science Studies* 22 (1), S. 3–23.

Sharp, Lesley A. (2006), *Strange Harvest. Organ Transplants, Denatured Bodies, and the Transformed Self*, Berkeley, Los Angeles, London.

–   (2007), *Bodies, Commodities & Biotechnologies. Death, Mourning & Scientific Desire in the Realm of Human Organ Transfer*, New York.

Stanevsky, Anfisa u.a. (2010), »Cord Blood Stem Cells for Hematopoietic Transplantation«, *Stem Cell Reviews & Reports* DOI 10.1007/s12015-010-9183-9.

Strathern, Marilyn (2005), »Robust Knowledge and Fragile Futures«, in: Ong, Aihwa/Collier, Stephen J. (Hg.), *Global Assemblages. Technology, Politics, and Ethics as Anthropological Problems*, Malden, Oxford, S. 464–481.

Waldby, Catherine (2006), »Umbilical Cord Blood: from Social Gift to Venture Capital«, *BioSocieties* 1, S. 55–70.

–   /Mitchell, Robert (2007), *Tissue Economies: Blood, Organs and Cell Lines in Late Capitalism*, Durham.

Wehling, Peter (2006), *Im Schatten des Wissens? Perspektiven der Soziologie des Nichtwissens*, Konstanz.

Die anonyme Samenspende und ihre Folgen: Strategien des Umgangs mit Ungewissheit und Nichtwissen

Dorett Funcke

1. Das soziale Phänomen der Spendersamenkinder

In Deutschland leben schätzungsweise 100.000 Kinder und (junge) Erwachsene, die von einem anonymen Samenspender stammen. Gab es vor ein paar Jahren noch ca. 1.500 bis 2.000 Geburten durch heterologe Insemination[1] pro Jahr, so ist die Zahl der Geburten durch heterologe Insemination heute um zwei Drittel zurückgegangen, da durch neue Methoden der Fortpflanzungsmedizin (hier insbesondere die intracytoplasmatische Spermieninjektion, ICSI[2]) seit 1993 für viele Ehepaare die Möglichkeit besteht, ein genetisch eigenes Kind zu bekommen. So liegt die Anzahl der Kinder, die pro Jahr mit einer Samenspende gezeugt wurden, zurzeit bei ca. 1.000 bis 1.200 Kinder; dies sind, auf die Geburtenrate von 2005 bezogen, weniger als 0,2 Prozent aller Kinder (Thorn 2008: 1).

Die ersten über heterologe Insemination entstandenen Kinder wurden heimlich in den 1950er Jahren in den Behandlungsräumen und Wohnzimmern von Ärzten in Frankfurt und Bad Pyrmont gezeugt. 1970 hat die Bundesärztekammer das Verfahren berufsrechtlich legalisiert – seither

---

1 Der Begriff »assistierte Fortpflanzung« wird juristisch als Oberbegriff verwendet für Maßnahmen, welche die Herbeiführung einer Schwangerschaft mit Hilfe der Fortpflanzungsmedizin bezwecken. Dazu gehören neben der Insemination mit Sperma des (Ehe)Partners der Frau (homologe Insemination) oder mit Sperma eines Spenders (heterologe Insemination) auch die Entnahme von Eizellen, die Befruchtung im Reagenzglas und das Wiedereinpflanzen der befruchteten Eizelle (In-vitro-Fertilisation) sowie weitere medizinische Verfahren, die es verschiedengeschlechtlichen Paaren ermöglichen sollen, sich ihren Wunsch nach biologisch eigenen Kindern zu erfüllen. Ich verwende nicht den Begriff »donogene Insemination«, der gerne alternativ zum Begriff »heterologe Insemination« verwendet wird, aber meiner Ansicht nach die Sache nicht trifft, da die Abgabe des Samens durch ein Entgeld entlohnt wird und nicht in Form einer Gabe (lat. donare = schenken) den unfruchtbaren Paaren geschenkt wird.

2 Intracytoplasmatische Spermieninjektion (ICSI): Ein Verfahren, bei dem ein einzelner Samenfaden in eine Eizelle eingebracht wird (auch Mikroinjektion genannt).

dürfen Ärzte in Deutschland Paaren, bei denen Unfruchtbarkeit als Indikation vorliegt oder einer der Partner an einer Erbkrankheit leidet, zu einem Kind über eine Fremdsamenspende verhelfen. Bis Ende der 1980er Jahre sicherten die Ärzte den Spendern komplette Anonymität zu. Sie selbst vernichteten in den ersten Jahren alle Unterlagen, entweder sofort oder nach zehn Jahren – so lange müssen medizinische Unterlagen in Deutschland aufbewahrt werden. Für Unterlagen über künstliche Befruchtung gelten erst seit kurzer Zeit 30 Jahre.[3] Es besteht allerdings ein Widerspruch zwischen der Dokumentation der Spendersamenbehandlung und dem Recht auf Wissen über die eigene Abstammung. Eine auf das Jahr 1998 bezogene Untersuchung zeigt, dass sich über die Hälfte der befragten Ärzte an dieser Frist orientierte und die Unterlagen nach zehn Jahren vernichtete (Thorn/Daniels 2000). Die Richtlinien der Bundesärztekammer zur Durchführung der assistierten Reproduktion beschreiben jedoch ausdrücklich, dass

»das durch heterologe Insemination gezeugte Kind einen Anspruch auf Bekanntgabe seines biologischen Vaters (hat – D.F.), da die biologische Vaterschaft, zum Beispiel im Eingehen einer Ehe, im Hinblick auf Gesundheit und Nachkommenschaft von wesentlicher Bedeutung ist. Der Arzt kann dem Samenspender daher keine Anonymität zusichern, zumal nach der Rechtsprechung des Bundesverfassungsgerichts das allgemeine Persönlichkeitsrecht auch das Recht auf Kenntnis der eigenen Abstammung umfasst« (Bundesärztekammer 1989: Anhang 1.4).[4]

Obgleich dieses Recht auf Kenntnis der eigenen Abstammung besteht, empfehlen viele Ärzte nach wie vor, die Zeugungsart weder dem Kind noch Verwandten oder Freunden mitzuteilen (Thorn/Daniels 2007: 994).

Die erste Generation, die durch die damalige Praxis der reproduktionsmedizinischen Behandlung um eine zentrale Wahrheit des Lebens gebracht worden ist, nämlich den leiblichen Vater zu kennen, ist heute erwachsen. Ein Reproduktionsmediziner, der 1981 in Essen ein Zentrum der Reproduktionsmedizin gegründet hat und der zu den Medizinern zählt, die in Deutschland von Anfang an die künstliche Befruchtung durchgeführt haben, berichtet in einem Gespräch, dass jetzt die erste Generation der »vaterlosen« Kinder beginnt, nach dem Vater zu fragen. Erst kamen nur

---

3 Vgl. die Richtlinie 2004/23/EG des Europäischen Parlaments und des Rates vom 31.03.2004 und die (Muster) Richtlinie zur Durchführung der assistierten Reproduktion. Novelle 2006.

4 Vgl. BVerfG v. 31.1.1989, BVerfGE 79, 256; vgl. auch das Transplantationsgesetz (TPG/2007) aus dem Jahr 2007 (§14 Abs.3 TPG).

wenige Briefe in seine Klinik – so Prof. Katzorke –, mittlerweile erhält er im Monat manchmal einen pro Woche – mit der immer gleichen Frage (vgl. Faigle 2007). Er sagt, dass er immer gewusst habe, dass da draußen eine Zeitbombe tickt, die irgendwann explodieren könnte. »Wir werden gerade von dem eingeholt, was wir vor Jahren gemacht haben.« Die Chance zum Gespräch und zur Forschung mit über eine anonyme Samenspende erzeugten Kindern besteht in Deutschland also erst seit kurzem. Bislang wissen wir über die Sicht dieser Jugendlichen und jungen Erwachsenen auf verwandtschaftliche Bindungen und Praxen der Zusammengehörigkeit, die mit assistierenden Reproduktionstechnologien zusammenhängen, entsprechend wenig. Kaum etwas ist über ihre Erfahrungen im Umgang mit aktivem Wissen wie Nichtwissen über genetische »Ursprünge« und über die Bedeutungen, die sie der technologischen »Assistiertheit« ihrer eigenen Zeugung zuweisen, bekannt.[5] Ich werde in diesem Beitrag an einem Fallbeispiel einer jungen Erwachsenen, die über eine Fremdsamenspende gezeugt wurde und ihren leiblichen Vater nicht kennt, den Fragen nachgehen, (a) welche Funktion der genetischen Abstammung für den Identitätsbildungsprozess eines Menschen zukommt, (b) welche Folgen für das Selbstverständnis die Erfahrung zeitigt, von den Eltern durch das Zurückhalten von Informationen, eben durch eine bewusste Geheimhaltung, getäuscht worden zu sein und (c) wie mit dem unauflösbaren Wissen, aufgrund fehlender Daten über den biologischen Vater den genetischen Ursprungsort auch langfristig nicht eindeutig bestimmen zu können, umgegangen wird.

Zunächst werde ich aber mit Hilfe der ersten beiden Fallbeispiele in die Thematik einführen und skizzieren, was es für die (jungen) Erwachsenen bedeutet, plötzlich zu erfahren, nur mit einem Elternteil leiblich verwandt zu sein, über den biologischen Vater nur ein relativ begrenztes, hypothetisches und unsicheres Wissen zur Verfügung zu haben und aus einem technischen Prozess entstanden zu sein. Welche Schwierigkeiten sich auftun, wenn das aus heterologer Insemination hervorgegangene Kind seine Vorstellung vom leiblichen Vater konkretisieren und etwas über die Person erfahren möchte, kündigt sich bereits in den Themen an, um die sich erste Selbsthilfegruppen (vgl. www.spenderkinder.de) organisiert haben. Das Material, das den folgenden Darstellungen zugrunde liegt, stammt neben ersten Interviews, die ich mit »Spendersamenkindern« geführt habe, von

---

dieser Internetplattform. Die ersten beiden Fälle dienen der illustrativen Annäherung, während das dritte Fallbeispiel sequenzanalytisch erschlossen wird. Im Vergleich zu den ersten beiden Fällen handelt es sich bei dem dritten Fall um einen Kontrastfall, da die junge Erwachsene unter der Bedingung der sozialen Elternschaft eine relativ günstige Sozialisation erlebt hat und von ihrem technisch vermittelten Lebensanfang nicht forciert durch Ahnungen oder per Zufall, sondern von ihren sozialen Eltern im Rahmen eines Aufklärungsgespräches erfahren hat.

2. Zwei Fallbeispiele

Manuela ist 1977 geboren und lebt in der Schweiz, in der Nähe von Bern. Mehr durch einen Zufall hat sie davon erfahren, dass sie aus einer Fremd-samenspende entstanden ist. Sie erzählt mir im Interview, dass, als sie 18 Jahre alt war, im Biologieunterricht das Thema ›Blut‹ behandelt wurde. »Nun kam es so, dass ich kurz darauf beim Arzt eine Blutentnahme ma-chen lassen musste und da mich meine Blutgruppe interessierte, wünschte ich mir, dass er auch gleich meine Blutgruppe mitbestimmen sollte. Beim nächsten Arztbesuch kam dann raus, dass meine Blutgruppe nicht zu der meiner Eltern passte.« Auf die Erfahrung, über eine Fremdsamenspende entstanden zu sein, folgte ein

»Schock und eine Erleichterung [...] Der Schock bestand darin, dass von einem Moment auf den anderen meine Grundfesten erschüttert wurden. Scheinbar un-umstößliche Tatsachen entpuppten sich zu Lügen. Die Erleichterung war, dass ein starkes Gefühl, welches ich schon immer hatte, sich als richtig erwies. Solange ich denken konnte, hatte ich das Gefühl, dass irgendetwas nicht stimmte in unserer Familie. Dieses Gefühl machte mich manchmal ganz wirr, da ich es einfach nicht einordnen konnte – bis zu jenem Tag.«

Nachdem Manuela erfahren hatte, dass sie über eine künstliche Befruch-tung zur Welt gekommen ist, beendet sie ihre damalige Liebesbeziehung, bricht die Schule ab und zieht von Zuhause aus – »ich musste mich in meinem Leben neu orientieren«. Mit 24 Jahren kommt dann der Wunsch auf, etwas über den genetischen Vater zu erfahren. Sie vereinbart mit dem Arzt der Frauenklinik in Bern einen Termin und schildert am Telefon das Anliegen. Er erklärt, dass es keine Unterlagen mehr gäbe. Vor 24 Jahren habe man die Samenspende anonym durchgeführt. Auch wenn sie etwas finden würden, dann wäre das höchstens eine Spendernummer. »Meine Enttäuschung war enorm. Wollte ich doch nur einen Namen, einen kleinen Anhaltspunkt, irgendetwas Greifbares.«

Manuela schreibt Gedichte, die ihre Geschichte betreffen und überschrieben sind zum Beispiel mit »Vater Nr. 209« (4/2007) und »Fählendi Wurzle« (9/2007). Der Refrain des ersten Gedichtes lautet:[6]

Entstanden im sterilen Spital
Der Vater ein Röhrchen mit einer Zahl
Für mich bedeutete er viel mehr
Keine Chance, ihn einmal zu sehen

Hab ich ein Leben von Gott gewollt
Oder hat mich die Medizin auf die Erde geholt?
Habe ich eine »Daseinsberechtigung«
Oder ist mein ganzes Leben »krumm«

Die Suche nach meinem Vater ist mir misslungen
Habe gemacht, was ich konnte und ihn trotzdem nicht gefunden
Habe ich noch Geschwister auf dieser Welt
Das zu wissen wäre mir mehr wert als viel Geld

1000 offene Fragen, ein Teil von mir ist trüb
mich dauernd damit zu beschäftigen, macht mich unheimlich müde
deswegen lege ich es mal beiseite, nicht mehr länger darüber studieren
und hoffe auf ein Wunder, welches mir meinen Vater zeigt

Sybille. Im Alter von 33 Jahren erfährt Sybille, dass sie aus einer anonymen Samenspende entstanden ist. Die Blutgruppe, die in ihrem Mutterpass stand – Sybille ist Mutter eines fünf Jahre alten Sohnes – stimmte nicht mit der ihrer Eltern überein. Ihre Eltern gaben auf ihre Nachfragen diesbezüglich keine Antwort. Erst über den Anwalt der Eltern erfährt sie in einem Brief, dass sie das Ergebnis einer heterologen Insemination sei, durchgeführt im März 1974 von einem Dr. M. in München. Nach nur einem Arztbesuch wurde die Mutter schwanger.

Bis heute sind die Eltern nicht bereit, mit Sybille darüber zu sprechen. Sie fing an, den biologischen Vater zu suchen. Dr. M. war aber bereits verstorben, und seine Ehefrau konnte nur berichten, dass die Spender immer abends durch eine Hintertür in die Praxis kamen. Ein Kollege von Dr. M. habe ihr erzählt, so Sybille, dass dieser selbst oft gespendet habe.

---

6 Vgl. 11.01.2011, www.kindaussamenspende.ch/Spenderkinder/Meine%20Texte/5E49
F701-874F-4414-964A-4C873A82D631.html

Eine ehemalige Sprechstundenhilfe weiß, dass Dr. M. im Zweiten Weltkrieg Jagdflieger gewesen sei und Spender nur aus »seinen Reihen« genommen habe: aus dem Bundeswehr-Fliegerhorst in Fürstenfeldbruck. Zurzeit
versucht Sybille an deren Jahrgangsbände von 1974 zu kommen. »Dann
wären 500 Männer im engeren Kreis. Wenn da fünfzig dabei sind, die ein
bisschen wie ich aussehen, dann besuche ich die alle. Ich finde meinen
Vater.« (ausführlicher zum Fall in Funcke: 2012).

3. Die heterologe Insemination – eine Kultur der Geheimhaltung

Bis vor rund 15 Jahren hat sich die Frage, ob man Kinder über ihre Herkunft aufklären soll, weder in Deutschland, noch in vielen anderen Ländern gestellt. Die Spendersamenbehandlung war so stark tabuisiert, dass
nur wenige Eltern den Mut hatten, offen damit umzugehen. »Nichts über
den Spender zu wissen, ist für mich angenehm«, sagt ein Mann, der nicht
der leibliche Vater seines Kindes ist, »vielleicht wollte ich auch nichts wissen, denn ich hatte Angst, dass dann etwas zwischen mir und dem Kind
stehen würde« (Thorn 2007: 997). Sehr häufig wird auch von Eltern die
Befürchtung geäußert, dass sich das Kind zum Samenspender, da er der
biologische Vater ist, mehr als zum sozialen Vater hingezogen fühlen
könnte. Die Geheimhaltung diente in diesen Fällen, von denen Petra
Thorn in ihrem Ratgeberbuch berichtet (Thorn 2008), dem Schutz des
leiblichen Vaters. »Ich habe Angst davor, dass mein Mann vielleicht sagen
könnte, das ist nicht mein Kind […] oder das Kind vielleicht irgendwann
weiß, dass es nicht von ihm abstammt und sagt, du bist doch gar nicht
mein Vater« (Thorn 2007: 997). Des Weiteren hat die Empfehlung vieler
Ärzte, das familiale Anderssein geheim zu halten, dazu geführt, dass Eltern
sich nicht dafür entscheiden, offen mit dem Kind über seine Entstehung
zu sprechen. Damit sollte einerseits die über die technische Zeugungshilfe
gegründete Familie vor der gesellschaftlichen Stigmatisierung, andererseits
auch der Samenspender als biologischer Erzeuger vor möglichen juristischen Forderungen geschützt werden. Auch gingen einige Ärzte bis in die
1980er Jahre davon aus, dass die Geheimhaltung der Zeugungsart für die
Entwicklung des Kindes das Beste sei. Ärzte befürchteten, dass die Wahrheit zu »unüberwindbaren sozialen und psychologischen Schwierigkeiten

für das Kind und die Familie« führen könnte.[7] Sie erwarteten psychologische und emotionale Traumata und, als Folge des gesellschaftlichen Stigmas, negative Reaktionen dem Kind gegenüber. Auch gab es Bedenken, dass das Kind nach Informationen über den Spender suchen könnte. Da solche Informationen in vielen Fällen vernichtet wurden, war die Empfehlung der Ärzte, um Frustrationen zu vermeiden, von einer Aufklärung abzusehen. So berichtet eine Mutter:»Wir klären das Kind auf, dass es einen anderen biologischen Vater hat und dann fragt es, ›Wer ist das denn, woher kommt er, wo lebt er?‹ und wir können keine dieser Fragen beantworten. Bei einer Adoption kann man einem Kind wenigstens teilweise Antworten geben, aber in unserem Fall nicht, da die Unterlagen vernichtet werden. Und da ist es besser, das Kind gar nicht aufzuklären« (Thorn 2007: 996). Dazu kommt, dass die Spendersamenbehandlung vor allem als medizinische Behandlung gewertet wurde. Fragestellungen, die sich auf Themen jenseits des medizinischen Eingriffs bezogen, wie die der Abstammung und deren Bedeutung für die Identitätsentwicklung des Kindes, wurden auch aus diesem Grund lange Zeit wenig Relevanz beigemessen. So gehen Schätzungen davon aus, dass in Deutschland insgesamt gesehen nur jedes zehnte Kind von seiner Herkunft weiß.

Die Adoptionsforschung hat jedoch gezeigt, welche Risiken der Ausschluss der leiblichen Mutter/des leiblichen Vaters für die Adoptiveltern-Kind-Beziehung in sich birgt: das Adoptivkind verortet sich – dem Normalitätsmuster entsprechend – als leibliches Kind seiner (Adoptiv-)Eltern. Es wächst in einer Täuschung auf, die eventuell – wie vielfach belegt (vgl. u.a. Hildenbrand/Funcke 2009; Sorosky u.a. 1982; Lifton 1982) – durch Ahnungen zum Argwohn führt. So bewirkt die späte Entdeckung der eigenen Herkunft nicht nur einen schwer zu überwindenden Vertrauensbruch zwischen dem Adoptierten und seinen Adoptiveltern; sie löst vor allem oft eine gravierende Erschütterung der eigenen Identität aus. Erfahrungsberichte von Erwachsenen, die über eine heterologe Insemination entstanden sind und zufällig oder unter widrigen Umständen die Wahrheit über ihre Entstehung erfahren haben, bei einem Familienstreit, der Trennung oder dem Tod der Eltern oder einer eigenen Krankheit, oder die erst sehr spät darüber aufgeklärt worden sind, zeichnen ein ähnliches Bild. Viele berichten von einem Bruch in ihrer Identität.[8] Sie hätten bis zum Moment der Aufklärung ein bestimmtes inneres Bild von sich und ihrer

---

7 Snowdon/Mitchell 1981, zitiert aus: Thorn/Daniels 2007: 994.
8 Vgl. 11.01.2012, www.spenderkinder.de

Familie gehabt, zu dem auch dazugehörte, dass sie davon ausgegangen sind, dass ihr Vater auch ihr Erzeuger sei. Nach der Aufklärung mussten sie dieses Bild ändern, und dies war für manche mit großen psychischen Anstrengungen verbunden.[9] Wie herausfordernd die Anforderung sein kann, sich selbst in Beziehung zu dem unbekannten Spender, dem leiblichen Vater, und zu dem sozialen Vater als dem genetisch Fremden zu setzen, wird von einer 26-jährigen Frau erklärt, die im Jahr 2006 eine Homepage über ihre Erfahrungen erstellt hat und die zur Initiatorin einer Art Selbsthilfegruppe der »Spendersamenkinder« in Deutschland wurde. Ich werde auf diesen Erfahrungsbericht im fallanalytischen Teil zurückkommen. Dass die Anonymität des Samenspenders die Identitätsfindung eines Kindes oder Jugendlichen blockieren könnte, dringt als Orientierungswissen inzwischen in rechtspolitische Vorschläge zur Gestaltung des Kindschaftsverhältnisses bei künstlicher Befruchtung ein.[10] So sind Ärzte seit 2006 nicht nur aufgrund medizinischer Richtlinien angehalten, die Unterlagen mit den zentralen Daten des Spenders mindestens 30 Jahre lang aufzubewahren. Sondern auch die Änderungen im Transplantationsgesetz (TPG/2007), das Keimzellen zu den Geweben zählt (§ 17 TPG), sieht eine Dokumentation und Datenrückverfolgung über einen Zeitraum von 30 Jahren vor (§§13–15 TPG).[11] Ob und wann ein Kind diese Unterlagen tatsächlich einsehen kann, ist allerdings gesetzlich nicht geregelt. So überrascht es auch nicht, dass es Reproduktionsmediziner in Deutschland gibt, die die Bedeutsamkeit der Kenntnis der biologischen Abstammung für den Entwicklungsprozess hinterfragen und in Richtung einer Geheimhaltung der künstlichen Befruchtung argumentieren (Katzorke 2008: 100). Andere Länder geben hier ein anderes Beispiel. In Schweden wurde bereits 1985 ein Gesetz erlassen, das es den Kindern ermöglicht, die Identität des Spenders zu erfahren. Inzwischen haben Österreich, der Staat Victoria in Australien, die Niederlande, die Schweiz, England und Neuseeland ähnliche gesetzliche Regelungen. In vielen dieser Länder ist es zudem üblich, dass psychosoziale Fachkräfte den Prozess des Kennenlernens der (jungen)

---

9 Vgl. die Arbeit der britischen Psychologen Amanda Turner und Adrian Coyle (2000).

10 Vgl. die überarbeitete (Muster)-Richtlinie zur Durchführung der assistierten Reproduktion. Novelle 2006, die eine gesetzliche Verwahrungsfrist der Spenderdaten von 30 Jahren, statt vorher 10, vorsieht und für eine Durchführung der heterologen Insemination nur noch mit bekannten Spendern plädiert, 11.01.2012, www.donogeneinsemination.de/downloads/Richtl_Druckfassung.pdf

11 Vgl. Transplantationsgesetz in der Fassung der Bekanntmachung vom 4.9.2007 (BGBl. I S. 2206), 11.01.2012, www.gesetze-im-internet.de/bundesrecht/tpg/gesamt.pdf

Erwachsenen, gegebenenfalls ihrer Eltern und des Spenders, vorbereiten und begleiten.

4. Das Konzept des Nichtwissens und der Ungewissheit

Die Konsequenzen der reproduktionsmedizinischen Innovationen waren in den 1980er Jahren den ärztlichen Pionieren und auch den unfruchtbaren Paaren, die sich für eine Fremdsamenspende entschieden haben, womöglich nicht bewusst. Weder hatten die Reproduktionsmediziner damit gerechnet zu Beginn des 21. Jahrhunderts von den aus einer Samenspende entstandenen Kindern mit Fragen nach dem Spender bedrängt und zur Verantwortung für ihr Handeln aufgefordert zu werden. Noch war von den Eltern, die sich ein Kind wünschten, abzusehen, wie massiv diese Art der Realisierung ihres Kinderwunsches und die damit verbundene Tabuisierung den Lebensverlauf ihres Kindes und ihr gesamtfamiliales System beeinflussen würde. Denkbare Antworten auf die Fragen, warum derart negative,»scheinbar« nicht-intendierte Konsequenzen nicht in den Aufmerksamkeits- und Erwartungshorizont gelangt sind, könnten folgende sein: Die Reproduktionsmediziner hatten zum einen keine Erfahrung über die Wirkungsräume von bisher unverfügbaren, kontingenten Befruchtungsvorgängen, in die sie jetzt eingriffen und zum anderen handelten sie mit einem Laienverständnis über familial-verwandtschaftliche Dynamiken und Identitätsbildungsprozesse. Die Eltern dagegen könnten gehofft haben, dass sie im weiteren Verlauf des Zusammenlebens negative Effekte zum Beispiel durch ein gesteigertes Maß an Zuwendung und/oder durch die Geheimhaltung der Zeugungsumstände verhindern oder abschwächen können. Vielleicht haben sie auch die Wahrscheinlichkeit, dass die unkonventionelle Familiengründung dramatische Entwicklungen zeitigen könnte, als gering eingeschätzt. Möglich wäre auch, dass sie aufgrund des ausgeprägten Kinderwunsches unbeabsichtigte Folgen in Kauf nahmen, da die Freude ein Kind zu bekommen alles andere überwogen hatte. Die sich hier abzeichnende Thematik der mangelnden Voraussicht und Kenntnis der Handlungsfolgen hat in den letzten Jahren verstärkt Aufmerksamkeit in den sozial- und gesellschaftstheoretischen Diskussionen gefunden. Vor allem unter Titeln wie»Nebenfolgen« (dazu Beck u.a. 2001; Böschen u.a. 2006) und »Transintentionalität« (Schimank 2000) sind die Wirkungen von fehlendem beziehungsweise »abwesenden Wissen« (Wehling 2006: 29) in den Blick geraten. Peter Wehling hat in seinem Überblick über die Soziologien des Nichtwissens in der Geschichte der Soziologie verdeutlicht, dass gleichwohl die soziologische Beschäftigung mit dem Gegenstand des Nichtwissens eine recht lange und eigenständige Tradition besitzt, dieses Phänomen bis in die 1980er Jahre ein randständiges geblieben ist. Erst als in den 1970er Jahren fragwürdige wissenschaftliche Risikoabschätzungen und das Gefährdungspotenzial wissenschaftlicher Innovationen das traditionelle Bild der Wissenschaft als einer Instanz, die objektives, sicheres Wissen zur Verfügung stellt, überschattete, begann eine intensivere Beschäftigung mit dem Nichtwissen. »Gleichzeitig wuchs das Interesse an präziseren Definitionen und analytischen Unterscheidungen des ›schillerenden‹ Begriffs Nichtwissen, der bis dahin zumeist undifferenziert und auch negativ vom Wissen abgegrenzt worden war« (ebd.: 84). Für unseren Entdeckungszusammenhang ist die analytische Differenzierung von Ungewissheit und Nichtwissen interessant. Des Weiteren lässt sich mit den drei von Wehling vorgeschlagenen Unterscheidungsdimensionen des Nichtwissens die Interpretation der sozialen Problemlage, die entsteht, wenn ein Kind mit Hilfe einer anonymen Samenspende gezeugt wird, strukturieren. Kurz: Sie bieten einen geeigneten heuristischen Rahmen für die Analyse. Ich werde im Folgenden mit Bezug auf Wehlings Definitionsschärfung die theoretisch relevanten und für das Phänomen der »Spendersamenkinder« empirisch aufschlussreichen Begriffe skizzieren. Dabei werde ich zum besseren Verständnis dieser theoretischen Grundlagen immer wieder einen Seitenblick auf den hier verhandelten Entdeckungszusammenhang werfen.

Die zwei Formen von »abwesendem Wissen« (ebd.: 29) Ungewissheit und Nichtwissen sind wie folgt voneinander zu unterscheiden[12]: Ungewissheit ist eine Form von wie auch immer begrenztem, hypothetischen und unsicherem Wissen. Nichtwissen dagegen bezeichnet das Fehlen und die Abwesenheit von Wissen. Allerdings kann auch eine extrem gesteigerte Ungewissheit an einem bestimmten Punkt in Nichtwissen übergehen. Die Erzählungen der von mir interviewten Erwachsenen, die über eine anonyme Samenspende entstanden sind, belegen, dass nach der Offenlegung des bis zu einem gewissen Zeitpunkt von den Eltern zurückgehaltenen Wissens ein Prozess in Gang kommt, in dem es darum geht, mit der plötz-

---

12 Zur weiteren begrifflichen Abgrenzung des Nichtwissens und der Ungewissheit von (scheinbar) ähnlichen Phänomenen wie Irrtum, Risiko, Täuschung, Halbwahrheit (Wehling 2006: 110ff.).

lich entstandenen Identitätsungewissheit klar zu kommen. Denn mit einem
Mal durch die wenigen Daten, die die Eltern vom Samenspender haben,
nicht mehr hinreichend zu wissen, woher man kommt, bringt eine innere
Selbsterforschung in Gang, da auf einmal unklar ist, ›wer man ist‹. Eine
Strategie, das Nichtwissen um die uneindeutige Herkunft auszuhalten, ist,
neben der Suche nach dem Vater, das Entwerfen von verschiedenen Va-
terbildern. Es geht ihnen darum, in die Unbestimmtheitslücke eine wenigstens allgemein bestimmte Erklärung einzusetzen.

4.1 Das Wissen

Generell ist hier erst einmal zu unterscheiden zwischen der Form des gewussten und erkannten Nichtwissens einerseits und dem nicht-gewussten,
unerkannten andererseits.

»Die Form des ›gewussten Nichtwissens‹ scheint vor allem benennbare und
eingrenzbare ›Wissenslücken‹ oder ›offene Fragen‹ innerhalb bereits etablierter und
verfügbarer Wissensbestände und Problemhorizonte zu umfassen [...] Demgegenüber ist die Form des nicht-gewussten, unerkannten Nichtwissens dadurch charakterisiert, dass man nicht weiß (und nicht einmal ahnt), was man nicht weiß und
dass man etwas nicht weiß« (Wehling: 118).

Manchmal manifestiert sich gewusstes, unerkanntes Nichtwissen erst aufgrund eines gänzlich unerwarteten Ereignisses. Im Fall der »Spendersamenkinder« sind derartige Ereignisse, die den Erwachsenen plötzlich die Iden-
titätsfrage zuwachsen lässt, ein Aufklärungsgespräch durch die Eltern, das
Versagen der Informationskontrolle durch Verwandte oder fremde Personen, die in einem Moment der Unbedachtsamkeit das Geheimnis aus-
sprechen, oder wie im Fall von Sybille (siehe oben) gibt der Zufall wie die
Entdeckung, dass die eigene Blutgruppe mit der der Eltern nicht übereinstimmt, den Auslöser weitere Nachforschungen anzustellen. Das zuvor
nicht einmal erahnte Nichtwissen, dass es bezüglich der Abstammung ›offene Fragen‹ geben könnte, schlägt um in den Tatbestand, dass jegliches
Bemühen, hinreichend Aufschluss über die eigene Abstammung erhalten
zu können, vermutlich erfolglos bleiben muss. Auch wenn die nicht selten
zäh aufrechterhaltene Hoffnung bleibt, eines Tages vielleicht doch den Vater zu finden oder genauere Informationen über diesen zu erhalten, bleibt
die radikale Ernüchterung, mit Unklarheiten über seine Herkunft, eben mit
Nichtwissen über genealogische Zusammenhänge, konfrontiert zu sein. Al-

lerdings ist es nicht in jedem Fall so, dass ein unvorhergesehenes Ereignis bisher ungewusstes Nichtwissen mit einem Schlag in gewusstes Nichtwissen verwandelt. Wie im Fall Manuela (siehe oben) gibt es manchmal eine Art vermutetes, geahntes, befürchtetes Nichtwissen. Mir sind neben diesem noch weitere Fälle bekannt, die belegen, dass die Erwachsenen zwar manchmal nicht genau wissen, was sie nicht wissen, aber Befürchtungen und Ahnungen haben, dass sie möglicherweise etwas Wichtiges übersehen oder nicht angemessen wahrgenommen haben. Solche Vermutungen und Verdachtsmomente sind dann nicht selten das auslösende Motiv, sich um eine exaktere Spezifizierung des Nichtwissens zu bemühen.

4.2 Die Intentionalität

»Die zweite Unterscheidungsdimension beruht auf der Erkenntnis, das Nichtwissen keineswegs immer unbeabsichtigt sein muss, und bezieht sich dementsprechend auf den Grad und das Ausmaß der intentionalen Erzeugung oder Aufrechterhaltung von Nichtwissen durch soziale Akteure« (ebd.: 127). Bei dem sozialen Phänomen der »Spendersamenkinder« ist es nicht selten so, dass die Eltern unterstützt von dem Reproduktionsmediziner, der bei ihnen die Insemination durchgeführt hat, die mehr oder weniger bewusste Strategie des Verschweigens wählen. In den Interviews wird deutlich, dass dieses »bewusst gewollte Verbergen« (Simmel 1958: 262) für die Eltern eine Dauerbelastung bedeutet. Die gezielt erzeugte und aufrechterhaltene Geheimhaltung, die sie zu alleinigen Trägern eines Wissens macht und durch die sie ihr Kind in Unkenntnis setzen, ist gepaart mit einer Angst vor der Enthüllung. Zumal wenn die Beziehung zum nichtleiblichen Elternteil geglückt ist, verlieren sie nicht selten den Mut, sich für eine Aufklärung zu entscheiden, da sie die Beziehung nicht gefährden wollen. Wie schwierig es ist, den richtigen Zeitpunkt für eine Aufklärung zu finden, wird die anschließende Fallanalyse verdeutlichen.

4.3 Die Stabilität

Die dritte Unterscheidungsdimension »bezieht sich auf die Möglichkeit oder Unmöglichkeit, Nichtwissen in Wissen zu verwandeln, und damit auf die zeitliche Dauer und Stabilität von Nichtwissen« (Wehling 2006: 132).

Da es zum damaligen Zeitpunkt, als die von mir interviewten Erwachsenen mit Hilfe einer anonymen Samenspende gezeugt wurden, keine Dokumentationspflicht gab und die Ärzte auch zum Schutz der Spender alle Unterlagen vernichtet haben beziehungsweise sich in Schweigen hüll(t)en, werden die Betroffenen, die auf der Suche nach ihrem Vater sind oder ihr selbstgemachtes Bild vom Vater mit eindeutigen Informationen abgleichen wollen, wohl zeitlich dauerhaft ihr Nichtwissen nicht in Wissen verwandeln können. Den leiblichen Vater nicht zu kennen, ist auch nach der Aufdeckung des verborgenen Wissens über ihre Zeugung kein Wissen, bei dem es sich um ein vorübergehendes Nichtwissen oder »Noch-Nicht-Wissen« handelt. Da das Nichtwissen aus den genannten Gründen nicht aufgelöst werden kann und diese Unauflösbarkeit in der Regel eine fortwährende Situation darstellt, für die es keinen Abschluss gibt, könnte eine Bewältigungsstrategie darin bestehen: die Suche nach Informationen, das Streben nach Tatsachen, einzustellen; kurz, das Nichtwissen um die eigene Herkunft auszuhalten (vgl. Boss 2008).

5. Methodisches Vorgehen

Neben dem heuristischen Konzept der Ungewissheit und des Nichtwissens erweist sich die Methode der Fallrekonstruktion als ein geeigneter Zugang, um das soziale Phänomen der »Spendersamenkinder« zu verstehen. Denn sie stellt die methodischen Operationen zur Verfügung, die es ermöglichen, das Verhältnis zwischen den Besonderheiten eines Ereigniszusammenhanges (Fallspezifik) und einem Allgemeinem (theoretische Fragestellung) zur Anschauung zu bringen. Das zentrale Untersuchungsverfahren ist die Sequenzanalyse. Sie stellt den Kernbestand der meisten qualitativen Verfahren (Bergmann 1985), soll aber hier in der besonders elaborierten Form der objektiven Hermeneutik eingesetzt werden. Allgemeine Fragen zur Methodologie der Fallrekonstruktion (vgl. Süßmann 2007; Hildenbrand 2005; Oevermann 2000) können hier nicht weiter ausgeführt werden. Auch kann nur auf wesentliche Regeln und Prinzipien der Rekonstruktion verwiesen werden (Wernet 2000).

Gegenstand der Fallrekonstruktion mit dem Verfahren der Sequenzanalyse ist nicht in erster Linie das, was eine Person auszudrücken beabsichtigte, sondern das, was sie ausgedrückt hat, also die »Ausdrucksgestal-

ten« (Oevermann 1993: 113) beziehungsweise »Objektivierungen«, die man
protokollieren und lesen kann wie einen Text. Dabei kommt ein erweiter-
ter Textbegriff zur Geltung. Wenn von »Text« die Rede ist, sind damit
nicht nur sprachliche Ausdrucksgestalten oder literarische Produkte gemeint, sondern alle Erzeugnisse menschlicher Interaktion (zum Beispiel
Fotos, Kinderzeichnungen, Sitzordnungen, Klingelschilder). Diese »Texte«
konstituieren eine gegenüber den Absichten des Sprechers oder Handelnden eigenständige, objektive Realität. Auf diese Objektivationen muss man
sich als Interpret beziehen. Datengrundlage, um einen ersten Zugang zum
Phänomen der »Spendersamenkinder« zu erhalten, ist in diesem Beitrag
Material aus dem Internet, das von der Homepage der Initiatorin dieser
Plattform der »Spendersamenkinder« stammt. Die Interpretation eines
Textabschnittes zielt darauf, den spezifischen Selektionsprozess zu rekonstruieren, der in diesem Fall zum Ausdruck kommt. Es geht darum, sich im
Prozess der Rekonstruktion am sequenzanalytischen Verlauf der Praxis zu
orientieren. Das heißt, dass man das Besondere eines Falles nur verstehen
kann, wenn man sich vor Augen hält, welche anderen Möglichkeiten eines
Handelns denkbar gewesen wären. Eine weitere methodische Regel ist die
gedankenexperimentelle Explikation von Lesarten. Hier geht es um die Beantwortung der Frage: Wie könnte eine bestimmte Interaktionssequenz
motiviert sein. Die gedankenexperimentelle Konstruktion von Lesarten
dient dem Zweck, vor dem Hintergrund anderer Möglichkeiten gerade das
Spezifische an einer Sequenz erkennen zu können und sich dabei nicht
vorschnell durch das eigene Verständnis leiten zu lassen. Während man bei
der gedankenexperimentellen Explikation von Lesarten die möglichen Bedeutungen einer Sequenz interpretiert, kann man sich dem Problem auch
von anderer Seite nähern. Man kann fragen, in welchen unterschiedlichen
Kontexten eine bestimmte Äußerung sinnvoll wäre. Immer geht es also darum, sich der Spezifik des zu erklärenden Sachverhalts dadurch zu nähern,
dass man ihn zu anderen möglichen Sachverhalten oder Situationen in
Bezug setzt.

Entscheidend für die folgende Darstellung des Falles sind aber nicht
die Kriterien des methodischen Vorgehens. Es handelt sich bei der folgenden Fallpräsentation nicht um ein Protokoll des faktischen Entdeckungs-
zusammenhanges, das die methodischen Regeln der Analyse in Anschlag
bringt. Sondern es gelten für den folgenden Text die Kriterien einer nachvollziehbaren Darstellung, bei der – wie Kai-Olaf Maiwald es ausdrückt –

»das Moment der Plausibilisierung [...], wenn nicht gar ein Moment der Überredung eine Rolle spielt« (Maiwald 2007: 408).

6. Der Fall Anna – Ein Beispiel der Beschädigung psychosozialer Integrität

Bis zur Feststellung einer Fruchtbarkeitsstörung gehen viele Paare wie selbstverständlich davon aus, dass sie bei bestehendem Wunsch, ein Kind zu zeugen, Eltern werden können. Wenn dann trotz aller Versuche, doch kein Kind entsteht, dann muss das Paar realisieren, dass zum einen ein Vorgang, von dem man im Normalfall glaubt, dass er ›automatisch funktioniert‹, gestört ist. Zum anderen bedeutet die Erfahrung der Unfruchtbarkeit, dass der gemeinsame Entwurf des Paares, der sich in dem gemeinsamen Kinderwunsch ausdrückt, ins Wanken gerät und droht zu scheitern, was gleichzeitig impliziert, dass die Praxis des Paares in Frage gestellt wird. Das Paar steht dann vor der schwierigen Entscheidung, wie es mit der Diagnose der Sterilität umgehen will. Denkbare Reaktionsmöglichkeiten sind a) die Adoption eines Kindes oder die Aufnahme eines Pflegekindes, b) die Inanspruchnahme von Behandlungsmethoden der Reproduktionsmedizin oder c) der Verzicht auf ein Kind. Eine Umfrage hat gezeigt, dass, wenn Paare nicht auf ›natürlichem‹ Weg ein Kind zeugen können, die Hilfeoptionen der Reproduktionsmedizin die erste Wahl sind und seit dem Angebot technischer Hilfen die Bereitschaft ungewollt kinderloser Paare zur Adoption stark gesunken ist (Nave-Herz u.a. 1996).

Auch die Eltern von Anna, der Initiatorin der Internetplattform, haben sich gegen eine Adoption entschieden. Sie wollten sich weder einem Prüfungsverfahren durch das Jugendamt aussetzen, noch anderen Personen in ihrer Familie einen Platz einräumen. Hinzu kam der Wunsch von Annas Mutter, selbst eine Schwangerschaft zu erleben. 1980 wird Anna, die aus einer künstlichen Befruchtung mit einem unbekannten Spender entstanden ist, geboren. Zur damaligen Zeit gab es noch keine Samenbanken und auch keine Richtlinien oder Standards für die Durchführung der heterologen Insemination. Es gab allein die Idee zweier Pioniere, die damals Assistenzärzte an einer Klinik im Ruhrgebiet waren. Einer von ihnen hatte eine Sprechstunde für Paare, die keine Kinder bekommen konnten. Dieser Arzt, den auch Annas Eltern konsultierten, hatte beschlossen, das Verfahren der heterologen Insemination, das in den USA zur damaligen Zeit erfolgreich durchgeführt wurde, in Deutschland zu etablieren. Zusammen mit anderen Ärzten baute er eine erste Samenbank auf. Das erste Sperma kam von jungen Doktoranden. Aus einer solchen Spende ist vermutlich auch Anna entstanden.

Das Gespräch mit ihren Eltern, in dem Anna 26 Jahre später von ihrer künstlichen Zeugung erfährt, steht im Zentrum der folgenden Analyse. Erschließungsgrundlage ist eine schriftliche Erzählung, die mit »Meine Geschichte« überschrieben ist. Es handelt sich hier um einen Ausschnitt einer Internetplattform, die sie selbst im Jahr 2006 gegründet hat, und die zu ihrer großen Überraschung ein breites Echo fand. Die große Resonanz bestärkte sie in der Entscheidung, die Webseite um weitere separate Textbausteine wie »Meine Meinung«, »Aufklärung der Kinder«, »Reproduktionskliniken«, »Das Recht auf Kenntnis der eigenen Abstammung«, »Allgemein« etc. zu erweitern. Heute (2012), fünf Jahre nach den ersten Schritten der Veröffentlichung, umfasst das Forum der »Spendersamenkinder« neben weiteren Abteilungen wie »Startseite«, »Über uns«, »Aktuelles«, »Politische Forderungen«, »Links und Literatur«, »Kontakt« – alles Kategorien, die dem üblichen Rahmen von Internetseiten entsprechen –, auch weitere biografische Selbstdarstellungen von »Spendersamenkindern«. Was das starke Echo auf die Internetseite und auch die Erweiterung um die Berichte weiterer Betroffener zeigt, ist, dass es kein Glücksfall sein kann, aus einer anonymen Samenspende entstanden zu sein. Denn Personen, die einen Glücksfall erlebt haben, richten normalerweise keine Plattformen im Sinne der Logik von Selbsthilfegruppen ein. Sondern derartige Plattformen werden nur eingerichtet, wenn ein Problem besteht.

Analysegrundlage ist nun im Folgenden das Textsegment »Meine Geschichte«. Bei diesem Textbaustein handelt es sich um das Erste, das Anna geschrieben hat und veröffentlichte; mit dem – wie sie sagt: »alles begann«.

Aus der Biografieforschung ist bekannt, dass die gesteigerte Bedeutung der autobiografischen Form der Selbstthematisierung eine Folge des Modernisierungsprozesses ist (Brose/Hildenbrand 1988). Die zunehmende Rationalisierung allen Erlebens und Handelns entzieht den Bewährungsmythen, die kollektiv geteilt werden und die Grundfragen nach dem Woher, dem Wohin und der gegenwärtigen Identität beantworten, ihre Geltungsgrundlage (Oevermann 2006). An die Stelle der Mythen tritt mit Beginn der Moderne ein neuer regulativer Mechanismus, um die Fragen der Herkunft und Zukunft zu beantworten. Gesteigerte Bedeutung erfährt die biografische Selbstauslegung. Sie reagiert auf den Druck, über Selbststeuerungsleistungen sich seiner selbst über die Herstellung einer in sich schlüssigen Lebensgeschichte zu vergewissern. Zur Identitätsorganisation in der Moderne gehört dazu, über eine möglichst klare Rekonstruktion seine eigene Geschichte erzählen zu können. Warum fängt Anna aber mit »Meine Geschichte« an? Zur Beantwortung der Frage wähle ich den Umweg über die Frage: »Wer kann einen Text über sich mit ›Meine Geschichte‹ überschreiben?«

Eigentlich kann eine solche Überschrift nur derjenige wählen, der in irgendeiner Weise eine außeralltägliche Existenz führt. Es muss in seinem Leben etwas Außeralltägliches geben, dass das »Meine Geschichte«-Schreiben rechtfertigt und auch allen Anlass zur Vermutung gibt, dass andere darüber mehr wissen wollen. Das könnte jemand sein, der unter ungewöhnlichen Bedingungen ein berühmter Philosoph, Literaturkritiker oder einflussreicher Politiker, Herrscher, Künstler oder bedeutender Sportler geworden ist. Zumindest muss das, was die Person von anderen auszeichnet, das Besondere, dadurch gedeckt sein, dass die gängigen Fragen, woher komme ich, wohin gehe ich und wer bin ich, mit einer sozial nachgewiesenen Einzigartigkeit beantwortet werden können. Das Besondere, Außeralltägliche eines Spendersamenkindes besteht nun darin, dass es aufgrund eines fehlenden Teiles seines leiblichen Ursprungs durch die anonyme Samenspende in der Rekonstruktion seiner eigenen Geschichte eine Lücke hat. Die Reflexion der eigenen Geschichte beginnt mit der Erfahrung einer unbestimmbaren, uneindeutigen Herkunft. Das Spektakuläre, dass das »Meine Geschichte«-Schreiben legitimiert und deshalb auch den Keim der Internetpräsentation ausmacht, mit dem »alles begann«, besteht in dem Nachweis, durch das fehlende Wissen woher man kommt, die gegenwärtige Identität nicht vollständig bestimmen zu können. »Meine Geschichte« ist die Geschichte darüber, dass die Mittel nicht zur Verfügung stehen, um über die Herstellung einer biografischen Erzählung jemals genau zu wissen, wer man ist. So erwarten wir im Folgenden eine Problemgeschichte, die im Kern um das Thema kreist, die Frage der eigenen Identität trotz intensiver Reflexionsbemühungen infolge der unklaren Abstammung nicht beziehungsweise nur dadurch lösen zu können, indem die eigene Lebensgeschichte um dieses Problem organisiert wird. Eine Bewältigungsstrategie könnte darin bestehen, das Unstillbare über eine Dauerreflexion in das eigene Leben integrieren. Dass es sich um ein zentrales Thema, eben ein Lebensthema handeln könnte, von dem sich alles andere ableitet, ist nicht nur durch die Veröffentlichungspraxis selbst gedeckt, sondern auch dadurch, dass dieser Textbaustein, in dem es um die Basisfragen der Identität geht, das Erste ist, das Anna geschrieben hat.

»Meine Eltern haben mir im Sommer 2006 erzählt, dass ich durch eine donogene Insemination entstanden bin.«

Sie beginnt sofort mit den Eltern. Sie fängt nicht mit dem unbekannten Samenspender an, der als der unsichtbare Dritte sie wie ein Schatten ihr Leben lang begleiten wird. Auch beginnt sie nicht mit der Beschreibung des Vaters als einen »falschen« oder »unwahren« Vater. Ebenso wenig geht es darum, im Sinne eines tabellarischen Lebenslaufes objektive Lebensdaten an den Anfang einer biografischen Erzählung zu setzen. Sondern, indem sie mit »meine Eltern« anfängt, die hier klar sozial definiert sind, führt sie sofort in ihr zentrales Thema, das der Deszendenz, ein.

Neben der Abstammungsfrage ist der Zeitpunkt der Eröffnung entscheidend. »Im Sommer 2006« – Anna ist 26 Jahre alt und steht kurz vor dem Universitätsabschluss – erfährt sie, dass ihre Eltern ihr verschwiegen haben, eine Elternschaft unter der Nichtanspruchnahme der Triade[13] hergestellt zu haben. Das heißt, 26 Jahre lang sind Annas Eltern bemüht gewesen, einen »geschlossenen Bewusstheitskontext«[14] einzurichten, der die Qualität ihrer Paar- und Elternbeziehung nicht degradiert. Sie haben die ganzen Jahre den Kontext einer fiktiven leiblichen Familie gewählt, um die Paar- und Elternbeziehung nicht in Frage zu stellen, was aber einschließt, durch eine kontrollierte Informationspolitik die elementare Solidaritätsform des unbedingten Vertrauens Anna gegenüber verletzt zu haben. Denn mit der Offenbarung 26 Jahre später, nur am Schein der »Normalfamilie« partizipiert zu haben, steht für Anna plötzlich, ganz unvorbereitet fest, durch die übermächtige Normalitätsvorstellung ihrer Eltern, Opfer einer genealogischen Fehlverortung geworden zu sein. Mit der Entde-

---

13 Zum sozialisationstheoretischen Konzept der Triade zum Beispiel Oevermann 2001; Allert 1998; Hildenbrand 2002.

14 Von den amerikanischen Soziologen Barney Glaser und Anselm Strauss ist für die Steuerung des Informationsflusses der Begriff des »geschlossenen Bewusstheitskontextes« entwickelt worden (Strauss/Glaser 1965). Bei der Beantwortung der Frage: Wie weit soll man die Patienten mit der Nachricht von ihrem absehbaren Tod vertraut machen? fanden sie zunächst zwei Varianten: Der »offene Bewusstheitskontext« beschreibt ein Verhältnis, bei dem alle Betroffenen offen mit Informationen über den nahenden Tod versehen werden. Der »geschlossene Bewusstheitskontext« beschreibt eine Situation, in der sich alle darauf konzentrieren, Informationen über den nahenden Tod zu verheimlichen.

ckung, dass die Eltern die biologische Triade nicht anerkannt und wie eine leibliche Familie gelebt haben, steht schlagartig für Anna ihr genealogisches Gedächtnis zur Disposition.[15] Wir erfahren in der Sequenz auch etwas darüber, wie die Eltern im Sommer 2006 ihre Tochter Anna aufklären. Weder haben sie Anna die Entstehung über eine künstliche Insemination ›gesagt‹ oder ›mitgeteilt‹ oder ›eröffnet‹, noch haben sie über den Vorgang ›informiert‹ oder sie davon ›in Kenntnis gesetzt‹. Sie haben ihr davon »erzählt«. Da die Eltern diese Variante gewählt haben, liegt die Vermutung nahe, dass sie die Nachricht der künstlichen Entstehung in eine Familienerzählung eingebettet haben. Nur eine Einbindung in eine umfassende Darstellung rechtfertigt, die Eröffnung als Erzählung zu bezeichnen.

Nur auf einen ersten Blick überrascht, dass sie in der Satzeinheit den Ausdruck »entstanden bin« gewählt hat. Denkbar wäre auch gewesen, dass sie sich für die Formulierung: »dass ich durch eine donogene Insemination gezeugt worden bin« entscheidet. Sie verwendet nun aber genau nicht eine Beschreibung, die das Entstehen als einen Zeugungsvorgang ausdrückt, bei dem die leibliche Begegnung konstitutiv für das Entstehen neuen Lebens ist. Sie verwendet stattdessen eine sehr objektivierende Formulierung – entstehen kann ein Staatengebilde, eine Freundschaft, eine Idee, ein Häuserblock etc. –, in der der Aspekt der Leiblichkeit, der im Begriff »zeugen« steckt, ganz verschwunden ist. Dass sie den medizinisch adäquateren Ausdruck »entstanden bin« wählt, der auch viel besser zum wissenschaftlichen Ausdruck »donogene Insemination« passt, deutet auf Folgendes hin: Anna hat ein naturwissenschaftliches Verständnis von Fortpflanzung. Sie sagt, biologisch bin ich aus meiner Mutter und dem Spendervater hervorgegangen. Biologisch bin ich das Produkt der beiden. In dem Moment allerdings, wo sie für ihren Entstehungsakt ein medizinisch-naturwissenschaftliches Verstehen übernimmt, läuft sie Gefahr, dem Ursprung, der genetischen Kombination der Keimzellen durch den Akt der Befruchtung, eine übermäßige Bedeutung für die Prozesse der nachfolgenden Lebenspraxis beizumessen. Es kommt der Verdacht auf, dass Anna bei einer allzu großen Bedeutungszuschreibung des genetischen Ursprungs für individuelle Bildungsprozesse aus dem Blick verliert, dass am Prozess ihrer Sozialisation auch ihr sozialer Vater beteiligt gewesen ist. Kurz, erweitert sie das fakti-

---

15 Das heißt: Sie kann sich nicht mehr in direkter Linie als Nachkomme ihrer Eltern bestimmen und sich auf diesem Wege einen Platz im bisher gültigen Verwandtschaftssystem zuweisen.

sche Entstehen auf den Bildungsprozess, dann verkennt sie die Relevanz des sozialen Vaters für ihre Entwicklung.

»Meine Mutter hatte mich zu einem Gespräch ›über etwas Wichtiges, aber nichts Schlimmes‹ zu sich nach Hause eingeladen«

Die narrative Beschreibung, die in dem Gesamttext »Meine Geschichte« vorliegt, ist das Produkt einer längeren Bearbeitung. Wir haben es mit einer Konstruktion zu tun, die, was für Textgattungen typisch ist, auf ein Ziel hin argumentiert. Die Autorin berichtet an dieser Sequenzstelle durch die direkte Rede in einer gegenüber Dritten (den Lesern) gewissermaßen sehr suggestiven Form, was die Mutter vor dem Beginn des eigentlichen Gesprächs sagt: ›Ich muss dir was Wichtiges sagen, aber es ist nicht so schlimm‹. Wenn nun etwas wichtig ist, aber nicht so schlimm, dann kann es nur erfreulich sein. ›Neutral‹ kann die zu übermittelnde Nachricht nicht sein, denn dann wäre sie nicht wichtig. Da aber die Nachricht, nicht das leibliche Kind der Eltern zu sein, einen – wie weiter unten ersichtlich werden wird – Schock auslöst, wird hier die Mutter, verlebendigt durch das Zitat, als eine Person vorgeführt, die das Traumatisierungsereignis, an dem sie als Haupttäterin Schuld hat, denn der Vater kann der Insemination nur zugestimmt haben, verharmlost.

Im Unterschied, ein Kind von einem Mann zu haben, mit dem man fremdgegangen ist, hat die künstliche Befruchtung immer zur Voraussetzung, dass den zukünftigen Eltern die Unfruchtbarkeit (in dem vorliegenden Fall des Mannes) bekannt ist und dass beide ihr Einverständnis erklärt haben. Das heißt, das Paar wird durch einen gemeinsamen Kinderwunsch zusammengehalten, der der künstlichen Insemination vorausgeht. Das bedeutet weiterhin, dass das Paar eine außerordentlich optimistische Prognose für die Stabilität ihrer Beziehung haben muss. Denn ein Paar, das nicht darauf vertrauen kann, mit dieser Beeinträchtigung in der Zukunft (problemlos) leben zu können, würde sich nicht für eine künstliche Befruchtung entscheiden. Die künstliche Insemination setzt einen hohen Authentizitätswillen und Authentizitätsoptimismus in Bezug auf die Gültigkeit ihrer Beziehung voraus. Eine Folge der künstlichen Insemination, die sich alle Eltern gleichermaßen einhandeln, vermutlich aber sehr unterschiedlich bewältigen, ist, dass die künstliche Insemination sie dem Kind gegenüber, das sie sich sehr gewünscht haben, moralisch in eine anhaltende Bedrängnis bringt. Denn gegenüber dem Kind lässt sich die Authentizität nicht durchhalten. Irgendwann im Verlaufe seiner Entwicklung müssen sie, wenn die Eltern die Herkunft nicht weiter aus der Kommunikation ausklammern wollen, sich dem Kind gegenüber erklären. Der Zeitpunkt der Eröffnung wird abhängig sein von der Einschätzung der Eltern beziehungsweise ihrer Hoffnung, dass ihr Kind das Thema, vor dem sie es durch Geheimhaltung auch schützen wollten, relativ selbstständig bewältigen kann. Auf das Dilemma, in welchem die Eltern bezüglich der Aufklärung des Kindes stecken, komme ich weiter unten zu sprechen. Einen ersten Eindruck, wie schwierig die künstliche Insemination nicht nur für das Kind, sondern auch für das Elternpaar ist, bekommt man aber schon an dieser Stelle. Denn das Geheimnis, das sie gegenüber dem Kind wahren, ist gegenläufig zu ihrem hohen Maß an Authentizitätssinn, der sie die künstliche Insemination erst durchführen lässt.

Aus der Art der Darstellung von Anna lässt sich schließen, dass aus ihrer Perspektive auf die anonyme Samenspende die Perspektive der Eltern ausgeschlossen ist. Die Dauerbelastung, mit der die Eltern durch die Angst vor einer Enthüllung konfrontiert waren, sieht Anna nicht. Es handelt sich, wie die vereinnahmende Darstellung zeigt, um eine sehr einseitige Wiedergabe, die auf die Opferrolle abhebt.

An der Gerichtetheit der Erzählung und auch an der gewählten Sprache lassen sich – neben der Einrichtung einer Internetplattform nach der Logik von Selbsthilfegruppen – weitere Bewältigungsstrategien Annas erkennen. Die eine besteht darin, die Komplexität, mit der die künstliche Insemination in die Beziehungsstruktur aller, auch der Eltern, eingreift, über das Opfer-Täter-Schema zu reduzieren. Aus der Position der Anklage und Schuldzuweisung heraus, versucht Anna kurze Zeit nach der Eröffnung durch ihre Eltern, denn die Plattform hat sie wenige Monate später eingerichtet, das Thema der fehlenden leiblichen Wurzel in ihre Biografie zu integrieren. Die andere Strategie besteht in einem wissenschaftlichen Zugang (»donogene Insemination«), durch den sie das Thema über eine Verobjektivierung auf Distanz bringen kann.

Zur Familiensituation kann noch Folgendes angemerkt werden: Dass die Mutter zu sich nach Hause einlädt, setzt voraus, dass Anna nicht mehr bei den Eltern wohnt und auch die Eltern getrennt leben. Das Elternhaus wird vermutlich noch von der Mutter bewohnt und der Vater wird ausgezogen sein.

»Ich war etwas verwundert, meinen Vater dort auch anzutreffen, denn die beiden sind seit mehreren Jahren getrennt, auch wenn sie sich noch ganz gut verstehen. Noch verwunderter war ich, als mein Vater sich vor dem Gespräch erst einmal einen Schnaps einschenkte. Dann erzählt mir mein Vater, dass er nach einer schweren Erkrankung in seiner Jugend zeugungsunfähig war.«

Dass es sich um eine stilisierte, sehr stark vom Erleben her berichtende Erzählung aus der nachträglichen Sicht der Erfahrung handelt, zeichnet sich hier wiederholt ab. Die Begründung für Annas Verwunderung, den Vater bei der Mutter anzutreffen, liegt, wie zuvor vermutet, in der Scheidung der Eltern, die letztendlich immer der Ausdruck eines sehr hohen Anspruches an das Gelingen einer Paarbeziehung ist. Behalten Paare diesen Anspruch bei, kommt es nicht selten zur Trennung, oder es werden – nicht selten über Krisenlösungsprozesse – Wege gefunden, neue Formen des Bezogenseins zu etablieren. Dass die Eltern von Anna nach der Trennung sich trotzdem immer noch gut verstehen, bestätigt auch die Hypothese einer authentischen Paarbeziehung.

Schaut man auf die Dramaturgie der Darstellung des Ereignisses aus dem Sommer 2006, so markiert das Schnapstrinken des Vaters die Überleitung zum Gespräch. Bevor der Vater nach der Mutter die Initiative im Gespräch übernimmt, muss er sich stärken und über den Schnaps als eine Art Krisenbewältiger vermutlich eine Hemmung abbauen. Er inszeniert sich damit als jemand, für den es im Folgenden schwierig wird.

Folgerichtig vor dem Hintergrund der künstlichen Befruchtung ist, dass die Mutter die Initiatorin des Aufklärungsgespräches ist (sie lädt zum Gespräch ein, um »über etwas Wichtiges, aber nichts Schlimmes« zu sprechen). Sie, an der die Insemination vorgenommen worden ist, setzt den Auftakt für die Lüftung des Geheimnisses. Sie wiederholt damit die Ausgangssituation der ›Zeugungssituation‹. So wie der Vater ›nur‹ seine Zustimmung zur künstlichen Befruchtung geben konnte, so hat er auch, obwohl die Eltern getrennt sind, dabei zu sein, wenn die Mutter einlädt. In der Gestaltung des Aufklärungsgespräches reproduziert sich die Asymmetrie, die durch die künstliche Befruchtung in der Elternbeziehung von vornherein eingerichtet ist.[16] Obwohl die künstliche Insemination mit ano-

---

16 Im Roman »Nichtschwimmer« von Felix Wegener kann man sehr gut nachlesen, dass die Paare infolge der Reproduktionstechnologien mit einer Asymmetrie konfrontiert sind, die zu Leid bei den Betroffenen führt und ihnen in einer bereits schwierigen Situation eine weitere Bewältigungsleistung abverlangt (Wegener 2011). Auch meine Forschung über gleichgeschlechtliche weibliche Paare hat die Erfahrung zutage gebracht, dass die Frauen verschiedene Strategien wählen, um ein Ungleichgewicht zu beseitigen, das entsteht, wenn Biologisches und Soziales durch eine Fremdsamenspende auseinanderfallen. Das zeigt sich zum Beispiel bei der Namensvergabepraxis, bei der Wahl eines weiteren Samenspenders, bei der Frage, wer bekommt das zweite Kind, und bei Fragen,

nymer Samenspende im Vergleich zur Adoption in der Summe mehr an Leiblichkeit sichert, ist die halbierte Leiblichkeit trotzdem ein Problem. Während die Adoption eine sozial reduzierte Form einer Paarsynthese ist, da von den Eltern das Kind gemeinsam adoptiert wird und beide Eltern durch die fehlende biologische Verbundenheit gleichweit vom Kind entfernt sind und die Möglichkeit einer symmetrischen Ausgestaltung der Eltern-Kind-Beziehung haben, hat bei einer künstlichen Insemination mit Fremdsamenspende nur die Mutter das Privileg der leiblichen Verbindung. Der Benachteiligte ist hier der Vater, der mehr als die Mutter seine Bindung zum Kind durch die Offenbarung der fehlenden Leiblichkeit bedroht sehen wird. Denn er kann nicht wie die Mutter auf das Potenzial der biologischen Ähnlichkeit als Ressource bauen, die in unserer Gesellschaft bedingt durch die kulturelle Wirksamkeit des »Blut ist dicker als Wasser« - Konstrukts (immer noch) auf natürliche Weise die Bindung zum Kind sichert.

»Deswegen bot man meinen Eltern an, bei einem Versuch mit donogener Insemination an der Uniklinik Essen teilzunehmen.«

Es ist hier die Perspektive der Eltern, die die Erzählung organisiert. Anna erzählt, was das Problem der Eltern war. Der Vater wird nach einer schweren Erkrankung in seiner Jugend zeugungsunfähig. Die Frage, die unbeantwortet bleibt, aber indirekt aufgeworfen wird, ist: Wenn der Vater von seiner Zeugungsunfähigkeit schon in seiner Jugend wusste, was war dann der Konsens der Gattenbeziehung? Wollten die Eltern keine Kinder haben? Oder waren die Eltern von vornherein auf die künstliche Insemination eingestellt? Oder hat der Vater der Mutter sich erst gar nicht eröffnet? Oder hat man erst später herausgefunden, dass eine auf eine Krankheit in der Jugend zurückzuführende Zeugungsunfähigkeit vorliegt? Wenn es aber heißt: »nach einer schweren Erkrankung in seiner Jugend«, dann ist die Wahrscheinlichkeit sehr groß, dass die Zeugungsunfähigkeit dem Vater auch zu diesem frühen Zeitpunkt bekannt war. Das bedeutet, einmal vorausgesetzt, der Vater hat seine Sterilität der Mutter nicht verheimlicht, dass beide, trotzdem sie wussten, keinen Nachwuchs in die Welt setzen zu können, geheiratet haben. Kurz: Der Kinderwunsch kann nicht virulent gewesen sein. Denn wenn der Kinderwunsch mit der Stiftung der Paarbeziehung sofort verbunden gewesen wäre, dann hätte die Zeugungsunfähigkeit

die die Organisation der Vereinbarkeit von Beruf, Haushalt und Kinderbetreuung und -erziehung betreffen (vgl. Funcke 2007, 2009b und 2011).

ein Hinderungsgrund für eine Heirat sein können und eine Trennung wäre eine mögliche Konsequenz gewesen. Denkbar wäre auch, dass sie sich von Anfang an einig waren, den Kinderwunsch auf dem Weg der Reproduktionsmedizin zu lösen. Wäre dem so gewesen, dann hätten sie vermutlich sofort zu dieser Alternative gegriffen. Eine Hypothese ist, dass bei dem Paar eine Diskrepanz zwischen Paarbildung und später Inanspruchnahme der Reproduktionsmedizin besteht. Aber ganz klar lässt sich das aus der Formulierung von Anna nicht ableiten. Es ist nicht eindeutig, ob die Paarbeziehung immer schon eingebettet war in einen vorhandenen Kinderwunsch und die Verbindung geschlossen wurde mit der Erwartung einer erfolgreichen medizinischen Behandlung. Oder ob die Zeugungsunfähigkeit erst mit dem Aufkommen eines Kinderwunsches im Vollzug der Paarbeziehung zu einem Problem wurde und das Thema der Reproduktionsmedizin erst später dazu kam. Die Erzählung von Anna lässt diese Frage unbeantwortet. Der Vorgang wird durch die Gerichtetheit der Erzählung teleskopartig so zusammengestaucht, dass die Frage nach der Komplementarität von Liebesbeziehung und Elternschaft wegfällt.

Diese Beobachtung kommt erneut in der Formulierung »deswegen bot man meinen Eltern an« zur Geltung. Unterschlagen wird hier von Anna zu akzentuieren, was die Eltern bewegt hat, in eine Klinik zu gehen, wo ihnen die Spendersamenbehandlung angeboten wurde. Denn es ist auszuschließen, dass Klinikärzte mit einem Angebot zu den Eltern gekommen sind. Was nicht zur Sprache gebracht wird, ist das Motiv, das eine Nachfrage, auf die mit einem Angebot reagiert werden kann, induziert hat. Verschwiegen wird der Anlass, der die Eltern bewegt hat, Hilfe in der Reproduktionsmedizin zu suchen. Kurz gesagt: Die Erzählung ist so angelegt, dass der Kinderwunsch des Paares dabei verschwindet. Das heißt, mit der verspäteten Offenbarung, ein Inseminationskind zu sein, ist für Anna die Wahrscheinlichkeit, aus einem Kinderwunsch hervorgegangen zu sein, gering. Das Wissen aus einem technischen Vorgang, aus einem »Versuch« entstanden zu sein, zerstört nachträglich die auf einen Kinderwunsch ihrer Eltern zurückgehende Bindung. Die Eröffnung der fehlenden Leiblichkeit ist so traumatisierend, dass – ich nehme eine Kontextinformation aus dem Interview hinzu – sie den Kontakt zu ihren Eltern abbricht.

»Tatsächlich wurde meine Mutter schon nach der zweiten Insemination schwanger und bekam mich.«

Diese Sequenzstelle enthält eine weitere Schlüsselformulierung aus der sich erschließt, dass infolge der Traumatisierung das Familienband ›zerschnitten‹ ist. Anna wählt mit dem Ausdruck ›bekam mich‹ eine Formulierung, die maximale Distanz und die damit verbundene Betroffenheit schildert. ›Ein Kind bekommen‹ ist umgangssprachlich zwar ein adäquater Ausdruck, aber in dieser Konstellation: »meine Mutter [...] bekam mich« zeichnet sich Folgendes ab. Ich beginne mit der Frage, von welchem Kontext wäre die Formulierung ›ein Kind bekommen‹ gedeckt? Zum Beispiel kann man in einer Erzählung für Fremde sagen: ›Und dann habe ich mein zweites Kind bekommen‹. Gegenüber dem eigenen Kind wäre die den Geschenkcharakter mit ausdrückende Formulierung, im Sinne ›zu Weihnachten habe ich ein Auto (oder eine Reise oder einen Computer) geschenkt bekommen‹, nicht erwartbar. Erwartbar wären Wendungen wie: ›und dann wurdest Du geboren‹ oder ›dann kamst auch du schon auf die Welt‹. Welchen Sinn macht es nun, wenn das Geschenk selber sagt: »meine Mutter [...] bekam mich«? In dem Moment, wo Anna ihren eigenen Geschenkcharakter betont, verschwindet die gültige Beziehung, die sich nach der Geburt zwischen dem autonomen Leben des Kindes und der Mutter entwickelt hat. Da hier durch den Kontext des Geschenkes der Akzent auf dem Sachcharakter des Kindes liegt, gerät der nach der Geburt einsetzende Autonomisierungsprozess aus dem Blick. Die Erfahrung, ein Spendersamenkind zu sein, zerreißt – einmal metaphorisch gesprochen – die Nabelschnur zur Mutter und lässt, das steckt im entpersönlichenden Ausdruck »bekam mich« mit drin, eine Identitätslücke zurück.

»Außer zwei guten Freunden von meinen Eltern hat dies niemand gewusst. Sie meinten, sie hätten seit einigen Jahren überlegt, es mir zu sagen, aber bisher hätten sie mich für zu jung oder für zu beschäftigt an der Uni gehalten.«

Thema der Sequenzstelle ist die Steuerung der Wissensvermittlung um eine potenziell bedrohliche Nachricht. Es geht um das Problem der Informationsvermittlung der technisch-assistierten Zeugung. An dieser Stelle werden das Dilemma der Eltern und die sehr einseitige Darstellung Annas deutlich.

Nach gelungener Schwangerschaft lassen die Eltern, von wenigen Ausnahmen abgesehen (»außer zwei Freunden«), die Fiktion einer gemeinsamen biologischer Elternschaft entstehen. Der Kurs des Verheimlichens kommt aber an einen Punkt, da es die Eltern drängt, ihrer Tochter Anna die künstliche Befruchtung mitzuteilen. Plausible Argumente, die bisher gegen eine Aufklärung sprachen, waren das Alter (sie hielten Anna für zu jung) und die Bedenken, dass die aus ihrer Perspektive belastende Information, Annas weitere berufliche Entwicklung gefährden könnte. Klar erkennbar ist das Ringen um den richtigen Zeitpunkt. Das Timing ist ein objektives Problem der Eltern. Zum einen ist die soziale Aufklärung dadurch erschwert, dass die Komplexität der eigenen Entstehungsgeschichte dem Kind erst vermittelt werden kann, nachdem es sich längst als Kind seiner Eltern verortet hat. Wenn die Eltern aber den Vertrauensbruch zwischen sich und dem Kind vermeiden wollen, müssten sie die falsche Verortung zu einem Zeitpunkt auflösen, zu dem sie nicht ganz sicher sind, ob ihr Kind in seiner kognitiven und emotionalen Entwicklung so weit ist, um für sich einen altersgemäßen Umgang mit der Nachricht zu finden. So entsteht ein Dilemma, da – aus der damaligen Perspektive betrachtet – es aus Mangel an Wissen den richtigen Aufklärungszeitpunkt nicht gab.[17] Dass für die Eltern von Anna, wie vermutlich für alle Eltern, die sich für eine heterologe Insemination entschieden haben, das Timing ein Problem ist, leugnet Anna. Aus ihrer Sicht ist die späte Aufklärung, die ihre Eltern mit den genannten Argumenten begründen, eine Ausrede beziehungsweise ein Vorwand – deutlich erkennbar an dem »oder« (sie mich für zu jung oder für zu beschäftigt an der Uni gehalten). Sie erkennt nicht das Motiv der Aufklärungsstrategie der Eltern: Geht es ihnen doch darum, den »richtigen« Autonomiezeitpunkt Annas abzuwarten. Kurz: Sie öffnen sich Anna erst, als sie glauben, die Gewissheit zu haben, dass ihre Tochter selbstständig, mit den geringsten Folgen für eine Identitätsentwicklung, die Nachricht von der Nichtleiblichkeit verarbeiten kann. Den Prozess des Abwägens zum Schutze des Kindes sieht Anna nicht. Für sie spielt es keine Rolle, dass es den Eltern schwer fällt, ihr den Sachverhalt zu eröffnen. Die Argumente »zu jung«, »zu beschäftigt« akzeptiert sie nicht. Die Täterschaft der Eltern lässt sich darüber – aus ihrer Sicht – nicht relativieren.

»Meine Mutter übernahm dann die Erzählung und beteuerte, dass dies aber nicht bedeuten würde, dass sie mich weniger lieben würden.«

Die im Grunde genommen die Eltern entlarvende Erzählung ist aus der Position der traumatischen Verletzung heraus formuliert. Die Mitteilung,

---

17 Fachkräfte empfehlen mittlerweile eine frühzeitige Aufklärung (zwischen dem 3. und 6. Lebensjahr) (vgl. die Literaturangaben in Thorn 2010: 389, Fn. 37). Zwar können Kinder im Kindergartenalter die Tragweite der Information, dass der Samen eines anderen Mannes für ihre Zeugung notwendig war, nicht fassen. In der Regel können Kinder erst ab dem Alter von sieben Jahren die Bedeutung von biologischer Vererbung verstehen. Aber Informationen, die dem Kind früh mitgeteilt werden, werden später besser verstanden und akzeptiert. Einige Untersuchungen bestätigen mittlerweile, dass Kinder, die früh aufgeklärt werden, mit ihrer Zeugungsart besser umgehen können als bei einer Aufklärung im Erwachsenenalter (Jadva et al. 2009).

die die bisher selbstverständlich angenommene leibliche Verbundenheit mit dem Vater zerstört, ist so beschädigend, dass ein vorhandenes Band zu den Eltern für nicht existent erklärt wird und bei ihr zu keiner Bereitschaft führt, sich den Standpunkt der Eltern klar zu machen. Dass das, was sie aus einer Perspektive literarischer Ansprüchlichkeit der Mutter als kleinbürgerliches Klischee unterstellt (»lieben«), von der Mutter durchaus ernst gemeint ist, erkennt Anna nicht. Die Mutter wird diese Formulierung aber auch aus einer Position des Schuldgefühls heraus gesagt haben – worauf der Ausdruck »beteuerte« verweist. Denn »beteuern« kann man nur etwas, wenn man angeklagt ist und sich schuldig gemacht hat. Merkwürdig ist die Beteuerung aber vor dem Hintergrund der Annahme, dass die künstliche Insemination gerade wegen eines außerordentlichen Kinderwunsches gewählt wurde. Im übertragenen Sinne ist das Spendersamenkind erst recht ein Kind der Liebe, weil der Kinderwunsch so dominant war, dass alles andere von den Eltern zurückgestellt wurde und sie alle anderen Schwierigkeiten auf sich genommen haben.

Welchen objektiven Sinn macht nun die Beteuerung der Liebe? Sie bringt zum Ausdruck, wie wichtig für die Mutter das Idealmodell der leiblich begründeten Familie ist. Denn das Schuldgefühl der Mutter rührt daher, ein Kind unter falschen Vorwänden überhaupt auf die Welt gebracht zu haben, eine Elternschaft begründet zu haben, die den Normalitätsvorstellungen von Leiblichkeit und dem Authentizitätsanspruch einer individuierten Paarbeziehung widerspricht. Das Resultat der technischen Maßnahme ist dann ein Kind, dem der Mangel anhaftet, nicht das Produkt eines über die Paarsynthese realisierten Kinderwunsches zu sein. Das aus der Perspektive der Mutter dem Kind anhaftende ‚Stigma', nicht einem über die Leiblichkeit des Paares sich aufschichtenden Einzigartigkeitsentwurfes zu entstammen, führt aus diesem Grunde zu der Liebesbeteuerung.

Anna erkennt aber das Schuldgefühl der Mutter nicht, das von ihr im Aufklärungsgespräch mit zum Ausdruck gebracht wird. Sie legt den Eltern stattdessen lauter Klischees in den Mund und sie erzählt so, als ob die Eltern eine Art Kalkulationsprogramm für Affektverteilung angewendet hätten.

Warum übernimmt an dieser Stelle aber die Mutter das Gespräch, wo doch aufgrund der fehlenden genealogischen Verwandtschaft zu erwarten wäre, dass der Vaters das elterliche Anliegen vorträgt? Meine Hypothese ist Folgende: Da die Mutter hier die Gesprächssteuerung übernimmt, macht sie den Vater im Gespräch noch einmal zeugungsunfähig. Die Mutter scheint nicht zu bemerken, dass sie sich dadurch dem Vater gegenüber eigentlich unangemessen verhält, da sie ihm keine Chance gibt, das Problem angemessen zu bewältigen. Indem sie das Wort an sich reißt, raubt sie ihm die Generierungsfähigkeit, nämlich die über die Sprache.

»Außerdem fände sie es sehr wichtig, dass zumindest wir beide genetisch verwandt sind, denn das würde schon etwas bedeuten.«

An dieser Fortsetzung der Sequenz sieht man, wie der Vater, da die Mutter dem Ideal der Normalfamilie folgt (»genetisch verwandt«), an den Rand gerät. Denn die Rede der Mutter, die Anna in eine wissenschaftliche und nicht umgangssprachliche Erzählweise einbettet, erfüllt genau die Logik der kernfamilialen Triade, in der Elternschaft und Gattenschaft zusammenfallen. Implizit sagt die Mutter: Wir haben zwar einen übermäßigen Kinderwunsch gehabt, übermäßig im Vergleich zu unseren Möglichkeiten, aber die kernfamiliale Triade hat uns gefehlt. Der Kinderwunsch ist schließlich aber so dominant gewesen, dass er alle anderen Schwierigkeiten überlebt hat. Aber die soziale Praxis der Zeugung, die künstliche Insemination, kann eben doch nicht normalisiert werden. Die künstliche Insemination ist eben doch keine Variante, die das Modell der leiblich begründeten Familie erfüllt. Deswegen ist sie – aus der Perspektive der Mutter – ein Makel, aus dem eine mangelnde Liebe resultieren könnte. Der abstrakten, technischen »Zeugung« fehlt die sich naturwüchsig aus der erfüllten Triade ergebende Liebe. Das ist der Hintergrund, vor dem die explizite Liebesbeteuerung, die im Widerspruch mit der künstlichen Insemination steht, ihre Plausibilität gewinnt.

»Ich stand in dem Moment total unter Schock und hatte das Gefühl, dass dies gerade einem ganz anderen Menschen passiert und ich nur daneben stehe und zugucke. Außerdem wusste ich gar nicht, was Insemination überhaupt ist. Was ich aber genau wusste, war, dass der Mensch, den ich immer für meinen Vater gehalten habe, es zumindest genetisch gesehen überhaupt nicht ist. Gleichzeitig hatte ich das Gefühl, belogen und getäuscht worden zu sein. Aus diesem Grund wollte ich meinen Eltern auch nicht zeigen, wie sehr mich diese Nachricht aufregte. Ich fühlte mich wie in einem schlechten Traum, stellte meinen Eltern nur ganz wenige Fragen dazu und fing dann an, mit ihnen über etwas anderes zu reden. Im Nachhinein sehe ich den letzten Teil dieser Unterhaltung nur noch wie durch einen dicken Nebel.«

Jetzt kommt Anna mit ihrem Bericht zum Schluss. Sie schildert das Grundgefühl, plötzlich um die zentrale Wahrheit des Lebens gebracht zu sein. Worin besteht aber der »Schock«, von dem sie hier erzählt? Er besteht in einem schlagartigen Autonomieverlust, da mit der Mitteilung der künstlichen Insemination ihre soziale Integrität schwer beeinträchtig ist. Das eigentlich Traumatische besteht darin, ganz unvorbereitet mit einem Identitätswandel konfrontiert zu sein. Im Unterschied zum Beispiel zur Konversion, wo es auch um die Aufschichtung eines neuen Einzigartigkeitsentwurfes geht, ist der Identitätswandel durch die Nachricht der künstlichen Zeugung fremdbestimmt. Während die Konversion ein autonomer Identitätswandel ist, da diesem selbst zugestimmt wird, ist ein Spendersamenkind zu sein, auferlegt durch die Eltern. Hinzu kommt,»belogen und getäuscht worden zu sein«, was einschließt, dass die Eltern den Einzigartigkeitsentwurf Annas als einen integralen nicht ernst genommen haben. Durch die Täuschung mit Hilfe einer Lüge haben sie Annas Autonomie stark verletzt. Schlagartig ist durch diese Beschädigung die Beziehung zu Ende.[18] Weder reagiert Anna mit Protest oder Wut, sondern als Getäuschte wendet sie alles nach Innen und schützt sich durch Nicht-Mitteilung. Eine Reaktion auf die Autonomiebeschädigung ist, sich nicht mehr zu eröffnen, die Kommunikation stark zu reduzieren und sich durch eine dargestellte Unbetroffenheit zu schützen.

»Das Einzige, an das ich mich genau erinnere, sind die unsensiblen Bemerkungen meiner Mutter zu dem Spender.«

Das Einzige, was wie ein prägnantes Bild in ihrer Erinnerung geblieben ist, sind die »unsensiblen Bemerkungen« über den Spender. Eigentlich kann die Mutter derartige Bemerkungen nur machen, wenn sie den Spender kennt. Da ihr aber der Spender nicht bekannt ist, können sich die Bemerkungen nur auf die Eigenschaft des Spenders als Samenspender beziehen. Diese sind aber relativ unglaubwürdig, denn sie und ihr Mann haben von dem Spender das Gut erhalten, um überhaupt den Kinderwunsch realisieren zu können. Warum macht die Mutter das? Warum wertet sie den unbekannten Helfer ab? Eine Hypothese ist, dass sie die Bedeutung der Beziehung zu dem Spender, den sie vermutlich auf irgendeine Art und Weise imaginiert, denn schließlich ist sie von ihm schwanger geworden, reduziert, um ihren Gatten zu restituieren. Was dem Spender an Bedeutung genommen wird, wird – so die Denkfigur – dem zeugungsunfähigen Gatten an Bedeutung zuwachsen (und umgekehrt). In dem Maße, in dem die Mutter

---

18 Erst zwei Jahre später findet eine vorsichtige Annährung statt, zuerst schreibt Anna ihren Eltern wieder eine Postkarte zu Weihnachten, mittlerweile finden auch wieder Begegnungen statt, erst mit dem Vater, dann auch mit beiden Eltern (vgl. hinten im Ausblick).

aber über den Spender, mit dem sie die Reproduktionstriade bildet, abfällig redet, um die Beziehung zu ihrem Mann aufrecht zu erhalten, in dem Maße trifft sie das Produkt dieses Spenders – ihr eigenes Kind. Da es sich aber um den leiblichen Vater von Anna handelt, der durch seinen genetischen Anteil Annas leibliche Positionalität mit ausmacht, muss diese sich getroffen fühlen. Die Mutter merkt aber nicht, dass sie, in dem sie abschätzig über den Spender redet, auch das Produkt der Insemination verletzt. So macht Anna nicht nur die Erfahrung, dass nach der Offenlegung der künstlichen Befruchtung ihr genealogisches Gedächtnis zur Disposition steht und die Eltern sie in ihrem Einzigartigkeitsentwurf nicht ernst genommen haben, sondern auch, dass drittens, ihre leibliche Abstammung zu Teilen diskreditiert wird.

»Auf meine Frage, wer denn jetzt mein genetischer Vater sei, betonte sie, dass sie es zwar nicht wisse, aber der Spender gesund und intelligent gewesen sei. Die Klinik habe eine sehr genaue Auswahl getroffen und noch nicht einmal homosexuelle Spender zugelassen, weil sie befürchtet habe, dass es sich vererbe. Bezüglich des Aussehens hätten sie den Wunsch angegeben, dass der Spender nicht so groß sein soll. Ich hatte fast das Gefühl, dass sie stolz darauf war, wie gut sie die Täuschung durchgehalten hat. Auf jeden Fall fehlte ihr jegliches Bewusstsein dafür, wie ich mich gefühlt habe.«

Überblickt man die Darstellung, bei der es sich um eine nachträgliche Aufarbeitung handelt, so gewinnt man den Eindruck, dass die Mutter in kein gutes Licht gerückt wird. Ob die Mutter in der Realität tatsächlich sehr ungeschickt und wenig taktvoll vorgegangen ist, lässt sich aufgrund des Konstruktionscharakters des Berichtes und der Gerichtetheit der narrativen Beschreibung nicht eindeutig feststellen. Allerdings lässt sich sagen, dass die Mutter, trotzdem sie die künstliche Befruchtung auf eine aus der Sicht der Tochter unsensible Weise mitteilt, auf die strukturellen Wünsche des Kindes eingeht. Denn das Erste, das Anna wissen will, ist, wer denn nun der Vater sei. Das antizipiert die Mutter und diesen Wunsch bedient sie auch.

Beide Eltern haben in der Klinik den Wunsch geäußert, dass das Kind wie ein leibliches aussehen soll. Da der soziale Vater vermutlich nicht sehr groß ist, haben sie Wert auf die Körpergröße des Spenders gelegt, um Unterschiede gering zu halten und Ähnlichkeiten herzustellen. Bemerkenswert ist, dass an dieser Stelle ein Wechsel vom Plural zum Singular erfolgt. Waren es noch die Eltern, die gemeinsam die Entscheidung getroffen haben, dass das Kind so aussehen soll, als ob es wirklich ihr eigenes sei (»[…] hätten sie den Wunsch angegeben, dass der Spender nicht so groß sein soll«), wird allein der Mutter unterstellt, stolz auf die gelungene Täuschung zu sein. Ist zuvor bei der Wahl des Spenders durch den Plural noch die Einigkeit durch die Ehe ausgedrückt, verschwindet der Vater im Nebel der Irrelevanz, wenn es um die Zuweisung der Täterrolle geht.»Ich hatte fast das Gefühl, dass sie stolz darauf war, wie gut sie die Täuschung durchgehalten hat. Auf jeden Fall fehlte ihr jegliches Bewusstsein dafür, wie ich mich gefühlt habe.« Obwohl es sich bei dem Bericht um eine mehrfache Überarbeitung handelt, bleibt auch nachträglich ein Misstrauen gegenüber der Mutter. Die andere Deutung, dass die Mutter zum Schutz ihrer Tochter versucht hat, die Täuschung gut durchzuhalten, lässt Anna nicht zu. So liegt die Vermutung nahe, dass, obwohl nach dem Gespräch im Sommer 2006 bis zur letzten Korrektur des Textes im August 2008 einige Zeit vergangen ist, es sich bei dem Text »Meine Geschichte« um eine stark motivierte Rekonstruktion handelt, der aus einer immer noch anhaltenden Traumatisierung heraus verfasst worden ist.

»Zwischendrin ging ich ins Badezimmer, sah mich lange im Spiegel an und überlegt, was ich wohl von meinem unbekannten Vater habe: die Nase und den Mund? Was würde er von mir halten, wenn er mich sehen würde? Trotzdem versuchte ich mir immer noch zu sagen, dass alles nicht so schlimm ist. Als ich nach Hause fuhr, reagierte aber plötzlich mein Körper und ich fing an, am ganzen Körper zu zittern.«

Deutlich wird, wie ein rasanter Transformationsprozess losgeht. Plötzlich fängt Anna an, ihren leiblichen Vater aus den wenigen Informationen, die ihr zur Verfügung stehen, zu rekonstruieren. Es beginnt sofort die Suche nach dem leiblichen Vater.

Deutlich zeichnet sich in diesem Ausschnitt aber nicht nur ab, was der eigentliche Inhalt der Traumatisierung ist, sondern wir finden erneut einen Beleg dafür, dass die Traumatisierung noch anhält. Denn obwohl es sich um einen hoch edierten Text handelt, unterläuft Anna eine sprachlich interessante Fehlleistung. Richtig formuliert müsste es eigentlich heißen: »Zwischendrin ging ich ins Badezimmer, sah mich lange im Spiegel an und überlegte«. Doch die sehr einfach auszuführende Korrektur ins Präteritum unterbleibt. Was bedeutet aber das fehlende »e«? Es bedeutet vor allem, dass der Modus der Vergangenheit der Erzählung in den der Vergegenwärtigung überführt wird. Kurz gesagt: Die Erfahrung der Nicht-Leiblichkeit ist noch so akut wie zum Zeitpunkt der Protokollierung des Gesprächs.

Wie dramatisch die nachträgliche Eröffnung durch die Eltern ist, einen unbekannten Vater zu haben, sieht man auch an der Frage, die Anna beschäftigt, wenn sie in den Spiegel schaut. Es kann davon ausgegangen werden, dass sie sich auch früher mit der Frage der identitätsstiftenden Ähnlichkeit beschäftigt hat, wenn sie sich im Spiegel betrachtet hat. Da konnte sie aber immer den Rest, der von dem übrig blieb, was sie den mütterlichen Anteilen zuordnete, dem Vater zu schreiben. Jetzt, nach der Eröffnung, muss sie plötzlich den vermuteten Rest, also das Andere in ihrem Gesicht, das sie bisher dem faktischen Vater zugeschrieben hat, löschen. Sie muss, einmal so gesagt, das ganze Phantombild umschreiben und jetzt über einen Substraktionsakt herausfinden, was denn der leibliche Vater für einer war.

Ich breche an dieser Stelle die sequenzanalytische Darstellung mit einer Kontextinformation aus dem Interview ab: Anna erzählte mir im Oktober 2007 in einem Gespräch, dass sie dem Arzt geschrieben habe, von dem sie glaubt, dass er ihre Mutter damals behandelte. Sie habe ihn gebeten, ihr die Daten ihres genetischen Vaters mitzuteilen. »Ich wollte mir vorstellen können, was ich geerbt habe und was nur von mir kommt«. Von der Klinik erhält sie die Nachricht, dass keine Informationen über den Spender vorhanden seien. Das Röhrchen mit dem Spermium ihres genetischen Vaters habe einen Zahlencode, aber die Akten des Jahrgangs 1979, mit denen man den Mann hinter dem Code hätte identifizieren können, existierten nicht mehr. So gibt es keinen Weg, sich auf die Suche nach weiteren Anhaltspunkten für die Identifizierung ihres leiblichen Vaters zu machen. Diese Unbestimmtheit hat die Phantasie zur Folge, »dass jeder Mann so ab 45, 50, den ich sehe, wenn ich raus gehe, ja mein Vater sein könnte«.

7. Die Folgen einer Fremdsamenspende

Welche allgemeinen Schlüsse lassen sich auf der Grundlage der Erkenntnisse aus der Materialanalyse ziehen? Ein zentraler Befund der Analyse ist, dass die Leiblichkeit, die mit der genetischen Kombination der Eltern beginnt (vgl. Oevermann 2001), (immer noch) eine außerordentliche substanzielle Basis für familiale Beziehungen ist. Es handelt sich bei der Leiblichkeit nicht um eine Zuschreibungskategorie, die das mystifizierende Ergebnis einer unaufgeklärten Sichtweise ist, sondern sie ist konstitutiv für Prozesse der Lebensbildung.

Des Weiteren hat das Dokument gezeigt, dass die anonyme Samenspende und die Geheimhaltung der unkonventionellen Familiengründung nicht nur ein Ereignis ist, dass die Kinder in einen Reflexions- und Sozialisationsprozess hineinzieht, der mitbestimmt ist von der Auseinandersetzung, getäuscht worden zu sein und unauflösbares Wissen und unhintergehbare Uneindeutigkeiten hinsichtlich der eigenen Abstammung in den eigenen Lebensentwurf zu integrieren. Sondern der Vorgang der Fremdsamenspende in Zusammenhang mit der Zurückhaltung des Wissens um die Zeugungsgeschichte und das gewusste Nichtwissen über den Spender hat auch nachhaltigen Einfluss auf das Leben der Eltern. Weder war für die Eltern absehbar, dass die künstliche Befruchtung mit anonymer Samenspende in die Beziehungsdynamiken aller Beteiligten in einer solchen Intensität hineingreifen wird, noch welches Ausmaß an Schwierigkeiten die Suche nach dem Zeitpunkt der Aufklärung mit sich bringen wird. Den Eltern ist nicht klar gewesen, dass die Gegenläufigkeit von hohem Authentizitätssinn, der sie die künstliche Insemination erst hat durchführen lassen, und die kontrollierte Informationspolitik zum vermeintlichen Schutze des Kindes, sie in eine nicht auflösbare Spannung hineinzieht. Die Analyse hat weiterhin die Einsicht zutage gefördert, dass eine Wissenslücke, die die leibliche Abstammung betrifft, für das Selbstverständnis und den Identitätsbildungsprozess der so gezeugten Kinder keineswegs als irrelevant angesehen werden kann. Das Nichtwissen und die nicht auflösbaren Ungewissheiten bezüglich der biologischen Herkunft sind sozial höchst problematisch. Im Textmaterial hat sich auf eindrückliche Weise abgezeichnet, welche Sprengkraft von der Erfahrung ausgeht, dass der soziale Vater nicht der leibliche ist, und wie das Ringen darum, diese Enttäuschung in den Lebensvollzug zu integrieren, soziale Kräfte in einem erheblichen Umfang absorbiert, eine Lebensausrichtung geradezu nachhaltig beeinträchtigt. So birgt die auferlegte Herausforderung, sich selbst in Beziehung zu einer uneindeutigen, unbestimmbaren Herkunft zu setzen, die Gefahr einer Überforderung. Bewältigungsstrategien, die – wie Waldenfels betont –, immer etwas »Forciertes« haben, »das seine Kräfte aus dem bezieht, was es bekämpft« (Waldenfels 2004: 38) und demnach von einer beschädigten sozialen Integrität zeugen, sind in dem hier rekonstruierten Fall folgende: (1) Es wird eine Strategie der Veröffentlichung gewählt, um das Thema im Sinne der Logik einer Selbsthilfegruppe zu bewältigen. (2) Auf die Offenbarung der Nichtleiblichkeit wird mit einer Versozialwissenschaftlichung der Problematik reagiert, die eine Distanzherstellung ermöglicht. Es kommt zu einer Vermischung von wissenschaftlicher und lebenspraktischer Problemlösung (3) Ein objektiv vorhandenes Band zu den Eltern wird als nicht existent erklärt. Es erfolgt (zuerst einmal) ein radikaler Bruch mit den

Eltern. (4) Es geht um eine Bewältigung durch klare Zuweisung eines Opfer- und Täterstatus, was in diesem Fall durch eine Unzugänglichkeit gegenüber elterlichen Motiven und durch die Abwehr von plausiblen elterlichen Gründen erreicht wird. (5) Es kommt ein Transformationsprozess in Gang, der bestimmt ist von der Suche nach sich selbst, mit der unweigerlich auch die Suche nach dem leiblichen Vater verbunden ist, da dieser die leibliche Herkunft verbürgen kann. Es geht darum, der für die Identitätsungewissheit mitverantwortlichen Beziehung habhaft zu werden. Das unzugängliche Wissen soll in die Verfügbarkeit von objektiven Daten verwandelt werden.

Diese Handlungsstrategien zeigen, dass das Thema der unklaren Herkunft dem Kind im Dienste seiner Selbstvergewisserung Bewältigungsleistungen abverlangt, die – wie die anhaltende Traumatisierung des Falles zeigt – das Problem allerdings nicht aus der Welt schaffen können. Eine »Lösung« für diese fortwährende Situation, für die es keinen Abschluss gibt, könnte darin bestehen, nicht nur zu lernen, das Bedürfnis nach der Beherrschbarkeit der Situation abzuschwächen, sondern auch die Suche nach eindeutigen Informationen zum leiblichen Vater einzustellen, kurz: die unhintergehbare Uneindeutigkeit und das unauflösbare Nichtwissen anzuerkennen. (vgl. den Fall in Funcke: 2011)

8. Ausblick

Ich habe mich in diesem Beitrag für die fallrekonstruktive Erschließung eines Falles auf der Grundlage von einer Sorte Datenmaterial – einer Internetseite einer Homepage – entschieden. Dem Leser wird im Verlaufe des Nachvollzugs der Analyse ersichtlich geworden sein, dass ich einerseits anhand von wenigen Textsegmenten eines Falles über sequenzanalytische Schrittfolgen zu einem Bündel von Erkenntnissen gelangen konnte. Andererseits kommen durch die Beschränkung auf einen Ausschnitt eines Falles längere biografische Handlungsketten, die ein Verständnis des Falles als Ganzheit ermöglichen, nicht in den Blick. Deshalb möchte ich hier ein paar Ergänzungen anschließen. Die Informationen und Daten hierfür stammen aus einem Interview, das ich mit Anna geführt habe, und aus Selbstauskünften der Homepage »spenderkinder.de«. Die folgende kurze Zusammenschau soll dem Leser noch einmal einen Eindruck vermitteln, wie wirkungsmächtig die Erfahrung ist, einen Teil seiner leiblichen Herkunft nicht zu kennen und von den Eltern über eine lange Zeit im Unklaren über die leiblichen Wurzeln gelassen worden zu sein. Es wird an den schon wenigen, von mir ausgewählten Handlungsschritten deutlich, wie rasant die Dinge in Bewegung geraten:

Nach der Mitteilung durch ihre Eltern im Sommer 2006 bricht Anna den Kontakt zu ihnen ab:»Ich habe ganz lange den Kontakt abgebrochen, weil ich ganz einfach Zeit und Ruhe brauchte, um mein Examen zu schaffen«. Das hindert sie aber nicht daran, sofort eine Homepage aufzubauen, die sie in der Folge wie ein Tagebuch führt. Fünf Jahre später sind ihre Eintragungen nüchterner und es überwiegen Mitteilungen in Form von Informationen und persönlichen Stellungnahmen. Private Darstellungen über ihre berufliche Entwicklung und über die Beziehungsgestaltung zu ihren Eltern nehmen ab, so wie sich die Homepage zu einer öffentlichen Plattform für die Spendersamenkinder in Deutschland entwickelt. Betrachten wir aber die Zeit zwischen der Nachricht, über eine Fremdsamenspende entstanden zu sein, und ihren letzten Eintragungen auf der Homepage, die von einem Maß an Nüchternheit im Umgang mit diesem Thema zeugen, so kann man folgende Schritte erkennen. Zuerst sucht sie noch im Sommer 2006 Hilfe in Form einer professionellen Beratung durch eine Psychologin. Des Weiteren gibt sie Journalisten Interviews, in denen sie ihre Geschichte erzählt und sie stellt sich auch für Fernsehdokumentationen zur Verfügung. Kurz, Medienbeiträgen und auch Fernsehanfragen steht sie offen gegenüber. Ein Jahr nach dem Aufklärungsgespräch klagt sie gegen die Universitätsklinik Essen, da diese mit der anonymen Samenspende gegen das in Deutschland geltende Recht auf Kenntnis der eigenen Abstammung (BVerfGE 79, 256) verstoßen hat. Als diese Klage abgelehnt wird, legt sie eine Verfassungsbeschwerde ein:»Ihr Traum ist, einen Prozess vor dem Bundesverfassungsgericht zu gewinnen«. Im August 2008 erhält sie die Nachricht, dass das Bundesverfassungsgericht ihre Beschwerde nicht zur Entscheidung angenommen hat. Im gleichen Jahr tritt sie der internationalen Mailingliste»People Conceived Via Donor Insemination« bei, ihr Kommentar:»Es ist toll, in Kontakt mit vielen anderen zu stehen und festzustellen, dass man ähnliche Gefühle hat, obwohl man am anderen Ende der Welt lebt [...]«. 2009 ist aus der Plattform, die sie 2006 ins Leben gerufen hat, ein Verein geworden, der aus circa 20 Spenderkindern, die aus Deutschland, Österreich und der Schweiz stammen, besteht. Im gleichen Jahr trifft sie den Gründer der niederländischen Spenderkinder-Organisation »donorkind«. Sie berichtet von diesem Treffen auf der von ihr initiierten Homepage, dass der Verein seit 2004 ein Register hat, »in dem über 100 Spender und 150 Spenderkinder registriert sind«. Sie bekennt in diesem Eintrag, dass sie

»ganz schön neidisch auf die Situation in den Niederlanden geworden [ist – D.F.]: dort sind seit fünf Jahren anonyme Spenden verboten, und gesetzlich ist ganz klar festgelegt, dass die Spender den Kindern rechtlich zu nichts verpflichtet sind. Das macht es natürlich viel einfacher, bereit zu einem Kontakt zu sein. Auch die Altfälle sind in einer etwas besseren Situation als wir, denn sie haben wenigstens ein paar Daten über den Spender erhalten wie das Geburtsjahr, den Beruf, die Größe und die Haarfarbe. Damit kann man in einem Register schon einigermaßen suchen. Ich verstehe die Gesetzeslage in Deutschland einfach nicht, die im Endeffekt weder den Spender noch den Kindern irgendwie dient.«

Von weiteren Erfahrungen und Lebensverläufen der Kinder zu berichten, die in den 1980er Jahren auf dem Wege der damals noch jungen Reproduktionsmedizin entstanden sind, ist in diesem Beitrag aus darstellungstechnischen Gründen nicht möglich. Ich möchte aber hier am Schluss von weiteren ersten Ergebnissen berichten, die im Verlaufe der Arbeit an den Lebensverläufen verschiedener »Spendersamenkinder« zutage getreten sind und im Vergleich der Fälle ersichtlich wurden. Es zeigte sich, dass es ratsam war, folgende Frage im Kopf zu haben, um das Phänomen der »Spendersamenkinder« besser verstehen zu können: Was ist eigentlich das zentrale Problem: der reproduktionsmedizinische Vorgang der Befruchtung, die Geheimhaltung der Familiengründung durch die Eltern oder/und das Nichtwissen um einen Teil der genetischen Herkunft? Herausgefunden habe ich Folgendes: Das Nichtwissen und die damit verbundene nicht auflösbare Ungewissheit bezüglich der biologischen Herkunft ist das sozial höchst problematische Thema. Zwar gibt es modifizierende Faktoren, die dazu führen, dass das Thema der Leerstelle in der leiblichen Abstammung auf den weiteren Sozialisationsprozess weniger stark durchschlägt. Damit meine ich, es gibt Bedingungsgrößen wie eine Aufklärung der Kinder in einem frühen Alter und das Aufwachsen in ›günstigen‹ Sozialisationsverhältnissen. Diese führen dazu, dass das Nichtwissen in der leiblichen Abstammung nicht notwendigerweise zu dramatischen Brüchen mit den Eltern, zur Identitätsdiffusion oder aus dem Ruder gelaufenen Biografien führen muss. Auch solche Fälle sind mir bekannt. Aber dennoch, unabhängig von relativ günstigen Faktoren, habe ich beobachten können, dass das Nichtwissen über die leibliche Herkunft die sozialen Kräfte der Kinder/(jungen) Erwachsenen in einem erheblichen Umfang absorbiert, eine Lebensausrichtung geradezu nachhaltig beeinflusst. Die ihnen auferlegte Herausforderung, sich selbst in Beziehung zu einer uneindeutigen, unbestimmten Herkunft zu setzen, birgt die Gefahr einer Überforderung. Eine junge Frau drückt ihre Ambivalenzerfahrung folgendermaßen aus: »Einerseits diese Leere, wenn es um Sachen geht, die man eventuell geerbt hat; und gleichzeitig aber auch den Wunsch, nicht sein ganzes Leben lang nach dem Spender suchen, sondern sich auf die Zukunft konzentrieren zu wollen«[19]. Des Weiteren habe ich im Verlaufe der Forschung erkannt, dass es nicht der technische Vorgang der Insemination ist, der für die »Spendersamenkinder« von lebensthematischer Bedeutsamkeit ist: »Ich wende mich keinesfalls gegen die donogene Insemination, da es für meine Eltern nur so möglich war, ein Kind zu bekommen.« […] »Für mich ist die Anonymität der Spender und die Verheimlichung […] das Hauptproblem, nicht die Samenspende. Ich finde eine donogene Insemination okay.« […] »Es war nicht schlimm zu erfahren, ein Spenderkind zu sein. Nur diese Spannung, so vieles nicht zu wissen, nicht zu wissen, wer mein Erzeuger ist«. Allerdings gilt dies nicht für alle Fälle gleichermaßen. Ich habe im Vergleich der Fälle erkennen können, dass das Wissen, über eine technische Prozedur entstanden zu sein, nur dann inakzeptabel ist, wenn die »Spendersamenkinder« in weniger ›günstigen‹ Familienverhältnissen aufgewachsen sind, sehr spät und durch Zufall von ihrer Entstehungsart erfahren haben. Kurz gesagt, ob und in welchem Maße der medizintechnische Vorgang der Fremdsamenspende zu einer Einflussgröße im Identitätsbildungsprozess wird, ist abhängig vom Zusammenwirken verschiedener Bedingungsfaktoren.

Literatur

Allert, Tilman (1998), *Die Familie. Fallstudien zur Unverwüstlichkeit einer Familie*, Berlin/ New York.

Beck, Ulrich u.a. (2001), »Nebenfolgen als Problem soziologischer Theoriebildung«, in: Beck, Ulrich/Bonß, Wolfgang (Hg.), *Die Modernisierung der Moderne*, Frankfurt a. M., S. 63–81.

---

19 Die folgenden Zitate sind den Erfahrungsberichten auf der Homepage der »Spendersamenkinder« (www.spenderkinder.de) entnommen.

Bergmann, Jörg R. (1985),»Flüchtigkeit und methodische Fixierung sozialer Wirklichkeit. Aufzeichnungen als Daten der interpretativen Soziologie«, in: Bonß, Wolfgang/Hartmann, Heintz (Hg.), *Entzauberte Wissenschaft. Zur Relativität und Geltung soziologischer Forschung*, Göttingen, S. 299–320.

Böschen, Stefan u.a. (Hg.) (2006),»Zeitalter der Nebenfolgen. Kontinuität oder Diskontinuität in der Entwicklungsdynamik moderner Gesellschaften?«, in: dies. (Hg.), *Nebenfolgen. Analysen zur Konstruktion und Transformation moderner Gesellschaften*, Weilerswist, S. 185–256.

Boss, Pauline (2008), *Verlust, Trauma und Resilienz*, Stuttgart.

Brose, Hanns-Georg/Hildenbrand, Bruno (Hg.) (1988), *Vom Ende des Individuums zur Individualität ohne Ende*, Opladen.

Bundesärztekammer (2006),»(Muster-)Richtlinie zur Durchführung der assistierten Reproduktion. Novelle 2006«, *Deutsches Ärzteblatt* 103, S. 1392–1403.

Faigle, Philip (2007),»Die Eiskinder«, *NEON*, 20.12.2007.

Funcke, Dorett (2007),»Die Inseminationsfamilie. Ein soziales Phänomen zur Prüfung des Kriteriums der Universalität kernfamilialer Strukturen«, *Sozialer Sinn. Zeitschrift für hermeneutische Sozialforschung* 2, S. 3–36.

– (2009a),»Der unsichtbare Dritte. Ein Beitrag zur psychohistorischen Dimension der Identitätsfindung am Beispiel der Spendersamenkinder«, *Zeitschrift Psychotherapie & Sozialwissenschaft* 2, S. 61–98.

– (2009b),»Komplizierte Verhältnisse: Künstliche Befruchtung bei gleichgeschlechtlichen Paaren. Einblicke in eine neue Lebensform«, *Familiendynamik* 34 (2), S. 2–14.

– (2011),»Familiale Beziehungsgestaltung unter der Bedingung von Gleichgeschlechtlichkeit und Fremdsamenspende. Die ›Idee der Gleichheit‹ und ihre Grenzen«, *Sozialer Sinn. Zeitschrift für hermeneutische Sozialforschung* 2, S. 193–217.

– (2012),»Ich will wissen, wer er ist« Geheimnisse und Nichtwissen im Leben von Spendersamenkindern, *Familiendynamik* 37 (3), S. 168–177.

– /Hildenbrand, Bruno (2009): *Unkonventionelle Familien in Beratung und Therapie*, Heidelberg.

Glaser, Barney/Strauss, Anselm L. (1965), *Awareness of Dying*, Chicago (dt.: *Interaktionen mit Sterbenden*, Göttingen 1974).

Hildenbrand, Bruno (2002),»Der abwesende Vater als strukturale Herausforderung in der familialen Sozialisation«, in: Walter, Heinz (Hg.), *Männer als Väter*, Gießen, S. 743–782.

– (²2005), *Fallrekonstruktive Familienforschung*, Opladen.

Jadva, Vasanti (2009),»The Experiences of Adolecents and Adults Conceived by Sperm Donation: Comparisons by Age of Disclosure and Family Type«, *Human Reproduction* 24, S. 1909–1919.

Katzorke, Thomas (2008),»Entstehung und Entwicklung der Spendersamenbanken in Deutschland«, in: Bockenheimer-Lucius, Gisela u.a. (Hg.), *Umwege zum eigenen Kind. Ethische und rechtliche Herausforderungen an die Reproduktionsmedizin 30 Jahre nach Louise Brown*, Göttingen, S. 89–101.

Maiwald, Kai-Olaf (2007), Rezension zu »Johannes Süßmann u.a. (Hg.), *Fallstudien: Theorie – Geschichte – Methode* (Frankfurter Kulturwissenschaftliche Beiträge, Bd. 1), Berlin: trafo 2007«, *Sozialer Sinn* 2, S. 404–408.

Nave-Herz, Rosemarie u.a. (1996), *Die hochtechnisierte Reproduktionsmedizin – Strukturelle Ursachen ihrer Verbreitung und Anwendungsinteressen der beteiligten Akteure*, Bielefeld.

Oevermann, Ulrich (1993), »Die objektive Hermeneutik als unverzichtbare methodologische Grundlage für die Analyse von Subjektivität. Zugleich eine Kritik der Tiefenhermeneutik«, in: Jung, Thomas/Müller-Doohm, Stefan (Hg.), *»Wirklichkeit« im Deutungsprozess: Verstehen und Methoden in den Kultur- und Sozialwissenschaften*, Frankfurt a. M., S. 106–189.

– (2000), »Die Methode der Fallrekonstruktion in der Grundlagenforschung sowie der klinischen und pädagogischen Praxis«, in: Kraimer, Klaus (Hg.), *Die Fallrekonstruktion*, Frankfurt a. M., S. 58–156.

– (2006), »Wissen, Glauben, Überzeugung: ein Vorschlag zu einer Theorie des Wissens aus krisentheoretischer Perspektive«, in: Tänzler, Dirk u.a. (Hg.), *Neue Perspektiven der Wissenssoziologie*, Konstanz, S. 79–118.

– (2001), »Die Soziologie der Generationenbeziehungen und der historischen Generationen aus strukturalistischer Sicht und ihre Bedeutung für die Schulpädagogik«, in: Kramer, Rolf-Torsten u.a. (Hg.), *Pädagogische Generationenbeziehungen*, Opladen,S. 78–126.

Rheinberger, Hans-Jörg (1996), »Jenseits von Natur und Kultur. Anmerkungen zur Medizin im Zeitalter der Molekularbiologie«, in: Borck, Cornelius (Hg.), *Anatomien medizinischen Wissens. Medizin, Moleküle*, Frankfurt a. M., S. 287–306.

Richtlinie 2004/23/EG des Europäischen Parlaments und des Rates vom 31.03.2004 zur Festlegung von Qualitäts- und Sicherheitsstandards für die Spende, Beschaffung, Testung, Verarbeitung, Lagerung und Verteilung von menschlichen Geweben und Zellen, 11.01.2011, www.donogene-insemination.de/downloads/Richtl_Druckfassung.pdf

Schimank, Uwe (²2002), *Handeln und Strukturen. Einführung in die akteurtheoretische Soziologie*, Weinheim, München.

Simmel, Georg (1958), *Soziologie. Untersuchungen über die Formen der Vergesellschaftung*, Berlin.

Snowdon Richard/Mitchell Georg (1981), *The artificial family*, London.

Sorosky, Arthur D. u.a. (1982), *Zueinander kommen – miteinander leben. Eltern und Kinder erzählen*, Reinbek.

Süßmann, Johannes u.a. (Hg.) (2007), *Fallstudien: Theorie – Geschichte – Methode*, Berlin.

Thorn, Petra (2008), *Familiengründung mit Samenspende. Ratgeber zu psychosozialen und rechtlichen Fragen*, Stuttgart.

– (2010), »Lesbische Mütter als Pioniere – Ein Beitrag zur psychosozialen Beratung im Vorfeld ihrer Familienbildung mit Samenspende«, in: Funcke, Dorett/Thorn, Petra (Hg.), *Die gleichgeschlechtliche Familie mit Kindern – Interdisziplinäre Beiträge zu einer neuen Lebensform*, Bielefeld, S. 369–398.

– /Daniels, Ken (2000), »Die medizinische Praxis der donogenen Insemination in Deutschland«, *Geburtshilfe und Frauenheilkunde* 60, S. 630–637.

–/– (2007), »Pro und Contra Kindesaufklärung nach donogener Insemination – Neuere Entwicklungen und Ergebnisse einer explorativen Studie«, *Geburtshilfe und Frauenheilkunde* 67, S. 993–1001.

Transplantationsgesetz in der Fassung der Bekanntmachung vom 4.9.2007, 11.01.2011, www.gesetze im-internet.de/bundesrecht/tpg/gesamt.pdf

Turner, Amanda/Adrian Coyle (2000): »What Does it Mean to be a Donor Offspring? The Identity Experiences of Adults Conceived by Donor Insemination and the Implikation for Councelling and Therapy«, *Human Reproduction* 15 (9), S. 2041–2051.

Waldenfels, Bernhard (2004), *Phänomenologie der Aufmerksamkeit*, Frankfurt a. M.

Wegener, Felix (2011), *Nichtschwimmer*, Berlin.

Wehling, Peter (2006), *Im Schatten des Wissens? Perspektiven der Soziologie des Nichtwissens*, Konstanz.

Wernet, Andreas (2000), *Einführung in die Interpretationstechnik der Objektiven Hermeneutik*, Opladen.

Ungewissheiten in der ›Ankunft‹ eines frühgeborenen Kindes: Wahrnehmungen der Beteiligten

Claudia Peter

1. »Signora, das kann niemand wissen.«

»Die Sache ist die: Meine Tochter Irene war dabei zu sterben oder auf die Welt zu kommen, das habe ich nie so ganz verstanden, denn vierzig Tage lang schien es ein und dasselbe zu bedeuten. Die Ärzte zu fragen war sinnlos, sie antworteten nur: ›Signora, das kann niemand wissen.‹« (Parrella 2009: 12)

Mit diesen Worten beschreibt Valeria Parrella die Situation, in der die betroffenen Eltern in den ersten Wochen nach einer extremen Frühgeburt ihres Kindes stehen und mit Verständnis oder Unverständnis reagieren: Die »Zeit des Wartens« setzt alle Routinen, alles Gewisse, alles Selbstverständliche außer Kraft, lässt Fragen wochenlang ohne Antworten im Raum schweben. Fragen, die als Fragen zum Anfang und zum Ende des Lebens als ›existenzielle Fragen‹ gelten und hier doch anders (als bisher) dastehen, weil sie in eins zu fallen scheinen.

2. Neonatologie und Frühgeborene

Die natürliche Schwangerschaftszeit beim Menschen dauert in der Regel 40 bis 42 Wochen. In jeder dieser Wochen – von Tag zu Tag – vollziehen sich Entwicklungsvorgänge beim Embryo beziehungsweise Fötus, wie zum Beispiel die Ausreifung der einzelnen Organe beziehungsweise Organsysteme, die idealerweise dafür das intrauterine Milieu benötigen. Erst eine in dieser Zeit ausgereifte fötale Entwicklung bringt den Körper des dann Geborenen in einen Zustand, sich selbstständig unter extrauterinen Bedingungen steuern und erhalten zu können (zum Beispiel durch funktionsfähige selbstständige Atmung und Verdauung).

Das Eigentümliche, das durch die neonatologische Behandlung in Gang gesetzt wird, besteht darin, dass sich diese von Natur aus noch für das intrauterinen Milieu vorgesehenen Lebensvorgänge der fötalen Entwicklung nun extrauterin im geborenen Lebewesen vollziehen müssen und diese sich insofern jeglicher Einflussnahme entziehen, indem in die Selbstläufigkeit dieser somatischen, anatomisch-morphologischen, physiologischen, neurologischen und weiteren Entwicklungsvorgänge nur sehr begrenzt eingegriffen werden kann. Erfolgsgrenzen werden durch die bisher mögliche neonatologische Behandlungskunst gesetzt, als auch durch das bisher bekannte Grundlagenwissen zu Lebensvorgängen in menschlichen fötalen Körpern in intra- und extrauteriner Umgebung überhaupt.[1]

Als ›Frühgeborene‹ werden heute diejenigen Kinder bezeichnet, die vor der 37. Schwangerschaftswoche zur Welt kommen und ein Geburtsgewicht unter 2.500g (*low birth weight infants*) aufweisen. Die Überlebenschance dieser Kinder hat sich aufgrund der Fortschritte in der Neonatologie und pädiatrischen Intensivmedizin sowie in Folge medizintechnologischer und pharmakologischer Entwicklungen in den vergangenen Jahrzehnten deutlich verbessert (Robert-Koch-Institut 2004). Dies betrifft auch Frühgeborene mit einem sehr niedrigen Geburtsgewicht unter 1.500g (*very low birth weight infants*). Während in den 1960er Jahren nur circa 30 Prozent der zu früh geborenen Kinder mit einem Geburtsgewicht unter 1500g oder einer Schwangerschaftsdauer unter 32 Wochen überlebten, liegt die Überlebensrate heute bei 90 bis 95 Prozent (Wolke/Meyer 1999). Allerdings tragen diese Kinder ein hohes Risiko für schwere medizinische Komplikationen und weisen eine langfristige Entwicklungsgefährdung auf (Wolke/Meyer 1999; Wolke u.a. 2001). Etliche leiden unter lebenslanger körperlicher und/oder geistiger Behinderung, bedürfen eines hohen Pflegeaufwands und müssen zeitweise oder sogar auf Dauer in ihren vitalen Funktionen durch medizinisch-technische Hilfsmittel unterstützt werden (Hanke 2002) oder zeigen Entwicklungsschwierigkeiten in verschiedenen Bereichen (Gawehn 2009; Jungmann 2003; Wolke u.a. 2001). Untersuchungen aus den USA weisen darauf hin, dass mit einem Anwachsen der Anzahl dieser Patientenzahlen zu rechnen ist (Palfrey u.a. 1994).

---

1 Derzeit stellt die Gehirnentwicklung von Frühgeborenen das bevorzugte Forschungsfeld innerhalb der Neonatologie dar, während in den 1980er und 1990er Jahren die Forschung zu unreifen Lungen und zur Lungenentwicklung im Zentrum stand, die mit der Entwicklung der so genannten Surfactanten einen entscheidenden Fortschritt in der Behandelbarkeit unreifer Lungen und damit extrem Frühgeborener erzielte.

Auch in Deutschland ist die Zahl der früh- und frühstgeborenen Kinder in den letzten Jahrzehnten gestiegen. Pro Jahr werden derzeit etwa 10.000 Kinder vor Ende der 32. Schwangerschaftswoche geboren: 3.600 dieser Kinder sogar vor Beendigung der 28. Schwangerschaftswoche. Bei derzeit ungefähr 668.000 lebend geborenen Kindern pro Jahr werden circa 570 Kinder mit einem Geburtsgewicht unter 500g und circa 1.700 Kinder mit einem Geburtsgewicht zwischen 500 und 750g geboren (vgl. Tabelle 1).

Bei Frühgeborenen ist alles unreif, das bedeutet aus medizinischer Sicht, dass die neugeborenen Kinder mit zunächst noch eingeschränkten Vitalfunktionen leben müssen, die erst in den letzten Schwangerschaftswochen fertig ausgereift wären. So aber müssen Maschinen und andere Hilfsmaßnahmen unterstützen, was noch nicht von alleine funktioniert. Ist das Atemzentrum im Gehirn noch zu unreif, dann übernehmen Beatmungsmaschinen die Beatmung. Das unreife Verdauungssystem kann zum Teil durch parenterale Ernährung entlastet werden, zum Teil wird – bevor sich der Schluckreflex ausgebildet hat – sondiert. Wenn sich der Schluckreflex dann ausgebildet hat, dann können die Frühgeborenen sogar mit der Flasche und später eventuell mit der Brust gestillt werden.

Die Neonatologie als intensivmedizinische Behandlung am Lebensanfang ist ein relativ junger Medizinbereich, der durch technische, technologische und pharmakologische Entwicklungen im 20. Jahrhundert möglich geworden ist und inzwischen Frühgeborenen und schwerstgeschädigten Neugeborenen das Überleben ermöglicht. Die in diesem Bereich ablaufenden Prozesse sind für alle Beteiligten hochgradig mit Ungewissheit verbunden, die größtenteils nicht reduzierbar ist, aber beschrieben und reflektiert werden kann. Im folgenden Beitrag sollen diese Ungewissheiten, die die Neonatologen und die Eltern erfahren und deren Reflexion ihnen situativ quasi aufgezwungen wird, genauer in ihrer Art und Wirksamkeit dargestellt werden.

Jahr	1992	1993	1994	1995	1996	1997	1998	1999	2000-2	2003	2004	2005	2006	2007	2008
Schwangerschaftsalter (in Wochen und Tagen)															
32+0 - 37+0	7,2	6,9	7,2	7,0	7,7	7,9	8,2	7,9	*	7,58	7,93	7,65	7,61	7,6	7,6
28+0 - 32+0	1,1	1,1	1,2	1,1	1,2	1,2	1,3	1,2	*	0,88	0,94	0,90	0,90	0,9	0,9
unter 28+0										0,52	0,55	0,55	0,56	0,6	0,5
Geburtsgewicht															
500 - 750 g										0,24	0,26	0,27	0,28	0,3	0,3
unter 500 g										0,11	0,06	0,07	0,07	0,1	0,1

Tabelle 1: Anteil der Frühgeborenen mit entsprechendem Alter und Geburtsgewicht an allen Geburten in Deutschland in Prozent

Quellen: Statistisches Bundesamt (bis 1999), Bundesgeschäftsstelle für Qualitätssicherung, Leistungsbereich Geburtshilfe (seit 2000); eigene Darstellung

* Daten sind aufgrund der neu eingeführten Datenerhebungen an den Krankenhäusern durch die Bundesgeschäftsstelle für Qualitätssicherung nicht auswertbar

3. Die eigene ethnographische Studie – »Umgang mit Ungewissheit in der Neonatologie«

3.1 Fragestellung und Erkenntnisinteresse

Neonatologen und Eltern sind die Hauptakteure des Geschehens, wenn ein Frühgeborenes intensivmedizinisch behandelt wird. Vor dem Hintergrund eines prinzipiellen Wandels im Umgang mit diesen Neugeborenen hat sich dieser Bereich von einem ehemals unverfügbaren Geschehen, dem quasi selbstläufigen Prozess des Überlebens oder Sterbens schwerkranker Neugeborener, in einen Handlungsbereich mit allerdings begrenzten Möglichkeiten gewandelt. In der Studie interessierten die Auswirkungen dieser begrenzten Handlungsmöglichkeiten, bei denen in gesteigertem Maß Ungewissheiten bewusst werden sowie Gewissheitsirritationen in der Alltagswelt vonstatten gehen. Hinsichtlich der Eltern ist zu fragen, wie sie diese Ungewissheiten wahrnehmen und inwieweit sich dadurch die Personen als auch deren Lebenswelt verändern. An den ärztlichen Wahrnehmungen und Haltungen interessiert, wie und wodurch auch unter den Bedingungen unsicheren Wissens und Entscheiden-Könnens stabile Motivations- und Rechtfertigungsgründe erzeugt werden.

3.2 Ausgangsüberlegungen: Was ist in der Neonatologie neuartig?

Mit der Etablierung der Neonatologie als neuem medizinischem Handlungsfeld sind neuartige Konstellationen und Situationen verbunden, die so bis vor Kurzem noch nicht in den Bereich menschlicher Entscheidungs- und Gestaltungsmöglichkeiten gehörten. Bevor ich diese Situationen und Konstellationen darstelle, möchte ich eine graduelle Unterscheidung zwischen ›neuartig‹ und ›neu‹ einführen. Mit ›neuartig‹ bezeichne ich hier, wenn neue Situationen oder Konstellationen auftreten, zu denen noch keine Erfahrungen oder keine Vorgehensweisen vorhanden sind: es wird Neuland betreten, nur Schritt für Schritt vorwärts gegangen und gegen mannigfaltige Fronten von Ungewissheiten gekämpft. Diese neuartigen Situationen oder Konstellationen unterscheide ich von ›neuen‹ Situationen oder Konstellationen, die zwar auch nicht typisch, nicht häufig oder üblich sind, aber genaugenommen schon bekannt, wenn auch selten oder ungewohnt sind, bei denen aber wenigstens zu Teilen bisherige Erfahrungen genutzt oder auf Gewissheiten zurückgegriffen werden kann.

a) Neuartig sind derartige funktionelle Prothesen wie oben schon beschrieben, indem beispielsweise ein Mensch beatmet wird, der selbst aufgrund der Unreife seines Atemzentrums noch nicht zu einer stabilen selbstständigen Steuerung der Atmung fähig ist.

b) Neuartig sind auch manche Ausgangssituationen, in denen vor allem Frühgeburtsbestrebungen als sekundäre Folge von primären medizinischen Entscheidungen in Kauf genommen werden oder anders gesagt: in der vor der Geburt schon gewisse Gefährdungen oder Risiken bekannt waren.

c) Neuartig ist ebenfalls, dass heute Kinder mit angeborenen Fehlbildungen überleben können, deren Fehlbildungen früher noch nicht operabel waren und es heute sind.

Zu a) Wie diese ›Prothesen‹ − hier metaphorisch verstanden − eigentlich genau wirken, welche kurz- und langfristigen Folgen sie für den Heilungsprozess haben, das ist von medizinischem Interesse, betrifft vor allem medizinisches Nichtwissen und soll deshalb an dieser Stelle nicht weiter erläutert werden. Dass hier auch (langfristige) psychosoziale Wirkungen angenommen werden können, die noch weitgehend unbekannt sind, ist aber für sich bemerkenswert und stellt ein Forschungsdesiderat dar.

Zu b) Neben den so genannten spontanen Frühgeburten, die aufgrund einer akuten Krisensituation die Schwangerschaft beenden, werden Frühgeburten auch eingeleitet, wenn eine mütterliche Erkrankung oder fötale Besonderheiten die Entbindung notwendig machen. Meist werden diese vorgeburtlichen Situationen wenigstens über ein paar Tage, manchmal über Wochen beobachtet, so dass in gewisser Weise der Entbindungstermin ›geplant‹ werden kann. In dieser ethnographischen Studie lagen bei einem Drittel der Schwangeren derartige Erkrankungen vor: chronische Krankheiten und andere Vorerkrankungen (zum Beispiel Krebs), schwangerschaftsinduzierte Erkrankungen (Präeklampsie/EPH-Gestose, HELLP-Syndrom, Gestationsdiabetes) oder Infektionen. Auch medizinische Behandlungen wie etwa die zur Fruchtbarkeitssteigerung gehören zu dieser Gruppe, die allerdings mit vier Fällen − zumindest in der eigenen Erhebung − gegenüber den 70 Schwangeren mit (Vor-)Erkrankungen einen vergleichsweise geringen Anteil ausmachten.

Zur Schwangerschaft unter den Bedingungen einer Erkrankung: Bei diesen Fällen war eine gegenseitige Abwägung der Gesundheitsgefährdung für Mutter und Kind notwendig. Entweder die Mutter war im Einzelfall so gefährdet, dass das Kind trotz seiner Unreife geholt werden musste, oder das Kind drohte durch die mütterliche Erkrankung in eine Situation der Unterversorgung zu kommen, was gleichfalls zur Einleitung der Geburt führte. Neuartig an diesen Fällen ist, dass hier eine dilemmatische Situation vorliegt, in der eine relative Gefährdung und Belastung für beide gar nicht mehr vermieden werden kann. Diese Schwangerschaften verlaufen von vornherein jenseits idealer Bedingungen, ermöglichen aber auch Frauen, trotz Erkrankung Kinder auszutragen, was durch eine bessere Schwangerschaftsüberwachung heute möglich geworden ist und noch vor wenigen Jahren undenkbar erschien. Letztendlich wird ein erfüllter Kinderwunsch für die Frau und die Ermöglichung des Lebens für das Kind gegen (vorübergehende oder bleibende) Gesundheitseinbußen bei beiden oder einem von beiden abgewogen. Neuartig ist diese Abwägungskonstellation in ihrer Kombination und gegenseitigen Verwiesenheit sowie darin, dass zum Beispiel (chronisch) Kranken dadurch neue Verwirklichungschancen ermöglicht werden.

Zu c) Aber auch Auffälligkeiten beim Ungeborenen können zur Einleitung einer Frühgeburt führen, um sein Leben zu retten. In der eigenen Erhebung sind 40 Kinder auf diese Weise zur Welt gekommen: Es lagen – präpartal diagnostiziert – Fehlbildungen oder komplizierte Mehrfachschwangerschaften vor. Bei Fehlbildungen wie zum Beispiel der *Gastrochisis* wird die Schwangerschaft so lange wie möglich aufrechterhalten, damit das Kind sich unter intrauterinen Bedingungen so weit wie möglich entwickeln kann, und erst dann ›geholt‹, wenn die Fehlbildung eine Dynamik zeigt und – in der Regel direkt nach der Geburt – operiert werden muss. In den letzten Jahrzehnten haben sich die Operationstechniken sprunghaft entwickelt und deren Erfolgsquoten bei bestimmten Fehlbildungen sind kontinuierlich gestiegen. Diesen Kindern kann mit dem heutigen medizinischen Wissen und Fertigkeiten dadurch mit großen Chancen ein Leben ermöglicht werden, im Einzelfall kann es aber auch nach wie vor zu tödlichen Komplikationen kommen. In der Folgenhaftigkeit unterscheiden sich die operierten Fehlbildungen: manche machen nur einmalige Eingriffe wie bei der *Gastrochisis* notwendig, andere ziehen allerdings auch mehrmalige Korrektur- beziehungsweise Folgeoperationen im Laufe des Lebens nach sich wie etwa bei der *Spina bifida*.

Die geburtshilfliche Intervention bei Mehrfachschwangerschaften wird dann nötig, wenn sich die einzelnen Mehrlinge unterschiedlich gut entwickeln: Kommt es zur massiven Unterversorgung (zum Beispiel durch das feto-fetale Transfusionssyndrom) oder gar zum intrauterinen Tod eines

Mehrlings, dann muss interveniert werden:[2] oft führen diese Konstellationen zu einer vorzeitigen Beendigung der Schwangerschaft durch Frühgeburtsbestrebungen oder auch – in extrem seltenen Fällen – zur hoch dilemmatischen Entscheidung, einen Mehrling zu töten, damit das oder die anderen überleben können.

Neuartig sind alle diese verschiedenen Konstellationen deshalb, weil sie erstens überhaupt erst durch eine starke Medikalisierung der Schwangerschaft, eine leistungsstarke und feinmaschige Beobachtung dieser Risikoschwangerschaften möglich machen, dass diese Kinder ausgetragen werden können. Eine starke Technisierung ist also Voraussetzung für ein Gelingen dieser risiko- und komplikationsreichen Konstellationen. Zweitens zeichnen sich alle Konstellationen durch Unvollkommenheit aus – kranke Schwangere, Ungeborene mit Fehlbildungen, Mehrlingskonkurrenz – und erzwingen Abwägungen zwischen Schwangerschaft und Gesundheit, zwischen mütterlicher und kindlicher Gesundheit, zwischen intrauteriner Entwicklung und Fehlbildungsentwicklung, zwischen dem Leben der einzelnen Mehrlinge. Insgesamt ist damit in diesem Bereich ein Trend zu beobachten weg von der Versagung oder Vorenthaltung von erfüllten Kinderwünschen hin zu ausgetragenen Risikoschwangerschaften unter Inkaufnahme eines komplizierten Schwangerschaftsverlaufs – für die Mutter – und weg von der Vorenthaltung von Leben – für das intrauterin auffällige Kind – allerdings unter Inkaufnahme mehr oder weniger großer (bleibender) Gesundheitseinbußen bei Mutter und Kind.

3.3 Untersuchungsdesign: Erhebungszeitraum, Felder, Daten, Methodik

Mit diesem Erkenntnisinteresse und diesen Vorannahmen im Hintergrund habe ich von 2006 bis 2009 eine ethnographische Studie durchgeführt. Nach einer teilnehmenden Beobachtung auf einer Frühgeborenen-Intensivstation habe ich Akten von 240 Frühgeborenen analysiert, die in einer Level I-Klinik[3] 2005 geboren wurden. Um die Ungewissheitswahrnehmungen der

---

2 Zum Beispiel durch Fruchtwasserentlastung, Laserkoagulation der Gefäßanastomosen oder selektivem Fetozid.
3 In Deutschland werden die neonatologischen Kliniken in drei Levels eingeteilt. Nur die Kliniken mit dem Level I dürfen die jüngsten und kleinsten, die extrem Frühgeborenen versorgen. Sie haben dafür bestimmte Voraussetzungen nachzuweisen (vgl. aktuelle GBA-Beschlüsse und -Richtlinien zur Versorgung von Früh- und Neugeborenen).

Professionellen zu erfassen, habe ich während der Stationshospitation ethnographische Interviews (nach Spradley 1980) mit Ärzten und Pflegenden während des Mitvollzugs des Alltags auf der Station (unter anderem auch durch Anwesenheit bei einem Sterbeprozess und einem komplikationsreichen Behandlungsverlauf) durchgeführt sowie an neonatologischen Fachtagungen teilgenommen und dort ebenfalls ethnographisch interviewt. Während sich diese Erhebungen relativ problemlos gestalteten, war die Erhebung der elterlichen Perspektive aufgrund der Ausnahmesituation, in der die Eltern standen, schwieriger. Aus ethischen Gründen verboten sich Interviews. Es wurde dafür zum einen auf Veröffentlichungen von Eltern (Wolff-Richter 2010a und b) sowie auf eine literarisch verarbeitete Darstellung aus zweiter Beobachtungsperspektive (Parrella 2009) als diachrone Darstellungen ausgewichen und zum anderen synchrone Äußerungen in einem Internetforum[4] umfänglich gesichtet. Allerdings stellen diese Äußerungen insofern eine Positivauslese dar, weil sich hier Betroffene von sich aus geäußert, Deutungsangebote erzeugt und darüber einen echten oder fiktiven Austausch mit den Lesern gesucht haben, kurz gesagt: es sind die Eltern, die schon Formen des Ausdrucks ihrer Erfahrungen gefunden haben und nicht mehr in Unbegreiflichkeit und Sprachlosigkeit gefangen sind. Deshalb sind die hier wiedergegebenen Ergebnisse zu den Eltern in ihrer Reichweite begrenzt. Aufgrund dieser Datenlage wurde keine Rekonstruktion im streng qualitativ-rekonstruktiven Verständnis angestrebt, sondern eine im Modus ethnographischen Fremdverstehens erzeugte dichte Beschreibung (Geertz 1983) geschaffen.

---

4 Unter www.urbia.de/forum/49-fruehchen ist zum Beispiel ein deutschsprachiges langjähriges Internet-Forum zu Frühgeborenen zu finden.

4. Historischer Abriss zum Umgang mit kranken und nicht lebensfähigen Neu- und Frühgeborenen

4.1 Zum Status des zu früh geborenen (und nicht lebensfähigen) Menschen früher und heute: Grenzen der Zugehörigkeit und der Anerkennung[5]

Auch wenn das medizinische Handlungsfeld Neonatologie relativ neu ist, so ist der Umgang mit kranken und nicht lebensfähigen Neugeborenen ein altes Thema, das die Menschen bereits seit Jahrhunderten begleitet, zu dem es unterschiedliche Praktiken gab und ein letztlich umfangreiches, wenn auch oft verdrängtes und unbewusstes Erfahrungswissen vorliegt. Hierzu gehören auch die Frühgeborenen, denn das Phänomen, dass Menschen zu früh geboren werden können, begleitet die Menschheit ebenso lange und ist auch in der Literatur frühzeitig beschrieben worden. Ob die Spekulationen zu der einen oder anderen berühmten Persönlichkeit stimmen, soll hier unerheblich sein.[6] Historisch-anthropologische Studien sind interessanter. Eine Schweizer Arbeitsgruppe um Ulrich-Bochsler hat sich um die Erforschung mittelalterlicher und frühneuzeitlicher Begräbnisformen sehr verdient gemacht, bei denen ein besonderes Augenmerk auf die Art und Weise der Bestattung von Frauen und Kindern, insbesondere von Früh- und Neugeborenen, lag (Ulrich-Bochsler 1996). Dass sogar zu früh geborene Kinder mit Skelettlängen von 15-47cm Länge[7] in diesen Epochen

---

5 Eine 1:1-Zuordnung der Bezeichnung in den historischen Quellen zu der erst in den 1960er Jahren aufkommenden Bezeichnung »Frühgeborenes« ist nicht möglich. Historische Bezeichnungen sind beispielsweise »Unzeitige«. Man muss wohl den Umgang mit zu klein geborenen, zu schwach wirkenden und mit (sichtbaren) Fehlbildungen geborenen Neugeborenen, die schnell nach der Geburt starben, mit dem Umgang mit den heutigen Frühgeborenen vergleichen, da bei ihnen eine vergleichsweise ähnliche Handlungsproblematik der begrenzten (medizinischen) Hilfemöglichkeiten und Erfolgschancen bestand.

6 Eine populäre Rezeption der Frühgeborenen-Thematik besteht darin, sie zu mythologisieren und ihnen allerhand besondere Eigenschaften, wie zum Beispiel außergewöhnliche Zähigkeit, aufgrund ihres so früh geführten und gewonnenen Lebenskampfes zuzuschreiben. Gern werden dann (prominente) Personen genannt und erwähnt, dass sie zu früh geboren wurden, zum Beispiel Fortunius Licetus (1577–1657) aus Rapello, Johannes Kepler (1571–1630) und Luigi Pirandello (1867–1936). Z.T. werden ihre Begabungen gerade mit ihrer Frühgeburtlichkeit begründet. Historisch handelt es sich oft um die so genannten Sieben-Monats-Kinder, die aber nicht mit heutigen extremen Frühgeborenen gleichgesetzt werden dürfen.

7 Reife Neugeborene haben meist eine Länge zwischen 46 bis 56cm. In einer eigenen Erhebung der Autorin von 240 Frühgeborenen war das kleinste Frühgeborene im (noch) lebenden Zustand 28cm lang.

bestattet wurden, ist aufgrund der umfangreichen Bestattungsreste, die vor allem an Wallfahrtsorten und um und in Kirchen gefunden wurden, nachweisbar (Ulrich-Bochsler/Gutscher 1998). Auf die Diffizilität der theologischen Ausdeutungen zum Status der nicht lebensfähigen Neugeborenen, die sich vorwiegend auf sein Seelenheil konzentrierten und zu umfangreichen immer wieder neuen Auslegungen der Taufe führten, soll hier nicht eingegangen werden (Dazu ausführlicher Peter 2013). Es soll hier lediglich darauf hingewiesen werden, dass sie durch die Bestattung als Teil der menschlichen und im Besonderen der christlichen Gemeinschaft anerkannt wurden.

Parallel dazu gab es andere volkstümliche Deutungsmuster und jeweils lokal begrenzte spezielle Praktiken, die in einer Linie mit den antiken Formen des Kindsmord (und der Hausbestattung von Kindern) stehen, nach denen Neugeborene nach der Geburt getötet wurden, wenn sie als nicht lebensfähig, zum Beispiel wegen Fehlbildungen oder »Schwäche«, eingeschätzt wurden: Dort, wo die Geburten traditionell in der Hand der Frauen lagen, entweder der älteren Frauen oder der Hebammen, wurde nach Erstbesichtigung des Kindes entschieden, ob dieses Kind weiterleben soll.[8] Es handelte sich hier um eine als Tabu organisierte Handlungspraxis, die durch ein verschwiegenes und weitgehend nur durch Mündlichkeit überliefertes Wissen abgesichert wurde, von der die Männer ausgeschlossen waren. Bis heute wird in der wissenschaftlichen Literatur, vor allem in der historischen Hebammenforschung, dieser Aspekt der Euthanasie kaum thematisiert, was nicht ausreichend damit begründet ist, dass es sich hier um eine spärliche und diffizile Quellenlage handelt.[9] Welches (geschichts)wissenschaftliche Nichtwissen hier doch noch durch Forschung auflösbar wäre und was für immer unbekannt und unklar bleiben wird, diese Differenz ist in Bezug auf diesen Erkenntnisgegenstand bisher kaum bestimmt worden.

---

8 In der vorchristlichen Antike entschied allerdings der Haus- beziehungsweise Kindesvater, also ein Mann, über das Lebensrecht des Kindes.

9 Da die Forschung bis heute mit dieser Thematik sehr befangen umgeht, ist es kaum möglich, weiterführende Fragen dazu zu stellen: Denn auch wenn – oft aufgrund von knappen Lebensbedingungen – die Entscheidung gegen das Leben des Kindes und seine möglicherweise aufwendige Pflege getroffen wurde, so steht dennoch noch nicht fest, ob in den jeweiligen lokalen Praktiken nicht doch verschwiegene Formen der Bestattung anstatt des ortlosen Verscharrens stattgefunden haben. Dass einerseits diesen abergläubigen Praktiken der Kindstötung gefolgt wurde, bedeutet nicht, dass andererseits nicht dennoch kirchliche Autorität und das vielleicht verlorene eigene Seelenheil gefürchtet wurden.

Warum ist dieses Wissen über diese inkonsistenten Praktiken aus historisch vergangenen Zeiten hier wichtig? Weil es sich um eine Form des Nichtwissens, des vergessenen (historischen) Wissens, handelt, die dadurch Erkenntnis verhindert für eine Diskussion, die bis heute anhält und nicht befriedigend gelöst ist. In der heutigen Soziologie des Nichtwissens wird wieder vermehrt die (positive) Funktionalität des Vergessens als Nichtwissensform diskutiert (Dimbath/Wehling 2011). Am Beispiel des Diskurses zur fraglichen Legitimität (und Legalität) von Früheuthanasie soll gezeigt werden, dass hier das fehlende historische Wissen um Praktiken und Deutungen in der Vergangenheit wohlmöglich zur Wiederholung von fehlerhaften Argumentationen oder von Praktiken, die sich bereits in der Vergangenheit nicht bewährt haben, führen könnte. Dabei ist (zunächst) zweitrangig, ob man den heute juristisch und ethisch hergeleiteten Gründen für eine begrenzte Früheuthanasie folgt oder nicht, entscheidend ist, dass die Behauptung, dass die Menschheit hierin ein ›unbeschriebenes Blatt‹ sei, dass das Problem neu sei, nicht mehr aufrechterhalten werden kann. Stattdessen müsste die Irrelevanz dieses historischen Wissens für heutige Überlegungen nachgewiesen werden. Man wäre so vielmehr gezwungen, die Argumentation insofern zu ändern, dass man sich zu den damaligen Beweggründen, über das Leben schwerstgeschädigter Neugeborener und den Status ihrer Anerkennung zu entscheiden, in Bezug setzen muss. Denn mit diesem Wissen als Hintergrund zeigt das Beispiel der Früheuthanasie, dass es sich zu allen Zeiten um eine mit verschiedenem Deutungswissen umkämpfte Grenzpraxis gehandelt hat, bei der verschiedene Relevanzen, unsicheres Wissen und Vorstellungen aufeinander trafen, die in der Konsequenz mal zur Exklusion und mal zur Inklusion jener führte: mal erhielten sie Grab und Gedenken, mal verschwanden sie unbenannt aus dem Gedächtnis. Bis in die zweite Hälfte des 20. Jahrhunderts war es beispielsweise durch juristische Regulierung noch so geregelt, dass nicht lebensfähigen oder unmittelbar verstorbenen Neugeborenen, die eine bestimmte, letztendlich willkürlich gesetzte Gewichtsgrenze (in der Regel 500g oder früher 1000g) unterschritten, abgesprochen wurde, einen Namen zu erhalten und bestattet zu werden.[10] Heute werden Namensgebung und Bestattungsmöglichkeiten zwar nicht als Pflich-

---

10 Vgl. beispielsweise für Deutschland die früheren Fassungen des Personenstandsgesetzes (PStG) und sowie früheren Verordnungen zur Ausführung des PStG (PStV). Hierzu ist auch die Elterninitiative »Initiative Regenbogen« interessant.

ten, aber als Kann-Möglichkeiten, als elterliche Ansprüche geregelt.[11] Eine in ihrem Kern uneindeutige Problematik – gehört ein nicht lebensfähiger Mensch trotzdem zur menschlichen Gemeinschaft? – wurde lange durch Vereindeutigung zu lösen versucht, anstatt die Uneindeutigkeit anzuerkennen. Eine diese Ambivalenz anerkennende Praxisform, zwischen dem ›Gebot zu vergessen‹ und der ›Unabweisbarkeit des Erinnerns‹ (Meier 2010) einen Weg zu finden, ist bis heute noch nicht zufriedenstellend gefunden.

4.2 Die Medizin entdeckt die kranken Kinder als Patienten: Die Entstehung der Kinderheilkunde, der Neugeborenen- und Säuglingsmedizin sowie der Neonatologie

In der Aufklärungszeit revolutionierte sich die Medizin in ihren Theorien und Methoden: mit der Etablierung der »Klinik«, der pathologischen Anatomie und der systematisch durchgeführten Obduktion begann nach Foucault (2002) die Epoche der modernen Medizin, die in den folgenden Jahrhunderten zu erheblichen Erfolgen bei der Diagnostik und Behandlung von Krankheiten führte.

Kranke Kinder oder Säuglinge standen allerdings zuvor lange nicht in der Aufmerksamkeit der Mediziner, sie wurden in der Regel den Frauen zur Pflege überlassen. Die hohe Säuglings- und Kindersterblichkeit wurde von den Medizinern aufgrund des fehlenden diagnostischen und therapeutischen Wissens mit resignativer Haltung weitgehend hingenommen. Erst mit der Rezeption aufklärerischer Gedanken durch die Mediziner ändert sich das (ärztliche) Bild vom Kind.[12] Ab der Aufklärungszeit sind Ärzte, die sich Kindern widmen, nicht mehr wie zuvor nur singuläre Erscheinungen. Jetzt benennen sie sich auch so und richten ihre ärztliche Zuwendung allein auf Kinder aus. Diese so genannten Aufklärungspädiater verstehen sich aber nicht nur als Mediziner des Kindes, sondern auch als Pädagogen des Kindes: Kinderheilkunde ist in dieser Zeit nicht nur als medizinisches

---

11 Bestattungen werden in Deutschland durch Bestattungsgesetze der Länder geregelt. Vergleicht man die aktuellen Bestattungsgesetze, so sind derzeit verschiedene Regelungen zur Bestattung von Tot-, Fehlgeburten und nicht lebensfähigen Neugeborenen gültig. Vermutlich wird es in den nächsten Jahren zu Neuregulierungen der Bestattungspflichten gegenüber diesen nicht lebensfähigen Kindern kommen.

12 Der kulturelle Blick auf das Kind hat sich schon mit der Ausbreitung des Christentums einschneidend verändert, das mit vielen antiken Praktiken wie Kindstötung, -aussetzung u.a. abschließt beziehungsweise sie bekämpft (Lutterbach 2010).

Spezialgebiet konzipiert, sondern als umfassender verstandene Wissenschaft vom Kind gedacht (Peter 2013).

Die Kinderheilkunde als eigenes, dann medizinisch-naturwissenschaftlich fundiertes Wissensgebiet konstituierte sich erst in der darauf folgenden Zeit des 19. Jahrhunderts, führte bis Ende des 19. Jahrhunderts allerdings ein Schattendasein innerhalb der Medizin, bis sie schließlich zu Beginn des 20. Jahrhunderts wissenschaftliche Erfolge vorweisen konnte, die auch für andere klinische Fächer von Bedeutung waren und zu einer endgültigen Etablierung innerhalb der medizinischer Fächer führte.

Im engen Zusammenhang mit diesen Erfolgen steht eine Binnendifferenzierung innerhalb der Pädiatrie kurz vor dem Ersten Weltkrieg. Mit der einerseits nun auch politisch nicht mehr akzeptierten hohen Säuglingssterblichkeit und der Koinzidenz der Konjunktur bestimmter medizinischer Fachgebiete (Bakteriologie, Ernährungsmedizin und so weiter) andererseits differenzierte sich innerhalb der Pädiatrie die Säuglings- oder Neugeborenenmedizin aus. Mit der Erkenntnis, dass die kindliche Physiologie in den einzelnen Altersphasen zu unterscheiden ist, mit neuen medizintechnischen Entwicklungen wie dem Inkubator (Baker 1996; Marx 1968) und mit den Erfolgen bei der Infektionsbekämpfung und Mangelernährung setzte sich durch, dass man für die Diagnostik und Therapie von Säuglingen spezialisiert sein muss, um sie effektiv behandeln zu können und zu dürfen. Die Neugeborenen- und Säuglingsmedizin wird ein pädiatrisches Spezialgebiet.[13]

Die Neonatologie wiederum als intensivmedizinische Versorgung von Frühgeborenen, also Neugeborenen mit unreifen Organsystemen, entsteht weltweit ab den 1960er Jahren und setzt heutzutage sowohl eine Spezialausbildung des Pädiaters als auch bestimmte Strukturbedingungen in den Kliniken voraus.[14] Sowohl die intensivmedizinische Behandlung als quasi iatrogene Folge als auch die extrauterinen Lebensbedingungen selbst können die unreifen Organsysteme wie Hirn, Lunge, Verdauungssystem und Augen schädigen. Priorität in der neonatologischen Behandlung hat zunächst das Überleben des Kindes unter diesen kritischen Bedingungen,

---

13 Dass der Pädiater beziehungsweise der Neonatologe für das (zu früh) Neugeborene zuständig ist und nicht der Geburtshelfer, ist im Abgrenzungs- und Zuständigkeitskampf mit der Gynäkologie eine weitere Facette der medizinischen Entwicklung im 20. Jahrhundert.

14 Einen Überblick über den gegenwärtigen Wissensstand im Fach findet man etwa in Friese u.a. 2000.

auch wenn damit derartige (bleibende) Schädigungen in Kauf genommen werden.[15] Viele medizinische Fragen, zum Beispiel wie die Schmerzverarbeitung genau funktioniert und wie eine Akkumulation vermieden werden kann, aber auch wie die Nahrung zusammengesetzt sein sollte und vieles mehr, sind noch nicht ausreichend geklärt. In gewisser Weise haben viele Behandlungsprozeduren und assistierende Techniken wie beispielsweise der Inkubator, die Beatmungstechnik oder die Sondenernährung prothetische Funktionen: sie sind neuartige Konstruktionen, die eine Körperfunktion ersatzweise übernehmen, darin aber immer unvollkommen und künstich bleiben werden.

Im schon erwähnten Roman versucht eine Professionelle, in dem Fall eine Psychologin, der Mutter dies so erklären:

»›Maria‹, sagte sie und tätschelte den weißen Kasten [den Inkubator – C.P.], ›das hier ist deine Gebärmutter.‹ ›Ja‹, antwortete ich und zerfiel in Stücke, ›und die Sonde, durch die sie ernährt wird: Ist das noch die Nabelschnur oder schon meine Brust?‹ ›Na ja, eigentlich beides.‹ ›Nein. Beides geht nicht.‹ ›Doch, es ist so: Für die Kinder hier gibt es zwei Zeitrechnungen: eine offizielle, die das Krankenhaus aufzeichnet, und die tatsächliche, in der sie – hoffentlich – irgendwann allein zurechtkommen werden.‹« (Parrella 2009: 31)

5. Ungewissheiten auf Seiten der Medizin: Die Sicht der Neonatologen

5.1 Wann und wie entscheidet der Neonatologe und wobei ist er den Ungewissheiten therapeutischen Erfolgs unterworfen?

Neonatologe wird man, indem man nach dem Facharzt für Kinderheilkunde eine mehrjährige praktische Weiterbildung mit dem Schwerpunkt Neonatologie absolviert. Der angehende Neonatologe arbeitet in dieser Zeit auf einer Frühgeborenen-Intensivstation unter Anleitung eines erfahrenen Neonatologen und muss sein Wissen und Können über bestimmte Inhalte mit bestimmten Fallzahlen nachweisen. Neonatologen verstehen sich in der Regel als Pädiater, oft aber auch explizit als Intensivmediziner. Je nachdem,

---

15 Siehe Leitlinie der Deutschen Gesellschaft für Gynäkologie und Geburtshilfe, Deutschen Gesellschaft für Kinderheilkunde und Jugendmedizin und Deutschen Gesellschaft für Perinatale Medizin und Gesellschaft für Neonatologie und Pädiatrische Intensivmedizin zur »Frühgeburt an der Grenze der Lebensfähigkeit«: AWMF 2007.

inwieweit das Selbstverständnis des einzelnen Neonatologen in Bezug auf diese beiden Berufsbilder und -aufgaben ausgeprägt ist, kann es zwischen diesen beiden Selbstbildern zu Spannungen kommen. Der Intensivmediziner ist ein Kämpfer an der Grenze: er kämpft in einem engen Zeitfenster auf begrenztem Territorium ums Überleben des Patienten. Er (be)handelt, ohne zunächst an die Folgen zu denken und denken zu dürfen, für ihn geht es nur ums Überleben und darum, den Patienten aus dieser kritischen Phase herauszuholen – er handelt im Hier und Jetzt. Der Kinderarzt dagegen hat in seinem Blick auf das Kind schon immer eine Lebenslaufperspektive inbegriffen. Er behandelt das Kind daraufhin, was entwicklungsfördernd und hilfreich wäre. Er muss die Folgen dieses Überlebens, die möglicherweise bleibenden Schäden und die Lebenschancen im Blick behalten. Erst mit diesem zeitgeweiteten, diesem vor-sichtigen Blick auf die angenommene weitere Entwicklung des Kindes ist es möglich, zu entscheiden, ob es sinnvoll ist, eine Therapie fortzusetzen oder ob sie nutzlos (futile) geworden ist.[16] In diesem spannungsreichen Handlungsfeld vollzieht sich die Arbeit des Neonatologen.

In der eigenen eingangs erwähnten ethnographischen Studie sind von den 240 Frühgeborenen 14 Kinder während der neonatologischen Behandlung gestorben (Siehe Tabelle 2 hinten). Dabei konnten drei Varianten unterschieden werden: Entweder zeigte sich unmittelbar nach der Geburt eine Nichtlebensfähigkeit aufgrund extremer Unreife oder nichtoperabler Fehlbildungen, sodass das Kind am ersten oder zweiten Lebenstag verstarb (5 Fälle), oder es kam in den ersten Lebenswochen zu Komplikationen, die nicht mehr eingedämmt werden konnten (6 Fälle). Oder im Laufe des ersten oder zweiten Lebensmonats wurde die explizite Entscheidung der Therapiebegrenzung zwischen Eltern und Neonatologen wegen Aussichtslosigkeit aufgrund schwerster Beeinträchtigungen und zur Vermeidung weiterer Therapiestrapazen getroffen (3 Fälle). An diesen drei Varianten lässt sich die zeitliche Dynamik der beiden oben skizzierten Hauptaufgaben erkennen: entweder bestand gar keine reale Chance auf Überleben (Variante I) oder die intensivmedizinische Behandlung glückte nicht (Variante II), so dass man gar nicht in die zweite nachgelagerte Phase kam, in

---

16 In diesem Zusammenhang interessant: Stellungnahme der Deutschen Akademie für Kinder- und Jugendmedizin e.V. als Dachverband aller kinder- und jugendmedizinischen Gesellschaften zu Nutzen und Grenzen medizinischer Behandlung. Dort wird u.a. das Verständnis von Autonomie, Wohl und Würde des (kindlichen oder jugendlichen) Patienten ausführlich dargestellt (vgl. DAKJ 2009).

der in Ruhe eine Entscheidung mit Blick auf die Lebenschancen des Kindes getroffen werden konnte (Variante III).

Werden also bei den ersten beiden Varianten die Grenzen noch eher durch die medizinischen Möglichkeiten und die Behandlungskunst selbst gesetzt, sind die Grenzen also immanent, so ist nur bei der dritten Variante der Arzt der Grenzsetzende und (zusammen mit den Eltern) der Entscheidende, hier allerdings mit einer Entscheidung größten Ausmaßes, der Entscheidung über Leben oder Tod eines anderen Menschen.[17] Dies ist das Handlungsfeld, das mit der Bezeichnung ›Früheuthanasie‹ gemeint ist und das gegenwärtig juristisch[18] (noch) nicht reguliert ist und damit im Entscheidungsspielraum von Klinikpersonal und Eltern verbleibt. Durch Gespräche mit Neonatologen mehrerer Kliniken war zu erfahren, dass derartige fachliche Entscheidungen in der Regel, die dann den Eltern kommuniziert werden, erst nach wiederholten Beratungen mehrerer ärztlicher Kollegen getroffen werden, die den Fall jeweils aus ihrer Sicht einschätzen. Oft werden hierzu die Ethikkommissionen der Klinik genutzt, an denen auch andere Berufsgruppen wie Klinikseelsorger und Pflegende beteiligt sind. In der Wahl und Zusammensetzung des Entscheidungsgremiums für neonatologische Therapiebegrenzungen ist jede Klinik in Deutschland bisher frei. Im Vergleich mit den vergangenen Praxen, die im historischen Abriss kurz angedeutet werden, ist hier festzuhalten, dass sich gegenwärtig noch keine neue Praxis eingerichtet hat. Stattdessen sind diese Situationen durch große Ungewissheit und Handlungsunsicherheit für alle Beteiligten geprägt, die jeweils situativ, einzelfallbezogen und in Abhängigkeit der beteiligten Personen und Gremien zu Entscheidungen kommen. Je nach Person werden diese Ungewissheiten von den Neonatologen mal mehr, mal weniger gut ausgehalten.

Das Positionspapier der Deutschen Akademie für Kinder- und Jugendmedizin e.V. (DAKJ) kann daher eher als ein Versuch der Selbstverständigung und freiwilligen Selbstbindung sowie als Angebot an die anderen gesellschaftlichen Akteure verstanden werden, sich darüber zu verständigen:

»Eine weitere Gefahr, die Würde des Patienten zu verletzen, entsteht bei jedem Versuch einer Kategorisierung: Gemeint ist hier damit die Einordnung eines Men-

---

17 Dass sich allerdings hierfür die Gründe und Umstände allmählich verändern können, wird durchaus gesehen und war beispielsweise Anlass für eine 10-Jahresvergleichsstudie der Entscheidungsgründe an einer Klinik in Luzern (Schweiz): Berger/Hofer 2008.

18 Juristische Entwürfe und Stellungnahmen, die hier relevant sind, wären: Merkel 2001; Saati 2002; Nagel 2006; Glöckner 2007.

schen in eine bestimmte Gruppe und ein hieraus folgendes schematisches Vorgehen ohne Berücksichtigung individueller Kriterien. Eine solche Art der Kategorisierung steht im Widerspruch zum Verbot jedweder Diskriminierung aufgrund bestimmter Eigenschaften, zu denen man z.B. in der Neonatologie Gestationsalter oder Geburtsgewicht zählen kann. [...] Gruppen lassen sich definieren durch Einordnen in Klassen, wie Gewichts-Klassen oder Gestationsalter-Klassen. Diese Klassen sind ein notwendiges Mittel zur statistischen Berechnung, z.b. der Prognose in Abhängigkeit vom Gestationsalter oder von einem bestimmten Krankheits-Typ. Aber die Grenzen solcher Klassen werden, und das ist methodisch völlig legitim, willkürlich gewählt, z.b. nach ganzen Wochen oder nach geradzahligen metrischen Gewichtsangaben. Diese mathematischen Klassengrenzen dürfen keineswegs mit biologischen Grenzen verwechselt werden, so es diese überhaupt gibt. Statistisch ermittelte Prognosen müssen im Einzelfall nicht zutreffen. Prognostische Daten gewähren lediglich gut begründete Generalisierungen. Entscheidungen können sich nicht über solche Daten hinwegsetzen, aber sie sind nicht durch generelle Daten bestimmt. Vielmehr müssen sich Entscheidungen immer auch orientieren an der aktuellen Situation, d.h. es bedarf der Entscheidungsfindung im Einzelfall.« (DAKJ 2009: 5f.)

Zur Legitimität von Behandlungsabbrüchen in der Neonatologie gibt es seit über einem Jahrzehnt außerdem eine intensive Diskussion unter den europäischen Neonatologen, die deshalb zwei langjährige Studien initiiert haben: die EURONIC-Studie[19] und die MOCAIC-Studie[20], die jeweils ländervergleichend empirisch untersuchen, wie die diesbezüglichen Entscheidungen auf den neonatologischen Intensivstationen vonstattengehen (Cuttini u.a. 1997; Cuttini u.a. 2000; Cuttini 2001; Cuttini 2004; Sklansky 2001; Schulz-Baldes u.a. 2007; Draper u.a. 2009; Pignotti u.a. 2010). Die Wahrnehmung von Gewissheit oder Ungewissheit bei diesen Entscheidungen wird durchaus prominent gesehen und diskutiert (Meadow u.a. 2002).[21]

Das zitierte Positionspapier macht darüber hinaus noch auf ein anderes Problem aufmerksam: Die Prognosestellung ist – nach Überzeugung der

---

19 Eine europaweit vergleichende Studie, die mit Hilfe anonymer Selbstauskünfte der Neonatologen erhebt, wie Neonatologen zur Entscheidung der Therapiebegrenzung kommen, wobei soziale, kulturelle, rechtliche und ethische Einflüsse im allgemeinen und in besonderen der Person des Arztes sowie die Einflüsse durch vorhandene Ressourcen und Organisationsstrukturen der Intensivstation (NICU) identifiziert werden sollen.

20 Eine prospektive Geburtenkohortenstudie über alle Geburten zwischen SSW 22+0 bis 31+6 in 10 europäischen Regionen seit 2003, um die Mortalitäts- und Überlebensraten bis zur Entlassung des Kindes zu ermitteln.

21 Das erste DFG-geförderte Projekt, das mit einer soziologischen Fragestellung ethnographisch die Praxis der Therapieentscheidungen in einem Ländervergleich zwischen Deutschland und der Schweiz untersucht, startet 2012 (Leitung: Prof. Dr. G. Lindemann/Prof. Dr. Dr. S. Graumann).

Ärzte – nicht mehr dafür da, dem Patienten oder seinen Angehörigen eine Art Versicherung (im Sinne von Sicherheit) über den zukünftigen Verlauf seiner Erkrankung oder gesundheitlichen Beeinträchtigungen zu geben. Prognosen sind heute eher dafür da, um die Entwicklung(sfortschritte) im jeweiligen medizinischen Fachgebiet abbilden zu können und die Leistungsfähigkeiten einzelner Therapieoptionen gegeneinander abschätzen zu können. Indirekt kann damit dem einzelnen Patienten wiederum eine Aussicht skizziert werden, aber eben nur unter Kenntnisnahme der komplexen und vor allem unsicheren Einflussfaktoren auf die Weiterentwicklung des Fachgebietes. Der Hiatus bleibt: Der Verlauf von Erkrankungen ist nur begrenzt vorhersagbar. Den Patienten und deren Angehörigen wird daher heute mehr als früher zugemutet, Unsicherheit im Sinne von Ungewissheit über den weiteren Verlauf zu erkennen und aushalten zu müssen. Aufgrund neuer Überzeugungen vermitteln die Ärzte deshalb ihren Patienten nicht mehr im gleichen Maße Gewissheitsfiktionen, wie es noch vor einigen Jahren und Jahrzehnten üblich war.

5.2 Die für die Neonatologen ungewissen elterlichen Reaktionen[22]

Trotz und unabhängig von der Ungewissheit, wie sich die Eltern während der neonatologischen Behandlung ihres Kindes verhalten und auf die Neonatologen reagieren, besteht für die Neonatologen die Notwendigkeit, mit den Eltern ein Arbeitsbündnis zu schließen. Das Arbeitsbündnis des Neonatologen unterscheidet sich von dem des Kinderarztes (zur triadischen Konstruktion des Arbeitsbündnisses des Kinderarztes vgl. Peter/Richter 2009: 310). Neonatologen behandeln das Kind, das Frühgeborene, ›arbeiten‹ aber ausschließlich mit den Eltern. Sie können nicht mit dem Kind selbst sprechen, es aufklären, ihm die Prozeduren der Untersuchung erläutern, es selbst befragen und so weiter. Stattdessen sind sie auf die Eltern verwiesen und verhandeln mit ihnen die außeralltägliche Situation einer ungewöhnlichen Geburt und des gefährdeten Lebens des Kindes. Je nachdem, ob es sich um eine geplante oder eine spontane Frühgeburt handelt, besteht das Arbeitsbündnis zwischen Arzt und Eltern/Schwangerer schon vor der Geburt oder es wird erst danach geschlossen: Im ersten Fall wird eine meist

---

22 Eine Analyse aus professionssoziologischer Sicht, wie Neonatologen einzelfallorientiert mit den elterlichen Reaktionen bei Diagnosen einer Behinderung umgehen, findet sich in Peter 2007.

gut vorbereitete Risikoschwangere schon über längere Zeit begleitet und im zweiten Fall stehen die Eltern ad hoc in der Situation der Frühgeburt. Im ersten Fall will die Frau ein Kind auch unter Schwierigkeiten und ohne Vorbehalt austragen, im zweiten Fall steht die Frage des Überlebens, der bleibenden Erkrankung oder Behinderung des Kindes abrupt im Raum.

Bogner hat in diesem Band für die Pränataldiagnostik eine ›deliberative Beratungsmedizin‹ beschrieben, in der der Arzt nicht mehr für die Patientin entscheidet, sondern sie bei ihrem Prozess der Entscheidungsfindung unterstützt und begleitet: Behandlungsinhalte und -ziele werden gemeinsam ausgehandelt. Die Grenzen der Aushandelbarkeit von Entscheidungen in der Neonatologie sind dagegen enger gesetzt. Der Neonatologe tritt hier als Sachverwalter undiskutierbarer allgemeiner Grenzsetzungen auf. Das geborene Kind hat ein Recht auf Leben und auf Behandlung trotz möglicher drohender Behinderung, das grundsätzlich unabhängig von der elterlichen Entscheidungsmacht besteht, es gilt als selbstverständliches Recht ohne Aushandlungsspielraum. Einerseits ergibt sich dieses vorbehaltlose Lebensrecht der Neugeborenen aus dem Fakt des Geborenseins: entsprechend der heutigen juristischen Bestimmungen fungiert die Geburt (oder genauer: die Eröffnungswehen) als Zäsur und unterscheidet dadurch das Existenzrecht Noch-Nicht-Geborener und Geborener in deren Voraussetzungslosigkeit.[23] Der Neonatologe selbst tritt in der Praxis als Hüter dieser Rechte auf und muss in konflikthaften Fällen die Eltern mit der unmissverständlichen Botschaft, dass ›jedes (geborene) Kind unabhängig von seinen Fähigkeiten und Entwicklungschancen ein Lebensrecht hat und es zu achten sei‹ auch zur Einsicht bewegen. Auf dem schmalen Grat zwischen Schock, möglicherweise vorübergehender Ablehnung und Überforderung und prinzipiell differierender Werteeinstellungen kann der Arzt das Arbeitsbündnis nicht so leicht beenden oder die Zusammenarbeit bei einer belehrenden Zurechtweisung belassen. Der Arzt hat den möglichen psychischen Ausnahmezustand, in dem sich die Eltern nach einem solchen Ereignis befinden, mit zu bedenken und muss gerade deshalb kontinuierlich Bereitschaft zur Zusammenarbeit signalisieren, auch wenn die Eltern sich zunächst nicht vorstellen können, kooperieren zu können. In der eigenen ethnographischen Untersuchung waren folgende Konstellationen dieser krisenhaften Zusammenarbeit in der Praxis zu beobachten.

---

23 Allerdings wird dadurch nicht die offene und heftig umstrittene Frage gelöst, wann menschliches Leben beginnt und damit schutzfähig ist.

Im Falle der vorübergehenden Überforderung der Eltern führen die Ärzte die Eltern Schritt für Schritt an die Wirklichkeit der neuen Situation heran: sie erläutern die gesundheitliche Situation des Kindes, seine Lebenschancen, die Möglichkeiten der Behandlung.[24] Letztendlich werden die Eltern einsozialisiert: erstens, indem sie mit medizinischem Wissen konfrontiert werden, es verstehen lernen, zweitens, indem sie an der Pflege ihres Kindes so weit wie möglich teilhaben und drittens durch eine Offenheit im Austausch. Diese Heranführung an die neue Situation vollzieht sich im Modus der Zumutung zur ›Erziehung zur Verantwortung‹. Im Roman von Parrella beschreibt die Mutter, wie sie sich überrollen lässt von der »professionellen Besonnenheit der Ärztin [...], die mir bei jeder Besprechung den Atem stocken ließ« (ebd.: 55). Gestützt und stabilisiert wird dieses unausweichliche ärztliche Ansinnen durch die anderen »Frühchen«-Eltern, die sich ebenfalls auf der Station integrieren und ihre Kinder mitpflegen sowie inzwischen auch durch virtuelle Communities in »Frühchen«-Internetforen.

Kommt es dagegen zur dauerhaften Ablehnung des Kindes und zur Desertion der Eltern oder sind Eltern aufgrund eigener Probleme durch Drogenabhängigkeit oder psychische Erkrankungen in der Zuverlässigkeit der Verantwortungsübernahme fürs Kind eingeschränkt, dann informieren die Ärzte das Jugendamt und das Kind wird in der Regel bei der Entlassung an Pflegeeltern übergeben.[25]

Die Neonatologen treten in zweierlei Funktion als Sozialisationsagenten auf. Erstens als Autoritäten und zweitens als Vertraute. Wenn die Ärzte hier als Autoritäten fungieren, dann nicht der alten entmündigenden Art, wie es bei dem paternalistischen Auftreten der Fall war, sondern (meist) in neuer Form des Erziehenden, der das Wissen vorgibt, mit dem man sich zu konfrontieren hat. Es wird solange und jeweils fallangemessen mit den Eltern geredet, bis diese nachvollziehen können, in welchem gesundheit-

---

24 In einer retrospektiven (drei Jahre danach) qualitativ durchgeführten Studie am Johns Hopkins Children's Center mit Eltern, deren Babys kurz nach der Geburt gestorben sind, gaben die Mütter an – unabhängig von der positiven oder negativen Einschätzung der Chancen des Neugeborenen – den Ärzten mehr Vertrauen geschenkt zu haben, die Gefühle zeigten (Boss u.a. 2008).

25 Frühgeborene Kinder weisen ein erhöhtes Risiko auf Vernachlässigung und Misshandlung bei der häuslichen Pflege auf. Dieses Risiko, das erst nach der Entlassung eintreten kann, kann kaum sicher während der Behandlung durch die Neonatologen schon abgeschätzt werden. Hierzu wäre eine bessere Kommunikationsstruktur und Vernetzung der nachsorgenden Institutionen vonnöten. Initiativen dazu gibt es, allerdings stecken diese deutschlandweit noch weitgehend im Anfang.

lich ungewissen Zustand ihr Kind ist. Verschwiegen wird nichts mehr, auch über die Köpfe hinweg nichts mehr entschieden. Nur der Zeitpunkt, wann die Aufklärung und Konfrontation erfolgt, wird variiert. Autorität sind die Neonatologen insofern, indem sie vorgeben, welches Wissen sich die Eltern aneignen, welche Fertigkeiten sie erlernen müssen. Dies vorgebend, bieten sie bei der Aneignung aber auch eine Begleitung und ideelle Unterstützung. Mit bestimmten Themen müssen sich die Eltern nun auseinandersetzen, diese können nicht mehr umgangen, verdrängt, geleugnet oder vermieden werden. Die Eltern werden für die Pflege (Home Care) ihres Kindes zu Hause trainiert. Sie lernen alle pflegerischen Tätigkeiten, die nötig sind: das Sondieren mit der Sonde, das Absaugen der Sekrete und die Bedienung des Überwachungsmonitors. Außerdem erhalten sie wenn nötig ein Reanimationstraining. Neben dieser normativen Setzung der Lerninhalte als Autoritäten sind die Neonatologen aber auch noch Experten. Dieser Aspekt bleibt aber im Kontakt mit den Eltern in der Regel latent, das heißt, die asymmetrische Wissensverteilung wird nicht thematisiert und eine Berufung auf Expertenwissen in Situationen der Auseinandersetzung gilt als unangemessen.

»Es besteht immer eine besondere Vertrauenssituation zwischen den Eltern eines Frühgeborenen und seinem behandelnden Arzt, erst recht, wenn es das erste Kind dieses Paares ist. Man ist auf einmal viel verletzlicher! So eine enge Bindung zwischen im Grunde fremden Menschen gibt es wohl nur in sehr wenigen Situationen. Das kann man nicht als normales Arzt-Patienten-Verhältnis bezeichnen. Selbst wenn man später mit einem Kind ins Krankenhaus muss, ist das etwas völlig anderes. Ich empfinde Aarons Neonatologen als ob er ein Teil von mir wäre. Er tat ja in übertragenem Sinne im Moment das, was eigentlich meine Aufgabe als Mutter, das heißt, die Aufgabe meines Körpers, gewesen wäre.« (Wolff-Richter 2010a: 354, Hervorh.i.O.)

Wenn dieses Arbeitsbündnis klappt, kommt es nicht selten in dieser Zeit auch zu einem sehr engen Verhältnis, zu einer neuen Qualität der Arzt-Angehörigen-Beziehung. Der Arzt als Vertrauter[26] erfährt in dieser wochen-

---

26 Oevermann (2001: 85) unterscheidet *diffuse* und *spezifische Sozialbeziehungen*. Diffuse Sozialbeziehungen sind thematisch offen, der Ausschluss von Themen, Anerkennung und Aufmerksamkeit ist in diesen Sozialbeziehungen erklärungsbedürftig. Das trifft für alle Intimbeziehungen zu, also für die Elternbeziehung, die Eltern-Kind-Beziehung und Liebesbeziehungen, aber auch für professionelle Beziehungen, wie sie Psychotherapeut und Patient, Arzt und Patient oder Anwalt und Klient miteinander eingehen. *Spezifische Sozialbeziehungen*, oft auch als *Rollen* bezeichnet, dagegen sind thematisch begrenzt und es wird erklärungsbedürftig, wenn man darüber hinaus etwas thematisieren will. Alle Ar-

oder monatelangen Begleitung und bei den kontinuierlichen Gesprächen oft mehr von den Eltern, ihren Gedanken und Sorgen als die Angehörigen. Die Offenbarung von Befürchtungen und der angemessene Umgang damit einerseits und die begrenzte Nachvollziehbarkeit für Außenstehende andererseits schafft hier getrennte Welten oder kann aus Sicht der Eltern (vorübergehend) zu neuen Wahlverwandtschaften führen. Bei einem gelungenen Bund zwischen Arzt und Eltern dreht sich die Situation: beide wissen nun um die Ungewissheiten in der Entwicklung des Kindes, um die Alternativlosigkeit, diese Offenheit aushalten zu müssen, und um das gemeinsam erhoffte Ziel, das Überleben des Kindes und seine weitgehende Genesung. Wie intensiv, aber auch konfliktgeladen und krisenhaft, kurz: wie emotional entgrenzt diese Gespräche verlaufen können, welche Intimität durch die offenbarten Stimmungen und welches tiefere gegenseitige Verständnis während dieser Zeit entstehen kann, wird an einem Gespräch einer Mutter mit Ärzten im Roman von Parrella (2009) deutlich, die ihr eine neue Diagnose, eine Hirnblutung, mitteilen wollen:

»Heute Morgen haben wir bei Ihrer Tochter eine Ultraschalluntersuchung der Fontanelle vorgenommen und eine Blutung entdeckt. « »Wo?« »Intraventrikulär. Das ist bei Frühgeborenen verbreitet.« »Was heißt das?« »Kommt drauf an: Das Blut hat sich in einem Hohlraum angesammelt. Es könnte dort verbleiben und absorbiert werden. Es kann aber auch sein, tja, und dann [...] Ich meine: Ob sie mit zehn Monaten das erste Wort spricht oder mit einem Jahr läuft? Man wird sehen, Signora.« »Und woher wissen wir, ob sie sich ausgedehnt haben?« »In zwei Wochen machen wir wieder einen Ultraschall.« »Ja, aber was werden Sie bis dahin tun?« »Abwarten.« »Na, das kann ich auch.« »Sie können auch hoffen, Signora.« »Nein, hören Sie, Sie machen Ihre Arbeit, ich mache meine. Und lassen wir die Priester ihre Arbeit tun.« »Jetzt hassen Sie uns, aber das ist normal.« »Nein, das Problem ist ein anderes: Sie müssen lernen, über Ihr Wissen zu reden. Hassen, hoffen, was hat denn das hier zu suchen? Es reicht! Lernen Sie endlich, mit Ihrer eigenen Sprache zu reden. Wenn Sie Ihre Sprache benutzen – entschuldigen Sie, dass ich weine, hoffentlich nehmen Sie meine Worte trotzdem ernst, Entschuldigung, das gilt auch für Sie –, wenn Sie nur Ihre eigene Sprache benutzen, man nennt das dann Fachsprache, machen Sie sich nie lächerlich.« [...] »Ich wollte damit nur sagen, dass wir vieles nicht wissen. Dafür ist es noch zu früh, da herrscht große Ungewissheit. Wie soll ich sagen, Signora: ein leeres Zimmer, und keiner kann sagen, was darin passieren wird.« »Verstehe, gutes Gelingen.« (Ebd.: 56)

5.3 Die Selbsteinschätzung der Arbeit

»Wir machen uns schuldig«, das äußerte in einem Pausengespräch auf einer Fachtagung ein Neonatologe mir gegenüber. Er bezog sich mit dieser Äußerung auf die Problematik, dass sie als Neonatologen den Kindern zwar zum Leben verhelfen können, dass dieses Leben aber oft nur ein beschwerliches Leben aufgrund der bleibenden gesundheitlichen Schäden und Beeinträchtigungen ist. An diesem Bekenntnis wird deutlich, dass ein Dilemma zwischen der (rationalen) Begründbarkeit der Behandlung und der Verantwortung für deren riskante Folgen gesehen wird, das als ethisches Dilemma nicht lösbar erscheint. Neonatologen, die diese Verantwortung auf Dauer nicht tragen können, entscheiden sich zumeist, aus diesem Bereich in einen anderen Bereich ärztlichen Handelns zu wechseln.

Auf dieser Tagung[27], auf der der Neonatologe mir gegenüber diesen Satz äußerte und bei der es um »Ethik in der Neonatologie« ging, standen die für die Neonatologen dilemmatischen Situationen zur Diskussion. Mit Blick und Fragen an die anderen medizinischen und nichtmedizinischen Disziplinen suchten die Neonatologen hier für sich nach Antworten, nach Orientierung und Auswegen aus einer verfahren erscheinenden Lage ihres Faches: Nach einer jahrzehntelangen Phase dynamischer Entwicklung in der Neonatologie, die durch neue Behandlungsmöglichkeiten die Grenzen der Überlebensfähigkeit weit ausgedehnt und Kindern Leben ermöglicht hat, wo es lange Zeit unmöglich erschien, stehen die Neonatologen nun vor einer Situation, die nicht zufriedenstellend ist. Kindern durch Intensivmedizin zum Leben zu verhelfen, ohne sie dann mit ihren späteren Problemen – entweder ihren massiven somatischen Schäden, ihren psychosozialen Entwicklungsstörungen und -verzögerungen oder ihrer hohen Pflegebedürftigkeit – gut behandeln zu können, ist keine Entwicklung, die hinsichtlich ihrer Erfolge ohne Ambivalenz ist.

So gibt es aufgeschobene Antworten: zur weiteren Entwicklung der Kinder, zur Vernetzung innerhalb der Pädiatrie und mit den anderen Förderinstitutionen, zu umfangreichen repräsentativen Studien zur weiteren kognitiven und psychosozialen Entwicklung dieser Kinder, zur schulischen Integration ehemals frühgeborener Kinder und so weiter (vgl. Neuhäuser 1999; Ohrt 1999). In den letzten Jahren hat sich innerhalb der organisierten Neonatologie lediglich die Frage, welche Klinik mit welchen Vorausset-

---

27 Tagung »Ethik in der Neonatologie« am Westpfalz-Klinikum Kaiserslautern vom 29.2. bis 2.3.2008.

zungen welche Frühgeborenen behandeln darf, unter Widerstand und vielen
Diskussionen (fast) geklärt; vor der Erörterung anderer dringlicher Themen
aber scheint sowohl die interne neonatologische wie die öffentlich-politische
Diskussion bisher zurückzuschrecken.

Für die Neonatologen bedeutet Ungewissheit zusammenfassend vor
allem, dass sie in ihrem Handlungsbereich, in dem permanent Entscheidungen über Leben und Tod getroffen werden, eine Spannung zwischen rationaler Begründbarkeit des Behandlungsrechts, vernünftiger Einsicht in die
schwerwiegenden Folgen der Behandlung und ethischer Riskanz dieser folgenreichen Entscheidungen aushalten müssen. Gegen Naturalitätsargumen-
tationen können zahlreiche fachliche Argumente überzeugend in Anschlag
gebracht werden, aber ethisch befriedigend ist die Situation derzeit nicht. Die
Verantwortungsbereitschaft zum Handeln im Ungewissen, auch im ethisch
Ungewissen, muss deshalb bei Neonatologen in einem großen Maße ausgeprägt und stabil sein.

6. Ungewissheiten auf Seiten der Eltern

Systematische Studien zum elterlichen Erleben der Frühgeburt ihres Kindes
gibt es bisher vorwiegend von Seiten der praxisorientierten psychologischen
Forschung, die allerdings eher an der Vermeidung von andauernder elterlicher Überforderung oder Ablehnung des Kindes beziehungsweise von Bin-
dungsstörungen interessiert ist und nicht so sehr auf grundsätzliche Fragestellungen der ›Bewältigung‹ von Ungewissheit oder der Folgewirkungen unsicheren Wissens bezüglich der Folgen kritischer Entscheidungssituationen
ausgerichtet ist. Im Folgenden wird versucht, die Facetten an Ungewissheit
darzustellen, die den Eltern während der intensivmedizinischen Behandlung
ihres frühgeborenen Kindes bewusst werden und mit denen sie – das zeigen
die verwendeten Quellen eindrücklich – in eine Auseinandersetzung gezwungen werden. Ich hatte den Eindruck, dass es eine Chronologie gibt, in der die
einzelnen Facetten peu à peu relevant werden. Hier sei aber nochmals auf die
eingangs schon erwähnte Schwierigkeit, zu der elterlichen Gedanken- und
Gefühlswelt Daten zu erheben, erinnert. Ob diese im Folgenden dargestellten Themen typisch sind und die Chronologie der Auseinandersetzung ver-
allgemeinerbar ist, ist aufgrund des explorativen Charakters der Studie nicht
abschätzbar. Es ist und bleibt ein Forschungsdesiderat.

6.1 Vom Einbruch des Undenkbaren: Der drohende Tod des gerade
geborenen Kindes in seiner andauernden, aber diffusen Präsenz

Woran erkennt man, dass ein Mensch, der eigentlich ›von Natur aus‹ noch
gar nicht geboren wäre und dessen Vitalfunktionen mithilfe von medizintechnischen ›Prothesen‹ in Gang gebracht und gehalten werden, gerade
stirbt? Nicht nur, dass hier die alltagsweltlichen Zeitdimensionen Geburt
und Sterben durcheinander geraten, ist irritierend. Auch die gängigen Vorstellungen vom (unumkehrbaren) Sterbeprozess geraten durch das Stagnie-
ren oder Aussetzen der Vitalfunktionen und Wiedereinsetzen durch Reanimation durcheinander; mit Nahtoderfahrungen von erwachsenen Personen sind sie ebenfalls nicht vergleichbar. Alles Bekannte scheint hier
nicht zuzutreffen, die Vorstellbarkeit versagt (zunächst).

Der Tod kommt in der Regel am Ende des Lebens – am Ende eines
langen, eines gelebten Lebens. Und der Tod kommt meist unerwartet.
Diese beiden Gewissheiten galten seit der jüngeren kriegsentwöhnten Zeit.
Auch heute, wo dies nur noch sehr eingeschränkt gilt – wenn man einbezieht, dass die meisten Sterbensprozesse heute nicht mehr plötzlich, sondern medikalisiert geschehen und damit in gewisser Weise nicht mehr ganz
so unerwartet und unvorhersehbar sind – weicht man gedanklich noch
nicht von diesen Vorstellungen ab und empfindet man die häufigere Form
der Abweichung noch immer nicht als normal. Das liegt unter anderem
daran, dass der Tod nicht ein sozialer Fakt unter vielen ist, sondern dass er
immer auch mit anthropologischen Grundannahmen verbunden ist, die
stabiler sind als viele notwendigen sozialen Anpassungs- und Korrektur-
mechanismen oder Formen sozialen Wandels, die sich an der Oberfläche
vollziehen. Diese anthropologischen Grundannahmen fungieren eher wie
ein Anker in großer Tiefe, der zwar an der Oberfläche eine gewisse Beweg-
lichkeit und Reaktionsfähigkeit ermöglicht, diese aber eben auch begrenzt.

Diese zwei Gewissheiten, der Tod am Ende des Lebens und der Tod
als das Unerwartete, sind nun, wenn es um Frühgeburten geht, irritiert, als
Regel gelten sie gerade nicht mehr. Der Tod ist im Anfang dieses gerade
geborenen Lebens sofort anwesend. Das an sich Undenkbare für Eltern,
dass das eigene Kind vor ihnen stirbt, wird nicht nur denkbar, es ist als
diffuse und eben gerade erwartbare, als nicht erhoffte, aber befürchtete
Wahrscheinlichkeit ständig bewusst. Für einen kurzen Moment des
Schocks, zum Beispiel wenn die Eltern ihr Kind das erste Mal sehen, kann
bei ihnen diese Einsicht verzögert sein, doch dann kommt sie zu Bewusst-

sein. »Nein, Signora, hier geht es um alles oder nichts« (Parrella 2009: 13a), konfrontiert der Arzt im Roman die Mutter.

Die eigene Studie gibt Auskunft, wie die Eltern mit dem Tod ihrer Kinder und deren Leichnam umgegangen sind sowie welche sozialen Anerkennungsformen sie wählten (siehe Tabelle 2). Namensgebung, Taufe und Bestattung sind heutzutage die drei grundlegendsten kulturellen Anerkennungsformen westlicher Gesellschaften, mit denen man als Familien-, Gesellschafts- und Gemeindemitglied integriert wird und die ihnen derzeit unabhängig von ihrer Lebensfähigkeit zugestanden werden.

6.1.1 Namensgebung

Nur ein Kind, das am zweiten Lebenstag aufgrund extremer Unreife verstorben ist, bekommt von den Eltern keinen Vornamen. Bei diesem Fall der fehlenden Namensgebung liegt es nahe, dass das Kind aufgrund seiner frühen Geburt in der 24. Schwangerschaftswoche und seiner Unreife von den Eltern nicht voll anerkannt wurde und nicht weiter tradiert werden soll.

6.1.2 Taufe

Von den 14 Eltern haben drei Eltern ihre Kinder taufen lassen. Eines der Kinder lebte nur wenige Stunden: es ist noch am ersten Lebenstag aufgrund einer Fehlbildung verstorben. Für dessen Eltern scheint die Aufnahme in die christliche Gemeinschaft und Sorge um das Seelenheil des Kindes zentral gewesen zu sein.

6.1.3 Obduktion

Es wurden nicht automatisch bei allen verstorbenen Kindern Obduktionen von Seiten der Ärzte erwogen, sondern nur bei den Fällen, bei denen die Ärzte für sich noch weitere oder bessere Informationen und Erkenntnisse erhofften, woran genau das Kind gestorben ist. Hier geht es (aus ärztlicher Sicht) auch um die Überprüfung der gestellten Diagnosen. Bei insgesamt sieben ärztlichen Anfragen wurden viermal die Anfragen durch die Eltern abgelehnt. Nicht alle Eltern wollten offensichtlich den Tod ihres zeitig verstorbenen Kindes bis ins Letzte aufgeklärt wissen. Die Nichtantastung des kindlichen Leichnams (oder in einem Fall des kindlichen Kopfes) scheint ihnen wichtiger gewesen zu sein. Möglicherweise akzeptierten sie den Tod doch in gewisser Weise, gerade weil er so zeitig bei ihrem Kind eingetreten ist. In einem weiteren Fall wünschten allerdings die Eltern die Obduktion. Hier kann davon ausgegangen werden, dass die Eltern der ärztlichen Behandlungskunst und Diagnose misstrauten und nochmals nachträglich eine Beurteilung der Todesursache wollten.

Alle elterlichen Entscheidungen zusammengenommen deuten darauf hin, dass restlose Aufklärung nicht die höchste Priorität hatte gegenüber einem akzeptierenden und nichtantastenden Umgang mit dem nicht mehr verhinderbaren Tod des Kindes. Restlose Aufklärung scheint hier im lebensweltlichen Sinne nicht so funktional zu sein wie ein (mehr oder weniger) tabuisierender Umgang mit dem Kindstod: Zu viel Wissen könnte jetzt und auch zukünftig – etwa bei weiterem Kinderwunsch – auch zu beunruhigend sein.

6.1.4 Bestattung

Konkrete Daten zur Bestattung sind nicht in den Klinikakten vermerkt gewesen. Die Aufgaben der Klinik beschränken sich auf die angemessene und je nach Religion verschiedene Aufbahrung des Leichnams und – falls die Eltern sich nicht um Bestattung kümmern sollten – um eine angemessene Beisetzung des Leichnams. In der eigenen Studie haben alle Eltern allerdings diese Aufgabe übernommen. Über die Bestattung, insbesondere deren Termin, werden die Ärzte und Pflegenden in der Regel mündlich von den Eltern informiert. Auf den meisten Friedhöfen befinden sich heute eigene Areale für diese früh verstorbenen Kinder[28], die in den letzten Jahren mehr und mehr durch Initiativen und Kooperationen eingerichtet wurden.

---

28 Auf diesen so genannten Kindergrabstätten können neben den verstorbenen Frühgeborenen auch Tot- oder Fehlgeburten, die so genannten »Sternkinder«, und die abgetriebenen Leibesfrüchte bestattet werden.

Fall	SSW	Geschlecht	Todestag	Grund für Todesursache *	Namensgebung	Taufe	Obduktion
2*t	22+3	w	2.LT	Nichtlebensfähigkeit/extreme Unreife	+		–
11*t	23+6	w	2.LT	Nichtlebensfähigkeit/extreme Unreife	+		–
6*t	24+x	m	7.LT	Komplikation	+		Von Eltern erlaubt
9*t	24+x	m	14.LT	Komplikation	+		–
14*t	24+3	m	2.LT	Nichtlebensfähigkeit/extreme Unreife	–		Von Eltern abgelehnt
5*t	24+6	m	13.LT	Komplikation	+		–
3*t	25+6	m	29.LT	Komplikation	+		Von Eltern abgelehnt
10*t	27+1	w	1.LT	Komplikation/Nichtlebensfähigkeit	+		Von Eltern abgelehnt
7*t	28+3	m	22.LT	Komplikation	+		–
1*t	33+3	m	59.LT	Therapiebegrenzung	+		–
4*t	33+6	m	11.LT	Komplikation	+		Von Eltern abgelehnt
12*t	34+4	m	1.LT	Nichtlebensfähigkeit aufgrund von Fehlbildung	+	getauft	Obduktion des Torsos von Eltern erlaubt
13*t	35+1	w	54.LT	Therapiebegrenzung nach Komplikation	+	getauft	Von Eltern wg. Verdacht auf Behandlungsfehler gefordert
8*t	36+5	w	6.LT	Therapiebegrenzung bei schwerster Erkrankung	+	getauft	Von Eltern erlaubt

Tabelle 2: Daten zu den während der neonatologischen Behandlung gestorbenen Frühgeborenen des Jahrgangs 2005 einer Level I-Klinik
Quelle: eigene Erhebung; eigene Darstellung; *Aus Datenschutzgründen wird auf eine genaue Nennung der Erkrankung beziehungsweise Fehlbildung hier verzichtet.

6.2 Die Gewöhnung an die Ausnahmesituation: Zeit des Wartens

Im Weiteren wird die Variante diskutiert, bei der das Kind die neonatologische Intensivtherapie überlebte. Wie in der Tabelle 2 zu sehen, sterben die Kinder entweder in den ersten Lebenstagen – bei extremer Unreife – oder in den ersten Wochen aufgrund von Komplikationen. Die Entscheidung zu Therapiebegrenzungen ist – nach entsprechenden wie oben dargestellten Verständigungsprozessen zwischen den Beteiligten – zu jeder Zeit möglich. Diese medizinisch gesehen komplikationsreiche Zeit, in der fraglich ist, ob das Kind überlebt, dauerte im Fall des Mädchens Irene aus dem Roman von Parrella 40 Tage, im Fall des Sohns Aarons der Eltern (Wolff-Richter 2010a und b) 70 Tage. In der eigenen Erhebung gab es auch noch längere Zeiten der intensivmedizinischen Behandlung. Für diese Zeit findet die Schriftstellerin Valeria Parrella die Metapher »spazio bianco«[29].

»Wir gewöhnten uns an den Tod, so wie Soldaten es im Krieg lernen. Gelegentlich wünschte ich ihn mir herbei, damit diese Angst ein Ende hätte und damit er deutlich sichtbar würde, ohne die ständigen Zweifel und diese Ungewissheit. Und dieser Gedanke existierte in demselben Raum wie die Hoffnung.« (Parrella 2009: 52f.)

Der Tod nicht als das, das zu Ende bringt und endgültig ist, sondern als etwas, das dauert und überwunden werden könnte[30], und das beginnende Leben, das nicht richtig zu beginnen scheint und sich unendlich leise der Wahrnehmung entzieht, da die Frühgeborenen aufgrund der Sedierung und maschinellen Beatmung wenig (eigene) Lebenszeichen zeigen – die üblichen Vorstellungen treffen hier nicht zu. Stattdessen erscheint die Situation, wenn die Eltern sie langsam in ihrer Bedeutung erfassen, als verkehrt und widersprüchlich: als Situation des mit dem Tod verkeilten Lebensanfangs. Zusammen mit einem entgrenzten Zeitgefühl, der »Zeit des Wartens«, wird sie zu einer Zumutung, zu einer Ausnahmesituation par excellence. »Ich kann nicht warten, und ich will es nicht [...] Die Ungewissheit weckt keinerlei Neugier in mir, und die Hoffnung birgt für mich keinerlei Charme.« (Parrella 2009: 83f.)

---

29 »Spazio bianco« ist auch ein drucktechnischer Begriff und meint die Letter des Zwischenraums zwischen Worten und Sätzen.

30 Nicht selten werden Frühgeborene reanimiert. Manchmal im sehr seltenen Fall passiert das schon im Kreißsaal, öfter nach und während Operationen. Manches Frühgeborene hat mehrere Reanimationen hinter sich und lebt doch später, wenn die komplikationsreiche Zeit überwunden ist. Zu Besonderheiten der Reanimation Frühgeborener: Hopfner u.a. 2005.

Mit vielen anderen existenziellen Situationen sind sie nicht vergleichbar, ihnen fehlt das Entwürdigende, das Barbarische, die Gut-Böse-Konstellationen oder das Widerwärtige. Allerdings beschreiben die Eltern die Aufhebung des Gefühls von Freisein und Autonomie, die Nicht-Mehr-Bestimmbarkeit, was man will und möchte. Dennoch tritt kein Realitätsverlust ein, weder Euphorien, noch übermäßige Hoffnung werden beschrieben, aber eine gewisse Haltlosigkeit durch Stimmungsschwankungen. Sie schwanken in den Gefühlen der Bodenlosigkeit, Offenheit und Unwägbarkeit, aber nicht der Grundlosigkeit. Möglicherweise – wenn die Eltern sich in diesem Fall nicht von ihrem Kind lossagen – stiftet hier schon die (angenommene) elterliche Verantwortung Gefühle der Bindung und gibt Richtung: Nehmen die Eltern diese Verantwortung in dieser Phase der Behandlung an, dann gibt es keine Alternative mehr dazu: die Situation muss ausgehalten werden, auch wenn sie noch so ungewiss erscheint.

6.3 Nichts gilt mehr: etwas verloren haben und sich neu (er)finden müssen

Die Zeit des Wartens verstetigt sich. Die passenden Wörter, der richtige Ausdruck muss gefunden werden, Verständigung gesucht werden. Unbegriffenes will mit Begriffen beschrieben werden, die noch gar nicht gefunden sind. Wie sehr diese Geburtssituationen von dem abweichen, womit das menschliche Vorstellungsvermögen und die dazugehörige Kultur verbunden sind, wird den Eltern drastisch und auf fast makabre Weise klar. Aus dem Rahmen fallend werden sonst gängige Bezeichnungen obsolet und Regeln des Normalen gelten nicht mehr. Das Geborene und die Entbundene entsprechen nicht den gängigen Sozialkategorien als >Neugeborenes< oder >Säugling< beziehungsweise als >Wöchnerin< oder >stillende Mutter<, sie gehen in ihnen nicht auf und nehmen sich nicht als solche wahr. Für diese extrem unreif geborenen Kinder hat sich die medizinische Bezeichnung >Frühgeborene< durchgesetzt, während die Mütter, die aufgrund der im abweichenden Modus beendeten Schwangerschaft ebenfalls Anpassungsprozesse durchlaufen, unbezeichnet bleiben.

»Aber Irene gab es nicht. Sie war niemand, ein herausgeschälter Fötus, ein nackter Körper mit einem Herz, das hundertachtzig Mal in der Minute schlug, und einem so kleinen Kopf, dass man die Gesichtszüge nur erahnen konnte. Sie war eine Form ohne Vorbild, eine lebendige Wirklichkeit, hinter der keine platonische Idee stand, ein Individuum, das sich von keiner beispielhaften Existenz ableiten ließ. Und ich war nicht ihre Mutter, ich war überhaupt keine Mutter, ich war ein leerer Hohlraum, der jeden Morgen eine U-Bahn zum Krankenhaus nahm.« (Parrella 2009: 33f.) Oft können die Mütter ihre Kinder (noch) nicht stillen, weil diese viel zu fragil sind. Stattdessen versuchen sie zu begreifen, was sie geboren haben und heraus zu finden, was noch gilt oder was stattdessen gilt. »Es gab keine Regel, in die Irene sich, klein wie sie war, einfügen konnte« (Parrella 2009: 13). Nochmals versuchen sie eine Art mentalen Geburtsvorgang, ›um ins Leben zu holen, was sie bereits zur Welt gebracht haben‹ (Parrella 2009: 81). Dennoch führt diese Situation schnell zu Überforderungen darin, wie weit man sich wieder finden kann oder neu erfinden muss, als »Menschen, die ihren Kopf verloren hatten und ihre Zeit im Wartezimmer verbrachten« (Parrella 2009: 12).

Nach der Erfahrung, die Ausnahmesituation aushalten zu können, wird den Eltern klar, wie ›unnormal‹ ihre Situation ist. Ihnen wird klar, was alles nicht gilt, was sonst gilt, ohne schon genau fassen zu können, was bei ihnen der Fall ist: Begriffe, Formeln und Ausdruck müssen erst gefunden werden.

6.4 Gegenseitige Zumutungen: Prüfung der angehenden Elternschaft

Die Zeit der Verständigung beginnt, die Zeit des Schocks ist vorbei. Eltern und Ärzte versuchen, miteinander ins Gespräch zu kommen. Für die Eltern ist es eine Zumutung, hilflos zu sein und ihrem Kind aus eigener Kompetenz heraus nicht helfen zu können. Sie sind auf andere, auf die medizinischen und pflegerischen Experten angewiesen. Als emotional Erschütterte, aber nicht in der Behandlung Beteiligte sind ihnen die Hände gebunden und sind sie in der Haltung des Zuschauens gefangen, ohne die Verantwortung abgeben zu können oder zu wollen: »Die Eltern sind für alles verantwortlich, auch wenn sie es nicht besser wissen« (Wolff-Richter 2010b: 199). Gleichzeitig werden Grenzen des Zumutbaren erreicht, so dass die Eltern bei einigen medizinischen Prozeduren an ihrem Kind nicht zuschauen und umfangreichere Untersuchungen immer ohne die Anwesenheit der Eltern durchgeführt werden. Nicht nur das Kind muss hier geschützt werden, sondern vor allem auch die Eltern in den Grenzen ihrer Belastbarkeit. »Genau das aber war das Problem. Wenn wir bei ihm waren, schien unser Sohn alles irgendwie zu ertragen. Die invasiven Maßnahmen passierten immer nur dann, wenn wir weggingen. Hätten wir aber nicht gerade dann, wenn die Angst am größten war, bleiben müssen?« (Wolff-

Richter 2010b: 142) Dem elterlichen Willen, mit dem eigenen Kind solidarisch zu sein, steht die eigene Angst im Weg. Der Vater beobachtet zufällig während des Klinikaufenthalts seines Sohnes eine solche Behandlung an einem anderen Kind:

»Schwester Anita vergaß das Rollo herunterzuziehen und so konnte ich dem Oberarzt das erste Mal bei seiner Arbeit zusehen. Er legte eine Infusion. Das heißt, er wollte eine legen, denn das Kind wehrte sich und schrie. Schwester Anita hielt beide Arme des Kindes fest und presste sie unter großer Anstrengung gegen die Wickelunterlage. Der Junge wurde panisch, lief am ganzen Körper rot an und Tränen schossen aus seinen Augen. Noch nie hatte ich einen Säugling derart verzweifelt weinen sehen. Der Oberarzt ließ sich von all dem nicht beeindrucken. Nach unendlichen zehn Minuten hatte er es dann geschafft. Die Infusion war gelegt. Er verließ sofort den Raum und Schwester Anita versorgte das Kind allein weiter. Wenige Augenblicke später, nachdem sie die Infusionspumpe an den kleinen Körper des Jungen angeschlossen hatte, wurde dieser auf einmal ganz ruhig. Völlig entspannt lag er nun in seinem Bettchen. Was für ein friedvoller Anblick bot sich mir von einer Sekunde auf die andere?! Die Mutter kam herein, setzte sich zu ihrem Sohn, der vor ihren Augen in den Schlaf zu sinken begann. Sie lächelte zufrieden und streichelte sanft über dessen Gesicht. Schwester Anita nahm den Jungen aus dem Bett, gab ihn der Frau und forderte durch das Überreichen des Fläschchens zum Füttern des Babys auf. Dabei sah sie zu mir herüber und begriff in diesem Augenblick, das ich alles gesehen hatte, was zuvor mit dem fremden Jungen geschehen war.« (Wolff-Richter 2010b: 202)

Aber nicht nur die Situation der gebundenen Hände und der schützenden Vorenthaltung der krisenhaftesten Momente ärztlicher Behandlung – als Ahnung ohne richtiges Wissen – sind Zumutungen, die die Eltern aushalten müssen. Die Zumutungen dringen noch tiefer, denn mit dem Ausgeliefertsein nicht nur des Kindes, sondern auch der Eltern an eine andere, eine Fachkompetenz, ohne die Verantwortung ebenfalls abgeben zu können, entsteht ein Dilemma: Wer hat in dieser lebensbedrohlichen Situation eigentlich noch welche Deutungsmacht und worüber? Wie viel wiegen die elterlichen Sorgen und Bedenken, wie viel wiegt die ärztliche Erfahrung und Einschätzung? Und welche Argumente gelten hier eigentlich noch und welche sind zwar verständlich, zählen aber nicht viel?

»Irgendwie schien Dr. Schwerdtner meine Gedanken wieder einmal zu erraten, was sicher nicht allzu schwer war und dabei tatsächlich so etwas wie Mitgefühl zu empfinden. Wie immer natürlich erst dann, wenn man gerade glaubte, dass sowieso nichts mehr zu retten sei. ›Sie sind emotional viel zu belastet, um die Situation Ihres Sohnes realistisch wahrnehmen zu können!‹ sagte er besänftigend in einem weitaus ruhigerem Ton, als noch vor wenigen Augenblicken. Da hatte er Recht, aber gerade in Aus-

nahmesituationen sollte man sich doch auf sein Gefühl verlassen! Zumal er doch
hilfreich zur Seite stehen konnte! Was hinderte ihn daran? Warum versuchte er es
nicht einmal? ›Außerdem fehlt Ihnen die nötige Fachkenntnis. Ich als der behandelnde Arzt kann besser beurteilen, in welcher Verfassung sich Ihr Sohn befindet
und seine Chancen realistisch einschätzen.‹ Konnte er das wirklich? Rein fachmedizi-
nisch gesehen vielleicht, aber wie sah es mit dem seelischen Befinden aus? [...] Und
warum sollte nun ein für mich fremder Mensch darüber befinden, mit welcher
Lebensqualität sich mein streng gesehen noch nicht einmal geborener Sohn zu-
friedengeben musste, nicht, weil er krank, sondern ausschließlich, weil er zu früh zur
Welt gekommen war? [...] Doch, ich spürte, er meint, was er da sagte. Da war kein
Zynismus in der Stimme [...] Begriff er mich und meine Zweifel doch? Obwohl ich
es nicht zulassen wollte, denn ich war noch nie zuvor von jemanden so enttäuscht
worden, nahm er mit seinen wenigen Worten meiner grenzenlosen Wut einfach den
Wind aus den Segeln. Er warf mich von einem Extrem ins andere, trieb mich fast zur
Weißglut und ich konnte ihm nicht einmal mehr böse sein. [...] Noch vor zwei
Minuten hasste ich diesen Menschen, wie noch nie irgendjemanden [...] und nun
vertraute ich dem Oberarzt tatsächlich wieder bedingungslos und hoffte jetzt umso
mehr auf sein realistisches Urteilsvermögen. Aber hatte ich überhaupt eine andere
Wahl?« (Wolff-Richter 2010a: 81ff.)

6.5 Zumutungen für die Eltern

Während die Mediziner sich mit Hilfe ihrer Fachlichkeit und ihrem Habi-
tus anders dazu verhalten und in ihren Überzeugungen legitimieren können, können Eltern zwar in Bezug auf Kinder anderer Eltern, wie die obige
Beschreibung des Vaters und etliche Einträge in Frühchen-Internetforum
zeigen, auch sachlich bleiben, in Bezug auf das eigene Kind bricht diese
Haltung aber zusammen: hier versagt die Fähigkeit der emotionalen Dis-
tanzierung.

Die Eltern haben keine andere Wahl, als sich der fachlichen Expertise
zu unterwerfen und den Neonatologen anzuvertrauen. In Bezug auf das
implizit Normative der Neonatologie – die unbedingte Anerkennung des
frühgeborenen Kindes, egal wie seine weitere Entwicklung sich vollzieht –
ist auf Dauer keine Opposition durchzuhalten: entweder sie adaptieren sich
oder sie geben das Kind ganz frei. In den Diskussionen mit dem behandelnden Arzt in dem zweigeteilten Elternbericht scheint sich immer der
Arzt durchzusetzen: Er formuliert Sätze wie »Sie werden es später bereuen« (Wolff-Richter 2010a: 30; Wolff-Richter 2010b: 19), er weiß sich in
der Diskussion mit dem Vater um die Grenzen der Behandlungsfähigkeit
schwerstkranker Kinder, die Therapiestrapazen und lebenslangen Folgen

für die Kinder auf der sicheren Seite und gibt doch mit tiefstem Ernst zu:
»Das ist der Preis!« (Wolff-Richter 2010b: 196) und beschreibt diesen dann
im Detail für einige der schwersten Verläufe. »Der Mann forderte mich –
vom ersten Augenblick seines Erscheinens an« (Wolff-Richter 2010a: 255)
– er fordert bedingungsloses Vertrauen und Hingabe: »Solange ich hier
unten euphorisch herumlaufe, ist alles okay. Sollte es mal anders sein, können Sie sich Sorgen machen, vorher bitte nicht!« Die letzten beiden Worte
sprach er betont langsam und legte dabei seine ›Dürer-Hände‹ in Betstel-
lung.« (Wolff-Richter 2010a: 143)

Eine Garantie für den Behandlungserfolg kann er trotzdem nicht geben
und verspricht es auch nicht. Es ist offensichtlich, dass er bis an seine eigenen Grenzen der Belastbarkeit geht, um das Leben der Kinder zu retten,
aber dass auch bedingungslose Hingabe keinen Erfolg garantiert, diese
Einsicht erspart er den Eltern nicht. Mit der Haltung »Mehr war medizinisch nicht möglich« (Wolff-Richter 2010b: 9) werden die Eltern mit ihrer
Verantwortung konfrontiert, die nicht delegierbar ist und auch angesichts
der prinzipiellen Unvollkommenheit menschlicher Hilfe nicht relativiert
werden kann. »Es gibt auch keinen moralischen Freispruch. Jeder Fehler,
der bei einem Kind gemacht wird, bedeutet für Eltern die Übernahme
lebenslanger Verantwortung.« (Wolff-Richter 2010b: 199)

Der Irrtum, dass alles machbar sei, wird mit dem Ereignis der Frühgeburt
den Eltern drastisch vor Augen geführt, was manche an eigene Abgründe
heranführt, die sie nicht für möglich gehalten oder sorgsam vor sich ver-
borgen hatten. Das Kind, das sie sich in der Regel wünschten und das sie
freudig erwarteten, mussten sie – kaum von ihm entbunden – der ärztlichen
Obhut überlassen und in ärztliche Hände übergeben, um es dann aus diesen
– mehr oder weniger gut aufs Leben vorbereitet und genesen – wieder zu
empfangen: als menschliches Leben, dass möglicherweise höchst unvollkommen ist und bleiben wird, bei dem sich dennoch jeder Einspruch verbietet.

6.6 ›Nicht ohne meine Vorurteile‹: Prüfung von Standpunkten und Überzeugungen

Die Zeit der ethischen Selbstprüfung beginnt für die Eltern. Die medizi-
schen Dinge werden jetzt immer besser von ihnen verstanden; die ärztliche
Erwartung, die elterliche Verantwortung zu übernehmen, bedrängt sie. In

einer Situation des Gleichzeitig-Ungleichzeitigen – Verantwortung zu haben, ohne Antworten zu haben und ohne Verantwortung damit tatsächlich ausüben zu können – geraten sie in eine Prüfung sich selbst gegenüber, was ihnen von Seiten der Ärzte angetragen und entgegen gehalten wird. Wie oben bereits beschrieben, ist die Haltung, das Leben jedes geborenen Kindes bedingungslos anzunehmen, eine historisch sehr junge Errungenschaft. Die Haltung, doch eher abzuwägen und sich selbst eine Entscheidungsgewalt darüber zuzusprechen und zuzutrauen, war lange die übliche und erschien nicht zweifelhaft. Auch im Fall des Doppelberichtes der Eltern gibt es etablierte Deutungsmuster, die in der ersten Zeit die Eltern eher dazu tendieren lassen, das eigene Kind sterben lassen zu wollen: »Ich will nicht, dass mein Kind sich ein Leben lang quälen muss! Und außerdem: wenn die Natur sagt, es soll nicht sein, dann habe ich nicht das Recht, mich ihr in den Weg zu stellen!« (Wolff-Richter 2010a: 29). Dieses Deutungsmuster stellt eine grundlegende Überzeugung dar, die sich im bisherigen Leben der Mutter aufgebaut hatte und Plausibilität besaß, mit der man bisherige Lebensereignisse gut deuten und familialen Zusammenhalt durch ähnliche Überzeugungen stiften konnte, kurz: die sinnhaft erschien und sich als Vor-Urteil (im Gadamerschen Sinne) bewährt hatte.

Besonders der Bericht der Mutter lässt sich als eine detailliert beschriebene Auseinandersetzung mit dieser Überzeugung lesen, in deren Folge es langsam zu einem Umdenken kommt, so dass die Mutter am Ende des Berichts dem »Neonatologen für alles, was er auch gegen meine damalige Überzeugung für unseren Sohn tat!« (Wolff-Richter 2010a: 485) danken kann.

Nicht nur dass die Eltern die Handlungsautonomie an die Ärzte vorübergehend abgeben müssen, ohne die Verantwortung abgeben zu können, werden sie darüber hinaus in eine Phase der Selbstergründung und Prüfung der Haltbarkeit ihrer grundlegenden Überzeugungen gezwungen und müssen sich das Bestimmen-Wollen versagen, um die Geschehnisse auf sich zukommen zu lassen und sie annehmen zu können.

Bevor die Mutter am Ende der Behandlung dem Arzt dafür dankt, »dass er den Glauben an unser Kind nie verlor und dass er, egal wie wir ihm auch zusetzten, Aaron nie aufgab!« (Wolff-Richter 2010a: 485f.), reaktualisieren sich die alten Überzeugungen noch einmal in einer lebensgefährlichen Krise des Sohnes während der Behandlungszeit:

»Da lag mein Kind, rang mit dem Tod und ich war innerlich völlig abgestumpft. [...] Ich erschauderte vor mir selbst. [...] Bekam der Arzt nicht in diesen Stunden vom Schicksal genau das, was er in meinen Augen ohnehin verdiente? Er hatte Aaron von

Anfang an nicht gehen lassen wollen und musste nun zusehen, wie sich mein Kind doch noch leise aus dem Staub machte – und dabei jeglichen medizinischen Einsatz ad absurdum führte. Ein kleiner Anflug von Stolz beschlich mich bei diesem Gedanken […] Er würde damit wahrscheinlich bald schon sein ursprünglich für ihn vorgesehenes Schicksal erfüllen. Und ganz allein Dr. Schwerdtner trug dann dafür die Verantwortung. Da konnte ich nur Mitleid haben, denn mit der Schuld, die er auf sich geladen hatte, würde er leben müssen. Aaron hingegen hätte dann alles hinter sich gebracht und endlich seinen Frieden. Wie wäre es dann aber um meinen Frieden bestellt? Hoffte ich nicht insgeheim immer noch, dass die Dinge sich irgendwie zum Guten wenden würden?« (Wolff-Richter 2010a: 197f.)

6.7 Gibt es einen Ausweg aus der unendlichen Spirale des ständigen Hinterfragens?

Bevor sich aber neue stabile Überzeugungen langsam aufbauen können, wird eine Berg-und-Tal-Fahrt der Gefühle und Gedanken hinter sich gebracht. Als Zeichen der Überforderung, wenn alte Überzeugungen nicht mehr tragen, aber neue noch nicht gefunden sind und Halt geben, werden mental und emotional alle möglichen Varianten durchgespielt, wie Parrella ebenfalls eindrücklich beschreibt. Ihre Romanfigur führt das erste Aufklärungsgespräch unmittelbar vor der Frühgeburt gedanklich immer wieder neu und findet immer neue Antworten:»[…] Wissen Sie das?« (Es geht um die drohende Behinderung des Kindes – C.P.)»Das weiß ich.«»Wirklich, Signora?« Allein die tatsächlich gegebenen Antworten:»Ich hätte in drei Monaten entbinden sollen«,»Die Kleine wird dann sofort auf die neonatologische Intensivstation verlegt« (ebd.: 27) scheinen die Gedankengänge trotz der hohen Vernünftigkeit und Sachlichkeit nicht zum Stillstand zu bringen. Stattdessen wird ein Wechselbad der Gefühle zwischen Zurückweisung und Skepsis, Nicht-aufgeklärt-werden-Wollen, zwischen Leugnung und Verdrängung, Wut, dem Vertagen-Wollen von Antworten oder todeslustigem Resümieren in der folgenden Zeit durchlebt:

»Das weiß ich nicht, aber nicht einmal du weißt es. Weiß es überhaupt jemand?« (Ebd.: 64)

»Das ist keine Frage, und du erwartest auch keine Antwort.« (Ebd.: 70)

»Das weiß ich nicht, und ich will es auch nicht wissen. Ich kann und ich will nicht zulassen, dass meiner Tochter weniger Möglichkeiten offenstehen als mir.« (Ebd.: 79)

»Ich weiß, dass du ein Scheißkerl bist, weil du Scheißfragen stellst, dass du arrogant bist, weil du über mich redest, ohne über dich zu reden, dass du ängstlich bist, weil du dich schon von Klagen überhäuft vor dem Richter stehen siehst, dass du ein Schmierenkomödiant bist, dich hinter dem Namen auf deinem Schildchen versteckst wie einer Maske, dass du ein Feigling bist, denn du weißt genau, dass ich mich nicht von diesem Bett erheben werde, um dir meinen Schädel in die Fresse zu rammen und dich auf dem Fußboden in deinem Blut liegen zu lassen.« (Ebd.: 83)

»Am Montag gebe ich dir die Antwort.« (Ebd.: 88)

»Frag doch den Vater der Kleinen, geh zu ihm und frag: Weiß er es?« (Ebd.: 94)

»Das weiß ich, und jetzt bringen Sie mich in den Kreißsaal, oder injizieren Sie mir Zyanid.« (Ebd.: 104)

6.8 Auf der Intensivstation mehr als in der eigenen Wohnung zu Hause sein

Dennoch, in dieser Situation der Raserei und Haltlosigkeit gibt es trotzdem für die Eltern einen Rahmen: Die Eltern des Jungen Aaron leben in dieser 70-tägigen Behandlungszeit in einem Gästezimmer der Klinik – die Frühgeburt war auf einer gemeinsamen Dienstreise weit weg von ihrem Zuhause passiert und der Junge war danach nicht transportfähig – und für die Mutter der Tochter Irene wird das Wartezimmer der Station zum neuen Wohnzimmer und »unser Leben auf der Intensivstation [...] [bekam] etwas sehr Kindliches« (Parrella 2009: 106). Sie leben dort mehr mit den Ärzten und Schwestern sowie den anderen »Frühchen«-Eltern als mit dem Rest der Welt, währenddessen »das Desinfizieren der Hände zu[m] [...] Lebensinhalt [wird]« (ebd.: 46). Der Besuch der Verwandten wird wie eine »Heuschreckenplage« (Wolff-Richter 2010a: 188) gefürchtet:

»Zur Not hockten wir eine Stunde lang mit der Nase im Bullauge, suchten Schutz bei unseren noch nicht geborenen Kindern und hofften, die Zeit [die sonntägliche Besuchszeit der Verwandten] möge schnell vergehen. Selbst die Mütter, die ihre Kinder triumphierend bis in die Mitte des Raumes tragen konnten, so weit, wie es die Kabel und Sonden erlaubten, zeigten in der letzten Viertelstunde zunehmend Zeichen des Unbehagens. Sie riefen den Krankenschwestern zu: ›Wann schickt ihr sie denn endlich weg? Die Besuchszeit ist um‹ [...] Der Schmerz drang nicht durch die Glasscheibe hindurch. Das weiß ich mit Sicherheit: Ich las es in den neugierigen Augen, in den schaulustigen Mienen, mit denen sie die Zwerge ansahen, die wie Schatten ihrer selbst unter dem Druck des Sauerstoffschlauchs erzitterten. Wenn mal ein Auge feucht wurde, lag das nur an der Anspannung, die bei uns in der Wunderkammer herrschte [...] Wir hockten in einem Ghetto [...]« (Parrella 2009: 80f.)

In dieser Phase des Prozesses realisieren die Eltern, wie sehr sie sich schon verändert haben, wie vertraut und verständlich ihnen alle Abläufe auf der Station sind – Station und Personal sind zu dem Zeitpunkt vertrauter, als es die eigene Wohnung und die eigenen Verwandten sind.

6.9 Ungeahnte Freuden über Fortschritte, die nicht mehr selbstläufig sind

Wie schon oben beschrieben, bilden sich bei den Frühgeborenen in den ersten Wochen und Monaten die einzelnen Vitalfunktionen erst vollständig aus. Jeder dieser Fortschritte ist ein kleiner Sieg auf dem Weg in die Normalität, hat aber das Selbstverständliche sonstiger kindlicher Entwicklung verloren, weil er sich nicht automatisch irgendwann einstellt, sondern auch ausbleiben kann oder weil er trotz alledem meist vorzeitig vom Körper gezwungenermaßen erlernt wird.

Auch wenn die Fortschritte oft pathetisch gewürdigt werden – »Er hat mich gebeten, Ihnen folgenden Satz wortwörtlich auszurichten‹ [...] ›Ihr Sohn hat soeben beschlossen, alleine zu atmen«« (Wolff-Richter 2010a: 92) –, so schauen die Eltern dennoch mit einer gespaltenen Sicht auf diese Fortschritte: Die Mutter von Irene will sich nicht »davon überzeugen [lassen], dass etwas Außergewöhnliches geschah. Es ist normal, dass Menschen atmen und dass sie es selbstständig tun, und nach fast zwei Monaten hatten wir diesen Normalzustand nun erreicht.« (Parrella 2009: 91)

Diese Fortschritte vollziehen sich jedoch anders als bei reif geborenen Säuglingen: Sie sind nicht stabil, es kann Rückschritte geben, und sie verlangen in dem ständigen Fordern und Fördern der Kinder viel Selbstdisziplin von den Eltern wie von den Pflegenden ab – im folgenden Zitat geht es darum, dass das Kind trinken lernt, das heißt, lernt, Atmen und Schlucken zu koordinieren:

»Nachdem ich sie fast umgebracht hatte, legten sie [die Pflegenden – C.P.] mir Irene zurück in den Arm, und ich musste von vorne beginnen. Ich wusste, ich wusste mit der Entschlossenheit eines Menschen, der fast ertrunken ist und wieder ins Meer springt, dass diese Entschlossenheit nichts als Angst ist. Ich sagte mir: Es ist das Normalste auf der Welt, das Leichteste, das Erste von allem. Doch die Monitore spielten verrückt, und Irene musste wiederbelebt werden, und entweder machte man so weiter oder Irene würde nie da rauskommen.« (Ebd.: 105)

Beglückung und Erschöpfung liegen hier nahe beieinander. Das erste Mal, das eigene Kind im Arm halten zu dürfen und nicht mehr nur im Inkubator zu betrachten und zu berühren, ist ein scheinbar endlos hinausgezögerter und vorenthaltener Moment:»Und wenn ich in diesem Augenblick fünfzehn Jahre lang verharrt hätte, wäre kein einziger Tag verschwendet gewesen. Dann überkam mich die Müdigkeit.« (Ebd.: 95)

Diese Phase stellt einen Wendepunkt im Verlauf dar: Je nachdem, wie jetzt peu à peu ersichtlich wird, was das frühgeborene Kind kann, können und nicht mehr können wird, wird schemenhaft erfassbar, was das Leben mit ihm bedeuten und was es für es selbst bedeuten wird. Die Eltern bekommen eine Ahnung von der Zukunft.

6.10 Sich scheidende Welten: Frühcheneltern und normale Eltern

Realisieren sie das, dann können sie sich gedanklich darauf einstellen, was auf sie zukommt. Es bedeutet auch, sich eventuell von den Vorstellungen einer normalen kindlichen Entwicklung ihres Kindes zu verabschieden. Oft geht das – wie man an den Einträgen in dem Internetforum für Frühcheneltern nachlesen konnte – mit einer starken Abwehr der ›normalen Eltern(sorgen)‹ einher.»Die Sorgen, die Eltern frühgeborener Kinder haben, kann keiner nachvollziehen, der kein zu früh geborenes Kind hat.«[31] Die Intensität der Sorgen und die Außeralltäglichkeit des Erlebten entzweit die»Frühchen«-Eltern nicht selten von der Welt. Den alltäglichen Freuden eines unbeschwerten Lebens mit seinen Trivialitäten gegenüber fühlen sie sich nun ausgegrenzt und weltfremd (Wolff-Richter 2010a: 147). Sich in den Alltag wieder zurückzufinden, fällt nicht leicht, über das Erlebte dort zu reden, noch schwerer. Der Neonatologe warnt die Eltern früh:»Es macht keinen Sinn, mit Leuten, die eine normale Geburt zum errechneten Termin erlebt haben, über Ihre Situation zu reden‹ […] ›Keiner wird Sie verstehen«« (Wolff-Richter 2010a: 58f.).

Im schon erwähnten Internetforum von Frühgeborenen-Eltern gibt es eine Beitragsreihe zum Thema»Die Wehwehchen der komplikationslos Schwangeren regen mich oft auf […]«.[32] Die Threads sprechen eine deut-

---

31 aus: 15.01.2012, www.urbia.de/forum/49-fruehchen/3196281-ein-leben-lang-fruehchen/20248585

32 15.01.2012, www.urbia.de/forum/49-fruehchen/3317455-die-wehwehchen-der-komplikationslos-schwangeren-regen-mich-oft-auf/21029752

liche Sprache. Aber nicht nur eine affektive Abwehr und Abgrenzung zu den ›normalen‹ Eltern und ihren Sorgen findet statt, die Welt der »Frühchen«-Eltern ist auch in sich sehr binnendifferenziert: es werden ›späte Frühchen‹ von ›frühen Frühchen‹ unterschieden und dies jeweils bei der Diskussion um ›normale‹ Fortschritte ihrer frühgeborenen Kinder miteinbezogen. Es wird unterschieden, ob die Kinder in ihrer weiteren Entwicklung eine Normalisierung zeigen oder ob sie weiterhin als ›Frühchen‹ auffällig sind und mit eigenen Kategorien betrachtet werden müssen. Es wird beschrieben, ob die Kinder einen Sonderstatus, zum Beispiel in der Kita oder durch besondere Fördermaßnahmen, erhalten.

Wenn die Mütter ihren Thread mit Gruß und Namen unterschreiben, so fügen sie dem oft noch genauere Daten zur Frühgeburtlichkeit ihres Kindes oder ihrer Kinder an. Da manche Frauen zur Frühgeburtlichkeit beziehungsweise zu Fehlgeburten neigen, kann sich das wie im Folgenden derart lesen:»Frieda mit Lena (30+4), Arno (30+4 geb. + verstorben) und zwei Sternenkindern und Baby im Bauch (28+6) im Kampf um jede Woche seit der 16.SSW«.[33] Mit dieser Bezeichnung identifizieren sich die Mütter nicht nur, sondern geben sich damit auch genauer untereinander zu erkennen. Außerdem bezeichnen sie sich damit als etwas Besonderes gegenüber allen ›normalen‹ Müttern und bestimmen sich stark über ihre (besonderen) Kinder. Als Ergebnis eines Transformations- und Lernprozesses haben sie eine neue eigene Welt und eine neue eigene Identität konstituiert.

6.11 Eine neue Zeitrechnung beginnt: erste Geburt und zweite Geburt

Ähnliche Bezeichnungen werden bei ihren Kindern wiederholt, wenn sie etwa mit ›Sie ist 1 Jahr, korrigiert 8 1/2 Monate und sie sieht aus wie 5 Monate‹[34] beschrieben werden. Das Deutungsmuster der zweigeteilten Zeitrechnung beziehungsweise des doppelten ›Zur Welt kommen und noch einmal zur Welt kommen‹ ist weit verbreitet, denn der ›Tag der Geburt sagt nichts – wie bei normalen Kindern – über das Alter ihrer Kinder aus‹ (Parrella 2009: 81).

Oft wird der Tag der ›zweiten Geburt‹ mit dem Tag gleichgesetzt, an dem das Kind selbstständig atmet. Es wird von dem Beatmungsgerät abgebunden und ist nun in der Regel auch kein Patient der Intensivstation

---

33 In den Namen anonymisiert.
34 Aus: 15.01.2012, www.urbia.de/forum/49-fruehchen

mehr. »Das war der Moment, auf den wir alle warteten, eine neue Chance, die zweite Geburt. Sie war ebenso riskant wie die erste, eine unsichere Eventualität.« (Parrella 2009: 83)

Auch wenn versucht wird, mit derartigen genauen Zahlenangaben, die hier wie ein Code verwendet werden, das an sich wenig Beschreibbare anzudeuten, so geht es doch eher darum, dass für die meisten dieser Eltern tatsächlich eine neue Zeitrechnung begonnen hat: sie sind nicht mehr dieselben wie vorher, sie schauen jetzt anders auf die Welt, die Erfahrungen haben sie nachhaltig geprägt und verändert:

»Ich lernte eine Art Menschlichkeit kennen, von der ich bisher nicht wusste, dass es sie überhaupt gibt. Wie sollte ich die verzwickte Vermittlungsarbeit im Bereich der Neonatologie auch anders bezeichnen? Dem Tode geweihte ›Noch-Nicht-Kinder‹ wurden in einem nervenaufreibenden Kraftakt gerettet und verzweifelte und vor Angst erstarrte ›Noch-Nicht-Eltern‹ währenddessen mal mit äußerster Vorsicht und mal hart und schonungslos (je nach Bedarf) auf das Leben mit diesen Kindern vorbereitet.« (Wolff-Richter 2010a: 479)

Für die Eltern bedeutet die Erfahrung von Ungewissheit vor allem das Aushalten von Ungewissheit. Durch diese Erfahrungen verändern sie sich: in der Konfrontation mit dem zunächst Unfassbaren müssen sie um Fassung ringen, ihre Sprachlosigkeit überwinden und das Unbegreifliche verstehen lernen. Oft gehen ihnen grundlegende Überzeugungen verloren und neue müssen mühsam gefunden werden. Bei dieser langsamen Transformation werden neue Sichtweisen erprobt, ein neuer Blick auf die Welt gefunden und eine neue Normalität unter veränderten Bedingungen mit neuen Zeitrechnungen, neuen (Selbst-)Bezeichnungen und eigenen Maßstäben für ihre Kinder eingerichtet – oft zunächst im geschützten Raum mit einer Zwei-Welten-Konstruktion, in der man sich vor den Normalitäten der normalen Familien schützt.

7. Ausblick

Das Typische der Neonatologie kann in drei Aspekten gesehen werden: Erstens konstituiert die Neonatologie eine neuartige (Zwischen-)Phase zwischen Schwangerschaft und ›Ankunft‹ des Kindes sowie der unmittelbar nach der normalen Geburt einsetzenden Integration des neuen Gesellschaftsmitglieds in Gesellschaft und Familie, die zunächst durch eine »Zeit des Wartens« de facto auf die Klinik beschränkt bleibt.

Zweitens geht es hier – anders als zum Beispiel in der Pränataldiagnostik und -beratung, in der aufgrund von mehr oder weniger sicheren Daten eine ›Entscheidung‹ getroffen wird – in ganz gesteigerter Form fast gar nicht mehr um ›Entscheidungen unter Ungewissheit‹, sondern um das ›Aushalten von Ungewissheit‹, gerade ohne Entscheidungen zu treffen oder treffen zu wollen. Über Wochen oder Monate muss Geduld geübt werden, ob das Kind überlebt und wie es sich entwickelt. Auch wenn vielfältige diagnostische und therapeutische Anstrengungen unternommen werden, so bleiben die Wirkungen dieser zunächst weitgehend unbekannt. In der Neonatologie bleibt das Eigentliche – nämlich die Entwicklung des Kindes – eine ›Blackbox‹.

Drittens stellt sich die Neonatologie als ein Feld dar, in dem die Konfrontation mit ›existenziellen Fragen‹, eine Erziehung zur (elterlichen) Verantwortung und die Akzeptanz von Unvollkommenheit, Andersheit und Abweichung, aber auch von Kontingenz eine beispiellose Neuauflage erleben. Gerade diese Form der hochtechnisierten Medizin führt also nicht zur Entfremdung des Menschen von sich und untereinander (höchstens von der naturwüchsigen Vollzugsform der Geburt), sondern stattdessen zur Initiation intensiver normativer Selbstvergewisserung und zum Hinterfragen eines einseitig gewordenen und auf Leistungsaspekte konzentrierten Menschenbildes. Die oft befürchteten Folgen hochtechnisierter Medizin sind in der Neonatologie also nicht zu beobachten, jedoch kann man intensivierte ethische Ergründungen und Prozesse verschärfter Bewusstwerdung, ›was uns Menschen – in unserer Unvollkommenheit – eigentlich ausmacht‹, beobachten.

Auf drei Ebenen – der Bewusstseinsbildung und Ethisierung, der Repositionierung lebensweltlicher Verortung und des Aushaltens von Nichtwissen und Ungewissheit – vollziehen sich die Anpassungsprozesse der Beteiligten. Vor dem Hintergrund der rechtlichen Setzung, dieses geborene Leben voll anzuerkennen, sind derzeit vor allem Anpassungs- und Neuinterpretationsprozesse auf der lebensweltlichen Ebene herausgefordert, da es zur Kollision mit tradierten Vorstellungen zu Geburt und Neugeborenen kommt und Überzeugungen irritiert und fragwürdig werden. Hierbei sind Ärzte und Eltern aufeinander angewiesen. Während für zweitere die Herausforderungen abrupt im Raum stehen, sind für erstere die Herausforderungen bereits lange bekannt und im Rahmen ärztlicher Spezialisierung und Ausbildung auch habitus- und identitätsbildend gewesen. Eine Ethisierung – ein gemeinsames prozeduralisiertes Aushandeln (Negotiating) der Entscheidungen, Interventionen und Rechtfertigungsgründe – ist wahrscheinlich momentan der beste Weg, sich darüber zu verständigen. Die Angewiesenheit der Mediziner deshalb auf eine Rezeption der Probleme durch die Öffentlichkeit und eine Offenheit seitens der Bevölkerung, über diese unangenehmen Dinge nachzudenken und Position zu beziehen, ist deshalb nicht als Abwälzen der Verantwortung oder als Kapitulation der Expertise und Entscheidungsgewalt zu verstehen. Wenn sich Mediziner immer nur als stellvertretend Handelnde verstehen (auch soziologische Professionstheorien gehen davon aus), dann müssen sie wissen, woran sie bezüglich der Gedanken- und Gefühlswelt ihrer Patienten sind beziehungsweise welche normativen Selbstbindungen gesellschaftlich präferiert werden und sich als tragfähig erweisen.

Heinrich Popitz resümierte in Bezug auf den Spielraum des menschlich Möglichen einmal:»Wir können nicht wissen, wo die Grenzen der Fähigkeit des Menschen liegen, sich selbst sozial zu definieren«(Popitz 1961: 75), womit er meinte, dass die kulturellen Gestaltungsmöglichkeiten des menschlichen»Zueinanders«(ebd.: 74) nicht vorher bestimmbar sind. Mit der Neonatologie sind grundlegende Veränderungen anthropologischer Annahmen verbunden: dem Verständnis vom Tod, dem Verständnis vom Kind, von unbedingtem Lebensrecht und den Pflichten, die eine ältere Generation für die jüngere hat.[35] Die mittelbar Betroffenen, hier zunächst die Eltern, sind in diesem Feld deshalb nicht als die Leidtragenden anzusehen. Wie dargestellt, sind sie eher herausgefordert, auch selbstkritisch eigene Ansprüche und Überzeugungen zu überdenken, Vorstellungen zu erneuern und sich notwendiges Wissen anzueignen – hier entsteht tatsächlich eine Art»Zugzwang«, der sich hoffentlich zum Wohle der Kinder auswirkt und an ihm gemessen wird.

Wie nun die im eigentlichen Sinne unmittelbar»Betroffenen«, nämlich die Menschen, die mit Hilfe der Neonatologie zur Welt kommen konnten und leben können, zu diesen Herausforderungen samt der Umwälzungen

---

35 In diesen Zusammenhang gehört auch die prinzipielle juristische Diskussion, ob das Leben eines Menschen überhaupt als»Schadensfall«aus ethischer Sicht betrachtet werden kann und juristischer Verhandlungsgegenstand werden darf, da dies an»den Kern unserer Rechtskultur rührt«(Katzenmeier 2004: 1277). Die gegenwärtige Rechtsprechung zum»Schadensfall Kind«sieht das so. Eine kritische Diskussion findet man bei Katzenmeier (2004) und Schimmelpfeng-Schütte (2003).

von Überzeugungen und Vorstellungen stehen, das ist eine Frage, die erst in einem halben Generationenalter beantwortet werden kann und der dann hoffentlich auch mit genügend Forschungsinitiativen nachgegangen wird.

Für alle, die ins Handlungsfeld der Neonatologie geraten beziehungsweise die vom Phänomen Frühgeburtlichkeit erfasst werden, scheint es angezeigt zu sein, keinen Tabuisierungen zu erliegen, sondern sich insofern eindeutig zu verhalten, indem sie die Zumutungen der vielfach entstehenden Ungewissheiten gänzlich anerkennen und sich das prinzipiell Offene vergegenwärtigen. Frühgeborene gehen nicht in den klassischen Zuschreibungskategorien von ›krank‹ oder ›gesund‹ beziehungsweise ›behindert‹ oder ›nicht behindert‹ auf. Was sie eigentlich sind, ist noch nicht vollständig bestimmbar und damit bis auf weiteres unentschieden. Je eher man diese Uneindeutigkeiten präsent hält und auszuhalten lernt, desto eher wird man der Situation gerecht. Denn die Verkehrung ist hier das Typische: die Situation herrscht hier, der (einzelne) Mensch muss sich einordnen und nicht umgekehrt.

Literatur[36]

AWMF 2007: Leitlinie »Frühgeburt an der Grenze der Lebensfähigkeit« der Deutschen Gesellschaft für Gynäkologie und Geburtshilfe, Deutschen Gesellschaft für Kinderheilkunde und Jugendmedizin, Deutschen Gesellschaft für Perinatale Medizin und Gesellschaft für Neonatologie und Pädiatrische Intensivmedizin, Nr. 024/019 in der überarbeiteten Fassung vom 12/2007, 31.01.2012, www.awmf.org/uploads/tx_szleitlinien/024-019l_S2k_Fruehgeburt_Grenze_der _Lebensfaehigkeit-2007-12.pdf

Baker, Jeffrey P. (1996), The Machine in the Nursery. Incubator Technology and the Origins of Newborn Intensive Care, Baltimore/London.

Berger, Thomas M./Hofer, A. (2008),»Causes and Circumstandes of Neonatal Deaths in 108 Consecutive Cases over a 10-Year Period at the Children´s Hospital of Lucerne, Switzerland«, Neonatolology 95, S. 157–163.

Boss, Renee D. u.a. (2008),»Values Parents Apply to Decision-Making Regarding Delivery Room Resuscitation for High-Risk Newborns«, Pediatrics 122, S. 583–589.

Cuttini, Marina u.a.(1997),»The EURONIC Project: A European Concerted Action on Information to Parents and Ethical Decision-making in Neonatal Intensive Care«, Paediatric and Perinatal Epidemiology 11, S. 461–474.

---

36 Bei den Literaturangaben, bei denen im Folgenden die Vornamen der Autoren und Autorinnen nur mit dem Initialbuchstaben angegeben sind, waren die Vornamen bereits abgekürzt in der Originalquelle angegeben.

Cuttini, Marina u.a. (2000), »End-of-life Decisions in Neonatal Intensive Care: Physicians´ Selfreported Practices in Seven European Countries«, *The Lancet* 335, Jun 17, S. 2112–2118.

Cuttini, Marina and the EURONIC Study Group (2001), »The European Union Collaborative Project on Ethical Decision Making in Neonatal Intensive Care (EURONIC): Findings froms 10 Countries«, *The Journal of Clinical Ethics* 12 (3), S. 290–296.

Cuttini, Marina u.a. (2004), »Should euthanasia be legal? An international survey of neonatal intensive care units staff«, *Arch Dis Child Fetal Neonatal* 89, F19–F24.

DAKJ (2009), *Begrenzung lebenserhaltender Therapie im Kindes- und Jugendalter. Positionspapier der Kommission für ethische Fragen der DAKJ*, überarbeitete Fassung vom September 2009, dakj.de/pages/posts/begrenzung-lebenserhaltender-therapie-im-kindes-und-jugendalter-14.php (31.01.2012).

Dimbath, Oliver/Wehling, Peter (Hg.) (2011), *Soziologie des Vergessens. Theoretische Zugänge und empirische Forschungsfelder*, Konstanz.

Draper, E.S. u.a. (2009), »Investigating the Variations in Survival Rates for Very Preterm Infants in 10 European Regions: The Mocaic Birth Cohort«, *Arch Child Fetal Neonatal Ed* 94, F158–163.

Foucault, Michel ([6]2002), *Die Geburt der Klinik. Eine Archäologie des ärztlichen Blicks*, Frankfurt a. M.

Friese, Klaus u.a. (Hg.) (2000), *Frühgeburt und Frühgeborenes. Eine interdisziplinäre Aufgabe*, Berlin.

Gawehn, Nina (2009), *Die Entwicklung ehemaliger frühgeborener Kinder. Aufmerksamkeitsleistungen ehemaliger Frühgeborener im Schul- und Vorschulalter*, Hamburg.

Geertz, Clifford (1983), *Dichte Beschreibung. Beiträge zum Verstehen kultureller Systeme*, Frankfurt a. M.

Glöckner, Markus (2007), *Ärztliche Handlungen bei extrem unreifen Frühgeborenen. Rechtliche und ethische Aspekte*, Berlin/Heidelberg/New York.

Hanke, Claudia (2002), *Die Entwicklung frühgeborener Kinder mit sehr niedrigem Geburtsgewicht im Vorschulalter. Nachuntersuchung von Patienten der Geburtsjahrgänge 1993 bis 1995 der Kinderintensivstation der Kinderklinik der Philipps-Universität in Marburg*, Dissertation, Fachbereich Psychologie, Philipps-Universität Marburg.

Hopfner, R.J. u.a. (2005), »Erstversorgung und Reanimation von Frühgeborenen«, *Notfall + Rettungsmedizin* 8, S. 334–341.

Jungmann, Tanja (2003), *Biologische Risikobelastung und Sprachentwicklung bei unreif geborenen Kindern*, Dissertation, Fakultät für Psychologie, Universität Bielefeld.

Katzenmeier, Christian (2004), »Versicherungsrechtliche Vorsorge statt »Schadensfall Kind«. Der »arrêt Perruche« und die »Loi relative aux droits des malades et à la qualité du systeme de santé« als Anstoß für die Einrichtung eines »pränatale Hilfefonds«?«, in: Mansel, Hein-Peter u.a. (Hg.), *Festschrift für Erik Jayme*, Bd. 2, München, S. 1277–1289.

Lutterbach, Hubertus (2010), *Kinder und Christentum. Kulturgeschichtliche Perspektiven auf Schutz, Bildung und Partizipation von Kindern zwischen Antike und Gegenwart*, Stuttgart.

Marx, Felix F. (1968), *Die Entwicklung der Säuglingsinkubatoren. Eine medizin-technische Chronik*, Bonn.

Meadow, William u.a. (2002), Serial Assessment of Mortality in the Neonatal Intensive Care Unit by Algorithm and Intuition: Certainty, Uncertainty, and Informed Consent, *Pediatrics* 109, S. 878–886.

Meier, Christian (2010), *Das Gebot zu vergessen und die Unabweisbarkeit des Erinnerns. Vom öffentlichen Umgang mit schlimmer Vergangenheit*, München.

Merkel, Reinhard (2001), *Früheuthanasie. Rechtsethische und strafrechtliche Grundlagen ärztlicher Entscheidungen über Leben und Tod in der Neonatalmedizin*, Baden-Baden.

Nagel, Michael Benedikt (2006), *Die ärztliche Behandlung Neugeborener – Früheuthanasie*, Frankfurt a. M.

Neuhäuser, Gerhard (1999), »Folgen zu früher Geburt als Aufgabe der Frühförderung«, *Frühförderung interdisziplinär* 18, S. 1–2.

Oevermann, Ulrich (2001), »Die Soziologie der Generationenbeziehungen und der historischen Generationen aus strukturalistischer Sicht und ihre Bedeutung für die Schulpädagogik«, in: Kramer, Rolf-Torsten u.a. (Hg.), *Pädagogische Generationsbeziehungen*, Opladen, S. 78–128.

Ohrt, Barbara (1999), »Die Entwicklung sehr früh geborener Kinder bis zum Alter von achteinhalb Jahren. Ergebnisse der Bayerischen Entwicklungsstudie und praktische Konsequenzen daraus für Hilfen«, *Frühförderung interdisziplinär* 18, S. 3–10.

Palfrey, J. S. u.a. (1994), »Prevalence of medical technology assistance among children in Massachusetts in 1987 and 1990«, *Public Health Report* 109, S. 226–233.

Parrella, Valeria (2009), *Zeit des Wartens*, München (Ital. Originalausgabe von 2008: *Lo spazio bianco*, Turin).

Peter, Claudia (2007), »Anerkennung von sozialer Differenzierung und Vermeidung von sozialer Ungleichheit als Herausforderung für professionelle Akteure. Das Beispiel Neonatologie: Ärztliche Reaktionsweisen auf den unterschiedlichen elterlichen Umgang mit diagnostizierter Behinderung ihres frühgeborenen Kindes«, in: Tiesmeyer, Karin u.a., *Der blinde Fleck. Ungleichheiten in der Gesundheitsversorgung*, Bern, S. 195–209.

– (2013), »Historische Erziehungskonzepte der Pädiatrie. Wie sich die Pädiatrie seit ihrem Entstehen Gedanken über Erziehung von Kindern macht«, in: Flitner, Elisabeth u.a. (Hg.), *Das chronisch kranke Kind in der Schule*, Stuttgart (i.V.).

– /Richter, Matthias (2009), »Chronische Erkrankungen und Beeinträchtigungen im Kindes- und Jugendalter«, in: Schaeffer, Doris (Hg.), *Bewältigung chronischer Krankheit im Lebenslauf*, Bern, S. 297–319.

Pignotti, M.S./Berni, R. (2010), »Extremely Preterm Births: End-of-life Decisions in European Countries«, *Arch Dis Child Fetal Neonatal Ed.*, 95 (4), F273–276.

Popitz, Heinrich (2006), Soziale Normen, in: ders., *Soziale Normen*, hg. v. Pohlmann, Friedrich/Eßbach, Wolfgang, Frankfurt a. M., S. 61–75.

Robert-Koch-Institut (2004), *Schwerpunktbericht der Gesundheitsberichterstattung des Bundes. Gesundheit von Kindern und Jugendlichen*, Berlin.

Saati, Miriam Ina (2002), *Früheuthanasie*, Frankfurt a. M.

Schimmelpfeng-Schütte, Ruth (2003), »Pränataler Hilfefonds« statt »Schadensfall Kind«, *Medizinrecht* 7, S. 401–403.

Schulz-Baldes, A. u.a. (2007), »Neonatal End-of-life Practice in a German Perinatal Centre«, *Acta Pædiatrica* 96, S. 681–687.

Sklansky, Mark (2001), »Neonatal Euthanasia: Moral Considerations and Criminal Liability«, *Journal of Medical Ethics* 27, S. 5–11.

Spradley, James (1980), *Participant observation*, New York.

Ulrich-Bochsler, Susi (1996), *Anthropologische Befunde zu Frau und Kind in Mittelalter und Neuzeit unter besonderer Berücksichtigung der Stellung der Früh- und Neugeborenen*, Dissertation, Philosophisch-Naturwissenschaftliche Fakultät, Universität Basel.

– /Gutscher, Daniel (1998), »Wiedererweckung von Totgeborenen. Ein Schweizer Wallfahrtszentrum im Blick von Archäologie und Anthropologie«, in: Schlumbohm, Jürgen u.a. (Hg.): *Rituale der Geburt. Eine Kulturgeschichte*, München, S. 244–268.

Wolff-Richter, Katharina (2010a): *Frühgeburt – Rien ne va plus? Eine wahre Geschichte*, www.neonatologe.de.

Wolff-Richter, Johannes (2010b), *Frühgeburt – Rien ne va plus? Eine wahre Geschichte*, www.neonatologe.de.

Wolke, Dieter u.a. (2001), »Entwicklungslangzeitfolgen bei ehemaligen, sehr unreifen Frühgeborenen (Bayerische Entwicklungsstudie)«, *Monatsschrift Kinderheilkunde* Vol. 149, Nr. 13, S. 53–61.

Wolke Dieter/Meyer Renate (1999), »Ergebnisse der Bayrischen Entwicklungsstudie«, *Kindheit und Entwicklung* 8 (1), S. 23–35.

Internetquellen:

www.bqs-qualitaetsreport.de/Webs/bqs/qualrep/2004/ergebnisse/leistungsbereiche/geburtshilfe

www.urbia.de/forum/49-fruehchen

www.initiative-regenbogen.de

Abkürzungen

AMG	Arzneimittelgesetz
ANT	Altered Nuclear Transfer
BAnz	Bundesanzeige
BeckRS	Beck Rechtsprechung (online Datenbank)
BGB	Bürgerliches Gesetzbuch
BGBl.	Bundesgesetzblatt
BGH	Bundesgerichtshof
BR-Drucks.	Bundesrat-Drucksachen
BVerfG	Bundesverfassungsgericht
DES	Diethylstilboestrol
ESchG	Embryonenschutzgesetz
EuGH	Europäischer Gerichtshof
FCKW	Fluorkohlenwasserstoffe
GenDG	Gendiagnostikgesetz
GenTG	Gentechnikgesetz
GenTSV	Gentechnik-Sicherheitsverordnung
GG	Grundgesetz
ICSI	Intracytoplamsmatische Spermieninjektion
IVF	In-vitro-Fertilisation
LMRR	Lebensmittelrecht Rechtsprechung
MPG	Medizinproduktegesetz
NJW	Neue Juristische Wochenschrift
NVwZ	Neue Zeitschrift für Verwaltungsrecht
PatG	Patentgesetz
PflSchG	Pflanzenschutzgesetz
PID	Präimplantationsdiagnostik
PND	Pränataldiagnostik
PStG	Personenstandsgesetz
PStV	Verordnung zur Ausführung des Personenstandsgesetzes
SGB	Sozialgesetzbuch
SSW	Schwangerschaftswoche

StZG   Stammzellengesetz
THS   Tiefe Hirnstimulation
ZKT   Zellkerntransfer

Autorinnen und Autoren

Appleby-Arnold, Sandra: Magisterstudium und Promotion in Kulturanthropologie und Europäischer Ethnologie an der Goethe-Universität Frankfurt a. M.; derzeit als wissenschaftliche Mitarbeiterin an der University of Malta in der Fakultät für Kognitionswissenschaft tätig. *Forschungsschwerpunkte:* Medizinanthropologie, Europäisierung, Citizenship, Privatsphäre und Datenschutz.

Arntz, Klaus: 1982–1989 Studium der Katholischen Theologie an der Westfälischen Wilhelms-Universität Münster und der Pontificia Università Gregoriana Rom. 1989 Lizentiat. 1996 Promotion (Dr. theol.). 2001 Habilitation. Von 2001 bis Mai 2012 Professor für Moraltheologie an der Universität Augburg. Derzeit als Ordinarius für Philosophie mit dem Schwerpunkt Angewandte Ethik im Institut für Philosophie an der Philosophisch-Sozialwissenschaftlichen Fakultät der Universität Augsburg tätig. *Arbeits- und Forschungsschwerpunkte:* Angewandte Ethik, Medizinische Ethik, Subjektphilosophie und die Grenzen der Autonomie. *Forschungsprojekt:* DFG-Projekt »Ethik des Nichtwissens – Ein theologisch-ethisches Angebot« (2007–2010). *Themenbezogene Publikationen:* »Moraltheologie unter Geltungsrisiko. Entscheidungshilfe durch Moralsysteme?«, in: Scheule, R. (Hg.), *Ethik der Entscheidung. Entscheidungshilfen im interdisziplinären Diskurs,* Regensburg, 2009, S. 129–141; »Das Recht auf Nichtwissen. Fundamentalismus in der Bioethik?«, in: Goertz, S. u.a. (Hg.), *Fluchtpunkt Fundamentalismus. Gegenwartsdiagnosen katholischer Moral,* Freiburg i. Ue. 2013 (i.E.).

Atzeni, Gina: Studium der Soziologie, Psychologie und Pädagogik an der LMU München, Abschluss: Diplom-Soziologin; derzeit als Wissenschaftliche Mitarbeiterin am Institut für Soziologie der LMU München, Lehrstuhl Prof. Dr. Nassehi, tätig. *Arbeits- und Forschungsschwerpunkte:* Professions-, Medizin-, Religionssoziologie. *Themenbezogene Publikation:* zusammen mit Voigt, F.: »Religion und Theologie in bioethischen Kommissionen. Eine interdisziplinäre Untersuchung zu Berufstheologen in ethischen Diskursen«, in: Voigt, F. (Hg.), *Religion in bioethischen Diskursen, Interdisziplinäre, internationale und interreligiöse Perspektiven,* Berlin, New York, 2010, S. 215–244.

Augsberg, Ino: Studium der Philosophie, Kunstgeschichte, Literatur- und Rechtswissenschaft in Freiburg i. Br. und Heidelberg; 2001 Promotion zum Dr. phil.; 2008 Promotion zum Dr. iur.; derzeit Wissenschaftlicher Mitarbeiter und Akademischer

Rat a.Z. an der Ludwig-Maximilians-Universität München. *Forschungsschwerpunkte*: Staats- und Verwaltungsrecht, Rechtstheorie und -methodologie, Religionsverfassungsrecht. *Themenbezogene Publikation*: Habilitationsschrift: *Informationsverwaltungsrecht. Zur kognitiven Dimension der rechtlichen Steuerung von Verwaltungsentscheidungen* (i.V.).

Beck-Gernsheim, Elisabeth: Studium der Soziologie, Psychologie und Philosophie in München. Sie war Professorin für Soziologie an den Universitäten Hamburg und Erlangen-Nürnberg und Fellow am Wissenschaftskolleg Berlin, an der Universität Cardiff (Wales, Großbritannien) sowie am Hamburger Institut für Sozialforschung. Zur Zeit hat sie eine Gastprofessur an der NTNU/Universität Trondheim (Norwegen) inne. *Forschungsschwerpunkte*: Arbeit und Beruf, Familie und Geschlechterverhältnisse, Migration und multi-ethnische Gesellschaft, Technik und Technikfolgen. *Themenbezogene Publikationen: Welche Gesundheit wollen wir? – Dilemmata des medizinischen Fortschritts* (Hg.) (1995), Frankfurt a. M.; *Fernliebe. Lebensformen im globalen Zeitalter* (zusammen mit Ulrich Beck), Frankfurt a. M. 2011.

Bogner, Alexander: Studium der Soziologie in Salzburg, Marburg und Frankfurt a. M. Promotion und Habilitation an der Universität Wien; derzeit Senior Researcher am Institut für Technikfolgen-Abschätzung der Österreichischen Akademie der Wissenschaften. *Arbeitsschwerpunkte*: Wissenschafts- und Technikforschung, Umweltsoziologie, Methoden empirischer Sozialforschung. *Themenbezogene Publikation: Grenzpolitik der Experten. Vom Umgang mit Ungewissheit und Nichtwissen in pränataler Diagnostik und Beratung*, Weilerswist 2005.

Brukamp, Kirsten: Studium der Humanmedizin und Philosophie an der Westfälischen Wilhelms-Universität Münster und Kognitionswissenschaft an der Universität Osnabrück mit den Abschlüssen Doctor medicinae, Magistra artium und Master of Science in Cognitive Science. Sie absolvierte eine klinisch-ärztliche Weiterbildung und führte Forschungsprojekte in Biologie und Kognitionswissenschaft durch. In der wissenschaftlichen Mitarbeit an der Rheinisch-Westfälischen Technischen Hochschule war sie im Projekt»AC-TEC: Gender-Related Acceptance, Usability, and Ethics in New (Medical) Technologies« beschäftigt. *Arbeits- und Forschungsschwerpunkte*: Neuromedizin und Neuroethik.

Funcke, Dorett: Studium der Soziologie und der Germanistischen Literaturwissenschaft in Jena, 2005 Promotion (Dr. phil.) am Institut für Soziologie der Friedrich-Schiller-Universität Jena, 2002-2012 Wissenschaftliche Mitarbeiterin am Institut für Soziologie der Universität Jena; derzeit Wissenschaftliche Mitarbeiterin an der Fakultät für Sozialwissenschaft der Ruhr-Universität Bochum. *Arbeits- beziehungsweise Forschungsschwerpunkte*: Sozialisationstheorie, Familiensoziologie, Qualitative Forschungsverfahren. *Themenbezogene Publikationen:*»Ich will wissen, wer er ist« Geheimnisse und Nichtwissen im Leben von Spendersamenkindern, in: *Familiendynamik, 37*

(3/2012), S. 168–177; *Unkonventionelle Familien in Beratung und Therapie* (mit Bruno Hildenbrand), Heidelberg 2009.

Graumann, Sigrid: Studium der Biologie (Hauptfach Humangenetik) und Philosophie in Tübingen, Promotion in der Humangenetik und in der Philosophie. Sie ist derzeit Professorin an der Evangelischen Fachhochschule Rheinland-Westfalen-Lippe und lehrt Ethik in der Heilpädagogik und in den Pflegewissenschaften. *Forschungsschwerpunkte:* Bioethik, Menschenrechte und Behinderung.

Hausladen, Christoph: Diplomstudium der Katholischen Theologie in Augsburg mit dem Schwerpunkt Moraltheologie; derzeit als Wissenschaftlichet Mitarbeiter am Lehrstuhl für Moraltheologie der Universität Augsburg tätig. Mitarbeit im DFG-Projekt »Ethik des Nichtwissens« (Förderzeitraum: 2007–2010, Antragsteller: Prof. Dr. Klaus Arntz) am Lehrstuhl für Moraltheologie.

Heidbrink, Ludger: Studium der Philosophie, Germanistik und Kunstgeschichte in Münster und Hamburg. 1992 Promotion an der Universität Hamburg im Fach Philosophie. 2002 Habilitation im Fach Philosophie an der Universität Kiel. Ab 2004 Leiter der Forschungsgruppe »Kulturen der Verantwortung« am Kulturwissenschaftlichen Institut Essen. Seit 2007 Direktor des »Center for Responsibility Research« am Kulturwissenschaftlichen Institut Essen. Seit 2009 Professor für Corporate Responsibility und Corporate Citizenship an der Universität Witten-Herdecke. Ab Oktober 2012 Lehrstuhl für Praktische Philosophie an der Christian-Albrechts-Universität zu Kiel. *Arbeits- und Forschungsschwerpunkte:* Verantwortungsethik, Wirtschafts- und Unternehmensethik, Politische Philosophie, Sozial- und Kulturphilosophie. *Themenbezogene Publikation: Handeln in der Ungewissheit. Paradoxien der Verantwortung,* Berlin 2007.

Peter, Claudia: Studium der Mathematik und Ernährungswissenschaft in Jena, Diplom in Trophologie; Promotion Soziologie (Dr. phil.); derzeit am Institut für Sozialforschung Frankfurt tätig. *Projekt:* DFG-Projekt »Sozialisationstheoretische Untersuchung zur sozialisatorischen Wirkung von Krankheitserfahrungen bei chronisch schwer kranken Kindern und ihren Eltern«. *Forschungsschwerpunkte:* Sozialisationsforschung und Kindheitsforschung, insbes. Primär- und familiale Sozialisation, Entwicklungsprozesse bei Krankheit und schweren gesundheitlichen Beeinträchtigungen. Qualitative Versorgungsforschung, insbes. pädiatrische Versorgung.

Scherzberg, Arno: Studium der Rechtswissenschaften in Tübingen und Münster, 1. jur. Staatsexamen 1981; 2. jur. Staatsexamen 1984; derzeit als Professor für Öffentliches Recht und Verwaltungswissenschaften an der Staatswissenschaftlichen Fakultät der Universität Erfurt tätig. *Arbeits- und Forschungsschwerpunkte:* Interdisziplinäre Grundlagenfragen des Rechts, Grundrechtsschutz und seine Durchsetzung, Informations- und Risikoverwaltungsrecht *Themenbezogene Publikationen:* »Risikoabschätzung unter Ungewissheit«, ZUR 2010, S. 303–311; »Risikosteuerung durch Verwaltungsrecht«,

VVDStRL 63 (2004), S. 214–263; »Wissen, Nichtwissen und Ungewissheit im Recht«, in: Engel/Halfmann/Schultz, *Wissen – Nichtwissen – Unsicheres Wissen*, Baden-Baden 2002, S. 113–144.

Wagner, Elke: Studium der Soziologie (Nebenfächer: Sozialpsychologie, Kriminologie) an der LMU München, Dr. phil., Diplom-Soziologin; derzeit als Juniorprofessorin an der Johannes-Gutenberg-Universität Mainz tätig. *Forschungsschwerpunkte:* Soziologie der Öffentlichkeit, der Medien und der Kritik, Soziologie der Medizin und der Bioethik. *Themenbezogene Publikationen: Der Arzt und seine Kritiker. Zum Strukturwandel medizinkritischer Öffentlichkeit am Beispiel klinischer Ethik-Komitees.* Stuttgart, 2011; »Was ist ein ethischer Fall? Zur Gegenwart ethischer Deliberation im Krankenhaus«, in: Nassehi, A. u.a. (Hg.), *Ethik, Normen, Werte. Studien zu einer Gesellschaft der Gegenwarten,* Bd. 1. Wiesbaden 2012.

Wehling, Peter: PD Dr. phil., Studium der Philosophie (M.A.), Politikwissenschaft (Promotion) und Soziologie (Habilitation). *Arbeitsschwerpunkte:* Wissenschafts- und Techniksoziologie; Wissenssoziologie (insbesondere Soziologie des Nichtwissens und Vergessens); Soziologie der Biopolitik und Biomedizin; Gesellschaftstheorie und Soziologische Theorie; Umweltsoziologie. *Projekt:* gemeinsam mit Stefan Böschen und Jens Soentgen Leiter des Forschungsvorhabens »Nichtwissenskulturen« an der Universität Augsburg (2003–2007). *Themenbezogene Publikation: Im Schatten des Wissens? Perspektiven der Soziologie des Nichtwissens,* Konstanz 2006.